식물성 기름의 배신
Dark Calories

일러두기

- 인명은 국립국어원의 외래어 표기법에 따라 표기했으나, 이미 널리 통용되는 표기가 있는 경우 그에 따랐습니다.
- 국내에 출간되지 않은 책은 원서의 제목을 병기했습니다.
- 단행본은 《 》, 잡지, 신문, 논문 등은 〈 〉를 사용해 구분했습니다.
- 본문에 표시된 숫자는 추가 정보를 확인할 수 있도록 참고문헌의 번호를 매겨둔 것입니다.
- 옮긴이 주는 괄호 안에 따로 표기했습니다. (-옮긴이)
- 이 책은 미국에서 출간된 Catherine Shanahan의 《DARK CALORIES》를 우리말로 옮긴 것입니다. 따라서 한국에서는 구하기 힘들거나 생소한 식품, 보충제 등이 있을 수 있으나 수정하지 않고 원문 그대로 정리해 두었습니다. 한국 상황에 맞는 정보들은 정말중요한 출판사 블로그에 지속적으로 업데이트될 예정입니다.

블로그 주소 blog.naver.com/veryimportantbooks

DARK CALORIES
©2024 by Cate Shanahan.
Published by arrangement with Folio Literary Management, LLC and Danny Hong Agency.

이 책의 한국어판 저작권은 대니홍에이전시를 통한
저작권사와의 독점 계약으로 (주)솜씨컴퍼니에 있습니다.
저작권법에 의해 한국내에서 보호를 받는 저작물이므로 무단전재와 복제를 금합니다.

의사도 속은 건강의 적
8가지 기름의 진실과 식단 해독 혁명

식물성 기름의 배신

캐서린 섀너핸 Catherine Shanahan MD 지음 | 유영훈 옮김

Dark Calories

정말중요한

이 책에 쏟아진 찬사들

세상에는 "식물성 기름은 건강에 좋다"는 막연한 믿음이 있다. 그 믿음을 과학적으로 뒤흔드는 이 책은, 건강한 식단에 관심 있는 사람이라면 반드시 읽어야 할 필독서다. 우리 몸의 세포는 지방으로 이루어진 세포막을 가지고 있다. 건강한 세포를 위해서는 건강한 지방의 섭취가 필수적이지만, 우리는 어떤 기름이 좋은지, 나쁜지에 대해 너무도 잘못 알고 있다. 우리가 일상에서 흔히 사용하는 '여덟 가지 몹쓸 식물성 기름'이 어떻게 우리 몸을 해치고, 세포를 심각하게 손상시키는지를 이 책을 통해 꼭 많은 사람들이 알게 되길 바란다.
— 황미진, 하나유외과 대표원장

캐서린 섀너핸 박사는 식물성 기름이 건강에 미치는 해로운 영향을 설득력 있게 짚어내며, 그간 믿어왔던 상식과 관념에 도전장을 던진다. 널리 퍼진 건강 신화를 파헤치고, 많은 대사 질환의 근본 원인을 과학적으로 밝혀낸 이 책은 우리가 무엇을 먹고 살아야 하는지 다시 생각하게 만든다. 특히 건강 산업이 왜 위험한 식물성 기름의 홍보에 공모하고 있는지를 신랄하게 분석하며, 이를 지적하는 그녀의 용기와 통찰은 이 시대에 꼭 필요한 목소리다. 독자들에게 실질적인 조언과 정보를 제공하는 이 책은, 잘못된 영양 정보 속에서 방향을 잃은 이들에게 건강한 삶을 위한 이정표가 되어줄 것이다.
— 데이비드 펄머터, 신경의학 전문의, 《그레인 브레인》, 《장내세균 혁명》 저자

가정의학 전문의이자 생화학자인 캐서린 박사의 이 책은, 그동안 많은 의사들이 잘못 알고 있었던 의료 상식을 뒤집는다. 첫째, 고도불포화지방산(PUFA)은 좋고 포화지방산은 나쁘다는 통념, 둘째, 콜레스테롤은 무조건 낮춰야 하며 특히 LDL 콜레스테롤은 해롭다는 인식이다. 하지만 저자는 다수의 연구 결과와 임상 사례를 바탕으로, 환자와 사회에 절대적인 영향을 미치는 의사들이 얼마나 잘못된 과학적 신념을 가지고 있는지를 조목조목 밝혀낸다. 그래서 나는 이 책을 누구보다도 의사 동료들이 가장 먼저 읽어야 한다고 생각한다.
— 김경철, 웰케어클리닉 원장, 『당신이 잘 잤으면 좋겠습니다』 저자

잘못된 식물성 기름의 사용은 설탕보다 더 해로울 수 있다. 캐서린 박사는 식물성 기름에 숨겨진 독성을 기능의학적·생화학적으로 분석하고, 고도불포화지방산(PUFA)이 어떻게 세포 손상과 만성질환의 주요 원인이 되는지를 명확하게 설명한다. 단순한 식이 지침을 넘어, 현대 의료 시스템의 구조적 문제까지 통찰하는 이 책은 기능의학적 관점에서도 매우 탁월하며 반드시 읽어야 할 필독서다. 이 책을 통해 '건강한 지방'에 대한 개념을 다시 성찰하고, 나아가 매일의 식탁 위 선택이 건강은 물론 삶의 질 전체를 어떻게 좌우하는지를 새롭게 인식하게 되기를 바란다.
— 박춘묵, 대한기능의학회 교육 이사, 더맑은가정의학과 원장

누구도 산업화 이전에는 존재하지 않았던 기름이 오늘날 우리가 섭취하는 칼로리의 30%를 차지한다는 사실을 강조하지 않는다. 대신 우리는 피해야 할 77,000가지 다른 위험에 대해서만 듣는다. 캐서린 박사는 삶을 바꾸는 가장 효과적인 단 한 가지 행동을 제안한다. 바로 '몹쓸 여덟 가지(Hateful Eight)'라 불리는 독성 씨앗 기름을 피하는 것이다.
— 마크 시슨, 《케토 리셋 다이어트》 저자

캐서린 박사는 간결하고 명확한 언어로 씨앗 기름의 위험성과 그 과학적 근거를 풀어낸다. 그녀의 합리적인 조언은 수많은 정보와 상충된 주장이 넘치는 식습관의 세계에서 길을 잃지 않도록 도와준다. 이 책은 진정한 건강을 추구하는 이들이 함께할 커뮤니티로 우리를 초대하는 책이다.
— 앤드류 와일, 《자연치유》 저자

이 책에서 캐서린 박사는 단순히 공장식 식품에 숨은 독성 성분을 폭로하는 데 그치지 않는다. 그녀는 그 정체를 통째로 무너뜨리고 불태운다.
— 켄 베리, 가정의학 전문의, 구독자 355만명의 의사 유튜버

캐서린 박사는 의료 시스템 전반을 정밀하게 분석한다. 복잡한 화학 원리를 누구나 이해할 수 있게 풀어내며, 우리가 당연하게 여겨왔던 '건강'의 기준이 얼마나 왜곡되어 있는지를 보여준다. 무엇보다도 독자들이 바로 실천할 수 있도록 쇼핑 목록, 레시피, 추천 도서까지 담겨 있어, 이 책을 읽고 식생활을 바꾸는 것이 당신 인생 최고의 건강 결단이 될 수 있다.
— 게리 비티, NBA 전설, 전 LA 레이커스 헤드 트레이너

케서린 박사는 또 한 번 해냈다. 씨앗 기름의 어두운 역사, 제약 회사와 의료계의 결탁, 그리고 대중을 기만해온 광범위한 사기 행각을 집요하게 추적한 이 책은 마치 역사 추리소설처럼 읽힌다. 탐욕에 휘둘린 산업계가 우리의 건강을 희생시켜온 진실을 마주하게 되는 순간, 우리는 이제 슈퍼마켓이나 레스토랑은 물론, 병원조차도 새로운 시선으로 바라보게 된다.
— 제프 헤이스, 미국 다큐멘터리 감독

이 책은 식물성 기름과 고당분 가공식품이 오늘날 만성질환의 주요 원인이라는 사실을 명확히 설명한다. 이 책은 식품 선택과 생활 방식에서 더 나은 결정을 내릴 수 있도록 돕고, 대부분의 만성질환을 예방하는 데 실질적인 도움을 준다.
— 토마스 N. 세이프리드 박사, 《암은 대사 질환이다》 저자

스포츠 영양사라면 반드시 읽어야 할 책이다. 내가 LA 레이커스에서 선수 생활을 하며 최고의 건강 상태를 유지할 수 있었던 건 바로 캐서린 박사의 조언 덕분이었다.
— 크리스 케이먼, 전 NBA 선수

이 책은 식물성 기름이 건강에 해롭다는 불편한 진실을 경고한다. 캐서린 박사는 식물성 기름 대신 버터, 기(ghee), 정제되지 않은 코코넛 오일을 사용할 것을 권하고, 아몬드, 아보카도, 피칸, 그리고 다불포화지방이 적은 고기류인 소고기와 양고기 섭취를 권장한다. 식물성 기름 없이도 충분히 건강한 식사를 할 수 있도록 구체적인 식단 아이디어까지 제시한다. 건강에 관심 있는 이들이라면 반드시 주목해야 할 책이다.
— 퍼블리셔스 위클리

식물성 기름 먼저 끊은 분들의 추천사

사람들은 현대 과학의 산물을 완전한 진리로 여기는 경향이 있다. 씨앗 기름의 해악을 지적하면, "국가가 정한 식품 기준을 통과한 식용유가 그렇게까지 나쁠 리 있겠냐"고 반문한다. 그러나 성적표에 적힌 숫자는 결코 건강을 보증하지 않는다. 이 책은 식물성 기름이 어떻게 탄생했는지, 그 배경에 어떤 이권이 얽혀 있는지를 스토리텔링을 통해 설득력 있게 풀어낸다. PUFA에 대해 깊이 있게 다루면서도 생명과학적 관점에서 쉽게 이해할 수 있도록 설명하고, 의료 산업이 왜 당신의 '건강 회복'에는 관심이 없는지도 알려준다. 나는 식물성 기름을 배제하기 시작한 이후, 고칠 수 없을 거라 생각했던 만성질환에서 해방되었고, 나이가 들수록 겪게 될 질병들에 대한 막연한 두려움 대신, 건강한 삶의 주도권을 되찾을 수 있었다. 이 기적을 나 혼자만 경험하고 싶지 않다. 많은 분들이 이 책의 메시지에 공감해 주시길 간절히 바란다.
— 닉네임 히미, 식물성 기름 완전 끊고 불면증·다낭성난소증후군·비염 등 모두 좋아진 20대

나는 어릴 때부터 몸 구석구석 성한 곳이 없었다. 소아비만이 성인비만으로 이어지는 동안 원인 불명의 피부염으로 항히스타민제와 스테로이드를 달고 살았으며 만성 비염에 축농증까지 앓았다. 이 모든 증상이 식물성 '씨앗 기름'을 끊으면서부터 사라졌다고 하면 그 누구도 쉽게 믿지 못한다. 저자는 이러한 기적이 가능했던 이유를 변인이 통제된 실험과 화학·생물학적 메커니즘을 통해 명쾌하게 설명하고 있다. "그러니까, 마트에 진열된 식용유가 죄다 음식 쓰레기라고?" 아니, 이 책은 그것들은 애당초 '음식'이었던 적이 없다는 사실에서부터 출발한다.
— 닉네임 jay, 식물성 기름을 끊고 7개월 만에 24kg 감량, 식물성 기름 완전 끊음

여드름은 체질 탓이라며 체념했던 내가, 식물성 기름의 해로움을 알게 된 뒤 집에 있던 기름을 모두 버리고 끊자 피부가 놀랍도록 달라졌다. 끔찍했던 화농성 여드름은 자취를 감췄고, 몇 달 후엔 작은 여드름조차 찾아볼 수 없었다. 나는 교대근무를 하는 경찰이다. 늘 피곤하고 잔병치레에 시달렸고, 그것 역시 체질 탓이라 생각했다. 하지만 식물성 기름을 끊은 후 피로는 줄고 감기도 사라졌다. 그제야 깨달았다. 아팠던 진짜 이유는 내 몸이 아니라, 바로 기름 때문이었다는 것을. "해롭다면 마트에서 왜 팔겠어?"라고 묻던 동생에게, 이제는 이 책이 명쾌한 답이 되어줄 것이다. 식물성 기름

이 왜 위험한지, 어떻게 건강식으로 둔갑했는지 그 충격적인 진실이 담겨 있다. 이 책은 식물성 기름이 단순한 조리용 기름이 아니라, 우리 몸을 망치는 주범이라는 사실을 명확하게 보여준다. 기름 하나 바꾸는 것만으로도 삶이 달라질 수 있다.
— 닉네임 꿀냐옹, 식물성 기름을 끊고 여드름과 잔병치레가 사라진 30대

식물성 기름이 몸에 좋지 않다는 이야기는 여러 경로를 통해 들어왔지만, 무엇이 어떻게 문제인지, 왜 그런 결과를 초래하는지는 명확히 알지 못했다. 이 책은 식물성 기름의 제조 방식부터 산화 과정, 산화 스트레스가 염증을 유발하고, 그것이 온몸에 병을 일으키기까지의 과정을 구체적이고 논리적으로 설명한다. 읽는 내내 "왜 그럴까?" 하는 궁금증이 생기면 바로 다음 장에서 자연스럽게 해소되며, 흐릿했던 퍼즐 조각들이 또렷하게 맞춰지는 경험을 하게 된다. 식물성 기름이 왜 해로운지, 그 근본 원인을 알고 싶은 분들께 강력히 추천한다.
— 닉네임 Thomas, 비만과 무기력증이 나아진 식물성 기름 끊고 있는 30대

젊은 당뇨 환자로서 최고의 인사이트를 준 책. 도서관에 비치된 당뇨 관련 서적을 모두 읽었지만 그 누구도 내가 처음 듣는 이야기를 해주진 않았다. 채소와 불포화지방을 늘리라는 조언과 거꾸로 식사 같은 사후 대처 방식만 강조할 뿐이었다. HOMA-IR을 병원에서 여러 번 검사하고 놀랍게도 늘 정상 범위 진단을 받았지만, 캐서린 새너핸은 나에게 '인슐린 저항성이 있다'고 말한 최초의 의사다. 비합리적인 혈당 추이와, 늘 '원인불명', '스트레스'로만 진단되던 내 건강 문제를 PUFA를 중심으로 설득력 있게 설명해 준 진중한 의사를 드디어 만나게 되어 기쁘다. 우리는 죽음을 피할 수는 없지만, 인류가 만든 독극물을 거부할 권리쯤은 있다. 빼앗긴 건강을 되찾고자 하는 이들에게 단호하게 이 책을 추천한다.
— 닉네임 우유조아, 식물성 기름 손절

버터 대신 카놀라유를, 동물성 지방 대신 '건강한' 식물성 기름을 선택해 온 당신에게 이 책은 묻는다. "그런데도 왜 몸은 늘 피곤하고 염증에 시달렸을까?" 우리가 믿어온 상식이, 사실은 식품 산업과 의료계가 만들어낸 거대한 오해였음을 이 책은 과학적 근거로 낱낱이 파헤친다. 만성적인 피로와 통증의 원인을 찾지 못해 지쳐 있었다면, 이 책이 당신의 식탁에 작은 혁명을, 그리고 몸에는 놀라운 회복을 선물할 것이다.
— 닉네임 고기라카니, 식물성 기름 끊는 중

기득권층은 의학계와 과학계에서 발표되는 이론과 논문을 바탕으로 영양학 담론을 주도하고 있다. 그 결과 식물성 기름 제조업은 번창하고, 식물성 기름 섭취로 건강에 문제가 생긴 이들 덕분에 제약 산업 역시 성장하고 있다. 이처럼 악순환이 반복되는 사회 구조 속에서, 이 책은 기득권층의 헤게모니에 맞서 스스로 건강을 지킬 수 있는 구체적인 방법을 제시한다. 주방에서 시작하는 작은 변화를 통해 자신의 식습관을 돌아보고, 더 나은 선택을 할 수 있는 힘을 얻길 바란다.
- 닉네임 먼지야, 식물성 기름 완전 끊고 자가면역질환과 염증성 장 질환이 사라진 30대

가끔은 머릿속이 온통 음식 생각으로 가득 차서, 먹는 행위 외에는 어떤 일에도 집중할 수 없을 때가 있다. 그런데 이런 자기 통제 상실이 단순한 식탐이나 의지 부족 때문이 아니라 저혈당 증상일 수 있다는 사실은 꽤 충격적이다. 더 놀라운 건, 그 원인이 우리가 건강하다고 믿고 매일 요리에 사용하는 식물성 기름(씨앗 기름)과 수많은 가공식품에 숨어 있는 그것일 수 있다는 점이다. 이 책은 우리가 당연하게 여겨온 식단의 전제를 뒤흔든다. 웰빙을 추구하는 현대인이라면, 이 책을 통해 '진짜 건강한 지방'이 무엇인지부터 다시 배워야 한다.
- 닉네임 졸리, 식물성 기름 완전 끊고 무기력·폭식증이 사라진 30대

그동안 건강의 상징이라 믿어왔던 식물성 기름의 진실을 과학적으로 낱낱이 밝혀낸 이 책은 신선한 충격이었다. 라디칼 이론과 유전학적 관점을 통해, 다국적 식품기업의 어두운 손길 아래 숨겨져 있던 식물성 기름의 해악을 알게 되었을 때, 천대받던 동물성 기름의 고귀함과 자연이 창조한 산물의 위대함을 새삼 느낄 수 있었다. 우리가 살아오며 믿어온 진실에 의문을 던지고 다시 생각해보게 만든 이 책은, 감히 '인생의 지침서'라 부를 만하다. 인류의 식단은 자연의 순리를 따르면 자연스럽게 건강해진다. 이 책을 발판으로, 우리가 알고 있던 지식에 느낌표만이 아니라 물음표도 던져보며 한 걸음 더 나아가 보자.
- 닉네임 애플

차례

서문 13

1부 의학이 놓친 과학 27

1장 주방의 독극물 29
2장 만성질환 무제한 뷔페 59
3장 의사가 모르는 대사 문제 94
4장 뚱뚱한 몸, 굶주린 뇌 130

2부 어두운 역사 171

5장 콜레스테롤의 진실 173
6장 앤설 키스와 미국심장협회의 검은 속내 199
7장 당신이 병들수록 그들은 부유해진다 232
8장 희망의 이유: 식물성 기름을 끊고 치유되는 과정 255

3부 건강 되찾기 　　　　　　　　　　　　　　　293

9장　식물성 기름을 손절하는 법　　　　　　　295
10장　치유 식단　　　　　　　　　　　　　　340
11장　2주간의 도전: 식단 짜기와 간소한 식사　381

결론　　　　　　　　　　　　　　　　　　　417

유용한 정보　　　　　　　　　　　　　　　　421
부록A　　　　　　　　　　　　　　　　　　　427
부록B　　　　　　　　　　　　　　　　　　　429
더 맛있는 요리　　　　　　　　　　　　　　　431
감사의 말　　　　　　　　　　　　　　　　　438
참고문헌　　　　　　　　　　　　　　　　　441

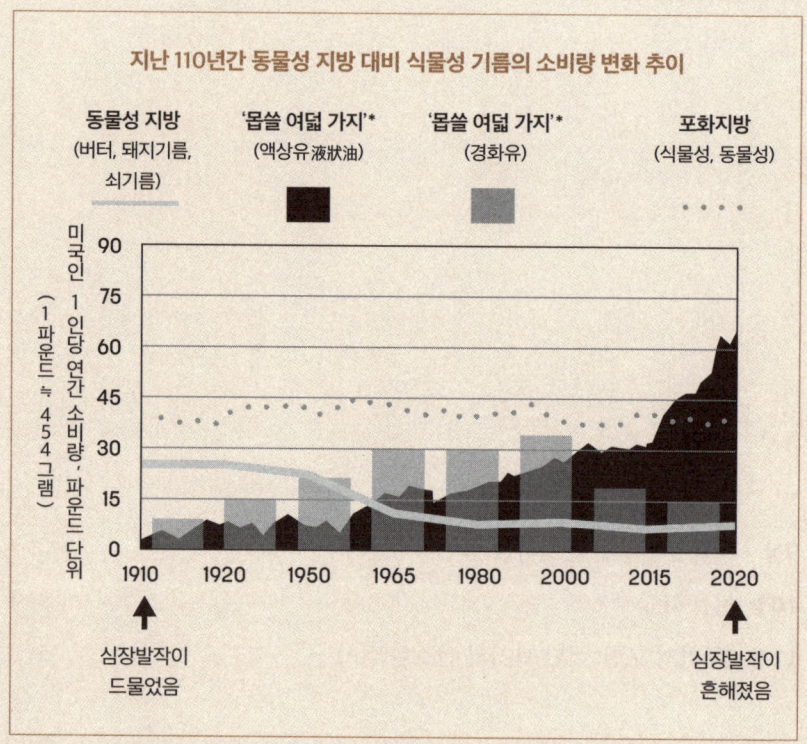

그림표 0-1 이 그래프는 우리의 지방 소비가 어떻게 변화해왔는지를 보여준다. 그 추이를 보면 심장발작 같은 질병의 근본 원인을 짐작할 수 있는데, 이는 의대에서 가르치는 내용과 사뭇 다르다. 실제로 이 그래프는 의사들이 아는 영양 상식과 배치된다. 지난 110년 동안 식물성 기름은 소비가 늘었지만, 포화지방과 동물성 지방은 그렇지 않았다는 점을 알 수 있다.

내가 보여주려는 건 포화지방이나 동물성 지방이 심장발작과 상관관계가 없다는 사실이다. 하지만 의사들은 상관관계가 있다고 배운다. 이것은 면밀하게 만들어져 주입된 개념이다. 그 결과로 생산 원가가 낮은 기름이 미국 식탁에 흘러넘치게 됐고, 그 기름이 우리 몸의 화학적 작용을 바꾸어 우리가 익히 아는 그 질병들을 길러냈다. 그 이야기를 바로 이 책에서 풀어 나가려고 한다.

그림표 작성에 사용한 자료의 출처는 미주의 서문 부분을 참조하기 바란다.

* 옥수수기름, 면실유, 카놀라유, 대두유, 해바라기씨유, 홍화유, 포도씨유, 미강유

서문

테이터토츠(감자볼 튀김)와 트윙키(스펀지케이크) 같은 가공식품에 든 트랜스 지방과 설탕, 방부제의 위험성은 모두가 알지만, 우리가 먹는 열량의 약 30퍼센트가 뜻밖의 물질에서 비롯된다는 사실은 대부분 미처 깨닫지 못한다. 그 물질은 무색무취에 아무런 맛도 없이 신체의 기초대사에 영향을 주건만, 의학은 이 부분에 거의 무지하다.

당신이 장을 보는 장소가 고급 식품점인 홀푸드마켓Whole Foods Market이든 아니면 염가 매장인 달러스토어The Dollar Store든 간에, 지금 주방에 있는 많은 제품의 원재료명에는 식물성 기름이 들었을 것이다. 구체적으로 식품 라벨에는 이렇게 쓰여 있다. "식물성 기름(면실유, 옥수수기름, 카놀라유, 대두유, 해바라기씨유, 홍화유 중 하나 이상 포함)."

정말로 그런지 주방에 가서 한번 보라. 내 말이 사실일 것이다. 실제로 80퍼센트가 넘는 식품의 원재료명에서 적어도 한 가지 유형의 식물성 기름을 확인할 수 있다.[1]

현대인의 건강이 나날이 나빠지는 원인이 바로 이 라벨 표기에 숨어 있다. 하지만 사람들은 보고도 모른다. 의사들도 이 성분에 관해선 사실상 아무것도 모른다.

나도 그랬다.

나는 1990년대 초반에 의과대학에 진학했다. 그 시절 영양학 강의에서 식물성 기름의 이름은 들리지 않았다. 의대 학부 과목이나 이어지는 교육과정에도 없다. 어느 의학회도 의사에게 식물성 기름과 그것이 건강에 미치는 영향에 관해 교육하지 않는다. 여러 관심 질병의 연구에 전념하는 자선 재단들 가운데 식물성 기름의 역할에 가볍게라도 주목하는 곳은 없다.

나도 만일 계속 건강했더라면 지금껏 무지했을 것이다. 지난 2001년 내게 심각하고도 이상한 병이 찾아들었다. 나는 제대로 걸을 수가 없었다. 가정의로서 직업 활동을 이어가기도 곤란했다. 나를 진료한 전문의들은 내 몸에서 벌어지는 일들을 추측할 뿐이었고, 그들이 시도해준 시술은 상황을 악화시키기만 했다. 이런저런 가능성을 따져보며 지치고 힘든 시간을 보내고 나서야 그런 남편이 이전부터 늘어놓던 잔소리가 귀에 들어왔다. 내가 너무 달게 먹는다는 지적이었다. 남편은 내가 먹는 걸 보고 개미 떼 잔칫상이냐고 했다. 남편이 책 한 권을 슬며시 내 무릎 위에 떨구어줬다. 《자연적 치유 Spontaneous Healing》라고, 희망적으로 들리는 제목의 책이었다. 하지만 그 책에서 얻은 가장 큰 깨달음은 설탕과 관련된 내용이 아니었다. 책을 읽으면서 나는 필수지방산이라는 개념을 새삼 다시 들여다보게 됐다. 필수지방산은 오메가-3처럼 우리 몸이 만들지 못하는 지방이다. 그래서 음식으로 섭취해야만 한다.

요즘은 누구나 오메가-3 지방이 생선 기름에 풍부하다는 사실을 알지만, 과거 1990년대에는 필수지방을 연구하는 학자 말고는 아무도 생선 기름을 언급하지 않았다. 필수지방산은 고도불포화지방이라는 지방 범주에 속한다. 그래서 내가 건강하지 않은 지방이라고 배웠던 포화지방과는 다르다. 고도불포화지방산은 비타민과 비슷한 특성이 있어 혈액 응고, 생식, 감염 방지와 같은 우리 몸의 근본적인 작용에 일정한 역할을 한다. 과연 그렇다면 내 건강을 개선하는 데도 도움이 될 듯싶었다. 그래서 더 알아보기로 했다.

지금의 나는 가정의학과 전문의다. 하지만 의대에 진학하기 전에는 코넬대학교에서 플라스틱을 먹어 없애는 유전자 조작 박테리아를 만들길 꿈꾸며 박사 과정을 밟고 있었다. 기나긴 대학원 시절에 나는 중요한 사실을 두 가지 배웠고, 이 두 가지가 정말로 내 인생을 바꾸어놓았다. 첫째, 우리가 배우는 것은 미생물 설계와는 거리가 멀었다. 그래서 나는 대학원을 중퇴하고 대신 의대에 들어갔다. 그리고 둘째, 특정한 형태의 산소는 촘촘히 배치된 이중결합에 강하게 끌린다는 사실이었다. 이 마지막 지식 조각은 식물성 기름에 든 것과 같은 고도불포화지방산에 관해 더 알고 싶던 그 중차대한 순간을 맞이할 때까지는 내 인생에 별다른 도움이 되지 않았다(자세한 이야기는 1장에서 하겠다).

그런데 그저 일반 의학 교과서를 펼치거나 온라인에서 검색해서는 고도불포화지방에 관한 정보를 찾을 수 없었다. 그때는 2002년이었다. 검색엔진이 초보 수준이던 시절이다. 당시에는 의료 논문 온라인 자료집인 퍼브메드PubMed도 범위가 한정됐다. 의학 학회지나 의학 회의에서도 답을 찾을 수 없다 보니 정말 실망스러웠다. 시선을 완전히 의학계 외부로 돌려야만 했다. 결코 쉬운 일이 아니었다. 그 시절에는 온라인에서 무언가를 찾으려면 내가 정확히 무엇을 찾고 있는지 알아야만 했다. 내가 찾던 대상은 식물성 기름에 든 것과 같은 고도불포화지방산을 연구하는 소수의 화학 전문가였다. 그들을 모두 관통하는 공통점은 지질脂質 과학을 연구한다는 것뿐이었다. 따라서 그들을 부르는 적확한 명칭은 지질 과학자일 터였다. 지질이란 지방을 의미한다.

지질 과학자를 찾는 일이 어려운 이유 중 하나는 그들의 교육과정, 배경, 직책 등이 다 제각각이기 때문이다. 예컨대 몇몇은 독소 형성의 기본 화학을 연구하는 독성학자이고, 다른 몇몇은 이런 기름의 독소 형성에 가공, 조리, 장기간 보관이 어떤 영향을 미치는지 연구하는 업계 전문가다. 모든 지질 과학자를 하나로 묶는 유일한 끈은 그들이 식물성 기름의 독특한 화학적 성질을 이해하는 데 필요한 교육을 받았고, 관련 지식을 갖췄다는 것뿐이다.

그래서 1000쪽 분량의 생화학 교과서를 샀다. 이를 시작으로 지질 과학을 탐독하는 작업에 착수했다. 지방과 기름을 전문으로 다루는 책들을 몇 달에 걸쳐 찾아 헤맨 끝에, 깐깐해 보이는 표정의 지질 과학자인 메리 에니그Mary Enig 박사가 2000년에 쓴 《지방, 알고 먹자Know Your Fats》라는 책과 만났다. 박사는 식물성 기름이 "몹시 불안정한 고도불포화지방산"으로 꽉 차 있다고 가르쳐줬다. "샐러드 볼과 프라이팬에" 점착성 있는 끈적한 잔여물이 쉽게 남는다는 말이었다.[2] 그런 기름을 먹는다는 건 도대체 무슨 의미라는 거지? 과거의 나는 고도불포화지방이 더 나은 건강의 열쇠일 수도 있겠다고 생각했었다. 하지만 이제 더는 그렇게 확신하지 못하게 됐다. 《지방, 알고 먹자》에는 그 밖의 다른 정보는 많지 않았지만, 내가 이 기름이 건강에 좋은 건 맞는지 의심을 품기에 충분했다. 나는 계속 찾아보았다.

땅굴을 파는 토끼처럼 조사를 이어갔다. 토끼 굴 끝에서 나는 식단과 건강, 만성질환에 관해 그때까지 알던 상식과 배치되는 사실들을 만났고, 그렇게 내 인생도 완전히 달라졌다. 지방산의 생화학을 파고들고 나서 이내 식물성 기름에 관한 내 생각이 180도로 바뀌었다. 고도불포화지방산이 내 건강을 회복하는 데 도움이 되리라는 기대는 혹시 내가 아프게 된 까닭이 여기에 있지 않나 하는 의구심으로 돌아섰다. 고도불포화지방에는 꽤 위험하게 변질될 수 있는 화학적 특성이 있다고 다수의 지질 과학자가 말한다. 그렇다. 고도불포화지방을 어느 정도(자세한 내용은 2장에서 살펴본다)는 섭취해야 하지만, 지금의 우리는 과도하게 많이 먹는다. 고도불포화지방이 건강에 어떤 영향을 미치는지 제대로 이해하려면 이것이 어떻게 제조되는지, 이것으로 음식을 조리하면 어떻게 되는지, 우리 몸은 이것을 어떻게 흡수하고 혈류에 실어 분배하는지, 세포막과 DNA, 신체의 항산화 성분, 다양한 효소 등에는 어떤 영향을 미치는지, 이런 지방은 몸의 어디에 저장되지, 아울러 이것이 동맥, 뇌, 간, 피부 등과 같은 몸속에 있는 모든 주요 장기와 조직 각각의 건강에 어떤 영향을 미치는지 하나씩 살펴봐야만 했다. 내가 알게 된 내용은 건강한 식단 구성을 둘러싼 내 생각을 싹 뒤집어놓았다.

그런데 의학은 어떻게 이토록 모든 걸 잘못 이해했단 말인가? 이 질문에 이끌려 나는 또 다른 토끼 굴을 파들어갔다. 그러다 식물성 기름 업계와 의학계 단체 사이에 2차 세계대전 직후부터 존재해온 드러나지 않은 이해충돌을 알게 됐다. 그들의 동맹은 무엇이 좋은 지방이고 나쁜 지방인지에 관한 온갖 잘못된 생각을 사람들 머릿속에 심어놓았다. 그렇게 해서 영양학이 왜곡됐고, 의학과 의료의 발전은 반세기 넘도록 덫에 빠졌으며, 의사들이 건강하다고 믿어 의심치 않는 식단을 따른 사람들이 질병에 걸리고 마는 결과로 이어졌다. 산업과 의학의 유착은 깊이 뿌리내렸다. 이제는 단지 의료 현장에 있는 의사들에게 영양에 관한 틀린 정보를 제시하는 수준을 훌쩍 넘어서서 가장 커다란 영향력을 행사하는 아이비리그 상아탑을 점령했으며, 미국에서는 연방과 주 차원의 여러 법률로 자신들의 의도를 법제화하고 있다.

이런 내막을 폭로하는 일도 중요하지만, 나는 의학이 산업과 유착 관계를 이어가며 끊임없이 스스로를 속인 결과 우리의 건강에는 무슨 일이 일어났는지 밝히려고 이 책을 썼다. 식물성 기름 산업과 주요 보건 당국의 유착이 워낙 오래되다 보니 이제는 그들의 의도가 의료 현장의 진료 지침이 돼버렸다. 영양과 관련한 그들의 이념이 모든 전문 의료 분야에 자리를 잡았고, 이렇게 만들어진 사고가 다시 고혈압, 당뇨병, 비만, 뇌졸중, 암 등등의 치료 방식을 포함한 건강 관리 지침에 영향을 주는 실정이다.

나는 식물성 기름의 유해성과, 전통 음식이 어떻게 우리를 치유하는지 알고부터 미국 전역의 의사들과 그 정보를 나누려고 애썼다. 하지만 이내 안타까운 현실을 깨달았다. 나도 그중 한 명인데, 보험 체계 안에서 일하는 의사들은 본인이 생각하는 최선의 방식으로 환자를 치료할 자유가 이제는 없다. 일상적인 진료를 하는 의사는 대개 위에서 내려온 실무 지침에 따라 치료법을 선택해야 한다. 그렇지 않으면 무엇보다도 금전적 불이익을 받을 수 있다. 관행에 의문을 제기하지 말아야 할 강력한 동기가 생기는 것이다. 그래서 나는 전략을 바꾸었다. 의료 산업 전체와 싸우는 고난을 자처하는 대신, 내가 아는 정보를 식품 소비자에게 직접 공유하는 데 집중하기로 했다. 이렇게 직업적 목적의식을 새롭게 가다듬고서 첫 책인 《유전자를 바꾸는 식단Deep Nutrition: Why Your Genes Need Traditional Food》을 쓰기 시작했다. 이 책에서 나는 지구상 모든 구석구석에서 인류를 생존할 수 있게 해준 영양학적 지혜가 과거의 전통적 조리법에 오롯이 담겨 있다고 주장했다.

> **인류의 식단에 뿌리내린 네 가지 기둥**
>
> 산업 시대가 도래하기 전까지 전 세계 인구는 인류를 수천 년간 존속하게 해준 식생활 원리를 따르며 살았다. 우리 조상은 다음과 같이 단순한 네 가지 식이 전략에 맞춰 자기 터전의 생태에서 최대한 많은 영양소를 뽑아 먹었다. (1) 건강한 땅에서 난 신선한, 혹은 살짝만 익힌 음식을 먹는다. (2) 발효하고 싹을 틔워서 보존성을 높이고 영양을 끌어올린 식품을 먹는다. (3) 동물의 뼈와 껍질, 관절부를 끓여서 추출한 영양소로 결합 조직의 건강을 지킨다. (4) 동물의 모든 부위를 내장과 지방까지 죄다 식재료로 쓴다. 이런 전략으로 얻어낸 영양소를 인류의 유전자도 바라게끔 진화했다. 그렇기에 이들 영양소가 없으면 온전한 건강도 바랄 수 없다. 이 네 가지 기둥에 관해서는 10장에서 더 자세히 다루겠다.

2011년에 남편이 우리 영향권을 몇 배로 확대할 묘안을 냈다. 운동선수들과 접촉해보자는 얘기였다. '그렇다면 최고의 선수들부터 시작해야 하지 않을까?'라는 생각에서 유명 프로 농구팀 LA레이커스의 수석 선수 트레이너인 게리 비티Gary Vitti에게 《유전자를 바꾸는 식단》을 한 부 보냈다. 그 후 일주일이 지나서 게리가 전화를 걸어왔다. 그리고 이렇게 말했다. "지난 30년 동안 식단을 다루는 책이 새로 나오면 늘 한 권씩 보내줘서 받았어요. 하지만 음식에 관한 제 생각을 돌려놓은 건 이 책이 처음입니다." 선수들의 식단과 연관된 일에는 수십억 달러짜리 파트너십 계약도 왔다 갔다 하건만, 게리는 돈에 눈먼 사람이 아니었다. 그가 나를 윗선에 추천해줬다. LA레이커스는 나를 직원으로 고용해서 '프로 뉴트리션PRO Nutrition'이라는 프로그램을 만들었고, 이를 바탕으로 전미농구협회National Basketball Association, NBA와 홀푸드마켓은 서로에게 이익이 되는 관계를 꾸준히 맺게 됐다. 내가 가장 애쓴 부분은 선수 식단에서 식물성 기름을 빼버리는 것이었다. 식물성 기름이 회복을 늦추고 에너지를 좀먹는 원인은 아닐까 의심스러웠기 때문이다. 그래서 홈경기장인 스테이플스센터Staples Center(지금의 크립토닷컴아레나)에 있을 때와 훈련 중에는 물론이고, 비행기 안에서나 원정 숙소에 딸린 호텔 뷔페에서도 선수들이 섭취하는 음식에서 식물성 기름을 뺐다.

결과는 놀라웠다. 그러자 다른 NBA 팀과 선수들이 우리를 따라 하기 시작했다. 골든스테이트 워리어스와 오클라호마시티 썬더 같은 유명한 팀도 우리의 식단 관리 방식을 모방했다. 소문이 퍼지면서 개인 자격으로 합류하는 선수들이 생겨났다. 카일 라우리Kyle Lowry는 토론토 랩터스와 4600만 달러에 4년 계약을 맺고서 바로 식물성 기름을 끊었다(그는 2019년 팀을 이끌고 사상 첫 챔피언십 우승을 거머쥐었다). 대학 농구팀들도 뒤따랐다. 빌라노바대학교 농구팀 와일드캣츠Wildcats는 2015년에 씨앗 기름을 끊고 이듬해인 2016년에 30년 만의 첫 챔피언십 우승을 차지했다. 2018년에도 또 한 차례 우승했다. 이제는 전 세계 수많은 프로 팀과 운동선수가 우리의 식단 관리 방식을 함께하고 있다.

나의 활동도 스포츠 세계를 넘어섰다. 의료 인플루언서를 많이 만났는데, 고맙게도 그들은 내가 공중보건의 최고 악당으로 식물성 기름을 지목한 까닭을 궁금해했다. 방송에서는 종종 심도 있는 과학적 대화도 나누었다. 이야기를 마치면 그들이 도리어 내게 고마워했다. 이 중차대한 주제에 눈을 뜨게 해줬다면서 말이다. 그중 여럿이 다시 자신의 독자와 청자와 구독자들에게 소리 높여 경고를 이어갔다. 켄 베리Ken Berry 박사, 폴 살라디노Paul Saladino 박사, 마이크 이즈Mike Eades 박사, 데이비드 펄머터David Perlmutter 박사, 앤서니 거스틴Anthony Gustin 박사, 대니얼 폼파Daniel Pompa 박사를 포함한 많은 이가 동참해줬다. 캘리포니아의 인기 라디오방송 프로그램인 〈러브라인Loveline〉을 진행한 드루 핀스키Drew Pinsky 박사는 씨앗 기름을 끊으면 얻게 되는 건강상 변화를 정말 잘 설명해줬다. 내가 출연한 방송에서 그는 이렇게 말했다. "식물성 기름을 끊고 단 2주 만에 이렇게 상태가 좋아진다면 누가 그 말을 믿겠어요? 저도 안 믿었을 겁니다."

《유전자를 바꾸는 식단》은 2008년에 출간됐다. 그때 나는 식물성 기름이 우리에게 끼칠 수 있는 해악 중 극히 작은 부분만을 다루었다. 하물며 당시만 해도 아직 나는 식물성 기름과 당분 중에서 어느 쪽이 더 나쁜지 확신하지 못했다. 여러모로 부족한 책이었는데도 미래 지향적인 기업가 몇 명에게는 영감을 주기에 충분했었나 보다. 식품회사 몇몇 곳에서 식물성 기름을 사용하지 않은 마요네즈와 샐러드드레싱, 감자칩 같은 제품을 출시했고, 그런 제품을 찾고 있던 소수의 소비자 집단이 호응했다. 그렇게 특화된 시장이 생겨나 성장했다. 처음에는 아는 사람만 아는 고급 식품 생산자의 상표가 붙었지만, 이제는 코스트코나 월마트 같은 대형 유통업체와 거래하는 대기업도 뛰어들고 있다. 이처럼 첫 경고음과 함께 깜빡이는 이미 켜졌다. 식물성 기름도 설탕이 걸어간 길을 따라 마땅히 천대받는 식품의 지위로 내려가야 한다. 하지만 현상 유지를 바라는 엄청난 압력이 있다. 이런 힘이 여전히 식물성 기름의 지위를 떠받쳐주고 있다. 내가 진심을 다해 독자 여러분의 합류를 바라는 까닭이다. 식물성 기름을 몰아내는 이 멋지고 시급한 문화 혁명에 함께해주길 희망한다.

《유전자를 바꾸는 식단》이 출간되기 전까지는 식물성 기름에 관해 말하는 이가 거의 없었다. 나는 이 책을 쓰면서부터 낱낱의 연구 자료를 체계적이고 현실적인 의학적 통찰로 종합하는 작업을 계속해왔다. 시간이 꽤 흐른 지금 결과물이 만들어져 건강과 영양을 위한 새로운 패러다임을 형성하게 됐다. 그것이 바로 이 책이다. 나는 최근 몇 년간 이 패러다임을 두고 인플루언서를 비롯한 건강 전문가들과 이야기를 나눠왔고, 유행에 민감한 이들이 해당 정보를 확산하고 반복해준 덕분에 소셜미디어에서 "독성_기름_먹지_마세요"와 같은 태그가 폭발적으로 증가하는 광경을 반가운 마음으로 지켜봤다. 하지만 이런 대중적 영역에서, 다시 말해 진지한 과학적 담론과는 어울리지 않는 공간에서 나의 주장을 단편적으로만 마주친 의사, 과학자, 언론인들의 눈에는 이런 열의가 마치 '호들갑'이나 '유난'으로 보일 수 있다는 점도 알게 됐다. 중요한 내용이 그저 지나갈 유행인 양 쉽게 일축된다. 이 책을 매개로 더 완전한 그림이 제시되면 식물성 기름과 건강 악화 사이의 연관성은 근거가 확고하며, 엄밀한 과학적 연구로 뒷받침될 수 있다는 사실이 명명

백백해질 것이다. 꼭 그러기를 희망한다. 만약 이전에 씨앗 기름이 건강에 좋지 않다는 이야기를 듣고 흥미를 느낀 분이라면, 잘 오셨다. 확산하고 있는 담론의 근원지로 오신 거다. 전체 이야기를 듣게 될 테다. 발견의 여정을 함께 시작하면 삶이 더 나은 방향으로 바뀔 것이다. 아울러 여기 지구에서 누릴 수명을 아마도 몇 년, 욕심을 내면 몇십 년까지도 더해줄 것이다. 식물성 기름의 정체는 한마디로 암흑 열량이다. 식탁의 '다크 칼로리'다.

내가 볼 때 식물성 기름에는 세 가지 어두운 측면이 있다. 첫째, 의사들이 식물성 기름의 진실을 감쪽같이 은폐해왔다. 그러다 보니 의학과 의료 전반에 부정적인 영향을 미쳤다. 둘째, 우리의 신념 체계를 조작해서 금전적 이익을 얻은 사람들이 있었다. 식물성 기름은 그런 방식으로 판매고를 늘려가며 인간 본성의 최악인 측면을 드러낸 물질이다. 셋째, 우주의 (정체가 알려지지 않은) 암흑 물질과 유사하게 식물성 기름도 이것 때문이 아니라면 설명할 수 없는 병리 현상을 말해준다. 다른 방법으로는 해결할 수 없던 건강 문제들이 식물성 기름을 먹지 않으면 사라진다.

여러분의 생물학적 생명이 공격당하고 있다고 말씀드리고 싶다. 식물성 기름은 필연적으로 당신을 병들게 한다(아직 괜찮다면 말이다). 그래서 의료 서비스가 필요해진 육신은 현재의 의료 체계에선 돈벌이 대상일 뿐이다. 이런 진실에 눈을 뜨고, 독성 식물성 기름에 의존하려는 마음을 떨쳐내자. 그러면 응당 얻게 될 멋진 삶이 있다. 이 책이 그 삶의 마중물이 되길 바란다.

이 책은 세 부분으로 나뉜다.

1부에서는 식물성 기름의 독소 형성을 밝히는 연구에 헌신해온 과학자들의 이야기를 들어본다. 그들이 우리에게 건네고 싶은 말은 무엇일까? 더불어 식물성 기름이 만들어지는 과정을 살펴본다. 기름의 독성을 설명하는 데 쓰이는 기본 용어도 익힌다. 이들 독소가 우리 몸을 세포와 유전자 수준에서 생리적으로 어떻게 연타하는지, 이렇게 생긴 미세한 손상이 우리가 두려워하는 염증성, 퇴행성, 노인성 질병으로 어떻게 발전하는지도 짚어본다.

2부에서는 오해받는 영양소인 콜레스테롤과 만난다. 현대인의 시급한 건강 문제에서 어쩌다가 콜레스테롤이 희생양이 됐는지 그 내막을 파헤쳐본다. 꼭 필요한 이 영양소가 건강에 해롭다고 믿게끔 우리에게 겁을 준 한 사람을 만나볼 참이다. 의도적이었든 아니면 예기치 않은 결과였든 간에, 콜레스테롤 회피가 예방의학의 기초로 자리 잡으면서 건강한 사람도 연례 건강검진을 받으며 평생 환자가 되는 길이 닦였다. 가공식품 산업이 영양학을 장악해왔듯, 의약품 및 의료기기 산업도 현재 의학, 의학 교육, 의학 연구의 대부분을 통제한다. 어떻게 이런 일이 벌어지게 됐는지 들여다볼 생각이다.

3부에서는 건강과 온전한 삶을 스스로 지키고 관리하는 방법을 알려준다. 가정과 식당, 식료품점에서 식물성 기름을 식별하고 피하는 요령을 배우는 시간이다. 내 몸을 치유할 건강한 음식이 무엇인지 알아본다. 마지막 장에선 단 2주간의 해독(디톡스) 과정으로 초대한다. 그 정도만으로도 정말 가뿐한 기분을 느끼기 시작할 것이다. 건강하고 맛있고 준비하기도 간편한 음식에 다시 익숙해지면 식물성 기름이 없는 활기찬 삶을 누리는 게 진정코 즐거워서 아마도 그런 식생활을 계속 이어가고 싶어질 것이다. 그러길 바라 마지않는다.

우리 의사들은 배운 지식으로 최선을 다할 것이다. 하지만 식물성 기름이 건강에 미치는 영향은 깊디깊고 또 다방면에 걸쳐 있어, 건강 전문가들이 대부분 알지 못하는 차원의 완전히 다른 지식이다. 의사들이 제시하는 권고는 충분히 합리적일 테다. 하지만 이 책을 읽어 나가며 식물성 기름이 어떻게 신체의 모든 장기를 손상시키고 모든 연령대 사람에게 영향을 미칠 수 있는지 직접 확인한다면, 이 책에 담긴 생각이 더 이치에 맞는다고 여기게 될 것이다. 많은 사람이 이제 알게 됐다. 전 세계가 차츰 눈을 뜨고 있다. 지금껏 나의 문제, 가족의 문제, 국가의 문제를 일으켜 온 범인이 바로 식물성 기름이었다는 사실을 두고 말이다. 여러분도 정확한 지식과 정보로 무장해서 자신의 판단을 신뢰할 수 있게 되길 바란다.

함께라면 어두움을 뒤로 하고 나 자신과 가족, 더 나아가 우리 세상을 위해 더 밝은 미래를 가꿀 수 있다.

1부

의학이 놓친 과학

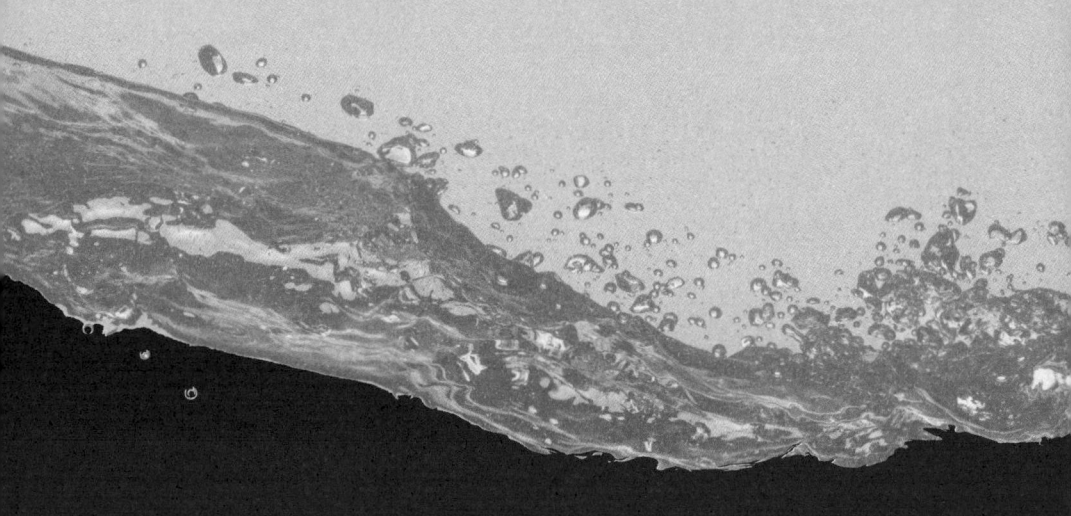

식물plant에서 온 건 먹고, 공장plant에서 만든 건 먹지 않는다.
— 마이클 폴란Michael Pollan, 작가 겸 저널리스트

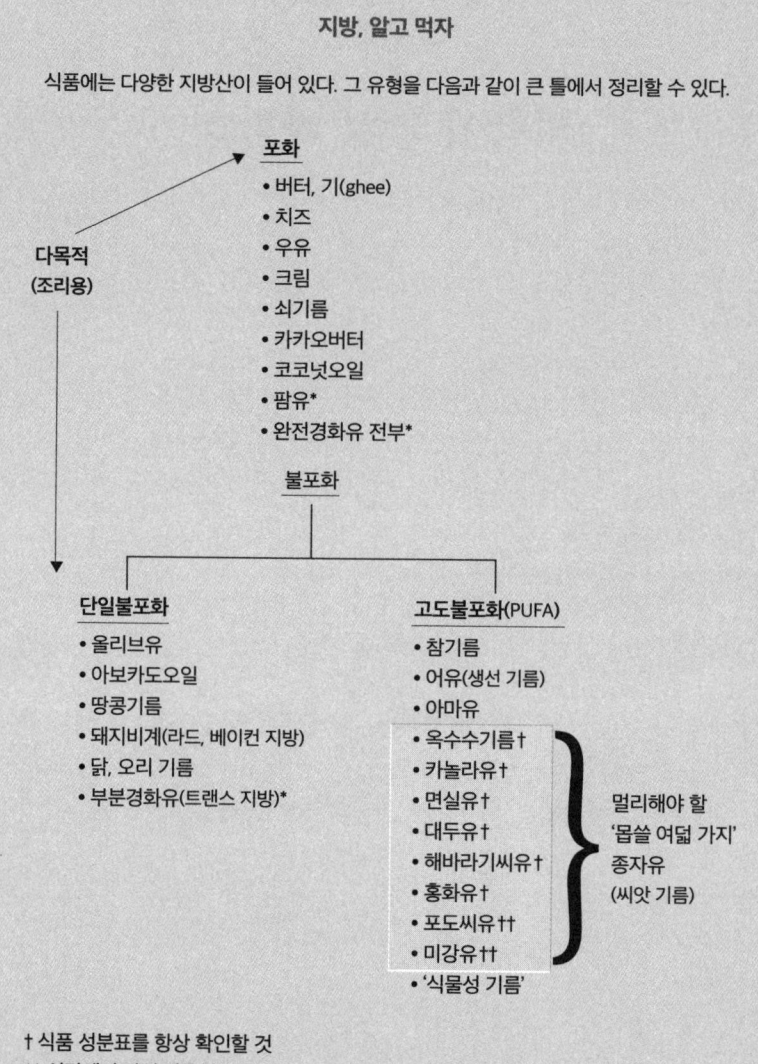

그림표 1-1

1장

주방의 독극물

> **이번 장에서 알아볼 내용**

- 식물성 기름이란 원래 비누 제조나 가축 사료 공급과 같은 다른 산업의 부산물이었다.
- 식물성 기름은 어마어마한 가공 과정을 거쳐 '안전한' 기름이 된다.
- 식물성 기름은 그 화학적 성질 때문에 다른 기름이나 동물성 지방보다 더 독성이 강하다.
- (식물성 기름으로 튀긴) 감자튀김 1인분(한 팩, 약 140그램)의 독성은 담배 20~25개비를 피울 때와 맞먹는다.

집집마다 주방 선반과 냉장고에 독성 유해물이 있다. 제품에 붙은 멋진 라벨은 인체에 무해한듯 보이고, 귀에 감기는 제품명은 심지어 건강하게도 들린다. 이 물질은 반조리 식품에는 거의 다 들어가 있다. 집밥을 만들 때도 빠지는 법이 없다. 여러분과 여러분 가족도 매일 먹을 것이다. 바로 식물성 기름이다. 모두가 먹는 식재료인데 이 기름의 이면을 제대로 아는 이는 드물다. 다들 어릴 적부터 주방에서 보고 자라서 익숙할 테지만, 사실 식물성 기름은 비교적 새로운 식품이다. 우리가 식물성 기름에 무지한 까닭도 얼마쯤은 이 때문이다.

요즘 유행하는 신상품인 지방

'식물성 기름' 하면 제법 좋게 들린다. 건강한 것 같다. 하지만 이 기름은 브로콜리나 당근 같은 채소로 만들지 않는다. 실은 씨앗에서 추출한다. 그래서 (더 정확하게) '종자유'라고 하기도 한다. 씨앗 기름이라는 뜻이다. 이제는 '씨앗 기름'이라는 용어가 더 흔히 쓰인다. 이 책에서도 이 두 가지 명칭을 같은 의미로 병행해서 썼다. 종자유, 즉 씨앗 기름은 내가 '몹쓸 여덟 가지'라고 부르는 옥수수기름, 카놀라유, 면실유, 대두유, 해바라기씨유, 홍화유, 포도씨유, 미강유를 통칭한다(그림표 1-1 참조).

    식물성 기름은 공업 생산품이다. 150여 년 전까지만 해도 세상에 존재하지 않던 물질이다. 산업형 농업으로 농토의 모습이 영 달라져서 지금처럼 되기 전에 삶을 살아간 우리 조상들은 버터, 우지(쇠기름), 라드(돼지비계) 같은 동물성 지방을 먹었다. 인류는 석기시대부터 그것을 먹어왔다. 유지방은 거의 만 년간이나 먹었다.[1] 올리브와 코코넛 같은 기름진 열매에서 추출한 기름도 수천 년을 먹었다. 하지만 식물성 기름은 완전히 다르다. 이 새로운 지방은 원래 있던 지방과는 일단 외관부터 다르다. 가공 과정에서 색이 사라지기에 이를 숨기려고 다시 노랗게

색을 입힌다. 우리 입 안에서도 다르다. 풍미랄 게 없다. 게다가 식물성 기름은 만들려면 현대식 기술 시설이 필요하다. 단순한 맷돌식 압착기나 젖을 휘저어 버터로 만드는 교유기, 정육점 칼로는 어림도 없다. 이처럼 맛이랄 것도 없고 가공도 어렵건만, 현대인은 이 식물성 기름에서 지방을 가장 많이 섭취한다. 섭취 열량으로 따져도 설탕이나 밀가루보다 식물성 기름의 비중이 더 크다.

어쩌다가 식물성 기름이 이토록 흔해졌는지 알려면 그 역사를 훑어 보아야 한다. 긴 역사는 아니다.

왜 '몹쓸 여덟'인가?

'식물성 기름'이나 '종자유' '씨앗 기름' 같은 선량한 명칭으로는 이 여덟 가지 기름의 문제점을 선명하게 드러낼 수 없기에 '몹쓸 여덟'이라고 이름을 붙였다. 이 기름들이 몹쓸 것인 까닭은 그 유해한 화학적 성질 때문이다. 기름을 쉽게 뽑아내려고 화학의 도움을 받고, 기름을 추출해서 정제하고 보관하는 과정에도 화학을 적용한다. 이 기름으로 음식을 조리하고, 만들어놓은 음식을 다시 데우고, 그 음식이 배 속에서 소화되는 동안에도 화학변화는 일어난다. 현대인의 기초대사가 최악인 까닭은 다른 요인과 더불어 식물성 기름의 소비가 역대 최대로 많기 때문이다. 그렇다면 좋은 기름은 무엇이고, 피해야 할 기름은 무엇일까? 이 문제에서는 사람마다 조건과 여건이 다르기에 타인의 선택은 참고만 하자. 다만, 이 여덟 가지 몹쓸 기름은 누구나 반드시 멀리해야 하므로 그 이름을 꼭 기억하기 바란다.

식물성 기름의 탄생 이야기

오늘날 주방에서 식물성 기름은 붙박이나 다름없는 품목이다. 그렇지만 다른 식품처럼 숲속 사냥꾼이나 들판의 농부로부터 그 이야기가 시작되진 않는다. 식물성 기름은 비누 공장의 화학자들 손에서 탄생했다.

1890년대의 일이다. 그 무렵 비누 원료인 수지가 부족해졌다. 비누와 양초를 만들던 회사인 프록터앤드갬블Procter & Gamble, P&G은 섬유 산업의 부산물인 목화씨로 눈을 돌렸다. 1800년대 중반 이전까지만 해도 목화씨는 상업적 가치가 거의 없었다. 목화씨에 고농도로 함유된 고시폴gossypol이라는 항영양소가 혈중 칼륨 수치를 위험할 정도로 높이고, 장기 손상, 불임, 마비를 유발하기 때문이었다. 하지만 이 씨앗에서 짜낸 기름을 정제하고 표백해서 탈취하면 고시폴은 대부분 제거된다(참고로, 비정제 목화씨 기름은 여전히 살충제로 쓰인다). 원래 목화씨 기름은 식용이 아니라 등불 연료였다. 그때 석유 산업이 부상했고, 석유가 등불 연료로 인기를 끌면서 목화씨 기름, 즉 면실유를 대체해버렸다. 남아도는 면실유를 정육업자들이 가져다가 우지(텔로)와 돈지 같은 동물성 지방에 불법으로 첨가해서 중량을 뻥튀기했다. 미국산 올리브유에도 몰래 섞었다.[2] (만일 식물성 기름이 정말로 텔로나 라드 같은 전통적 지방보다 더 건강한 지방이라면 이런 일은 결코 일어나지 않았으리라는 점을 지적해두어야겠다. 상인들은 열등한 제품에 우수한 제품을 불순물로 섞는 일은 절대로 하지 않는다!) 이런 행각이 발각된 뒤로 면실유는 판매와 수출이 감소했고, 공급 과잉으로 다시금 가격이 떨어졌다.

P&G 쪽에서 보기에 면실유는 저렴한 가격 때문에 매력적인 대안이

었다. 면실유로 비누를 만들 방법만 찾는다면 말이다. 그러면 점점 비싸지는 수지를 대체할 값싼 원료로 면실유를 쓸 수 있었다.

1907년, P&G는 독일인 화학자 에드윈 C. 카이저Edwin C. Kayser의 도움으로 그 일을 해냈다. 카이저는 P&G의 중역인 존 버체널John Burchenal에게 연락해서, 액상 고도불포화지방에 수소 분자를 첨가해서 포화지방과 트랜스 지방으로 굳히는 신기술(그림표 1-3 참조)이 개발됐다고 알렸다. '수소화hydrogenation'라는 공정을 거치면 기름을 고형 지방으로 바꿀 수 있는데, 오늘날에도 여전히 널리 쓰이는 방식이다. 버체널은 카이저를 P&G에 입사시켰다.[3]

처음에는 P&G에서 응고된 경화 면실유로 비누를 만들어 아이보리Ivory 상표를 붙여 팔았다. 그러다 공정을 살짝 수정했더니 제품이 더 부드럽게 무르면서 손쉽게 퍼졌는데, 그 모양이 꼭 라드처럼 보였다. 그렇다면 라드 대용품으로 판매해도 되지 않을까? 관건은 소비자에게 이 모조 식품의 장점을 설득해내는 일일 터였다. P&G로선 운이 좋게도 그때만 해도 규제 감독이 허술하던 시절이었다. 상품을 판매하려는 광고주가 별의별 말을 다 떠들어대도 용인되던 시대였다. 1911년, P&G 마케팅 부서는 자사의 신제품 조리용 지방에 크리스코Crisco라는 브랜드를 붙였다. 크리스코는 딱히 풍미랄 게 없었지만, 마케팅 부서는 이런 특성을 '깨끗하다'라는 긍정적인 이미지로 포장했다. 그리고 주부들을 상대로 제품을 판촉했다. "요리에 사용하는 동물성 지방보다 더 건강한 대안"이라면서, 이걸 자녀들에게 먹이면 "성격이 좋은 아이"로 자라게 될 거라고 덧붙였다.[4] 사실, 쇠기름과 면실유로 만든 더 초기 제품인 코톨렌Cottolene도 버터나 라드보다 "더 건강하고 깨끗하고 경제적"

이라며 유사한 마케팅을 펼쳤다.⁵ P&G의 판촉은 대성공을 거두었다. 크리스코는 코톨렌을 대체하며 빠르게 시장에서 자리를 잡았다.

미국인들이 1900년대 초반부터 수소화를 거쳐 굳힌 기름을 소비하긴 했지만, 미국의 액상 기름 소비량은 크게 달라지지 않았다. 많은 미국인이 처음에는 액체 상태의 식물성 기름을 거부했다. 1904년에 펴낸 미국 농무부 편람을 보면 "식물성 기름을 쓰지 않으려는 잘 설명할 수 없는 편견"이라는 대목이 나온다.⁶ 아마도 당시로선 정제해도 미처 없앨 수 없었던 하나나 두어 가지 공정상 오염물에서 풍기는 불쾌한 맛이나 냄새가 문제였을 것으로 짐작된다.(이렇게 풍미를 떨어뜨리는 오염물은 화학 반응이 강렬하게 일어나는 수소화 과정을 거치면 제거된다.) 그래서 2차 세계대전 직후까지 액상 식물성 기름의 소비량은 제자리걸음이었다.

전후 시대에는 사료를 먹여 가축을 키우게 되면서 대두 생산이 급증했다. 미국인들은 지난 수십 년간 섭취한 분량보다 더 많은 고기와 유제품을 먹게 됐다. 축사에선 빨리 가축을 살찌워서 이윤을 늘리려고 사료에 대두박을 섞기 시작했다. 문제는 탈지 과정을 거쳐 기름을 뺀 대두박이 아니면 동물이 소화할 수 없다는 점이었다. 그래서 1940년대에 초유의 일이 벌어진다. 전 세계의 대두를 대부분 분쇄해서 두 가지 별개의 제품으로 가공했는데, 그것이 바로 기름과 사료였다. 이 기름은 처음에는 플라스틱을 제조하는 데 쓰였다. 그러다 1950년대에 이르러 대두유 정제 기술이 비약적으로 발전하면서 사람들의 거부감이 거의 사라졌고, 식용유와 샐러드유로서 주목받게 됐다.⁷

이렇듯 식물성 기름은 비누 제조와 가축 사료 공급이라는 두 가지 산업의 부산물이 식품으로 공급된 특이한 역사를 밟았다. 가공 기술을 발전시킨 과학자들은 대두와 목화씨를 정제하며 얻은 노하우를 '몹쓸 여덟 가지'의 다른 일원들에게도 적용했다. 옥수수, 해바라기씨, 홍화씨 등에서 짜낸 기름이 이후 수십 년에 걸쳐 하나씩 식료품점에 모습을 드러냈다. 이 여덟 종의 기름은 모두 동물성 지방보다 제조원가가 훨씬 낮을뿐더러 라드와 버터처럼 변질을 막을 냉장 시설도 필요없었다. 값싸고 편리한 식품을 대량 생산하려는 사업가라면 솔깃하지 않을 수 없었다. 게다가 정제 과정에서 풍미를 잃고 영양도 대부분 사라진 기름들은 화학적으로도 매우 흡사해서 서로 바꿔 쓸 수 있다는 공급망 측면의 이점이 있다. 바로 그들이 원하던 거였다.

이런 종자유 중에서 카놀라유를 특히 눈여겨볼 필요가 있다. 카놀라유는 유채씨 기름인 채종유의 파생품이다. 인류는 유채를 3000년간 재배해왔으나 유채씨는 식용으로 부적합한데, 에루크산erucic acid이라는 지방산이 간 손상을 일으키기 때문이다. 1985년, 이 유해 화합물이 자연적으로 적게 든 품종 하나를 캐나다의 과학자들이 찾아냈다. 종자유에는 주로 오메가-6 필수지방이 많은데 카놀라유는 오메가-3 함량이 상대적으로 높아서, 많은 이가 카놀라유를 다른 종자유보다 더 건강에 좋다고 여긴다. 하지만 안타깝게도 화학적으로는 그렇지 않다. 곧 이 내용을 다룰 것이다.

산업용 유지 종자가 주목을 받는 이유는 또 있다. 전통적으로 재배해온 유지작물보다 더 다양한 기후 조건에서 잘 자라기 때문이다. 코코넛은 적도 부근의 습한 열대기후에서만 자란다. 올리브나무가 생장하려면 지중해성 기후가 필요한데, 지구에서 여기에 해당하는 육지 면적은 전체의 단 3퍼센트뿐이다. 하지만 대두, 옥수수, 카놀라, 해바라기는 적응력이 뛰어나서 미국 전역의 여러 기후에서 자랄 수 있다. 지난 100년 간 미국 경작지 중 상당한 면적이 유지작물 재배에 동원됐다. 유지작물은 동물 사료, 바이오디젤, 감미료(액상과당 등), 가공 단백질 분말 등의 제조에도 쓰일 수 있다.

이런 현실적인 측면이 우리의 건강과는 관련 없다고 생각할 수도 있겠지만, 그렇지 않다. 현실적인 이유로 그 땅에서 재배할 작물이 결정되면 해당 지역에 사는 인구는 그 작물을 더 많이 먹을 수밖에 없기에, 우리의 일일 식생활에 영향을 미친다.

P&G는 크리스코와 지프Jif를 포함한 식품 제품군을 다른 회사에 매각해서 이제 더는 식품을 팔지 않는다. 하지만 초가공 기름을 식품으로 사용하는 데 선도적 역할을 한 그들의 유산은 생명력을 이어간다. 다음에 장을 보러 가거든 식품 포장에 적힌 원재료명을 한번 쭉 훑어보길 바란다. 유제품 용기부터 시작해서 냉동식품 상자와 과자 봉지에 이르기까지 어디에든 씨앗 기름의 이름이 반복해서 등장할 것이다. 샐러드 드레싱, 생선 통조림, 햇볕에 말린 토마토 같은 보존 채소(기름 담금), 즉석 조리 코너의 포장 음식들, 다이어트 음료, 커피 크리머, 영유아 분유, 부스트Boost나 인슈어Ensure나 이퀘트Equate 같은 영양 음료 등 수많은 식품에 식물성 기름이 들어 있다. 유기농 제품, 건강한 제품, 유전자 조작 원료를 사용하지 않은 제품, 요즘 유행하는 다이어트 프로그램인 홀서티Whole30의 인증 마크를 내건 제품에도 씨앗 기름은 빠지지 않는다. 그곳이 식료품점이라면 어디든 고급 상점이건 염가 매장이건 씨앗 기름이 있다. 어디에서 외식을 하더라도 씨앗 기름을 쓴 음식을 메뉴에서 찾을 수 있다. 패스트푸드는 포화지방 범벅이라고들 하는데, 버터나 라

드나 텔로 같은 값비싼 포화지방을 사용하는 패스트푸드 체인점은 귀하디귀하다. 패스트푸드만 그런 것이 아니다. 식물성 기름은 이제 최고급 파인다이닝 식당에도 스며들었다. 민족 전통 음식을 판매하는 식당도 식물성 기름의 이점을 뿌리치지 못한다. 식물성 기름의 가격이 건강한 대체 지방보다 훨씬 저렴하다. 게다가 고객들이 대부분 피하고 싶어 하는 알레르기 유발 물질이나 동물성 성분도 식물성 기름에는 없다. 오늘날 식물성 기름은 범세계적인 산업이다. 2020년 한 해에만 올린 수익이 1158억 달러를 웃돌았다. 2027년이면 이 수치가 1620억 달러에 이를 전망이다.[8] 업계 관계자인 캔더스 래시어스Candace Rassias는 만약 식물성 기름이 없다면 외식 산업은 붕괴할 거라고 내게 귀띔했다. 캔더스가 재직한 벤투라푸드Ventura Foods에서는 식물성 기름을 화물열차 단위로 주문한다고 했다.[9]

식물성 기름은 어떻게 만드나?

식물성 기름은 수요가 어마어마하다 보니, 정제도 어마어마하게 큰 공장에서 진행한다. 이 공장들의 외관을 보면 석유나 가스의 정제 시설을 방불케 한다. 미국 드라마 〈소프라노스The Sopranos〉의 오프닝 장면에서 주인공 토니가 뉴저지 턴파이크 고가도로를 운전해 가면서 엘리자베스시의 매캐한 회색 공업단지를 내려다보는데, 딱 그런 풍광이다.

트럭에 실려온 유지 종자가 금속제 덕트 구조물을 타고 공장으로 투입되면서 공정이 시작된다. 원료는 일련의 대형 금속제 가열 및 세정

설비를 거친다. 이때 섭씨 200~300도가량의 열을 여러 차례 쏘이는데, 이는 기름을 추출하기 위한 전처리 과정이다.

이제 씨앗은 기름을 추출하는 압착 설비로 들어간다. 착유기 내부의 거대한 철제 스크루를 통과하는 동안 분쇄되어 으깨지며 다량의 기름이 짜내진다. 이때 나오는 첫 기름은 거품이 이는 회황색 액체인데, 질감이 흐르는 촛농 같다. 고동색 찌꺼기로 나온 고형물에는 아직 잔유殘油가 있다. 이 찌꺼기 깻묵을 '유박油粕'이라고 한다. 유박과 기름은 여기서 공정이 갈린다. 기름은 원유 저장 탱크로 곧장 이동하고, 유박은 추가 처리가 필요하다. 아직 유박에 남은 소중한 기름을 다 뽑아내야 하기 때문이다.

그래서 유박은 용제 처리 설비로 옮겨져 헥산(휘발유 성분)으로 세척된다. 용제를 사용하면 유박에서 1퍼센트의 잔유를 제외한 나머지 기름을 모두 추출할 수 있다. 유박은 추가 처리를 위해 또 다른 시설로 이동한다. 최종 용도인 동물 사료의 원료로 쓰려면 더 안전하게 만들어야 해서다.

헥산으로 처리해서 뽑은 고동색 기름은 이후 여러 설비를 거치는 동안 헥산과 다양한 고형물 대부분이 제거된다. 바닥의 거름망에 기름을 천천히 통과시켜서 납(왁스, wax)을 모으는 단계도 중요하다. 납은 식물성 쇼트닝으로 가공된다. 헥산 처리를 한 기름은 이제 원유 탱크로 가서 착유기로 압착해 추출한 기름과 합쳐진다.

이 원유는 여전히 먹기에 안전하지 않다. 왜 그런지 궁금해서 공정을 관리하는 업계 내부자에게 물었더니, 그가 솔직하게 대답해줬다. "식물성 기름의 원유에는 수화성이나 비수화성 검gum과 유리지방산,

[부분 산화된] 카로티노이드 같은 색소, 수분, 알데히드와 과산화물 같은 [독성] 산화 성분들, 금속 원소, 납, 그리고 기타 불순물이 들어 있으니까요."[10] 그러면서 이걸 다 치워야 한다고 했다.

원유를 최종 '식용' 기름으로 정제하는 과정은 복잡하다. 미국유지화학회The American Oil Chemists' Society, AOCS는 종자유를 생산하는 업계 기술자와 연구자에게 최선의 방식을 교육할 목적으로 일련의 긴 지침서를 발간한다. 작업 흐름도만 해도 여러 쪽에 달한다. 탈검, 탈납, 탈취 등으로 이어지는 주요 공정에 관한 상세한 내용이 각 단계마다 별개 흐름도로 정리돼 있다.(탈취 단계는 이 장 끝머리에서 다시 설명할 테지만, 일단 초콜릿을 좋아하는 사람들을 위해 탈검 단계를 잠시 시각적으로 설명해보겠다. 시멘트 바닥에서 약 60센티미터 위쪽에 달린 직경 약 5센티미터의 철제관에서 고동색 물질인 검이 흘러나와 수집 용기로 푹푹 떨어지며 걸쭉하게 모인다. 그 모습을 보면 마치 기계가 묽은 변을 만천하에 드러내놓고 보는 것만 같다. 이것이 식물성 레시틴lecithin인데, 기름이 잇따르는 집중 정화 작업을 거치기 전에 레시틴부터 빼내는 것이다. 식물성 레시틴은 여러 브랜드에서 초콜릿과 비건 마요네즈를 만들 때 쓰는 원료의 성분이다. 곧 다룰 생각인 종자유와 똑같은 안전 문제가 있지만, 초콜릿에 쓰이는 양은 미미해서 다행히 별문제는 없다.) 보통은 공장이 여러 동이어서 공장 한 곳에서 주요 공정 하나씩만 전문으로 처리한다. 공정 하나의 흐름도만 해도 20~40개의 반응 설비가 다양하게 그려져 있다. 각각의 설비는 길이가 수 킬로미터에 달하는 관으로 연결된다. 이렇게 철저하게 가공해야 하는 식품을 나는 식물성 기름 말고는 떠올릴 수가 없다.

식물성 기름은 거대 산업이지만, 식물성 기름을 먹는 사람들은 그에 관해선 거의 아무것도 모른다. 식물성 기름은 화학자들이 세운 산업이

식물성 기름을 제조하는 과정

1단계: 기름 추출

시설에 유지 종자를 투입한다.

기름을 추출하는 과정에서 나오는 열과 압력으로 지질산화물LOP들이 생성되는데, 그중 다수가 몹시 유독한 성분이다.

'식용 불가'인 원유를 '식용 가능'으로 바꾸려면 악취와 불순물을 제거하는 방대한 공정이 필요하다.

유독물 원유 생산

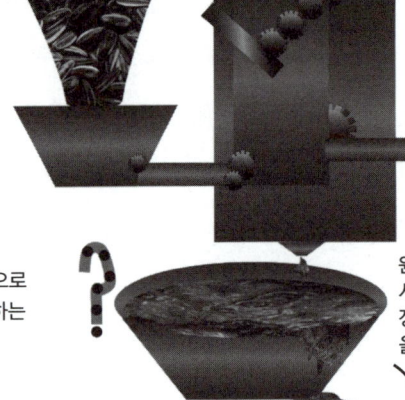

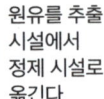

원유를 추출 시설에서 정제 시설로 옮긴다.

2~40단계: 정제

정제 공정으로 다음과 같은 '불순물'을 제거한다.

- 발암성 글리시딜
- 부분 산화된 유리지방산
- 중합된 아실글리세롤
- 고리지방산 단위체
- 독성 알데히드
- 헥산(사용 시)
- 많고 많은 기타 등등

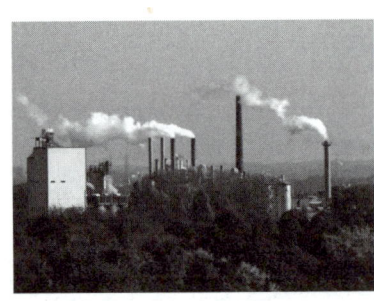

함께 제거되는 것: 미네랄과 대부분의 비타민
탈취: 이 마지막 정제 단계에서 트랜스 지방이 생긴다. 이때 생기는 트랜스 지방은 부분 수소화 공정을 거쳐서 만들어지는 트랜스 지방과는 다르며(더 유독함), 라벨에 그 존재도 공개하지 않는다.
씨앗 기름은 헥산을 사용해서 추출하지만 않으면 유기농 표식을 달 수 있다.

그림표 1-2

고, 여전히 그들에게 깊숙이 의존하며, 생산의 여러 측면을 감독받는다. 단순히 효율성 때문에 그런 것만은 아니다. 최종 제품을 사람이 먹어도 안전하게 만들어야 하기 때문이다.

식물성 기름은 왜 독성인가: 간단한 화학 수업

식물성 기름을 먹어도 안전하게(위험하지 않게) 만드는 데 왜 이토록 요란한 가공 과정이 필요한 걸까? 이 기름의 화학적 특성 때문에 그렇다. 화학적 성질이 기름의 안정성을 결정하고, 이 안정성이 다시 정제 과정에서, 그다음 조리 과정에서, 마지막으로 우리 몸에 들어가서 얼마나 쉽게 부산물을 형성하는가를 판가름한다.

식물성 기름과 열매 기름, 유제품을 비롯해서 우리 몸의 체지방을 포함한 동물성 지방까지 망라한 모든 식이지방을 마치 건물의 벽돌처럼 구성하는 요소가 바로 지방산이다. 지방산은 크게 세 가지 유형인 포화, 단일불포화, 고도불포화(흔히 약자로 PUFA라고 쓴다)로 나뉜다. 포화지방이 화학적으로 가장 안정적이다. 가장 불안정한 유형은 고도불포화지방이다. 산소와 반응하기 쉬워서 그런데, 이 과정을 '산화'라고 한다. 단일불포화지방은 산소 반응에도 꽤 견디기 때문에 PUFA보다는 훨씬 안정적이다.

글리세롤 분자가 지방산 세 개를 이어 이어서 트라이글리세라이드 triglyceride라는 중성지방을 형성한다. 지방산 조성에 따라 해당 중성지방이 액체인지 고체인지가 결정된다. 예를 들어 식물성 기름은 고도불포

지방산 구조

C: 탄소
H: 수소
O: 산소

포화지방산

모든 탄소-탄소 결합이 수소 원자들로 '포화된' 상태에 있다.

단일불포화지방산

시스형 이중결합

트랜스 지방산

트랜스형 이중결합

하나의 탄소-탄소 결합이 수소 원자로 '포화된' 상태가 아니다. = 단일불포화

고도불포화지방산

시스형 이중결합

두 개 이상의 탄소-탄소 결합이 수소 원자들로 '포화된' 상태가 아니다. = 고도불포화
(다가불포화 또는 다중불포화라고도 한다.)

포화지방은 수소 원자들로 '포화'된 상태다: 불포화지방산은 수소 일부를 '결손'한다.
이중결합 된 상태에 따라 녹는점이 달라진다: 이중결합 된 각 부분이 꺾여 있다. 이렇게 꺾이면 층이 지지 않아 유동성이 생긴다.
시스형 대 트랜스형: 수소 결손이 같은 쪽에 생기면 시스형, 반대쪽에 생기면 트랜스형이다. 트랜스 지방은 시스 지방에 비해 상대적으로 층이 잘 진다. 그래서 기름을 부분 수소화하면 반고형인 부분경화유가 된다.

그림표 1-3

화지방산이 워낙 많아서 냉장고에 두어도 액체 상태를 유지한다. 반면 동물성 지방은 고도불포화지방산이 적어서 올리브유나 코코넛오일과 마찬가지로 낮은 온도일 때 더 단단해진다. (올리브유를 냉장실에 두면 굳어야 정상이다.)

> **이중결합이란?**
>
> '이중결합'은 지방산 분자의 탄소 원자들이 연결된 방식을 설명하는 용어다. 탄소 원자는 단일 또는 이중의 결합으로 연결될 수 있다. 이중결합이 없는 지방산은 모든 탄소 원자가 수소들로 완전히 포화된 상태이므로 포화지방이라 한다.
>
> 수소는 산소를 차단해서 산화를 막는다. 그래서 포화지방은 거의 완벽하게 산화를 견딘다. 단일불포화지방은 이중결합이 하나이기에 다소 산화에 취약하다. 고도불포화지방은 이중결합이 두 개 이상이며 서로 가까이 위치하기 때문에 포화지방보다 훨씬 산화에 취약하다. 그래서 산화를 견디는 포화지방이 주로 함유된 버터, 쇠기름, 코코넛오일보다 식물성 기름이 산화와 독소 형성에 훨씬 취약하다.

화학을 공부해본 사람이라면 산화라는 용어가 익숙할 것이다. 우리 주변에서 아주 흔한 산화 반응 중 하나가 바로 연소(태움)다. 현대사회는 휘발유와 석탄 같은 화석연료의 산화에 의존해서 자동차, 트럭, 비행기, 기차에 동력을 공급하고 다량의 전기를 생산한다. 우리는 이런 산화 반응 덕분에 편리한 삶을 누린다. 물론 (자동차 배기가스처럼) 피해야 할 독소도 뿜어내지만 말이다. 산불로 타 들어가는 삼림을 생각해보자. 나무는 우리가 연기라고 부르는 질식가스와 분진의 혼합물로 바뀌기 전까진 독성이 없다. 음식도 마찬가지다. 원래는 없던 독소가 산화로 생겨난다.

음식의 독소 하면 보통 둘 중 하나를 떠올린다. 먼저, 천연 독이다. 좋지 않은 곰팡이가 펴서 오염된 식품이나 독버섯에 든 것과 같은 독소다. 다른 하나는 인공 독소로 살충제, 중금속 성분, 산업용 용매 같은 것이다. 하지만 식물성 기름의 독소는 자연의 독도 아니고, 그렇다고 사람이 만들어낸 독성 첨가물도 아니다. 식물성 기름을 먹어서 얻게 되는 독소는 기름 자체가 산화한 결과물이다. 원료인 씨앗에는 없는 신생 화합물이 기름이 산화하면서 생기는데, 이런 화합물 중 다수가 매우 유독하다. 중도나 고도로 평가되는 수준의 유독성이다. 그래서 별것 아닌 독소가 아니다. 이 중 상당수가 업무 지침서에 위험물로 등재된 상태다. 여기에 별안간 노출되면 "필수 장기와 조직 및 세포에 손상을 입는다"[11]라고 알려져 있으므로, 이런 독소를 다룰 때는 반드시 장갑과 마스크를 착용해야 한다. 주요 유형의 지방산은 모두 산소에 닿으면 독소로 바뀌는 경향이 있다. 하지만 위험할 정도로 반응성이 뛰어난 기름과 안전하리만치 안정된 기름은 다르다. 이런 내용을 여느 영양 전문가 교육 과정에선 알려주지 않는다. 식물성 기름과 전통적 지방이 서로 다른 가장 중요한 지점은 이런 화학적 특성 차이에 있다.

다양한 식이지방의 상대적 독성을 간단하게 알려주는 원리가 한 가지 있다. 바로 이중결합이다. 지방산에 있는 이중결합의 수를 보면 지방산이 얼마나 쉽게 산화할지 알 수 있다. 이중결합이 많을수록 산화 속도가 빨라진다. PUFA처럼 이중결합끼리의 간격이 좁으면 문제도 이중으로 발생한다. 산화로 독소가 생긴다고 보면, PUFA는 각 분자가 독소의 잠재 공급원인 셈이다. 동물성 지방이나 올리브유, 코코넛오일 같은 전통적인 식용유의 지방에 비하면 식물성 기름은 간격이 좁은 이중결합이 여러 배나 더 많기 때문에 산소와 닿으면 독성 화합물도 여러 배나 더 많이 형성할 법하다. 지방 유형별 상대적 민감도를 〈그림표 1-4〉와 같이 정리했다.

이런 기본 유기화학은 영양학 분야와 현실적으로 아주 중요하게 연관된다. 산화 반응이 효과적으로 고도불포화지방산을 무기로 변질시켜서, 선량한 영양소를 독소로 바꾸어놓는다. 이런 일이 음식을 태울 때마다 일어날 수 있는데, 이때 생겨나는 유독 화합물을 우리 몸이 해독하는 과정에서 신장과 간에 부담을 준다. 그래서 많이 탄 음식을 먹으면 좋지 않다. 더욱이 지방과 기름은 발연점보다도 낮은 온도에서 독성 변질이 나타날 수 있다. 식물성 기름은 높은 발연점을 장점으로 내세우곤 하는데, 실은 그렇지 않다. 발연점이 낮은 올리브유를 대안으로 사용한 음식보다 결국에는 몸에 더 좋지 않기 때문이다.

명확히 말하자면, 우리는 단지 하나의 독소에만 노출되지 않는다. 그야말로 수백, 수천 종의 독소에 몸을 내맡기며 산다. 독소 중에는 찰나의 포착이 쉽지 않아서 지금껏 모르고 있다가 신기술 덕분에 알게 된 것들도 있다. 음식에까지 남는 독소의 종류와 양은 가공 과정에 따라 달라진다. 얼마나 자주 열을 가하느냐, 다른 어떤 성분을 넣느냐 등이 영향을 미친다. 제조하는 중에 기름을 가열하면 독소가 형성된다. 기름을 보관할 때 빛이 닿으면 더 많은 독소가 만들어진다. 가정, 식당, 가공식품 공장 등에서 기름을 둘러 조리하는 과정에도 독소가 추가로 생긴다. 남은 음식을 보관했다가 다시 데울 때도 독소가 또 발생한다.

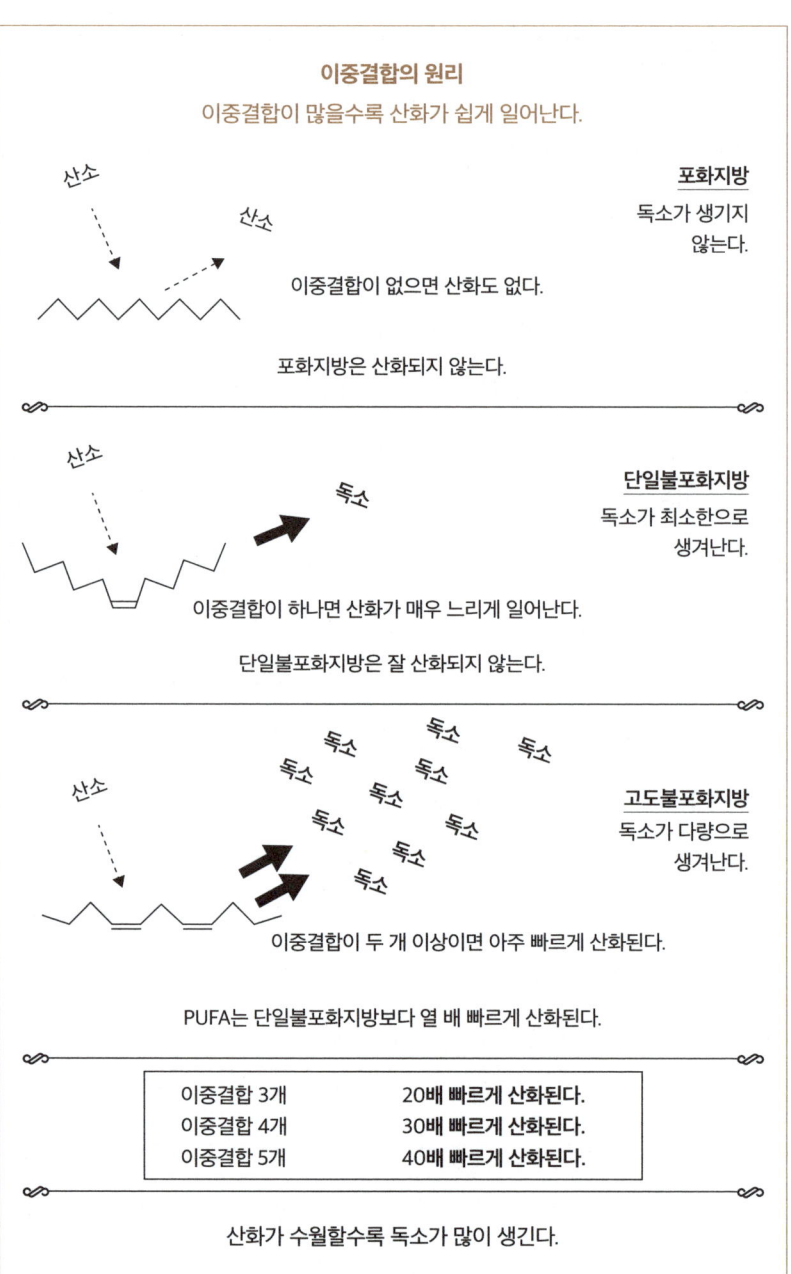

그림표 1-4

특히 놀라운 건 독소가 빠르게 증가하는 속도다. 독소 분자 단 하나가 일으키는 일련의 반응만으로도 수십억 개 PUFA가 순식간에 파괴되고, 새로운 독소가 수십억 개 생겨날 수 있다. 이런 독소를 모두 아울러서 통칭하는 화학 용어가 지질산화물lipid oxidation product이다. 줄여서 LOP라고 하는데, PUFA의 '잘린 조각들Lopped Off Pieces'이 LOP라고 기억하면 쉽다.

독소는 마치 도미노 현상처럼 생겨난다. 산화된 PUFA는 이웃에 있는 정상 PUFA를 빠르게 공격해서 또 다른 LOP로 바꾼다. 이것이 다시 이웃한 정상 PUFA를 공격하고, 이렇게 계속 이어진다. 이런 유형의 도미노 효과를 화학 용어로는 연쇄반응이라고 한다. 단 하나의 PUFA가 '쓰러지면'(산화되면) 도미노 반응이 시작되는 것이다. PUFA 분자는 초당 10억 개 속도로 빠르게 연달아 산화하고, 그 여파로 새로운 독성 LOP가 수십억 개 생긴다.[12]

일단 시작된 연쇄반응을 멈출 방법은 단 두 가지다. 하나는 단순히 연료가 고갈되어 끝이 나는 것이다. 말하자면 도미노 블록이 다 쓰러졌다는 뜻이다. 다른 하나는 산화 반응을 차단하는 화학물질인 항산화 성분으로 대적하는 방법이다. 항산화 성분이 독성 연쇄반응을 멈출 수 있다. 도미노 블록이 쭉 늘어선 줄에 빗세운 블록 하나를 끼워넣어서 흐름을 끊는 식이다. 빗세운 도미노 블록이 에너지를 옆으로 분산하면 그다음 차례의 블록은 넘어지지 않을 수 있다. 올리브유나 땅콩기름 같은 전통적인 기름은 비파괴 방식으로도 수월하게 짤 수 있는 종자를 수천 년간 잘 선별하고 개량해서 산업적 가공 과정을 거치지 않고도 생산되어왔다. 그러면 항산화 성분이 기름에 남아 음식을 조리할 때 더 안전하다. 식물성 기름은 식용으로 생산하는 데 필요한 가공 단계에서 원료에 든 항산화 성분이 대부분 제거되기에 이 기름으로 요리하면 독소가 형성되는 산화 반응이 더 오래 지속되고, 우리 몸에도 더 많은 손상을 입힌다.

이런 연쇄반응이 포화지방에는 일어나지 않는다. 포화지방은 이중결합이 하나도 없어서 산화에 무척 강하기 때문이다. 지방산 블록이 쓰러지지 않도록 접착제로 바닥에 딱 붙여놓은 셈이다. 버터나 탤로 같은 동물성 지방은 포화지방 함량이 매우 높다. 코코넛오일과 다른 몇 가지 흔하지 않은 식물유도 그렇다. 마카다미아 오일도 그중 하나다.

씨앗에 독성이 없는데 씨앗 기름은 왜 유독할까?

대두유와 해바라기씨유 같은 식물성 기름이 산화되기 쉽다면, 원료인 씨앗도 마찬가지로 나쁜 건지 궁금할 수 있다. 이렇게 답해보겠다. '몹쓸 여덟 가지' 종자유 중 하나를 제외한 모든 기름의 원료 씨앗은 완벽하게 식용으로 쓰인다고 말이다. (예외인 하나는 흥미롭게도 '몹쓸 여덟 가지' 중 가장 먼저 식품으로 판매된 면실유다. 목화씨에는 독성 고시폴이 들었다.)

종자유가 독성을 띠어도 종자는 그렇지 않은 까닭은 방금 살펴본 여러 단계의 고강도 가공 과정과 더불어 씨앗 자체에 있다. 씨앗은 휴면 상태에 있는 작은 식물 배아다. 여러 해 휴면할 수 있다. 씨앗에 산소가 거의 없어서 그렇다. 또한 씨앗에는 다양한 항산화 성분이 있어 발아할 때 산화를 막는다. 식물성 기름은 제조 과정에서 항산화 성분이 대부분 제거될뿐더러, 손상되기 쉬운 PUFA가 강한 산소와 열, 화학물질에 노출된다.

만일 더 건강한 기름으로 가공식품을 생산한다면 지방산이 잘 분해되지 않으므로 결국에는 독소를 그토록 많이 먹지 않아도 될 테다.(물론 가공식품을 먹자는 얘기는 아니다. 가공식품은 영양이 빈약하다.) 우리가 섭취하는 식품 중에 열을 견디지 못해 이토록 불안정한 것은 식물성 기름이 유일하다.(생각해보자. 조리용 기름인데 열을 견디지 못한다? 게다가 산소의 공격에 취약한데 산소로 가득한 우리 몸으로 들어간다?)

씨앗 기름으로 조리한 음식을 먹을 때 마주치는 독소를 전부 꼽아보면 교과서를 여러 권 쓸 수 있다. 과장이 아니다.[13] 하지만 이런 교과서를 들춰보기라도 하거나, 책에 있는 유해 정보를 공부하려는 사람은 거의 없다.

여러 유지 전문가가 고개를 끄덕이는 사실

식용유 산업을 뒷받침하는 일군의 과학자가 사일로(폐쇄적인 문화를 비유하는 표현, 산업용 저장탑) 안에서 일한다. 이런 사실을 사람들은 거의 모른다. 유지 산업이 탄생시키고 발전시킨 과학은 현재 해당 기술을 다루는 학술지 밖으로 거의 나서지 못한다. 아주 전문적이고, 회원 전용인 데다, 전문가의 학회 간행물이라는 높은 벽이 있다. 의료나 보건 분야를 연구하는 학자들 중 이런 저널을 읽는 사람은 사실상 없다. 이런 간행물이 존재한다는 사실조차 모른다. 찾아서 읽어보기 어려운 학회지라서, 여기에 아무리 나쁜 내용이 실려도 언론이 받아쓰지 않는다. 이 문제는 나중에 다시 다루겠다. 아무튼 이런 사정으로 진실이 대중의 귀에 가닿지 않는다.

씨앗 기름의 독성은 대중에겐 뉴스거리일 테지만, 이 기름을 제조하는 사람들에겐 새삼스러운 얘기도 아니다. 식용유를 연구하는 과학자들은 지난 150년이 넘도록 식물성 기름의 지방산이 농토에서 식탁으로 이동하는 동안 분해되어 독소가 생기는 현상을 막으려고 애써왔다. 하지만 이런 노력은 거듭 실패했다. 그들 처지에서 자기네 제품이 건강에 좋든 말든 상관하지 않는다는 소리가 아니다. 애당초 불가능한 과제라는 얘기다. 공장 관리자들이 모인 채팅방의 내용을 쭉 훑고 있노라면 매일같이 올라오는 장문의 질문들과 마주친다. 비교적 독성이 없게끔 기름을 생산하는 과정에서 발생하는 공정상 문제와 난점을 놓고 전문적 도움을 요청하는 글이다.[14] 업계 저널에도 과학자들의 문제 보고가 꾸준히 게재된다. 씨앗 기름을 사용한 평범한 가공식품에 종자유 분해 유도체가 "극히 높은 수준"으로 들었다는 사실을 확인해주는 등의 내용이다.[15] 이런 얘기를 바깥세상 사람들은 모르고 산다.

그렇긴 해도 일각에서는 세상에 경종을 울리려고 애썼다. 지질 분야에서 세계 최고 수준의 과학자인 마틴 그루트벨드Martin Grootveld 박사는 지난 수십 년간 식물성 기름의 독소를 지적하며 소비자에게 경고해왔다. 생분석화학 및 화학병리학 교수로서 그는 학술지에 200편 넘는 글을 기고했고, 수많은 책에 공동저자로 이름을 올렸다. 단독으로도 책을 여러 권 저술했다. 권위 있는 상과 연구 보조금도 많이 받았다.(하지만 그루트벨드 박사에게 의료계 회의나 학회에서 자료를 발표할 기회가 있었는지 물었더니 그런 초청은 없었다고 대꾸했다.) 그는 산화 반응 연구에 가장 좋은 분석 도구를 활용한다. 1차원과 2차원 핵자기공명NMR 분광기로 다양한 분자를 한 번에 분석한다. 이 분광기는 자기력으로 시험 재료의 원자를 흔들어서 확인한 다음, 그 흔들리는 진동과 알려진 표준을 비교해서 정상과 깨진(산화된) 분자를 일종의 분자 지문으로 식별하는 장치다. 박사는 식물성 기름을 가열할 때 발생하는 무수한 독소를 표로 정리했는데, 그 분석 결과가 일관되게 나왔다. 가열한 식물성 기름에는 독성 산화 생성물이 가득했지만, 가열한 코코넛오일과 버터에는 독소가 거의 없는 것으로 드러났다.[16] 그가 확인한 독소 중에는 아크롤레인acrolein이 있는데, 흡입하면 폐에 염증을 일으킨다. 또한 에폭시-지방산 범주의 독소도 많이 포함됐는데, 이 독소들은 다양한 장기 부전과 유방암 발병에 관여하고 생식 기능을 방해한다. 식물성 기름에 튀긴 음식에서 그가 검출한 독소의 범주만 나열해도 책의 반 쪽 분량을 채운다.[17]

앞서 언급한 20세기 초반의 미국 주부들을 다시 떠올려보자. 그들 사이에는 대두유와 관련해서 "잘 설명할 수 없는 편견"이 있었다. 과거의 그들은 아마도 어떤 아린 냄새를 감지했을 터다. 그 냄새는 고도불포화지방산이 산화해서 생기는 것인데, 요즘은 정제 과정에서 탈취해 없앤다. 탈취 단계에서 나프탈렌(좀약)과 (콜타르에 든) 안트라센anthracene 같은 다환방향족탄화수소polycyclic aromatic hydrocarbons를 포함한 여러 휘발성 화합물이 대부분 제거된다. 하지만 냄새나는 독소를 제거한다고 해서 기름 제품에서 일어나는 산화 반응을 막지는 못하며, 기름병을 개봉해서 산소가 풍부히 유입되는 순간부터 이전에 없던 독소가 다시 스멀스멀 생기기 시작한다. 심지어 빛조차 이중결합을 공격해서 PUFA 함량이 높은 기름을 분해할 수 있다. 안타깝게도 우리는 조리 과정에서 증기로 빠져나오는 냄새만 맡을 수 있다. 후각이 보내는 경고에만 의존할 수는 없다는 얘기다. 이들 휘발성 화합물은 전체 신생 화합물 중 극히 일부이며, 대개가 비교적 작은 분자로 형성된다. 독소는 대부분 음식에 남는다.(게다가 많은 휘발성 물질이 냄새가 없다.)

식용유 산업도 여타 산업과 마찬가지로 제품의 품질을 개선하려고

하지만 라벨에 '유기농' 마크가 있는걸요?

식물성 기름의 유기농 인증 과정에는 일부 문제가 있다.

첫 번째 문제는 착유 방식에서 비롯된다. 씨앗에서 기름을 빼내는 방식은 두 가지다. 하나는 착유기로 압착해서 짜는 기계 추출 방식이고, 또 하나는 헥산을 사용해서 녹이는 용매 추출 방식이다. 처음부터 헥산으로 처리한 기름은 아예 유기농이 될 수 없다. 하지만 착유기에서 나온 압착유는 헥산으로 추출한 기름에 든 것과 똑같은 미량의 헥산 이외의 오염 물질과 독소가 있더라도 유기농 마크를 달 수 있다. 두 번째 문제는 탈취 단계에서 나온다. 제조 과정 초기에 악취를 풍기는 유독성 휘발 물질이 생기기 때문에 탈취 단계에서 대부분 제거하는데, 이때 불가피하게 상당량의 PUFA가 트랜스 지방으로 바뀐다. 상당량이라면 도대체 얼마만큼일까? 실험 결과를 보면, 착유기로 압착 추출해서 기름병에 넣은 일부 카놀라유는 공장을 떠나는 시점에 트랜스 지방 함량이 5퍼센트를 넘는다.[18] 그렇더라도 일부러 첨가한 독소가 아니기에 유기농 인증 규정에는 어긋나지 않는다. 정직하게 명칭을 단다면 '유기농'보다는 '무헥산'이 적절할 테다.

덧붙이자면, 이렇게 고도로 가공되고 다소 오염된 '유기농' 기름도 진열대에 놓여 있으면 그런 채로 계속 산화한다. 개봉하면 산화 속도는 훨씬 빨라진다. 독성 연구자들이 가정과 식당에서 사용하는 식물성 기름을 둘러싼 '현실'을 시험했다. 그 결과, 비헥산 제품인지 여부를 떠나서 모든 기름에 들어 있는 독소의 농도가 조리를 시작하기도 전에 이미 처음 용기에 담을 때보다 훨씬 짙다는 사실을 발견했다.[19]

연구개발비를 쓴다. 독성학자와 식품학자가 함께 연구비를 따내서 공동연구를 진행하기도 한다. 식품학자가 더 안전하게 기름을 만드는 새로운 방법을 시도하면, 독성학자는 그 결과물을 시험할 수 있다.

매사추세츠대학교 애머스트캠퍼스의 식품학과 교수인 에릭 데커Eric Decker 박사만큼 식물성 기름의 독성을 줄이려고 노력한 사람도 없을 듯싶다. 그는 농업 연구 분야에서 논문 인용률이 높은 과학자다. 그의 연구 초점은 우리에게 공급되는 식품의 산화를 막는 데 맞춰져 있다. 특히 가공식품, 콕 집어 말하면 식물성 기름이다. 그는 식품이 공급될 때 가장 산화되기 쉬운 식품 원재료가 바로 식물성 기름이라고 거리낌 없이 말한다.[20] 식품 업계가 어느 정도 이 문제를 중요하게 여기는 까닭은 생산한 식품에서 산화 반응이 일어나면 산패된 이상한 냄새로 맛을 버리기 때문이다. 이는 음식물 쓰레기를 발생시키는 범세계적인 주요 원인이기도 하다. 독성도 다소 문제가 된다. 데커 박사는 정제, 조리, 보관 과정에서 산화에 취약한 PUFA 지방을 보호하기 위한 다양한 방안을 40여 년 학자 경력 내내 모색해왔다. 비타민, 단백질, 식물성 항산화제, 합성 항산화제 등 온갖 유형의 항산화 성분을 기름에 첨가해보기도 했다. 식물성 기름과 그것으로 제조한 식품의 포장 용기와 봉지에서 공기를 빼고 불활성 질소 가스를 충전하는 방식으로 산소를 차단해보기도 했다. 산소-기름의 상호작용을 줄이는 유화제도 첨가해보았다. 식당 튀김기 위로 질소 막도 깔아보았다. 심지어는 개별 중성지방 속 지방산 분자를 재배치해서 안정화할 수 있는지 살펴보려고도 했다. 그러나 여태 이렇다 할 해결책은 나오지 않았다.

전 세계 유지화학자들이 모인 2022년 콘퍼런스에서 데커 박사는 기조연설을 하며 이렇게 질문을 던졌다. "식품의 지질 산화가 이토록 내내 풀기 어려운 숙제인 까닭은 무엇일까?"[21] 그는 위험한 독소를 만들어내는 유해 산화 반응을 완전히 막기는 어렵다는 사실이 입증되어왔다고 설명했다. 독소 중 가장 위험한 범주는 아마도 알데히드류aldehydes일 것이다. 시체 보존용으로 쓰이며 냄새가 지독한 포름알데히드와 담배 연기를 매캐하고 발암성으로 만드는 많은 독소도 이 화학물질 계열이다. 튀김 기름에 생기는 독성 알데히드는 결국 음식에 들어갈 수밖에 없다. 데커 박사 같은 과학자들이 연구실에서 밤을 지새우는 까닭이다.

안타깝게도 그는 물리적 필연성에 맞서고 있다. 그루트벨드 박사는 내게 식물성 기름을 안전하게 만들 가능성은 사실상 제로라고 말했다. "열역학에 따르면 고도불포화지방의 농도는 기름에서 발생할 독소의 양과 직접적인 연관성이 있습니다."[22] 그렇다면 식물성 기름에서 생기는 독소로부터 우리 자신을 보호할 방법은 식물성 기름을 멀리하고, 대신 더 안정적인 지방산이 든 다른 지방을 먹는 것뿐인 듯싶다.

독성의 정도도 고려해야 한다. 고도불포화지방이 산화로 입는 손상이나 피부 화상이나 기본 원리는 같다. 둘 다 시간과 온도에 비례한다. 기름이 오래 조리될수록, 그리고 조리 온도가 높을수록 더 많은 독소가 형성된다. 데커 박사는 독소 생성의 "가장 중대한 위험인자는 기름을 튀기는 것"이라고 설명한다.[23] 튀김은 장시간 높은 온도에서 기름에 스트레스를 준다. 대형 패스트푸드 체인점들은 기름을 일주일에 한 번씩 교체하는 등 독성을 줄이기 위한 업무 절차를 마련했다. 하지만 소규모 식당과 업체는 사정이 그렇지 않을 수 있다. 데커 박사는 이렇게 경고한다. "저는 동네 밥집과 작은 레스토랑에는 별로 가고 싶지 않아요. 독일에서는 튀김용 기름을 규제하고, 점검을 나와서 독성 휘발 성분을 검사합니다." 만약 수치가 기준치를 초과하면 규정 위반이다. 이런 곳은 벌금이나 다른 처분을 받는다. 하지만 "미국에는 허용 범위를 규정한 구체적인 수치조차 없다"고 데커 박사는 말한다. 미국 정부 당국은 식당의 식품 안전을 점검할 때 튀김용 기름의 독소를 검사하지 않는다.

   독성학자들이 식당의 튀김 기름을 시험했다. 가장 잘 연구된 유형의 독소 중 하나가 알파-베타 불포화 알데히드류alpha-beta unsaturated aldehydes라는 것인데, 현재 담배 연기에 든 최악의 발암물질로 여겨진다. 권위 있는 과학지인 《네이처Nature》에 실린 2019년 한 논문에 따르면, (튀김 기름 관련 매뉴얼이 없는 소규모 식당이 아닌 유명 프랜차이즈 업체에서) 식물성 기름에 튀긴 감자튀김 1인분(한 팩, 약 140그램)에는 세계보건기구WHO의 노출 허용 상한선보다 25배나 많은 위험한 알데히드류가 들어 있다. 그루트벨드 박사는 이 양이 담배 20~25개비를 피우는 수준과 맞먹는다고 지적한다.[24] (감자튀김 1인분이면 감자 스틱 약 25개에 해당한다. 그러니까 해당 독성에 노출되는 측면에서 보면 감자튀김과 담배가 1:1로 대응하는 셈이다.) 이 알데히드류는 강력한 돌연변이 유발(DNA 변이) 물질이자, 발암(암 유발)물질이며, 세포 독성(세포 사멸) 물질이다. 하물며 식용유에 든 수많은 독성 화합물 중 하나일 뿐이다.

   사람들은 튀김이 건강에 좋지 않다는 걸 안다. 그래서 튀김기에서 나온 음식을 멀리한다. 그루트벨드 박사는 프라이팬에 기름을 넉넉히 두르고 지지듯 부치듯 튀기는 '프라이팬 튀김shallow frying'에 더 큰 우려를 나타낸다.(이 방식은 기름을 덜 쓰거나 사용하지 않는 조리법인 소테sauté와는 다르다.) 튀김기를 쓰든 요즘 유행처럼 프라이팬을 쓰든 마찬가지다.

트랜스 지방을 금지하는 조치로 공중보건이 더 망가진 이유

1970년대 의료계는 사람들에게 탤로, 코코넛오일, 버터를 먹지 말자고 권고했다. 우지를 오랫동안 튀김 기름으로 써온 식품 산업은 대체품이 필요했다. 머리 좋은 식품 과학자들이 기존의 경화유 공정을 수정하여 고온에서 장시간 튀길 때 더 잘 견딜 수 있는 제품(부분 수소화한 기름)을 내놓았다. 그런데 여기에는 트랜스 지방이 들어 있다. 그 유해성을 알게 된 의료계는 다시 트랜스 지방을 금지해야 한다는 데 의견을 모았고, 미국 식품 공급망에서 트랜스 지방을 제외하기 위한 로비에 성공했다. 트랜스 지방 금지 조치는 2018년에 시행됐지만, 대형 외식 체인점들은 2007년 뉴욕시의 금지 조치와 2008년 유럽연합의 금지 조치로 이미 트랜스 지방을 사용하지 않고 있었다. 2020년 1월을 끝으로 미국의 식품 제조사는 부분경화유가 든 제품을 판매할 수 없게 됐다. 현재는 트랜스 지방이 식품으로서 의미 있게 공급되는 일은 없는 상태. 하지만 사람들이 동물성 지방으로 조리한 튀김을 찾지 않는 상황에서 식당 앞에 놓인 선택지는 불안정한 일반 식물성 기름으로 튀김기를 채우는 것밖에 없었다. 트랜스 지방을 금지하는 조치 이후에 액상 식물성 기름의 소비량은 그 이전보다 두 배로 훌쩍 뛰었다.

트랜스 지방은 경미한 독성이 있으나 산화를 견딘다. 그래서 PUFA로 가득한 식물성 기름보다 독성이 훨씬 약하다. 전 세계 식품 제조사에 식물성 기름과 지방을 공급하는 거대 기업인 ADM의 마크 매틀록Mark Matlock 같은 식품 과학자들은 트랜스 지방을 금지하고 액상 식물성 기름으로 튀김기를 채우면 우리가 다양한 독성 산화 생성물에 노출될 거라고 이미 수십 년 전에 경고했다.[25] 종합해 보건대, 식물성 기름으로 튀김을 조리하면 트랜스 지방이 만들어낸 어떤 문제보다도 더 공중보건에 악영향을 끼칠 것으로 보인다.

식물성 기름은 단순히 음식뿐 아니라 더 많은 것을 오염시킬 수 있다. 식물성 기름은 우리가 숨 쉬는 공기를 더럽힌다. 식물성 기름을 생산하는 공장은 물론 우리 집, 우리 일터의 공기를 말이다. 식당들이 튀김 기름으로 쓰던 트랜스 지방을 바꾼 뒤부터 조리할 때 발생하는 연기(퓸, fume)가 주방 벽과 천장에 옻칠처

> 럼 들러붙었다. 강력한 새 화학 용매가 개발되기 전까지는 청소도 쉽지 않았다.[26] 이 연기는 심지어 조리복에도 찌들어서 굳었다. 이 때가 가연성이어서, 조리복을 세탁한 후에 건조기 열기로 불이 붙는 사고도 있었다. 알려진 세탁기 화재만도 두 건이다.[27] 튀김기를 다루는 직원은 독성 연기를 꾸준히 흡입하는 터라 암에 걸릴 위험이 더 크다. 실제로 중국 연구팀은 식당이나 자택 주방에서 식물성 기름으로 음식을 부치거나 튀기거나 볶는 비흡연 여성의 폐암 발생률이 놀라울 정도로 높다는 사실을 밝혀냈다.[28]

집에서 튀김을 해도 똑같이 "유해한 알데히드성 LOP가 매우 높은 수치로" 생성될 수 있다고, 그는 명망 있는 저널에 논문을 여러 편 발표하며 경고했다.[29] 단순히 튀김기 음식에만 해당하는 문제도, 식당에만 국한된 사안도 아니다. 집 주방에서도 벌어지는 일이다.

나는 그루트벨드 박사에게 식물성 기름의 산화가 잠재적인 공중보건 문제를 불러올 수 있다는 사실을 식품 업계도 아느냐고 물었다(내가 데커 박사의 2022년 콘퍼런스에 참석하기 전이었다). 그는 당연한 소리를 한다는듯 대답했다. "물론 그들도 이 문제를 잘 압니다. 단지 아무것도 하고 싶지 않을 뿐이죠." 그러고는 "식품 업계에 고용된 것이 분명한" 어느 독성학자의 이야기를 들려주었다. 그루트벨드의 연구실에서 "정보를 캐내려다" 들킨 그는 곧 발표될 논문의 결론을 약간 수정해달라고 요청했다고 한다. 그루트벨드 박사는 식물성 기름에서 나타난 완전히 새로운 범주의 특정 반응성 독소에 관한 내용을 곧 발표할 참이었다. 그루트벨드 박사가 그 요청을 거부하자, 이 업계 대리인은 동일 저널에 사설을 게재해서 "우리 주장을 무산시키려고 했다". 다행히 그루트벨드 박사가 자기 견해를 잘 고수했고, 저널 편집진은 결국 박사를 지지했다.(하지만 진실을 덮으려는 강요가 박사처럼 심지가 굳지 않은 다른 과학자에게는 또 얼마나 쏟아졌을지 궁금해진다.)

산화에 관해 알아야 할 한 가지

이번 장에서는 다소 복잡한 화학 얘기까지도 해보았다. 어려운 용어를 외우지 않아도 이 책을 계속 읽는 데는 지장이 없다. 구태여 복잡한 화학 이야기를 꺼낸 까닭이 있다. 식물성 기름의 독성을 의료계가 제대로 인지하지 못한 데는 이 복잡한 화학적 성질도 한몫한다는 걸 보여주고 싶었다. 여러분은 이 점만 기억하면 된다. "식물성 기름의 쉽게 산화되는 성질이 우리 삶의 일상에 영향을 미치는데, 여기에 의학은 눈을 감고 있다." 그 영향력의 범위는 넓고도 깊다. 의학적 측면에 미치는 영향이 실로 광대해서, 나는 이 부분을 밝혀내는 일에 내 경력을 바쳐왔다. 다음 장에서 그 내용을 살펴보자.

2장

만성질환 무제한 뷔페

> **이번 장에서 알아볼 내용**
>
> - 식물성 기름이 세포의 화학적 불균형인 산화스트레스를 촉진한다.
> - 산화스트레스는 염증을 일으키고, 세포의 조직 파편과 노폐물을 축적한다.
> - 이런 과정이 대다수 주요 질병을 일으키는 근본 원인이다.
> - 우리 몸은 보통 이런 불균형을 일군의 항산화 효소로 방지한다. 항산화 효소가 음식에 든 항산화 성분보다 훨씬 강력하다.
> - 식물성 기름으로 범벅이 된 식단은 산화스트레스를 만들고, 필연적으로 만성질환을 불러온다.

고대 그리스 의사들은 오늘날 우리가 뇌전증(간질)이라고 부르는 질병의 원인을 초자연적 측면에서 찾았다. 통제할 수 없는 떨림, 입가의 거품, 신체 뒤틀림 등의 증상은 신이 내린 벌로만 보였다. 히포크라테스는 더 나은 설명을 제시할 수 있다고 생각했다(그 본인이거나 어쩌면 그의

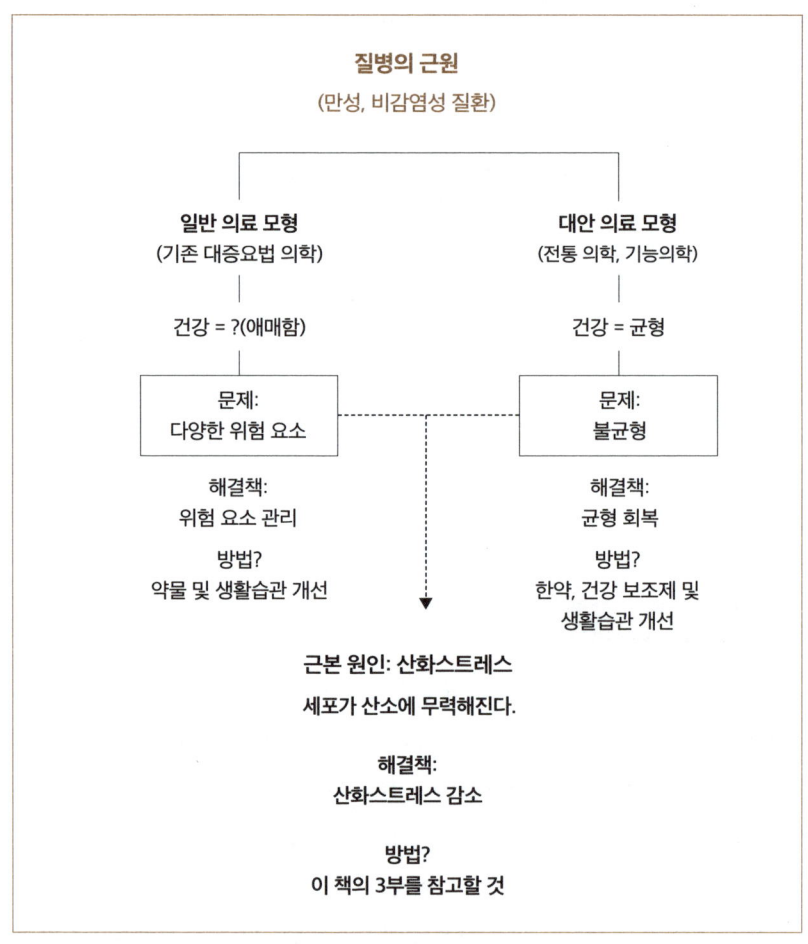

그림표 2-1 모든 만성질환은 근본 원인이 같다. 바로, 산화스트레스다. 양의사들이 말하는 좌식 생활이나 고혈압 같은 위험 요소는 산화스트레스를 유발하거나 그것에서 비롯된다. 한의사들이 바로 잡으려는 우리 몸의 불균형도 마찬가지로 산화스트레스를 유발하거나 그것에서 비롯된다.
산화스트레스는 결과적으로 독성과 영양소 결핍 때문에 생긴다.(정서적 스트레스, 수면 부족, 신체 활동 부족도 독성으로 작용한다.) 독성을 띠고 영양소가 부족한 식물성 기름은 말하자면 용기에 든 산화스트레스다.

제자 중 한 명이었을 것이다).《히포크라테스 전서》에는 뇌전증이 "다른 질병보다 딱히 더 신적이거나 신성하지 않으며, 도리어 구체적 특징과 확실한 원인을 보인다"라고 쓰여 있다.[1] 이런 주장이 의학을 신비로운 초자연 세계에서 벗어나 과학이 되게끔 이끌었다. 아울러 의학을 입증할 수 있는 현실에 뿌리를 둔 학문의 한 분야로 만들었다.

질병이 우리가 이해할 수 있는 무언가의 결과로 생긴다는 말은 지금은 당연한 소리로 들리겠지만, 당시로선 혁명적인 발상이었다. 내가 보기에는 이 개념이야말로 의학의 제1원리인 것 같다. 이런 필수 토대 위에서 후대 의사들이 의학의 모든 분야를 구축했으니 말이다. 제1원리란 우리가 절대적으로 사실이라고 확신할 수 있는 생각을 말한다. 물리학 분야는 유클리드의 《원론 Elements》에서부터 아이작 뉴턴의 운동법칙에 이르기까지 제1원리들로 가득하다. 하지만 의학은 이런 측면의 발전이 덜 됐다. 건강이란 대개 질병이 없는 상태라고들 말하는데, 그다지 유용한 설명은 아니다.

이번 장에서는 내가 생각하는 제1원리인 질병은 세포 수준에서 시작된다는 개념에 대해서도 자세히 이야기해보려고 한다. 우리 몸은 수조 개의 세포로 구성돼 있다. 신체 장기들이 일사불란하게 움직이려면 이 모든 세포가 원활하게 작동해야 한다.

물론 완전히 새로운 생각은 아니다. 의대에서 실제로 배우는 내용이다. 내가 의대 시절에 구입한 병리학 교과서는 첫 페이지에서 바로 '세포 병리'를 설명하며 시작한다. 병리학은 단순히 질병을 의미한다. 그래서 세포 병리학 하면 세포 질환을 다룬다는 뜻이다.[2] 세포가 건강하면 몸도 건강해질 거라는 생각 또한 상식이다. 마찬가지로 아픈 세포가 있으면 장기가 오작동하기 시작하고, 조만간 해당 기능의 장애와 관련한 질병이 뒤따른다.

질병은 세포 수준에서 시작된다고 인식하면서도, 의학은 이 개념을 품고 더 멀리 나아가지 않는다. 나는 의학 교육과정에서 놀랍도록 복잡한 세포가 어떻게 작동하는지, 세포들이 모인 장기가 서로 어떻게 협력하는지를 제대로 배웠다. 하지만 졸업하고 나서는 실제로 환자를 치료하는 데 이런 개념을 적용할 기회가 없다. 마치 기존 양의학이 기초 발견을 다 해놓고도 벽에 부딪혀 질병을 근원에서 다스리려는 목표에 결코 도달하지 못하는 모양새와도 같다.

그 벽은 식물성 기름으로 만들어졌다.

이번 장에서는 산화와 관련해 앞서 1장에서 배운 내용을 바탕으로, 산화와 만성질환 사이에 놓인 점들을 연결하고자 한다. 요지는 이렇다. 씨앗 기름의 독소가 세포의 불균형 상태인 산화스트레스를 촉진한다. 시간이 지날수록 산화스트레스는 우리 몸속 항산화 물질을 고갈시킨다. 그러면 내 몸속 세포가 추가 독소를 생성하는 원인이 될 수 있다. 이때부터 염증성 및 퇴행성 질환이 발병하기 시작한다. 인생의 심오한 신비인 죽음마저도 실은 산화 반응으로 설명할 수 있을 테다.

새로운 '라디칼' 이론

1949년, 정유회사 셸Shell에서 일하던 화학자 데넘 하먼Denham Harman은 죽음에 집착하기 시작했다. 우리가 왜 죽는지 이해할 수 없었던 것이다. 그래서 인체를 더 잘 이해해보려고 서른셋의 나이에 돈도 별로 없으면서 안정된 직장을 버리고 의대에 들어갔다.

졸업 후에 하먼 박사는 단시간 임상 업무를 맡게 됐고, 그러다 보니 노화 과정에 대해 생각할 시간이 많았다.³ 원래 화학자였기에 화학 반응을 놓고 이리저리 생각하는 일에 익숙했다. 그는 죽음을 둘러싼 신비란 따지고 보면 단순한 세포 단위의 과정일 뿐인데, 모두가 이 사실을 놓치고 있다고 확신했다. 2003년 인터뷰에서 그는 하마터면 포기할 뻔했다고 회상했다. "넉 달 동안 아무리 생각을 거듭해봐도 도통 답을 찾지 못하다가 불현듯 그게 떠올랐죠." 자유 라디칼 free radical, 곧 유리기를 가리키는 말이었다.⁴

유리기는 방사선과 상당히 비슷한 방식으로 세포에 손상을 줄 수 있는 파괴적인 분자다. 산소 반응에 따른 자연적 부산물이라는 점에서 방사선하고는 다른 물질이다. 앞서 1장에서도 다루었듯, 산소가 관련한 반응을 통칭해서 산화 반응이라고 한다. 하먼 박사는 유리기가 세포의 하부구조에도 손상을 입힌다는 사실을 들어, 어쩌면 유리기가 우리의 자연 수명을 한정할 수도 있겠다고 보았다. 그는 이런 생각을 신중하게 종합해서 2년 후에 〈노화: 유리기와 방사선 화학에 기반한 이론 Aging: A Theory Based on Free Radical and Radiation Chemistry〉이라는 소논문으로 세상에 발표했다.⁵ 산소가 우리에게 궁극의 죽음을 가져다준다고 대담하게 주장하는 이론이었다. 폭력적인 유리기로부터 입은 손상이 축적되기 때문이라는 얘기였다. 다시 정리하자면 이렇다. 산화 반응의 부산물인 유리기가 인체 세포를 한 번에 하나씩 천천히 파괴하다 보면 결국 세포로 구성된 조직과 기관들이 더는 기능할 수 없게 된다. 그래서 우리가 감염이나 외상을 이기지 못한다든지 암에 걸린다든지 단순히 잠을 자는 도중에 죽는 것이다.

소논문 마지막 단락에서 하먼 박사는 도발적인 제안을 한다. 이 이론이 성립한다면 "유효 수명을 연장할 화학적 수단"이 있을 수 있다는 것이다. 그러면서 그는 항산화제 보조제라는 아이디어를 언급했다. 항산화제가 산화 반응을 중단시키고 유리기에게 입는 세포의 손상 확산을 막을 수 있다는 건 당시에도 잘 알려진 과학적 사실이었다.

의학에서 산화는 새로운 개념이었다. 바이러스, 세균, 외상성 부상 등과 같이 의사들에게 익숙한 경로와는 다른, 질병을 이해하는 완전히 새로운 메커니즘이었다. 하먼의 논문은 단순히 우리가 궁극에는 죽는 이유를 밝히는 데 그치지 않고, 더 나아가 나이가 들면 세포가 오작동하는 이유와 퇴행성 질환이 발병하는 까닭도 설명했다. 생소한 개념인 유리기 이론은 처음에는 조롱을 받았다. 하지만 탄탄한 과학에 뿌리를 둔 이론이었기에 곧 많은 옹호자가 생겼다. 머지않아 이 세 쪽짜리 소논문은 유리기 생물학이라는 완전히 새로운 과학 분야를 출범시키게 된다.

1980년대에 와서 유리기는 암, 심혈관계 질환, 뇌졸중에 관한 기초 의학 연구에서 점차 중요하게 다뤄졌다. 1990년대에는 유리기가 알츠하이머병을 비롯한 여타 백여 개 질환과 연관성을 보였다.[6] 이후 전 세계 대다수 노화 전문가가 하먼 박사의 기본 개념을 받아들였다. 관절염, 폐공기증, 심장기능상실(심부전), 신부전 같은 만성 퇴행성 질환의 근본 원인을 찾는 과학자들도 마찬가지였다. 중금속 독성, 기타 농업과 산업 오염 물질의 메커니즘을 연구하는 독성학자들도 합류했다. 하먼 박사는 산화 반응을 세상에 널리 알린 인물이다. 대단한 업적이다.

노화를 다루는 의학 분과인 노년학을 연구한 공로로, 하면 박사는 노벨상 후보에 여섯 차례 올랐다.[7] 21세기인 오늘날, 그의 아이디어는 항노화 의학 분야의 바이오해커와 의료인에게도 영감을 준다. 의학의 주요 문제에 돌파구를 제공할 힘이 화학에는 있다는 사실을 이 모든 정황이 입증한다. 건강과 영양 분야를 논의하는 자리에 화학자를 초대하면 귀담아들을 얘기가 많을 것이다.

그런데도 화학적 수단으로 생명을 연장한다는 하면 박사의 획기적인 아이디어는 이후 수십 년간 내내 성과가 부진했다. 박사 본인은 건강한 식단과 규칙적인 운동, 거기에 특정 비타민, 특히 비타민 C와 E를 섭취해서 유리기 생성을 줄이면 노화를 늦출 수 있다고 생각했다. 그렇게 자신의 생각을 꾸준히 실천해서 무르익은 노년인 98세까지 생산적인 삶을 살았다.[8] 하지만 이런 단순한 조치로는 그가 바란 대로 질환의 발병을 늦추거나 수명을 120세 이상으로 연장하는 데 별다른 효과가 없다. 실제로 그의 이론은 여러 차례 기대와 실망을 반복해 안겨주었다.

경과는 어땠을까?

수십 년간 여러 세대 연구자들이 저마다 우리의 생명을 연장하거나 적어도 퇴행성 질환을 예방할 수 있을 법한 화합물을 제안했다. 과학자들은 비타민 C와 E, 적포도주에 든 레스베라트롤resveratrol 같은 식물 화학물질, 아스타잔틴astaxanthin 같은 조류藻類 항산화 성분(비타민 A와 관련 있다), 항산화 특성이 있는 NAD+와 기타 에너지 대사물질 등을 포함한 항산화 보조제를 시험했다. 그 밖에도 새로운 성분의 항산화 보조제가 끊임없이 출시되고 있다. 효모와 같은 단순 유기체의 유전자를 변형해서 그들이 태생적으로 지니는 항산화 물질, 그중 가장 유명한 시르투인 sirtuin류 화합물을 더 많이 만들어내게 할 수 있는지 시험해본 과학자들도 있었다.[9] 비슷한 도전으로, 벌레의 유전자를 조작해서 유리기를 가두는 효소인 항산화 효소를 더 많이 만들어내게 하려는 시도도 있었으나 실패했다. 우리 몸이 칼로리를 태우는 과정에서 엄청나게 많은 유리기가 발생한다는 점에 착안해 열량 제한을 시험해본 연구자도 있었다. 음식물 섭취를 줄이면 영양실조가 올 수 있는데도, 이 아이디어는 한동안 희망 섞인 기대를 모았다. 효모보다는 사람과 훨씬 유사한 원숭이에게서 효과가 있는듯 보였기 때문이다. 그러나 안타깝게도, 열량 제한 연구에서 실제로는 동물의 필요 열량 아래로까지 열량을 제한하지 않았다는 사실이 밝혀졌다. 연구자들은 동물이 원하는 만큼 먹지 못하도록만 제한했다. 원하는 만큼 먹는다면 대개는 과식하게 되고 당뇨병이 생긴다.[10] 다시 말해, 이런 연구로 드러난 사실이란 과식이 건강에 좋지 않다는 하나 마나 한 소리였다. 하먼 박사의 이론은 새로운 연구 방법이 등장할 때마다 빛을 발하다가도, 이런저런 이유로 막다른 골목에 다다라 좌절되고 말았다.

하지만 유리기가 세포 사멸을 일으키는 질병을 조장하고, 궁극에는 죽음을 불러온다는 생각에는 일리가 있다. 아울러 화학과 세포생물학의 탄탄한 원리에도 그 뿌리를 둔다. 그렇다면 왜 이 분야에서 기대하는 결과를 얻지 못하는 걸까? 무엇을 놓치고 있단 말인가?

그들은 문제를 거꾸로 바라본다. 자연 수명을 연장해줄 항산화 성분을 찾고 있다지만, 문제는 우리가 식물성 기름을 점점 많이 먹고 있으며, 그럴수록 우리 몸속 항산화 물질이 고갈되어 수명이 단축되는 방향으로 나아가고 있다는 점이다. 이는 단순히 보충제로 해결될 사안이 아니다.

세포를 보호하는 항산화 성분

1장에서 우리는 PUFA 함량이 높아서 식물성 기름이 독성을 띤다는 사실을 확인했다. 여기서 더 들어가기 전에 먼저, PUFA가 식단에 어느 정도는 반드시 있어야 한다는 점을 짚어야겠다(이 내용은 얼마나 필요한지도 알아볼 겸 3장에서 다시 다룰 것이다). 필수지방산에는 오메가-6와 오메가-3가 있는데, 두 종 모두 고도불포화지방산이다. 그래서 서문에서도 밝혔다시피 비타민처럼 우리 몸에 꼭 필요한 성분이다. 비타민과 마찬가지로 고도불포화지방산도 부족하면 피부염과 소화기 장애 같은 결핍질환이 생길 수 있다. 태아가 자라는 산모의 몸에 PUFA가 충분하지 않으면 아기의 시력과 지능이 제한될 수 있다. 우리 몸속 세포가 다 올바로 기능하려면 비타민이 필요하듯, 우리 몸속 모든 세포는 정상으로 기능하기 위해 PUFA가 필요하다.

고등학교에서 생명과학(생물) 수업을 들었다면 인체 세포는 전부 막으로 둘러싸여 있다는 사실을 기억할 터다. 이 막의 이름이 (적확하게도) 세포막이다. 세포막은 지방으로 되어 있는데, 그중 상당량이 PUFA라는 건 아마 기억나지 않을 수 있다. 세포막에 있는 지방산의 30~40퍼센트가 고도불포화지방산이다.(나머지는 포화지방산과 단일불포화지방산이다.)

세포막의 PUFA 분자는 화학적으로 식물성 기름의 PUFA와 같다.

사실, 우리 세포의 PUFA는 대부분 우리가 섭취한 기름에 있던 것이다. 산소는 튀김기의 PUFA와 마찬가지로 인체의 PUFA에 있는 이중결합도 공격해서 파괴한다. 하지만 튀김기 안에서와는 달리 몸속 파괴는 계속 억제된다. 우리 몸이 다양한 항산화 성분으로 (세포)막의 PUFA를 보호하기 때문이다. 수비의 최전선에 선 대표 선수가 비타민 E다. 비타민 E는 세포막에 있는 유리기를 가장 먼저 잡는다. 산소가 팀을 타격해서 산화가 시작되면 비타민 E가 효율적으로 막아낸다. 여기서 말하는 팀이란 바로 PUFA다.

비타민 E는 PUFA 분자들 사이에 끼어 자리를 잡고 제 임무를 수행한다. 유리기를 가두어 구역 밖으로 떨쳐버린다. 비타민 E는 앞서 1장에서 설명한 빗세운 도미노 블록처럼 작용해서 유리기의 힘이 세포막에 있는 나머지 PUFA에 온전히 전달되지 않도록 방해한다. 또한 팀을 위해 희생하듯 스스로 산화되어 이웃한 PUFA가 산화되지 않도록 지켜준다. 그렇게 도미노 은유처럼 비타민 E가 쓰러지면 다시 일으켜 세워야 하며, 이 도미노 블록을 세워줄 동료들이 필요하다. 그래서 PUFA 섭취량이 지나치게 많으면 비타민 E 보조제를 먹는다고 해도 상쇄되지 않는다. 무슨 얘기인지 설명해보겠다.

항산화 성분은 팀플레이를 한다

비타민 E는 PUFA를 보호하는 대표적인 항산화 성분이다. 세포막 속 PUFA, 그리고 혈류에 실어 콜레스테롤과 다른 지방을 운반하는 지방단백질의 PUFA를 보호한다. 하지만 비타민 E가 혼자서는 이런 일을 할 수 없다. 항산화 분자는 서로 협력한다. 사실상 팀으로 일한다.

PUFA 팀에는 비타민 C를 비롯해 글루타티온, 황, NADPH(니코틴아미드 아데닌 디뉴클레오티드 인산) 등등 다른 많은 화합물이 있다. 이제부터 소개할 이들 팀원 중 일부는 우리가 음식물을 먹어서 체내로 들여와야만 한다. 다른 일부는 몸에서 스스로 만든다.

게임에 비유해 설명해보자. 팀원들은 함께 '뜨거운 감자'라는 분자 게임을 한다. 유리기가 감자다. 비타민 E는 유리기를 잡으면 산화된다(도미노 블록이 쓰러진다). 하지만 비타민 E 분자는 단지 일시적 손상을 입었을 뿐이다. 비타민 E는 산화되면 꼬리가 꺾인다. 꼬리가 바깥쪽으로 뒤집히면 유리기는 (세포)막의 PUFA에 해를 더 입히지 못한다.

바깥으로 안전하게 막 이동한 비타민 E는 이제 문제의 유리기를 다른 팀원에게 인계할 수 있다. 가장 먼저 나서는 팀원은 항산화 성분인 비타민 C다. 비타민 C가 비타민 E로부터 고에너지 유리기를 넘겨받으면 비타민 E는 회복된다. 비타민 E의 꼬리가 다시 곧게 펴지면 곧장 원래대로 막 안쪽으로 들어가서 골칫거리 유리기를 더 잡을 태세를 마친다(도미노 블록이 다시 세워졌다). 하지만 이제는 비타민 C가 유리기를 잡고 있다. 이것을 다시 또 다른 항산화 화합물에게 전달해야 한다. 이번에는 글루타티온이라는 황 함유 분자가 유리기를 건네받는다. 황은 교환 과정에서 산화된다. 글루타티온은 다시 산화 문제를 다른 화합물인 NADPH에게 넘긴다.

다양한 항산화 성분이 서로에게 차례차례 유리기를 전달할 때마다 유리기의 에너지 상태가 조금씩 떨어진다. 이런 방식으로 항산화 팀은 유리기가 에너지를 안전하게 방출하도록 만든다. 뜨거운 감자는 식기 마련이다.[11]

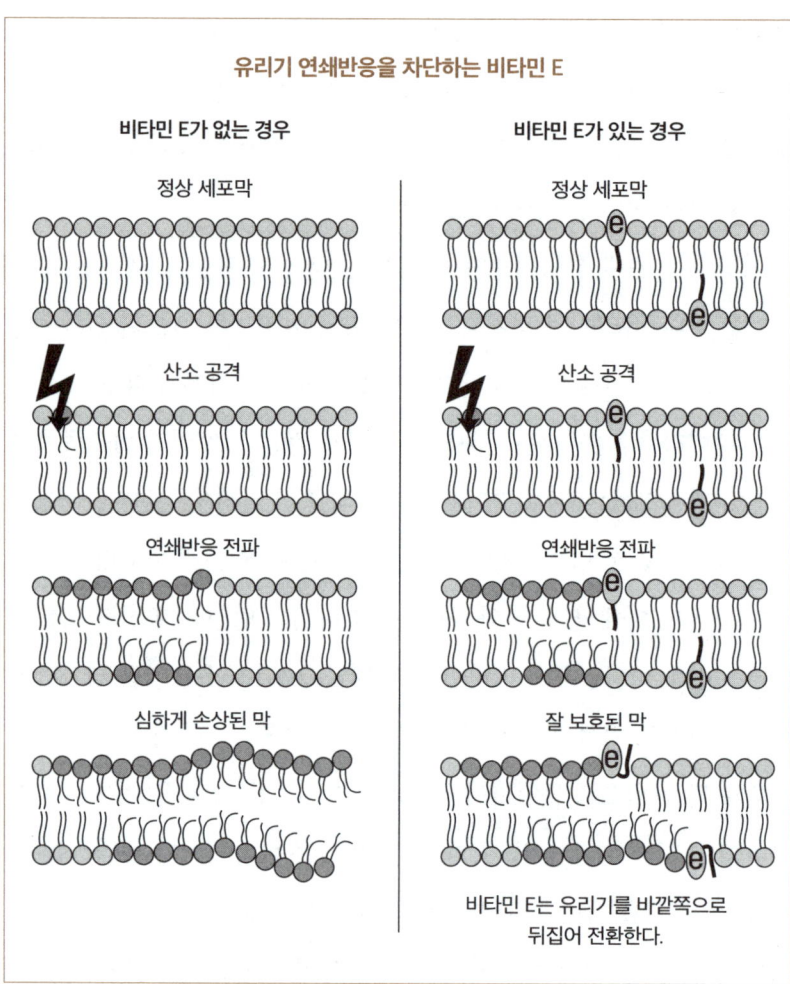

그림표 2-2 이 그림은 세포막에 비타민 E가 많을 때 유리기 손상이 최소화되는 방식을 보여준다. 그림에서 보듯 세포막은 인지질 두 겹으로 구성된다. '꼬리'는 서로 마주한다. 각 인지질은 인산염이 든 머리(원)에 PUFA 분자(꼬리)가 두 개씩 달렸다. **산소의 공격**으로 산화 반응이 일어나면 PUFA가 찢기면서 온전했던 막이 붕괴한다. 이때 비타민 E가 없으면 우리의 (세포)막은 심각한 손상을 입고, 세포예정사에 돌입할 수도 있다. **손상을 억제하는 건 비타민 E다.** 하지만 그 과정에서 비타민 E는 산화된다. 비타민 E를 수복하려면 추가로 여러 영양소가 필요하다.

그래서 건강을 챙긴다고 비타민 E 보조제만 먹고 식단에 다른 변화를 주지 않으면 효과를 제대로 보지 못한다. 식단 변화에서 가장 중요한 부분은 식물성 기름을 없애서 산소 공격을 줄이는 것이다.

수많은 항산화 효소가 상호작용을 해서 유리기에게 입은 손상을 수복한다. 우리 몸에서 이 복잡한 사슬을 뒷받침한다. 효소마다 그것의 생산과 작용에 요구되는 고유한 영양소군과 다른 필요 사항들이 있다.

이 모든 일이 식물성 기름과 무슨 상관일까? 식물성 기름은 포화지방이나 단일불포화지방보다 훨씬 더 크게 유리기 반응을 일으킨다. 그만큼 비타민 몇 종을 복용한다고 해서 이 문제를 상쇄할 수는 없을 터다. 이렇게 말할 수 있는 건 주목받진 못했지만 인체의 비타민 E 요구량을 알아본 실제 임상시험인 엘긴 프로젝트Elgin Project 덕분이다.

PUFA가 해치운 체내 항산화 성분

1950년대와 1960년대에 미국 일리노이주 엘긴Elgin에 있는 엘긴주립병원과 시카고 소재 일리노이대학교 의과대학의 연구원들은 입원 환자를 대상으로 PUFA 섭취가 그들의 비타민 E 수치에 어떤 영향을 미치는지 살펴보는 일련의 연구를 수행했다.[12] 그들은 미국인의 PUFA 섭취량이 음식을 조리할 때 동물성 지방을 쓰느냐 식물성 지방을 쓰느냐에 따라 크게 달라진다는 사실을 알았다. 그래서 PUFA 섭취량이 늘면 비타민 E 요구량도 많아지는지 알고 싶었다. 간단히 대답하면 '그렇다'. 훨씬 더 많이 필요하다.

피험자들은 라드로 조리해서 PUFA가 적게 든 식단과 옥수수기름으로 조리해서 PUFA가 많이 든 식단 중 하나를 먹었다. 고도불포화지방산이 옥수수기름 식단에는 오늘날 평균 섭취량에 해당하는 약 30퍼센트(칼로리 기준)가 들었다. 반면, 라드 식단에는 산업화 이전 식단 수준에 해당하는 4퍼센트만 들어 있었다. 처음에는 이 연구로, 옥수수기름을 먹는 사람이 산화로부터 세포막을 지키려면 라드를 먹는 사람보다 더 많은 비타민 E가 필요하다는 사실을 확인했다. 세 배나 더 많아야 했다. 그런데 옥수수기름 식단을 약 2년간 유지한 이들에게 예상치 못한 일이 벌어졌다. 그들의 혈중 비타민 E 수치가 갑자기 떨어지기 시작했다. 비타민 E 섭취량(복용량)에 변화가 전혀 없었는데도 말이다. 게다가 세포막의 산화 관련 손상 징후를 살피는 검사에서도 양성 반응이 나타나기 시작했다.[13] 이 말은 곧 비타민 E 섭취를 더 늘려도 옥수수기름으로 생긴 세포 손상을 막기에는 이제 충분하지 않았다는 뜻이다. 이런 문제가 발생하기까지 몇 년의 시간이 걸렸다는 사실은 고高-PUFA 식단을 장기간 유지한 다음에야 우리 몸이 중요한 변화를 겪게 된다는 점을 시사한다. PUFA의 양이 다소간 임계의 문턱을 넘었을 가능성이 크다. 티핑포인트 이후에는 항산화 팀원들이 더는 '사용한' 비타민 E(알파-토코페롤 퀴논, alphatocopherol quinone)를 다시 신선하게 재생시킬 수 없었기에, 신선한 비타민 E(알파-토코페롤) 수치가 떨어진 것이다.[14]

어떻게 이런 일이 벌어졌을까? 옥수수기름 식단을 받아든 환자는 옥수수기름을 계속 먹는 동안 체지방이 변화했다. 연구진이 정기적으로 피험자의 체지방을 검사했는데, 고-PUFA 식단을 몇 년 유지했더니 체지방이 PUFA로 가득 차는 걸 발견했다. 하지만 이런 실험 결과에 과학계는 별다른 신경을 쓰지 않았다. PUFA의 장기 섭취가 체지방에 미치는 영향은 사실상 간과되어왔다. 최근에 와서야 다른 연구를 계기로 이 문제가 다시 조명받게 됐다.

PUFA와 체지방

신경과학자 스테판 기에닛Stephan Guyenet 박사는 식습관을 연구하다가 식물성 기름에 주목하게 됐다. 2011년에 그는 우리가 식물성 기름을 점점 더 많이 먹고 있다는 생각이 들었다. 이런 식습관이 체지방에는 어떤 영향을 미치는지 궁금했다. 그래서 지난 50년간 수행된 인체 지방 조성 관련 연구를 모두 모아서 하나로 정리한 문헌 검토 논문을 2015년 발표했다.

체지방은 피부 아래에 있는 하나의 층에 저장된다. 의학 용어로는 지방조직adipose tissue이라고 한다. 체지방 속 지방산이 어떤 종류인지 알아내는 방법은 단 하나, 조직 생체검사를 하는 것뿐이다. 혈액검사로는 이 정보를 얻을 수 없다. 생체검사를 할 때는 펀칭기 같은 작은 기구를 대상자의 피부에 대고 눌러서 피부와 거기에 붙은 지방을 채취한 다음, 이 표본을 드라이아이스 보랭박스에 넣고 실험실로 달려가서 분석해야 한다.(엘긴 프로젝트에서도 참가자의 PUFA를 이렇게 검사했다.) 흔한 일은 아니지만, 다양한 이유로 이런 연구를 수행한다. 다행히 1959년과 2008년 사이에 해당 연구가 46건 있었기에, 기에닛 박사는 의미 있는 정보를 충분히 수집할 수 있었다. 생체검사 자료를 보면 체지방의 전체 지방산 중에서 PUFA가 차지하는 비율은 약 50년 동안 9.1퍼센트에서 21.5퍼센트로 점차 증가했다.[15] 같은 기간 미국인의 평균 식단에 포함된 PUFA의 양 역시 1인당 연간 약 6.8킬로그램에서 13.6킬로그램으로 두 배 늘었다.[16]

기에닛 박사는 지방조직의 PUFA 양을 시간 흐름에 따라 그래프로 그렸다. 46건의 생체검사 자료를 토대로 찍은 점은 매년 상향으로 행진했다. 그 점들을 이었더니 거짓말처럼 반듯하게 직선 한 줄이 그어졌다. 식물성 기름의 증가세와 완벽하게 일치했다. "딱 들어맞는 자료만 일부러 고른 건 아닌지 의심을 살 법하다"고 그가 굳이 언급할 정도였다. 그는 영어로 쓰인 관련 논문 중 열람이 가능한 연구 자료를 모두 다루었다. "이토록 일관된 추세를 보고 정말 놀랐다"며 속내를 드러내 보이기도 했다.[17]

놀란 것만큼 교훈도 분명했다. 식물성 기름을 많이 먹을수록 체지방이 식물성 기름처럼 보이기 시작했다. 중요한 건 이 과정에 몇 년이 걸린다는 점이다. 엘긴 프로젝트의 과학자들은 사람의 체지방 속 PUFA 함량이 서서히 증가하다가 약 5년 후에 그들 식단에 든 PUFA 함량과 일치하게 된다고 결론 내렸다.[18]

체지방에 PUFA가 지나치게 많으면 인체의 지극히 중요한 항산화 성분에 과도한 부담을 지운다. '지나치게 많은' PUFA의 정확한 양은 사람마다 다를 것이다. 심지어 동일인이라도 식단 구성에 따라 달라질 수 있다. 오늘날 PUFA의 평균 섭취량은 역사상 높은 수준이다. 반면, 항산화 작용을 하는 비타민, 미네랄과 다른 필수 보조인자의 섭취량은 증가하지 않았다. 현대인 사이에서 비타민과 미네랄 결핍은 만연한 상태다. 네 살 이상 미국인 중에서 그들에게 필요한 칼륨, 마그네슘, 콜린, 비타민 E와 K가 부족한 사람이 절반을 넘는다.[19] 설령 필요한 모든 영양소를 몸에 쏟아붓듯 섭취한다고 한들 몸이 감당할 수 있을지 확답할 수 없다. 유전적으로 가능하지 않을 공산이 크다.

지방조직에 PUFA가 지나치게 많아져서 티핑포인트에 도달하면 몸에 근본적인 화학변화가 일어난다. 이런 변화의 기저 과정을 산화스트레스라고 한다.

산화스트레스: 튀김기가 된 당신

지난 2017년, 독일에서 활동한 오스트리아 출신의 뛰어난 화학자 게르하르트 스피텔러Gerhard Spiteller가 85세를 일기로 세상을 떠났다. 그는 안정적인 동물성 지방을 외면하고 식물성 기름을 쓰는 것의 위험성을 연구해왔지만, 수십 년에 걸친 그의 헌신적인 노력은 거의 인정을 받지 못했다. 생애 후반 40년 동안, 그는 산화와 유리기 생성으로 찾아드는 질병과 고도불포화지방산의 연관성을 밝히는 논문을 백 편 가까이 발표했다. 유리기와 산화 반응은 모두 세포막을 찢어서 위험한 세포 불균형 상태를 만들 수 있다. 게다가 산화스트레스가 유리기 생성과 산화 반응을 촉진할 수 있다. 산화와 유리기는 아주 밀접하게 연결되기에, 유리기 노화 이론을 때로는 산화스트레스 노화 이론이라고 부르기도 한다.[20] 산화스트레스로 유리기가 생성되고, 유리기가 다시 산화스트레스를 촉진한다. 유리기는 화재를 일으킬 수 있는 날아다니는 불씨이고, 산화스트레스는 뜨거운 불씨를 뿜어내는 화재 현장인 셈이다.

스피텔러 박사가 비록 유명인은 아닐지라도 적어도 생화학 분야에서만큼은 누구나 인정하는 거인이다. 1950년대에 술파디메톡신sulfadimethoxine이라는 항생물질을 발명했는데, 이 물질은 오늘날 널리 쓰이는 항생제 중 하나인 박트림Bactrim의 전구체다. 이 업적만으로도 이미 수십억 명의 생명을 구한 셈이다. 1980년대에는 생선 기름의 항산화 성분인 퓨란furan 지방산도 발견했는데, 이 물질은 식탁에 오르는 생선에 함유된 오메가-3만큼 이로운 성분이다.[21] 그다음 1990년대 초반에 와서는 전 세계를 향해 포화지방을 식물성 기름으로 대체하는 것의 위

험성을 경고하기 시작했다.²²

아니, 경고하려고 애썼다는 표현이 더 정확할 듯싶다.

화학자인 그는 화학으로 자신의 주장을 펼쳐 나갔다. 하지만 그의 논문에 실린 아찔한 화학 반응식은 일반 대중에게 아무런 의미가 없었다. 그러하니 전달하려는 내용이 중요하고, 그만큼 우리 삶에 긍정적 영향을 미칠 수 있는데도 소통하려는 그의 노력은 성공하지 못했다.

스피텔러 박사의 연구에 따르면 우리 세포 안에서도 튀김기에서 발생하는 것과 똑같은 반응이 일어날 수 있다. 다시 도미노 비유로 돌아가보자. PUFA에는 이중결합이 포화지방이나 단일불포화지방보다 더 많다는 사실을 기억하자. 그래서 PUFA는 산소의 공격과 (일종의 분자 도미노 효과를 내는) 유리기 연쇄반응에 더 취약하다. 스피텔러 박사는 산소가 (세포)막 안에서 유리기 불씨를 단 하나만 일으켜도 그 피해는 산불처럼 번질 수 있다고 생각했다. 마치 도미노 블록이 차례차례 쓰러지듯이, 그러니까 가열된 식물성 기름에서 그러듯이 말이다. 쉽게 말해 산화스트레스는 글자 그대로 우리 몸을 안에서부터 튀겨버린다.

그는 논문에서 페이지마다 화학 반응식을 펼쳐놓았다. 대부분이 고도불포화지방산 분자의 작대기 도표와, 그것이 생체 조직에서 산소며 유리기와 작용해서 어떻게 변화하고 왜곡됐는지를 밝히는 내용이었다. 반응식들은 지면에 둥글게 배치돼 있고, 화살표가 빼곡하다. 한 반응에 달린 화살표를 따라가면 한 바퀴 돌아서 반응이 시작된 곳으로 되돌아온다. 화학자는 연쇄반응에 대한 자신의 생각, 즉 우리가 지금껏 언급해온 도미노 효과를 이런 식으로 표현한다. 스피텔러 박사는 우리 세포막이 독성 화합물로 변질한다는 얘기를 전하려고 했다. 이런 화합물은 세포 파괴의 도돌이표를 돌면서 더 많은 PUFA를 공격할 수 있다.

산소가 세포막 안에서 이런 연쇄반응의 도미노 효과 중 하나를 시작할 때마다 해당 세포는 산화스트레스를 겪는다.

산화스트레스란 세포가 불균형한 상태를 말한다. 이런 총체적 붕괴 상황에서는 세포가 제 역할을 할 수 없다. 돌연변이와 세포독성을 일으키는 발암성 독소와 유리기가 방출되어 단백질과 DNA를 손상시킨다. 산화스트레스가 나타나면 유기체는 제 모습을 다 잃는다. 유리기가 어디든 날아다니면서 효소를 산산이 부수고 유전자 돌연변이를 일으키고, (세포)막으로 침투해서 더 많은 지질산화물을 만든다. 세포 속 산화스트레스를 설명한 이런 표현이 다소 추상적으로 들린다면, 영화 〈고스트버스터즈〉(1984)에서 빌 머레이Bill Murray가 뉴욕 시장을 겁주는 장면을 떠올려보자. 그는 탈출한 유령들을 다시 잡아들이지 않으면 '성경에 나올 법한 종말론적 재난'이 닥칠 거라며 이렇게 묘사한다. "강과 바다가 끓어오르고 …… 인신공양에 고양이랑 개랑 친구가 되고, 거기에 집단 히스테리까지!" 농담이 아니다. 똑같은 일이 초미니 버전으로 우리 세포 안에서 벌어진다. 독성의 혼돈이 세포계에 아마겟돈을 불러온다.

스피텔러 박사는 우리에게 산화스트레스가 수많은 질병의 원인이라고 경고해주고 싶었다. 유리기 생물학자들도 1950년대부터 똑같은 말을 거듭해왔다. 하지만 산화스트레스를 경고하는 그들의 메시지와 스피텔러 박사의 메시지 사이에는 큰 차이가 있다. 유리기 생물학자들은 산화스트레스를 제대로 이해하지 못한 상태에서 이것을 막으려고 곧장 산화방지제라는 대책만을 제시했다. 하지만 스피텔러 박사는 문제의 뿌리인 유리기를 근원에서 이해하려고 부단히 연구했다. 그는 산화된 PUFA 분자와 유리기, 그리고 산화스트레스 생체 표지자 분자들 사이의 연관성을 보여주는 화학 반응식을 실제로 그렸다. 말론디알데히드malondialdehyde와 니트로티로신nitrotyrosine 등등의 이 산화스트레스 생체 표지자 분자는 연구자들이 염증성 및 퇴행성 질환으로 고통받는 환자들에게서 찾아낸 물질이다. 그렇게 해서 유리기와 산화작용을 항산화제로 막겠다는 시도가 헛된 일로 밝혀졌다.

유리기와 산화작용을 막으려면 독성 식물성 기름을 멀리하는 길이 정답이었다.

스피텔러 박사는 생의 마지막 수십 년을 바쳐서, PUFA 산화가 건강 문제를 하나씩 줄줄이 발생시킨다는 증거를 제시했다. 여기에 해당하는 질병으로는 (혈관에) 플라크(반)가 형성되어 생기는 심장발작과 뇌졸중, 산화한 단백질 플라크와 엉킴tangle이 일으키는 알츠하이머병, 염증이 유발하는 자가면역질환과 당뇨병, 암 등이 있다.[23] 그가 설명한 건 병리학의 보편 메커니즘이었다. 직간접으로 무수한 질병을 일으킨다고 알려져 있는데도, 그 방식을 누구 하나 제대로 눈치채지 못했다. 마음이 아프다. 이런 사정은 사일로 과학이 만들어낸 결과이며, 의사가 환자의 통증과 고통을 제대로 이해하지 못하게 가로막았다. 모든 의사는 의대에서 산화스트레스가 염증을 촉진한다고 배우기에 더욱 속상하다. 의대에서 배우지 않는 건 단지 환자가 산화스트레스를 겪는 주된 이유가 식물성 기름에 있다는 사실이다.

항산화 보조제는 십중팔구 돈 낭비다

전 세계가 산화스트레스의 해악에 눈을 떴다. 수천 개 회사에서 항산화 보조제를 판매한다. 그들은 염증과 그 관련 퇴행을 예방할 수 있다고 주장한다. 레스베라트롤, 리코펜lycopene, 제아잔틴zeaxanthin, 그리고 (권장량 이상의) 고용량 비타민 등이 요즘 인기를 끈다. 안타깝게도, 아니 사지 않으면 돈을 아낄 수 있다는 관점에서 보면 다행히도 이들 제품은 가치가 없다. 헛돈을 쓰는 차원을 넘어 몸을 해칠 수도 있다. 시중의 많은 항산화 화합물은 식물이 식물 자신을 위해 만든 물질이어서, 인체에 들어가서는 아무런 기능도 하지 않는다. 마치 소방관에게 과일과 채소를 잔뜩 안겨주면서 불을 꺼달라고 요청하는 모양새와 같다. 도움이 안 될 뿐이다. 소방호스가 필요한 상황에서 소방관이 왕금귤을 들고 다닌다면 문제가 터지기 마련이다. 더욱이 나쁜 건 항산화 성분이 대부분 특정 상황에선 오히려 산화를 촉진할 수도 있다는 점이다. 이런 상황이라면 소방관에게 화염방사기를 안겨준 셈이 된다.

항산화 보조제나 고용량 비타민을 복용하는 대신 여러분 몸속 소방관에게 기본 장비를 잘 갖춰줄 것을 추천한다. 바로 미네랄 보조제와 단순한 종합비타민이다. 이런 영양소도 너무 많이 섭취하면 산화를 유발할 수 있으니, 용량을 과도하지 않게 지키는 것이 중요하다.(항산화 효소를 돕는 보조제에 관한 자세한 내용은 이 책 마지막 부분에 있는 '유용한 정보'를 참조하기 바란다.)

산화스트레스와 염증의 연관성

산화스트레스가 미약하게 시작되어 대개는 감지하지 못하기도 하지만, 어떤 상태의 산화스트레스는 퍼져 나갈 때 실제로 느낄 수 있다. 산화스트레스는 몸의 염증 반응과 밀접한 연관성이 있다. 염증은 통증,

가벼운 열감, 울혈, 부종 등 많은 증상을 일으킨다.

염증으로 몸이 아프기도 하지만, 어떻게 보면 염증이 있기에 나날의 삶을 영위한다고도 할 수 있다. 종이에 손을 베더라도 염증으로 혈액이 응고되기에 우리는 과다 출혈로 죽지 않는다. 감기에 걸리면 염증이 콧물과 코막힘을 만들어낸다. 또한 염증은 감염과 싸우는 면역 체계에게 준비를 시킨다. 발목을 접질리는 등 관절을 다치면 염증이 손상된 인대의 해진 끝을 분해해서 재건과 수복으로 가는 길을 터준다. 통증은 조직이 재건되어 다시 튼튼해질 때까지 괜스레 환자가 걸어다니지 않게끔 유도한다. 모기에 물리고 벌에 쏘이면 나타나는 발적發赤, 부기, 가려움증, 통증도 염증에 속한다. 이런 증상이 다 몸에서 나타나는 급성 염증 반응의 기능으로, 우리 몸이 외상과 감염에 반응하는 방식이다. 그래서 우리에겐 염증이 필요하고, 염증이 진행되려면 산화스트레스가 있어야 한다.

모든 염증 반응은 세포막에 있는 고도불포화지방산의 산화로 시작된다. 염증 반응 체계가 작동하는 과정을 살펴보자. 감염이나 외상으로 세포막이 손상되면 특별한 효소가 활성화되어 세포막의 PUFA가 산화되게끔 하고, 작은 조난 신호를 크게 증폭하는 추가 반응을 단계적으로 일으킨다. PUFA 산화는 순식간에 진행되기 때문에 화학자들은 그것을 연쇄반응이라고 부른다. 빠른 속도가 이때는 장점이 된다. 순식간에 염증 반응을 퍼뜨려서 문제를 억제할 수 있다. (세포)막의 PUFA가 산화되지 않으면 염증도 없고, 감염이나 외상으로부터 우리 몸을 방어할 수도 없다. 즉, PUFA의 산화는 생명을 구하는 염증 반응 체계가 작동하게끔 자연이 설계한 장치다.

하지만 체계는 균형을 잃고 무너질 수 있다. 산화스트레스를 무척 자주 경험하면 염증도 매우 자주 발생한다. 이는 체지방에 PUFA가 많을 때 나타나는 가장 중요하되 가장 해로운 결과라고 할 수 있다.

급성 염증은 도움이 되지만 만성 염증은 그와 반대로 문제다. 만성 염증은 우리 몸을 만성적으로 괴롭힌다. 면역 체계를 어지럽혀서 심지어 류머티즘성 관절염이나 그레이브스병, 셀리악병, 크론병과 같은 자가면역질환에 걸리게도 한다. 염증이라는 의학 용어가 요즘은 일반어가 됐는데, 그럴 만하다. 만성 염증으로 고생하지 않은 사람을 찾아보기 힘들 정도이니 말이다.

우리가 먹는 음식이 PUFA 산화를 꾸준히 조장하면 우리 몸속 항산화 성분이 바닥날 수 있다. 그런 사례들을 엘긴 프로젝트에서 보았다. 식물성 기름이 많이 든 식단은 결국 항산화 성분을 고갈시켜서 체계가 균형을 잃고 염증성 질환이 생기게 만든다.

요즘 의사들은 염증성 질환으로 돈을 번다. 만성질환은 십중팔구 염증성 질환이다. 수 세기 전에는 통풍과 성홍열(연쇄구균 인두염과 관련한 자가면역질환) 같은 일부 질환 정도만 염증과 연관됐다. 최근에는 통제 불능의 염증이 셀리악병, 크론병, 갑상샘염, 류머티즘성 관절염을 포함한 모든 자가면역질환과 연관된다. 1986년 한 연구 논문에서 이미 산화스트레스 유도성 염증과 연관된 질병을 100가지 넘게 나열했다.[24] 심장질환, 인슐린 저항성, 당뇨병 등이다(자세한 내용은 다음 장에서 다룰 것이다).[25] 최근 목록에는 만성통증증후군과 코로나19 장기 후유증이 추가됐다.[26] 요즘 의사들은 마치 만성병 무제한 뷔페에서 고민하는 손님이라도 된 듯한 기분일 것이다.

이들 질환에 관여한 염증이 직접적이어서 바로 알아채기도 하지만, 간접적이어서 나중에야 눈치채기도 한다. 위염은 전자의 예고, 셀리악병은 후자다. 어느 쪽이든 일단 염증이 시작되면 우리 몸은 PUFA의 산화가 완전히 멈출 때까지 계속 염증을 겪게 된다. 하지만 알다시피 PUFA의 산화는 연쇄반응이다. 일단 시작되면 사방에 불이 번지듯 빠르게 진행된다. 염증이 다시 도지는 데도 그저 작은 불씨 하나만 살아 있으면 된다. 염증이라는 불을 완전히 끄려면 항산화 소방 장비를 충분히 마련해두어야 한다. 우리의 식단과 체지방에 PUFA가 원체 많다면 항산화 장비가 부족해질 수 있다.

그간 꾸준히 많고도 다양한 염증성 질환을 연구해왔다. 그런데도 여전히 거대한 퍼즐 조각 하나가 보이지 않는다. 산화스트레스와 염증이 최근에, 특히 지난 30~40년간 왜 그토록 문제가 되어왔는지 아무도 설명하지 못한다. 이 누락된 연결 고리를 찾으려고 매년 수십억 달러 상당의 의학 연구가 진행된다.

염증성 질환을 연구하는 의학자 중 한 명을 제외하고, 빠진 고리가 식물성 기름일 수 있다고 제안하는 사람을 나는 보지 못했다. 이 중요한 예외적 인물에 관한 내용은 '오메가 불균형 염증론'을 다루는 84쪽 글상자를 참고하기 바란다. 비록 어느 정도 오류가 있긴 했지만, 아이디어 자체는 기초과학인 화학과 세포생물학에 단단한 뿌리를 내리고 있으므로 사라지지 않을 것이다. 연구비를 더 들이지 않더라도 간단한 설명 하나로 연결 고리를 이을 수 있다. 그 설명이란, 식물성 기름을 섭취하면 염증을 가라앉히는 데 기나긴 시간이 걸려서 초기의 감염이나 부상 문제가 해결된 뒤에도 증상이 계속되거나 심지어 악화한다는 것이다.

(식물성 기름을 끊으면 개선되는) 염증성 질환 목록

기도염
- 알레르기*
- 천식*
- 만성 부비동염*
- 만성 폐쇄성 폐질환(COPD)*

피부염
- 여드름*
- 아토피 피부염*
- 습진*
- 화농성 한선염*
- 지루 피부염*
- 햇볕에 쉽게 탐*
- 두드러기(발진)*
- 경화 태선**
- 천포창**
- 건선**
- 백반증**

뇌염
- 뇌진탕*
- 편두통*
- 주의력결핍 과다행동장애(ADHD)**
- 불안장애**
- 조울증**
- 우울증**
- 기분저하증**
- 다발 경화증**

기타 염증
- 혈관부종*
- 만성 방광염*
- 지방간*
- 내장지방*
- 죽상동맥경화증 및 동맥 주변부 지방*

- 근육염**

선염
- 만성 전립샘염*
- 다낭성 난소 증후군(PCOS) 및 생리불순*
- 갑상샘염**

장염
- 셀리악병**
- 교원성 대장염**
- 크론병**
- 림프구성 대장염**
- 궤양성 대장염**

관절염
- 낭창(루푸스)**
- 건선성 관절염**
- 류머티즘성 관절염**

통증증후군
- 일상적 만성 두통*
- 월경전증후군(PMS) 및 생리통*
- 신경병증*
- 섬유근육통**

피로증후군
- 만성피로**
- 코로나19 장기 후유증**

대사증후군
- 인슐린 저항성*
- 비만*
- 2형 당뇨병*
- 암**

* 표시는 식생활을 바꾸면 빠르게 개선되는 **질환이다**. 이들 질환은 원발성 염증 반응의 직접적 결과로 생겨난다. 영양 상태가 개선되면 며칠 안에 진행을 멈추고 삭아서 사라지는 소산消散 과정이 시작된다. 완치까지는 더 오랜 시간이 걸릴 수 있다.
** 표시는 더 인내심이 필요한 **질환이다**. 만성 염증이 이차적 문제를 일으킨 후 발병한다. 예컨대 만성 염증은 면역 기능장애와 자가면역질환을 유발한다.

그림표 2-3

염증성 질환이 생기면 신경이 쓰인다. 그렇다고 염증이 진행되는 과정에서 항상 산화스트레스가 법석을 부리며 증상을 만들어내는 건 아니다. 침묵 속에서 느리게 세포 손상을 일으키는 바람에, 의사가 의학적 문제로 인식하기까지 수년이 걸릴 수도 있다. 세포 안에 오물 같은 것이 조금씩 쌓이다가 어느 순간 느닷없이 세포가 기능을 잃을 수도 있다. 나는 식물성 기름이 여러 노화질환, 곧 퇴행성 질환을 이런 식으로 진행시킨다고 믿는다.

생선 기름이 염증을 줄여줄까?

지금까지 이 책에서 다루지 않은 측면을 얘기해볼까 한다. 1990년대에 미국 국립보건원NIH과 함께 일한 과학자 아티미스 시모풀로스Artemis Simopoulos는 현대에 이토록 염증성 질환이 만연해진 근본 원인을 파고들면 식물성 기름의 한 측면과 관련이 있을 수 있다고 보았다. 식물성 기름에는 두 가지 유형의 PUFA가 있다. 바로 오메가-6와 오메가-3다. 인체가 감염이나 외상에 반응하는 과정에서 세포 속 효소가 이 두 종의 지방산을 서로 다른 두 개의 화학물질로 바꾸는데, 이 두 물질은 상호 보완하는 효과를 낸다. 오메가-6 지방산은 염증을 촉진하는 경향이, 오메가-3 지방산은 염증을 차단하는 경향이 있다. 인류의 진화를 돌아보면 과거에는 이 두 가지 지방산을 섭취하는 비율이 1:1이나 1:2로 거의 같게 균형을 맞췄을 가능성이 크다. 오늘날에는 1:10이나 1:20 정도로 친염증성 오메가-6를 많이 먹는다. 식물성 기름에는 오메가-6가 오메가-3보다 훨씬 많이 들어 있으므로 많은 사람이 염증성 질환을 앓고 있는 것이 아닐까, 하고 시모풀로스 박사는 생각했다. 이런 생각을 누군가 나서 실험으로 검증해보기도 전인 1990년대 후반에 한 저널리스트가 박사에게 《오메가 다이어트The Omega Diet》라는 책을 써보자고 제안했다. 박사는 사람들에게 오메가-3를 많이 섭취해서 오메가-6와 균형을 맞추자고 독려했다. 책은 베스트셀러가 됐지만, 안타깝게도 산화스트레스의 역할을 무시하는 내용이었다.

 그 후 과학자들이 사람을 대상으로 이 불균형 이론을 임상시험 했다. 결과는 이랬다. 오메가-6와 오메가-3의 비율이 비록 19:1로 매우 불균형하더라도 신체의 염증 반응은 적어도 보통 상황에선 증가하지 않았다.[27] 심각한 감염이나 외상처럼 극심한 스트레스를 겪는 상황이라면 이론상 증상이 악화될 여지는 있다. 이럴 때 오메가-6가 오메가-3보다 훨씬 많으면 혈액이 굳고 몸이 붓는 등 심각한 문제가 몇 가지 발생하기 쉽다. 하지만 식물성 기름에 든 오메가-3와 오메가-6의 균형이 설령 맞더라도 조리하는 중에는 여전히 독성 변질이 일어나기에, 우리는 여전히 과도한 산화스트레스와 염증으로 고통을 받을 것이다.

 그래서 어유(생선 기름)와 다른 오메가-3 보조제는 별반 도움이 되지 않는다. 도리어 불에 기름을 붓는 형국이 될 수도 있다. 생선 기름으로 천식 발작, 심장마비, 암 등의 질병을 예방하려는 시도가 수십 년간 이어졌지만, 결과는 지지부진했다. 생선 기름으로 어쩌면 류머티즘성 관절염과 만성 안구건조증에는 효과를 볼 수도 있다. 하지만 다른 질병이라면 별다른 의미가 없다. 씨앗 기름을 멀리하는 편이 모든 면에서 훨씬 효과적일 것이다.

노폐물 재앙, 노화와 질병에 관한 이론

이슬비가 내리던 1906년 봄 어느 날이었다. 독일의 병리학자 알로이스 알츠하이머Alois Alzheimer가 뮌헨에 있는 자신의 병원에서 현미경을 들여다보고 있었다. 한 여성의 뇌에서 떼어낸 조그마한 표본을 살피던 중이었다. 많은 세포에서 '특이 물질'이 보였다.[28] 표본은 최근 사망한 50세 여성의 것. 기억력 감퇴와 방향감각 소실로 투병하던 여성이었다. 수

년에 걸쳐 병세가 악화됐고, 환각 증상까지 나타났다. 이렇게 형성되는 물질은 보통 나이가 더 많은 노인에게서 관찰되기에, 그는 이것을 '노인반senile plaque(노인성 반점)'이라고 불렀다. 이내 똑같은 얼룩점을 일찍 치매에 걸린 환자에게서 관찰했다는 보고가 전 세계에서 잇따랐다. 병리학자들은 이 덩어리를 알츠하이머 반(플라크)이라고 부르기 시작했다.

치매성 질환은 두려우면서도 이제는 무척 익숙한 병이다. 하지만 과학계는 이 '특이 물질'의 기원을 거의 백 년간이나 설명하지 못하다가 2000년에 와서야 마침내 답을 찾아냈다. 산화스트레스였다. 산화가 진행되는 과정에서 세포 노폐물이 생긴다. 세포에는 노폐물 처리 체계가 있지만, 여기서 치워버릴 수 없는 방식으로 세포 단백질의 크고 작은 조각이 손상되기도 한다. 산화된 오물은 세포 안에 차곡차곡 쌓여서 아밀로이드 반을 형성하는데, 충분히 커지면 현미경으로도 확인할 수 있다.

연구자들은 오랫동안 혼란스러웠다. 아밀로이드는 산화스트레스의 결과일 뿐 아니라, 산화스트레스를 유발하기도 하기 때문이다. 앞서 언급한 것과 비슷한 상황을 다시금 만난다. 과학자들은 닭이 먼저냐 달걀이 먼저냐 하는 도돌이표에 갇혀서 과연 플라크가 먼저 생겨서 질병을 유발한 건지, 아니면 질병이 먼저 시작되어 플라크를 형성한 건지 확신하지 못했다. 근본 원인을 설명해주는 답이 나오자, 알츠하이머병의 또 다른 궁금증도 풀 수 있었다. 소염제 치료로는 효과가 없는 까닭이 무엇일까? 이내 연구자들은 사실상 플라크가 염증을 일으키지 않는다는 사실을 알게 됐다. 병든 뇌세포가 대사 활동을 늦추기 때문이다. 세포는 이를테면 동면에 들어간다. 그렇게 해서 산화스트레스를 통제하려는 필사적인 노력으로 보인다.[29] 이런 방식으로 대처하다 보면 안타깝게도 뇌의 처리 속도가 느려지고, 보통은 이때부터 증상이 시작된다. 시간이 더 흐르면 뇌세포가 쪼그라들거나 죽는 뇌 위축이 생긴다. 이런 상황에 이르면 사람은 천천히 자신에 관한 기억을 지우며 치매에 굴복할 수밖에 없다.

많은 퇴행성 질환이 유사한 경과를 따른다. 스포츠 뉴스를 보는 사람이라면 타우tau 단백질이라고 들어봤을 것이다. 외상성 뇌손상의 지표인데, 뇌진탕을 반복해서 경험한 미식축구 선수들에게서 많이 발견된다. 그래서인지 이들은 심각한 성격 변화를 겪는다. 타우 단백질은 산화된 세포 오물의 한 형태다. 질병을 유발하는 얼룩점으로 흔히 관찰되는 또 다른 형태로는 산화된 알파시누클레인alpha-synuclein이 있는데, 파킨슨병과 치매의 일종인 루이소체 치매Lewy body dementia를 불러온다. (알츠하이머병에 이어 두 번째로 흔한 치매인) 루이소체 치매는 진단이 더 어렵고 주의력 결핍 같은 형태로 더 일찍 시작되며 더 빨리 진행된다. 신경계 질환이 아닌 예로는 드루젠drusen이 있다. 눈에 축적된 얼룩점이 황반변성을 일으켜서 실명으로 이어질 수 있다. 리포푸신lipofuscin은 피부에 검버섯을 만드는 어두운 색소인데, 역시 노폐물 얼룩점의 일종이다. 앞에서 거론한 모든 신경계 장애와도 관련이 있지만, 거기에 적극적인 역할을 하는지는 불분명하다. 일부 신장병 환자와 고혈압 환자, 그리고 장 갈변 증후군brown bowel syndrome이라는 고통스러운 장질환을 겪는 사람들에게서도 발견되는 물질이다.[30]

화학적으로 보면 다양한 산화 노폐물의 얼룩점은 마치 오븐 바닥에

끈적하게 늘어붙어 잘 닦이지 않는 타르 검댕 같다. 하지만 오븐을 청소할 때와 달리, 세포는 세정제를 써서 축적물을 씻어낼 수 없다. 그저 견디며 살아야 한다. 그래서 세포는 보호막으로 어둡고 끈적한 물질을 감싸는 식으로 대처하거나, 아니면 조그마한 노폐물 방울이 다른 해악을 끼치지 못하도록 털어내서 치운다. 그래도 시간이 지날수록 노폐물 무더기는 점점 커진다. 이런 유형의 부스러기 파편과 관련된 질병은 모든 파편이 쌓인 무더기의 크기에 비례해서 발병 빈도가 증감한다. 다만, 생체 조직에 이런 유형의 물질이 있다고 해서 모두 병에 걸리는 건 아니라는 점이 흥미롭다. 아마도 유전적 이유가 있을 것이다.

유전자 vs. 식단

사람의 질병 감수성은 유전적 특질보다는 먹는 음식으로 더 뚜렷하게 결정된다.(그런 점에서 내가 코넬대학교에서 분자생물학 박사과정을 끝까지 마치지 않은 것이 다소나마 위로가 된다.) 유전적 특질이 결정하는 건 다양한 신체 부위가 산화스트레스와 얼마나 잘 싸워서 이길 수 있느냐의 영역이다. 뇌가 더 세냐 아니면 간이나 골수가 더 세냐, 이런 문제다. 이 말은 곧 산화스트레스를 일으키는 식단이 불러올 병들 중 어느 질환을 용케 넘어갈 수 있을지를 주로 유전자가 결정한다는 뜻이다. 병에 걸리느냐 마느냐는 무엇을 먹느냐에 달렸다.

오늘날 식생활은 만성질환 뷔페다. 수많은 음식(질병) 앞에서 유전자의 참견을 들어가며 하나씩 접시에 담는 셈이다.

과학자들은 노화성 질환과 관련 있는 산화된 세포 노폐물을 정말 자주 마주친다. 그래서인지는 몰라도, 리소좀(세포의 노폐물을 처리하는 세포

소기관)을 연구하는 한 스웨덴 병리학자가 2001년 '노폐물 재앙the garbage catastrophe'이라는 표현을 썼다. 그는 '노화 과정의 노폐물 재앙 이론: 산화 손상의 불완전 제거?'라는 주제로 논문을 발표했는데,[31] 그의 설명에 따르면 이런 손상 축적은 산화스트레스의 결과이므로 어쩌면 기술이 발전한 미래에는 세포를 조작하여 산화스트레스 저항력을 키우는 방식으로 노화 및 노화성 질환을 예방할 수 있다. 아무래도 그는 현대 식단이 강력하게 산화스트레스를 조장한다는 사실을 몰랐던 것 같다. 만약 알았더라면 식물성 기름을 멀리하는 방식으로 산화스트레스를 예방하는 편이 더 현실적인 전략이라고 생각하지 않았을까.

사실을 들어 결론을 정리하자면 이렇다. 보통의 노화 과정 자체를 주도하는 건 산소와 산화 반응이다. PUFA는 산화 반응 속도가 빠르므로 PUFA가 많이 든 식물성 기름을 먹으면 노화 과정이 빨라진다. 당연히 식물성 기름을 끊으면 노화 과정은 느려진다.

현재 산화스트레스가 많은 질환과 연관되는 상황이니, 의사가 곧 이런 질환을 진단하고 치료할 역량을 갖추면 되지 않겠느냐고 기대할 수도 있다. 타당한 생각이지만, 안타깝게도 현실은 그렇지 않다.

의사들이 배우기로는 '서양식 식단'이 이런 퇴행성 질환의 원인이다. 이건 사실이다. 하지만 악마는 세부 내용에 숨어 있는 법이다. 우리는 서양식 식단에서 가장 해로운 것 두 가지가 포화지방과 콜레스테롤이라고 배웠다(2부에서 자세히 다룰 것이다). 이 두 영양소가 산화스트레스와 관련된 질병을 조장한다는 과학의 직접 증거가 부족한데도, 우리는 이런 이야기를 반복해서 듣고 있다. 반면, 고도불포화지방이 넓은 범위의 인간 질병에 원인을 제공한다는 실험의 직접 증거가 있는데도, 이런 사실은 의대에서 가르치지 않는다. 알츠하이머병의 타우 침착물을 예로 들어보자. 과학자들은 동물실험으로 타우를 생성해보는 과정에서 포화지방이 타우 침착을 쉽사리 촉진하지 못한다는 점과 콜레스테롤이 실제로는 타우 형성을 억제한다는 사실을 발견했다.[32] 하지만 고도불포화지방은 다르다. PUFA는 타우 단백질 형성을 가장 효과적으로 유도하는 물질이다. 단일불포화지방보다 7배, 포화지방보다는 50배 더 강력하게 타우 단백질 형성을 촉진한다.[33]

의대에서 근본 원인을 잘못 가르친 결과, 의사들은 자신도 제대로 모르는 위험인자에만 집중한다.

(식물성 기름을 끊으면 느리게 진행되는) 노인성 퇴행 질환 목록

뇌 변성
- 알츠하이머병*
- 수전증*
- 루이소체 치매*
- 파킨슨병*

신장 변성
- 백의 고혈압 및 본태 고혈압*
- 신부전*

심장 변성
- 심장기능상실*

관절 변성
- 골관절염**

뼈 퇴행
- 골다공증**

기도 변성
- 폐공기증**

혈관 변성
- 동맥류**
- 정맥류**

* 표시는 발병의 주요 원인이 세포 속 산화스트레스인 질환이다.
** 표시는 발병의 주요 원인이 세포 밖 산화스트레스인 질환이다. 피부, 관절, 뼈, 기타 결합조직을 지탱하는 성분인 콜라겐(아교질)을 분해하는 효소를 활성화한다.

그림표 2-4

'위험인자'의 진짜 의미

건강검진을 받으려고 병원에 가면 의사는 당신의 위험인자를 하나씩 살핀다. 당신이 어느 위험인자와 관련한 주요 질환에 걸릴 성싶은지, 그것을 약물로 막을 수 있을는지 들여다본다. 이런 여느 검진 절차는 사실 별 이득이 없다.[34] 위험인자는 근본 원인이 아니기 때문이다. 진짜 뿌리 원인은 무시하고 위험인자만 약물로 치료하면 이득보다 손실이 더 크다.

흡연, 비만, 좌식 생활습관, 질병 가족력, 고혈압, 당뇨병, 콜레스테롤 등은 보통 다 확인하는 항목이다. 의사에 따라 필요시 검사하는 위험인자로는 요산 수치, 호모시스테인homocysteine, 지방단백질(a)[LP(a)], 고감도 C-반응성 단백질hs-CRP(면역계-매개 특정 아형 염증 지표) 등이 있다. 이 밖에도 위험인자는 많다. 방금 언급한 위험인자는 모두 심장마비 고위험군에 해당한다. 그런데 이런 열댓 개 정도의 위험인자가 다시 알츠하이머병, 뇌졸중, 각종 암, 심장기능상실, 간질환을 포함한 기타 별의별 퇴행성 및 만성질환의 고위험군에도 그대로 적용된다.

이토록 많은 각종 질환의 위험인자 목록이 판박이라니 정말 대단한 우연이 아닐 수 없다. 물론, 진짜로 기막힌 우연은 아니다. 논리적으로 단순하게 설명하자면, 대다수 위험인자는 그 자체의 근본 원인이 서로 같기 때문이다. 바로, 산화스트레스다.

이들 질병과 산화스트레스가 관련 있다는 논문이 의학 저널에 꾸준히 실리고는 있지만, 아직도 산화스트레스는 또 하나의 위험인자로만 다뤄질 따름이다. 산화스트레스가 근본 원인이니 오롯이 여기에만 집중해야 한다는 주장을 놓고 여전히 의학계는 반신반의한다(하물며 식물성 기름의 섭취를 중단해서 산화스트레스를 조절하자는 얘기는 전혀 안 통한다.) 그러하니 치료도 지지부진하다. 더 안 좋은 소식도 있다. 위험인자를 다스리는 데 쓰이는 약물이 문제의 뿌리를 고치고 있다고 믿는 의사가 많다는 것이다. 다시 말하지만, 위험인자가 질병을 만들진 않는다. 외부로 나타나는 산화스트레스의 징후를 약으로 관리할 뿐이지, 약이 밑바탕의 문제를 해결하지는 못한다. 산화스트레스를 억제하지 못하고 내버려둔 채, 환자는 약물 부작용에 부딪힌다.

위험인자를 관리해봐야 사실상 아무에게도 도움이 되지 않는다는 증거로, 호모시스테인 이야기를 해보려고 한다. 혈중 호모시스테인 수치가 지나치게 높다면, 아마도 비타민 B군 중 한 가지 이상을 제대로 섭취하지 않는 상태일 것이다. 1990년대 연구에 따르면 호모시스테인 수치가 높은 사람은 심장발작, 뇌졸중, 인지 저하의 발병률이 더 높았다. 그래서 의사들은 환자에게 호모시스테인 검사를 권유해서 수치가 높게 나오면 비타민을 투약하며 치료를 시작했다. 그러면 호모시스테인 수치가 곧잘 내려갔다. 의사들은 그래서 이 문제를 해결했다고 생각했다. 그런데 추가 연구에서 이런 방법이 심장발작과 뇌졸중, 인지 저하를 조금도 예방하지 못한다는 사실이 밝혀졌다.[35] 이른바 '호모시스테인 역설'로 알려진 사례다.[36] 하지만 '역설'이라는 말은 적확하지 않다. 호모시스테인 수치가 높아진 현상의 근본 문제는 산화스트레스이기 때문이다. 비타민 보조제를 먹으면 호모시스테인 수치는 개선되지만, 근본 문제인 실제 질병은 다스리지 못한다. 이런 사실은 산화스트레스의 근본 원인을 해결해야 한다는 주장을 뒷받침하는 추가 증거가 된다.

호모시스테인 이야기는 다른 온갖 위험인자와도 무관하지 않다. 질병을 낫게 하지 않고 위험인자만 개선한다면, 수치가 좋아진들 무슨 소용이겠는가? 나는 수년간 환자를 진료했고, 그 과정에서 위험인자만 관리해서는 환자의 예후가 썩 좋지 않다는 사실을 거듭 경험했다. 하지만 의료계는 똑같은 위험인자를 줄기차게 똑같은 방식으로 관리한다. 모래에 머리를 파묻고 현실을 외면하는 꼴이다. 나는 이런 측면이 식물성 기름에 대해 무지해서 나타난 당연한 결과라고 생각한다.

이제 산화스트레스에 대해 알았으니, 식물성 기름으로 범벅이 된 식단이 세포 수준에서 우리에게 해악을 끼치는 또 다른 음험한 방법도 파악할 수 있다. 우리가 지금 의지력 부족이나 모난 성격 특성을 탓한다든지, 아니면 그저 내가 박복해서 걸렸다고 믿는 질병이 사실은 식물성 기름 때문에 생긴 것이다. 다음 장에서는 의학이 맞닥뜨린 큰 문제, 하지만 우리의 의학 교육으로는 치료할 준비가 되지 않은 맹점과 식물성 기름이 어떻게 연관되는지 보여주려고 한다. 세포가 에너지를 생성하는 방식과 관련 있는 부분이다. 산화스트레스가 염증성 및 노화성 만성병을 불러올 뿐 아니라, 식습관을 바꾸고 음식을 갈망하게 만든다. 오늘날 비만과 당뇨가 만연한 까닭이다.

3장

의사가 모르는 대사 문제

> **이번 장에서 알아볼 내용**
>
> - 나이가 들면 신진대사가 느려지기 때문이라고들 하는데, 그렇다면 소아 비만은 설명이 안 된다.
> - 문제는 염증성 체지방. 이것이 세포의 에너지 생산을 늦춘다.
> - 체지방에서 세포로 에너지를 공급하지 못하면 단것을 찾게 되고 몸을 움직이기 싫은 데다 체중이 불어난다.
> - 인슐린 저항성이 바로 이런 대사 문제다.

WHO는 비만을 인류가 직면한 가장 심각한 건강 문제로 규정한다. 2022년 10월 말에 전 세계 유수의 의학자들이 런던에 모였다. 그들은 영국 왕립의학회의 금박으로 장식된 회의실에서 비만 확산을 막기 위해 무엇을 할 수 있는지 논의했다. 딱 한 가지 문제가 있었다. 애초 무엇이 비만의 원인인지를 놓고 학자마다 의견이 달랐다. 한 학자는 유전적 요인을 들었고, 다른 학자는 후성유전에 책임을 돌렸다. 운동 부족을 지목하는 학자도 있었다. 집밥을 챙겨 먹지 않거나 그럴 여력이 없어서, 혹은 그저 TV나 게임에 빠져서 제대로 된 식사를 하지 못하는 사정이 문제라는 얘기도 들렸다. 살충제와 제초제, 중금속, 설탕, 액상 과당, 그리고 마이크로바이옴(체내 미생물군)도 당연히 기여 요인으로 거론됐다.(물론 이 밖에도 더 많은 원인이 오르내렸다.) 회의가 끝날 무렵 주최 측 대표는 "원인이 무엇이냐를 놓고 아무런 합의도 이끌어내지 못했다"[1]라며 격앙된 감정을 드러냈다.

　이렇게 많은 의료계 석학이 모여 연구 성과를 나누는 권위 있는 자리에서, 초청된 발표자 중 누구도 우리가 섭취하는 열량의 약 3분의 1이 현재 식물성 기름에서 온다는 사실을 언급하지 않았다.

　영양에 관해 이제껏 들은 말은 다 잠시 잊고 통계 한 가지만 짚어보자. 현재 평균적인 미국인은 자신이 먹는 지방 열량의 최대 80퍼센트와 총섭취 열량의 3분의 1을 공장에서 만든 식물성 기름으로 채운다. 일일 섭취 열량에서 이토록 비중이 큰 식품이 있다면 반드시 언급해야 한다는 건 비단 의사나 비만 전문가가 아니더라도 알 수 있다. 식물성 기름 섭취와 비만은 놀라우리만큼 밀접한 상관관계를 보인다. 비만과 (특히) 칼로리를 포함해서 음식 섭취와 관련된 여타 변수들 사이에는 놀라우리만치 상관관계가 없다. 별다른 계산을 하지 않더라도 바로 알 수 있는 사실이다. 안타깝게도 의사, 영양 전문가, 영양사, 비만 연구자들은 식물성 기름이 건강에 좋지 않다는 점을 인식조차 하지 못한다.

　나도 그랬다. 내가 새내기 의사이던 시절에 과체중 환자가 찾아와서 분명 신진대사에 문제가 있는 것 같다고 말하면 나는 고개를 갸웃했다.

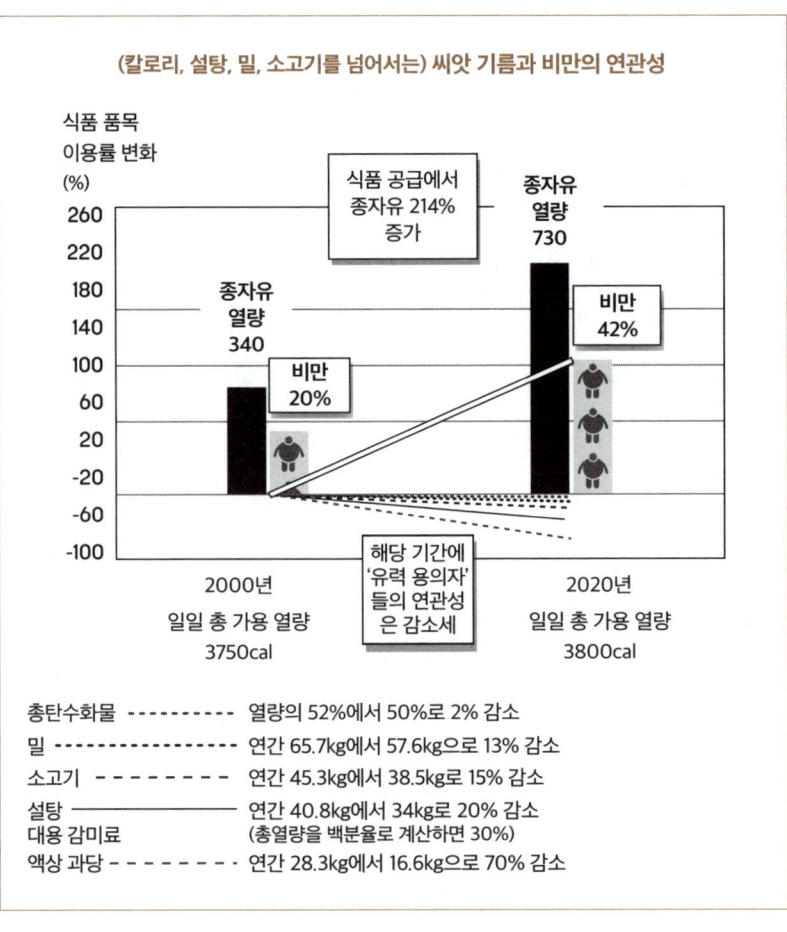

그림표 3-1 식물성 기름과 비만의 상관관계는 비단 통계학자가 아니더라도 알 수 있을 만큼 분명하다. 비만의 원인으로 흔히 지목되는 여타 식품이 비만과 상관관계를 보이지 않는다는 점 또한 굳이 통계학자가 나서 말할 필요도 없다. 상황이 이런데도 **의료계는 이런 자료를 외면한다.**

식물성 기름이 어떻게 우리를 살찌우는지 알려면 식물성 기름이 어떻게 에너지를 생성하는 신체의 능력에 영향을 미치는지 살펴야 한다. **이번 장에서는 우리가 이미 아는 내용을 활용해** 식물성 기름을 섭취하면 비만과 대사질환으로 이어지게 되는 **예상 메커니즘 하나를 설명해보았다.**

참고: 그림표에 나타난 종자유 소비량 214% 증가는 트랜스 지방 금지 조치로 고형(경화) 기름 대비 액상 식물성 기름의 소비가 늘어난 것과 관련이 있다. 수치의 근거는 이 책 미주에서 이번 장 항목을 참조할 것.

갑상샘과 다른 기초 검사 결과가 정상으로 나왔기 때문이다. 환자분의 자제력이 부족한 건 아니냐고 속으로만 생각했다. 그 무렵 나에게 와서 체중 감량 문제를 상담했던 모든 분께 사과의 말씀을 올린다. 여러분이 옳았다. 여러분에게는 대사 문제가 있었다. 그 문제란 바로 인슐린 저항성이다.

> **신진대사는 에너지 이슈다**
>
> 대사가 체중보다 훨씬 중요하다. 아침에 눈을 뜰 때 온몸에 에너지가 충만한 날이 있다. 그렇지 않은 날보다 훨씬 상쾌하다. 이런 느낌은 머릿속에서만 감도는 것이 아니다. 세포도 에너지로 가득한 상태다. 기분이 상쾌하다면, 대사가 건강해서 에너지를 효율적으로 만들어내고 있다는 뜻이다. 산화스트레스가 이 모든 상태를 망친다. 그러면 찌뿌드드한 날을 보내게 된다. 대사에 이상이 생기면 단것이 당긴다. 에너지를 억지로 높이려다 보니 전분이 많이 든 음식을 찾게 된다. 당분에 목말라 하는 이런 대사 변화를 인슐린 저항성이라고 한다.

인슐린 저항성은 2형 당뇨병이 시작되는 첫발이다. 인슐린 저항성은 아주 흔하다. 미국에는 과체중이나 비만 인구보다 인슐린 저항성을 보이는 사람이 더 많다. 이번 장에서는 식물성 기름이 체지방의 화학 특성을 바꾸어서 대사 건강을 망가뜨리는 점진적 과정을 살펴볼 생각이다. 우리 몸이 이런 화학변화에 대처하려고 단계적 조처를 내리는 과정에서 인슐린 저항성이 나타난다. 이 과정은 네 단계로 진행된다.

1. 식물성 기름을 섭취하면 염증 특성이 있는 PUFA가 체지방에 많아진다.
2. 세포가 염증성 체지방을 태우려고 하다 보면 결국 충분한 에너지를 얻지 못한다.
3. 세포가 에너지를 보충하려고 혈류에서 한정된 양의 당분을 더 많이 끌어 오며 저혈당 증상을 일으킨다.
4. 이 과정이 계속되면 혈당 설정점이 점차 올라가면서 인슐린 저항성이 생긴다.

1단계: 염증성 체지방

우리는 앞서 2장에서 엘긴 프로젝트와 스테판 기에닛의 지방 분석이라는 주요한 연구 결과 두 건을 살펴보면서 이 단계에 관한 이야기를 이미 시작했다. 식물성 기름이 많이 든 식단을 먹으면 PUFA가 체지방에 가득 찬다. PUFA는 산화에 취약하며 염증을 일으킨다.

연구에 따르면 오늘날 우리 몸속 지방에 PUFA가 지나치게 많이 함유된 건 맞지만, 일정량이라면 PUFA는 분명 필요하다. 그래서 우리 식단에 PUFA가 얼마나 들어 있어야 하는지부터 알아야 한다. 텍사스대학교 댈러스캠퍼스 의대의 안과 명예교수인 크리스 노브Chris Knobbe에게 답을 들어보자. 그가 식물성 기름에 관심을 기울이게 된 건 식물성 기름이 (2장에서 언급한 드루젠 때문에 생긴) 황반변성을 촉진해서 실명에 이르도록 만들 수도 있기 때문이었다. 그는 식물성 기름이 탄생하기 이전과 비교해서 현재의 PUFA 총섭취량이 얼마나 한계를 벗어났는지 정확히 알고 싶었다. 그 답을 찾으려면 지방조직 생체검사를 해야 한다. 체지방 속 PUFA가 음식에 든 PUFA를 반영하기 때문이다. 그는 식물성 기름이 없던 산업화 이전 시대의 식단을 여전히 먹으며 살아간 사람들의 식단에 든 지방산과 그들의 신체 조직에 퍼진 지방산을 분석한 자료를 수년에 걸쳐 세계 곳곳에서 발굴했다. 아울러 이 정보는 우리의 체지방 속 PUFA 비율이 원래대로라면 얼마가 돼야 하는지도 알려준다.

노브 박사는 이른바 '조상 식단ancestral diets'을 연구했다. 세계 각지의 인류가 과거에 보편적으로 먹던 식단이다. 그는 일본, 아프리카(마사이족), 파푸아뉴기니(투키센타Tukisenta족), 뉴질랜드(토켈라우Tokelau족), 스웨덴(식물성 기름의 섭취가 여전히 제한적이던 1950년대) 등의 특정 인구 집단을 조사했다. 서로 멀리 떨어져 살아가기에 완전히 다른 식단을 먹었으리라 생각하기 쉽다. 식재료 관점에서 보면 맞는 말이다. 하지만 영양소 측면에서 보면 모든 인류의 식단은 놀라우리만큼 비슷비슷하다.[2] 노브 박사는 철저히 연구한 끝에 과거에는 PUFA 함량이 전체 지방산의 1.5~3퍼센트였다는 사실을 밝혀냈다. 나머지 97퍼센트가량은 다 포화지방산과 단일불포화지방산이었다. 이렇게 과거의 식생활 문화를 제대로 연구한 사례는 아주 드물고, 표본 크기도 작다. 하지만 결과는 일관되고 의미 있다. 과거 여러 문화권에서 체지방 속 PUFA가 3퍼센트를 넘은 사례는 없었다.[3] 다른 학자들은 PUFA의 총비율을 3~5퍼센트로 추정했다.[4] 이처럼 정확한 수치에서 전문가들 사이에 다소 이견이 있긴 하지만, PUFA 소비량이 현재보다 과거에 현저히 낮았다는 점만은 분명하다. 그것이 우리의 체지방도 바꾸어놓았다.

체지방 조성을 조리법에 비유해보자. 인체 지방에 적절하게 분포해야 할 PUFA는 최대 5퍼센트인데, 그 수치가 2008년에 이미 21.5퍼센트(기에닛 박사가 연구한 결과치)를 기록했다면 이는 400퍼센트가 넘는 상승치다. 요리할 때 주재료를 조리법에 적힌 분량의 네 배로 넣는다면 어떻게 될까? 원래 생각하던 것과는 완전히 다른 음식이 나오기 마련이다. 현재 식물성 기름의 소비량은 이 2008년도 자료보다도 더 많을 것이다. 지금 우리의 체지방 상태는 말하자면 원래의 조리법에서 한참 벗어나 있다.

즉, 신진대사 측면에서 보면 지금의 우리는 30년, 50년, 80년, 150년 전 사람들과는 완전히 다른 존재다. 옛날에는 인체 지방 속 PUFA가 훨씬 적었다. 이는 우리의 체중 관리 능력을 시사하는 중요한 지점인데, 여기서 곧장 비만 문제로 이어진다.

체지방에서 PUFA가 차지하는 퍼센트 비율이란 체성분을 뜻하는 것이 아니다. 체성분은 보통 체중에서 지방이 차지하는 퍼센트 비율을 말한다. 건강한 체성분 비율은 여성이 18~24퍼센트이고 남성은 8~25퍼센트이지만, 나이에 따라 다르다. 체성분 수치로는 지방에 PUFA가 얼마나 많은지 알 수 없다. 체지방의 양은 건강하고 정상 수준인데 PUFA 비율은 비정상적으로 높을 수도 있다. 엘긴 프로젝트(와 'LA VA'라는 또 다른 연구) 참가자들도 마찬가지였다.[5] 뚱뚱한 사람이건 마른 사람이건 식물성 기름을 많이 먹으면 체지방은 PUFA로 가득 찬다. 조리법에서 한참 벗어난 이런 과잉 상태는 체중하고 상관없이 일어난다. 마른 사람이더라도 PUFA가 과잉된 상태라면 대사 건강에 이상이 생긴다.

체지방에 PUFA가 너무 많아지면 좀 기괴하게 들릴 법도 한 일이 벌어진다. 녹는점과 관련된 일이다. 버터는 상온에서 고체이지만, (식용유 같은) 기름은 녹는점이 낮기 때문에 똑같은 상온에서 액체 상태다. 마찬가지로 체지방에 PUFA가 과도하게 많으면 저-PUFA 식단을 유지했을 때와는 다르게 더 출렁이는 질감을 지니게 된다. 현대 영양학의 거목인 존 유드킨John Yudkin 박사는 과거 1980년대에 이미 이런 차이를 인지하고, 이렇게 썼다. "식물성 기름을 습관적으로 고비율로 섭취하는 사람의 지방은 …… 고형 동물성 지방 식품을 많이 먹는 사람에 비해 더 부드러운 경향을 보인다."[6] 고-PUFA 식단이 가져온 이런 효과를 굳이 지적하는 까닭은 현대의 새로운 식단 때문에 우리 몸이 얼마나 근본적으로 이상해지고 있는지를 잘 보여주는 사례이기 때문이다.

염증성 체지방의 특성

사람들의 지방산 조성을 살펴보면 비만이건 아니건 상관없이 부분 산화된 PUFA가 많이 관찰된다. 특히 게르하르트 스피텔러 박사와 다른 과학자들이 예상한 것과 같은 부분 산화된 일군의 독성 화합물이 그대로 다 들어 있다. 이들 화합물은 산화 손상을 일으켜서 염증을 유발한다.[7] 마른 사람한테서도 평균 농도가 더 낮을지언정 똑같은 화합물이 종종 보인다.

많은 과학자가 아직도 염증성 지방을 판별할 때 부분 산화된 PUFA의 함량을 참조하지 않는다. 그들은 생물학적 특징으로 염증성 지방을 식별한다. 이를테면 세포가 어떻게 생겼는지, 지방이 몸속 어디에 축적되는 경향이 있는지, 건강한 정상 지방세포와 비교해 이들 세포가 할 수 있는 일과 그렇지 않은 일은 무엇인지 등을 살핀다. 염증성 지방세포는 건강한 지방세포보다 크기가 작은 편이다. 주로 간과 췌장 등 장기 안팎에 붙어 내장지방을 형성한다. 내장지방은 몸속에 쌓이기 때문에 X선 촬영이나 기타 영상 장비로 보지 않으면 눈으로 직접 확인할 수 없지만, 배가 나온다. 또한 심장 주변에 쌓여서 심장발작 위험을 대거 높인다.[8]

중요한 것은 염증성 지방이 비단 내장에만 해당하는 문제가 아니라 온몸에 존재한다는 점이다. 이 책에서는 이 문제성 지방이 내장 주변에 위치하면 내장지방이라고 지칭하고, 일반적으로 언급할 때는 염증성 지방이라고 하겠다.

세포 대 세포로 비교할 때 염증성 지방은 렙틴leptin 같은 포만감 신호물질을 덜 만든다. 렙틴이 부족하면 과식하게 된다.[9] 또한 사이토카인cytokine이라는 세포 스트레스 화학물질을 방출하는데, 이것은 보통 감염 신호이기에 면역계 세포인 백혈구가 몰려든다. 그래서 염증성 지방에는 마치 감염된듯 백혈구가 우글거린다. 하지만 이런 경우에는 사이토카인이 잘못된 지표여서 면역 체계가 뒤엉키며 도리어 알레르기와 자가면역질환이 생긴다.[10]

여기서 짚고 넘어가야 할 점이 있다. 정상 체중이더라도 내장지방이 건강에 나쁠 만큼 많을 수 있다는 사실이다. 무척 흔하다. 연구에 따르면, 겉으로는 말라 보이는 여성의 45퍼센트와 남성의 거의 60퍼센트에서 실은 내부 지방조직, 즉 '숨은 지방'이 과도하다고 한다.[11] 밖으로는 말랐는데 안으로는 지방이 붙은 이런 조합을 TOFI thin-outside, fat-inside나 '마른 비만skinny fat'이라고 한다.

> **염증성 체지방 검사하기**
>
> 우리 몸속 염증성 체지방을 확인하는 방법이 몇 가지 있다. 가장 직접적인 검사는 MRI(자기공명영상)를 찍는 것이다. 지방이 우리 몸속 어디에 얼마만큼 쌓였는지 정확히 알 수 있다. 하지만 비용이 많이 든다. 비보험을 감수해야 한다.
>
> 전기 자극이 얼마나 빠르게 신체를 통과하는지 측정해서 분석하는 바이오임피던스(생체전기저항)라는 방법도 있다. 헬스장과 체육관에 대부분 있는 기계다. 하지만 아주 정확하지는 않다.
>
> 현실적으로 가장 좋으면서도 간단한 방법은 인슐린 저항성 여부를 확인하는 검사다. 잠시 뒤에 4단계를 다루며 살펴보겠지만, 인슐린 저항성은 PUFA가 많은 체지방이 대사 건강을 망치고 있다는 사실을 가장 초기에 알려주는 징후다. 내장지방이 쌓이기 전에 문제를 알아차릴 수도 있다.

염증성 지방의 존재는 정상적인 근육량 부재와도 밀접한 관련이 있다. 인체 대사 연구의 선구자인 필 매피톤Phil Maffetone과 연구팀은 건강한 정상 근육과 기타 조직이 지방으로 대체되는 현상을 설명할 만한 용어를 2017년 제안했다. 그들이 제시한 신조어는 '과지방overfat'이었다. 체중이 정상인 사람도 건강을 망가뜨릴 만큼 과도하게 체지방을 몸에 품고 있을 수 있다는 뜻이다.[12] 과지방은 TOFI나 마른 비만과는 달리 체중과 상관없이 모든 사람에게 적용되는 표현이다. 전 세계에서 증거를 수집한 매피톤 박사 팀은 과지방이 "성인 남성한테서는 90퍼센트 이상, 어린이에게서는 최대 50퍼센트라는 놀라우리만큼 높은 비율"을 보인다고 발표했다. 상황이 최악인 곳은 미국이었다. 그 까닭과 관련해 그동안 대다수 연구자가 종일 앉아서 생활하는 좌식 생활습관 말고는 다른 원인을 찾지 못했다. 하지만 매피톤 박사는 논문에서 이런 생각을 조목조목 반박한다. "프로 스포츠 선수와 현역 미군 등 신체적 활동이 많은 직업군도 과지방 유행에서는 예외가 아니었다."[13]

미국이 과지방 유행의 선두를 달리게 된 건 콩기름 섭취를 주도했기 때문일 수 있다.[14] 오늘날 모든 국가에서 고-PUFA 식물성 기름을 어느 때보다도 많이 소비한다.[15] 염증성 체지방을 차곡차곡 쌓는 식품을 수십 년간 먹었으니 지금쯤 인체 조성이 본질적으로 바뀌어버리는 추세가 한 나라를 넘어 전 세계로 점차 확산하고 있다고 해도 진정코 말이 된다. 나이가 많든 적든, 돈이 많건 적건 관계없이 벌어지는 일이다. 그렇긴 해도 건강에 가장 큰 타격을 받는 건 빈곤층이다. 그들은 식물성 기름으로 범벅이 된 저렴한 식품을 많이 먹을 수밖에 없다.

PUFA 체지방 디톡스

독소를 몸에서 말끔히 씻어낼 약이나 비법 같은 건 없다. 제거할 방법은 단 한 가지뿐이다. 태워서 없애는 것. 원치 않는 체지방은 종류에 상관없이 태워서 없애는 방법으로만 작별할 수 있다. 시간은 좀 걸리겠지만 PUFA 수치를 정상으로 되돌릴 수 있다는 사실에는 의심할 여지가 없다. 1960년의 한 연구에 따르면, 우리 체지방 속 PUFA의 반감기는 350~750일이라고 한다. 반감기란 분량 절반이 빠지는 데 걸리는 시간을 말한다.[16] 더 최근 연구도 평균 580일이라는 비슷한 숫자를 특정한다. 놀랍게도 걸리는 시간에서 체중에 따른 차이는 별반 없다. 시간을 늘리는 건 인슐린 저항성이다.[17] 식물성 기름을 멀리한 후 체지방에서 PUFA의 양이 정상으로 돌아오기까지 걸리는 기간이 3~4년이라고 보면 된다. 인슐린 저항성이 심하면 더 오래 걸릴 수 있다. 다행히도 체감 기분은 훨씬 빨리

> 나아지기 시작할 것이다. 식물성 기름의 섭취를 중단하면 대개는 바로 (2장에서 설명했다시피) 염증 증상이 개선된다. 에너지를 올리고 몸을 치유하려면 어떻게 먹어야 하는지는 3부에서 알아볼 것이다.

비만 이야기로 이번 장을 시작했지만, 따져보니 문제는 결국 체지방 과잉이 아니라 지방산의 화학적 성질에 있었다. 이 구분은 중요하다. '사이즈-프리' 건강 운동 healthy-at-any-size movement 바람이 불고 있는 요즘에는 더욱 그렇다. 체지방이 PUFA로 가득 찬 사람은 안타깝지만 사이즈와 관계없이 건강하지 않다. 건강해 보이는 외모를 말하는 것이 아니다. 체지방이 몸에서 가장 중요한 소임을 해내는 능력, 즉 세포의 연료 공급원으로서 힘을 잘 내고 있느냐 하는 얘기다. 이제 2단계로 넘어가서 인슐린 저항성을 살펴보자.

2단계: 염증성 체지방이 에너지 생성에 문제를 일으킨다

체지방을 태우려면 죽기 살기로 운동해야 한다는듯 말하는 사람이 있다. 진실은 우리가 늘 체지방을 태우며 살아간다는 것이다. 끼니와 끼니 사이에는 지방이 수월하게 타고 있어야 맞는다. 하지만 염증이 있는 체지방은 세포에 필요한 에너지를 공급하지 못하기에 지방을 쉽게 태우는 자연적 능력을 잃을 수 있다.

PUFA가 많은 염증성 체지방이 어떻게 우리 에너지를 바닥내는지 이해하려면 먼저 체지방이 정확히 어디에서 타는지 알아야 한다.

모든 열량은 세포 소기관 중 하나인 미토콘드리아에서 소각된다. 미토콘드리아는 모든 세포에 있다. 어떤 세포에는 수천 개나 들어 있다. 이 소기관은 자연의 발전소다. 세포를 위해 지치지도 않고 밤낮으로 에너지를 생산한다. 육체 활동이 많든 적든 간에 미토콘드리아는 신체의 에너지 수요에 부응할 준비가 되어 있다.

좋은 칼로리, 나쁜 칼로리

"1칼로리는 1칼로리다"라는 말을 들어보았을 것이다. 모든 칼로리가 체중과 대사에 미치는 영향에는 차이가 없다는 뜻이다. 틀린 말이다. 칼로리란 생물학적 에너지가 아닌 열에너지의 단위다. 다시 말해, 음식물을 봄베열량계bomb calorimeter라는 기구에 넣고 연소시킬 때 얼마나 많은 열이 방출되느냐를 가리킨다. 사과 한 알은 버터 한 큰술과 같은 100칼로리의 열에너지를 방출한다. 콜레스테롤 같은 일부 영양소도 열량계에서 탈 때 열을 방출하지만, 미토콘드리아는 그것들을 에너지로 사용할 수 없다. 콜레스테롤 덩어리를 태우면 열이 난다. 하지만 콜레스테롤을 과도하게 많이 섭취하면 간이 그것을 담즙산 형태로 제거해서 몸 밖으로 배출한다.[18] 열에너지와 세포 에너지는 퍽 다르다는 얘기다.

이것이 체중을 감량할 때 칼로리 섭취량과 소모량만 더하고 빼며 비교하는 방식에 담긴 근본적 결함이다. 우리 세포는 난로가 아닌 미토콘드리아에서 에너지를 생산한다. 그래서 어떤 칼로리가 좋고 나쁜지를 알려면 미토콘드리아가 어떻게 에너지를 대사하는지 이해해야 한다. 좋은 칼로리는 미토콘드리아에 청정에너지를 제공해서 신진대사에 날개를 달아준다. 나쁜 칼로리는 미토콘드리아 내부에서 폭발하며 우리를 뚱뚱하게 살찌우고 피곤하게 만든다.[19]

미토콘드리아는 체지방을 녹이지 않는다. 연소 엔진처럼 산소를 써서 말 그대로 태운다. 과학자들은 1950년대에 물체를 30만 배 확대할 수 있는 전자현미경으로 미토콘드리아의 내부 작용을 처음 들여다보았다(광학현미경은 1200배 배율 즈음해서 흐릿해지기 시작한다). 미토콘드리아 하나는 외막과 내막으로 구성돼 있다. 외막은 기본적으로 콩 모양의 미토콘드리아를 감싸는 단순한 외피다. 내막은 전체 구조 안에 구불구불하게 접혀서 들어차 있다. 평행한 선들이 멋지게 잘 조직돼 있는 내부 모습을 보면 마치 초소형 길 찾기 미로 같다. 우아한 디자인이다. 그래서 현미경을 자주 들여다보는 연구자들은 자신이 가장 좋아하는 세포소기관으로 곧잘 미토콘드리아를 꼽는다.

구불구불한 내막에는 경이로운 단백질 분자가 점점이 박혀 있다. 이것을 보려면 X선 결정학X-ray crystallography과 컴퓨터 재구성 화면 computerized visual reconstruction이라는 첨단 기술의 도움이 필요하다. 이 단백질이 세상에서 가장 작은 터빈인 셈이다. 터빈처럼 실제로 회전하는 능력이 있다. 미토콘드리아는 회전하는 이 미세 터빈으로 세포를 위한 에너지를 생산한다. 바로 세포 에너지 중 하나인 아데노신3인산ATP이다. 이 ATP가 세포라는 작은 생물학적 기계의 동력이 된다. 사람들이 전기로 가전제품을 돌리듯 말이다.

미토콘드리아는 우리가 숨을 쉬어야 하는 모든 이유다. 산소는 혈액에 실려 미토콘드리아로 전달된다. 그러면 산소가 양성자 펌프로 터빈을 돌린다. 모든 것이 올바로 작동한다면 정말로 멋지고 정밀한 과정이다. 미세 터빈이 빨리 돌수록 더 많은 ATP가 만들어지고, 더 많은 열량을 태운다. 미토콘드리아 단백질을 3차원으로 재구성한 동영상을 보고 있노라면 경외감이 든다. 그래서 이것이 (생물은 진화가 아닌 하느님의 창조로 탄생했다는) 지적설계 가설의 증거라고 말하는 사람도 있다. 하지만 이 모든 아름다운 복잡성은 미토콘드리아 막을 산화스트레스로부터 보호하지 못하면 깨질 수 있다.

기적의 미토콘드리아

지구 초기 생명체를 연구하는 고생물학자들은 미토콘드리아가 10억 년의 진화를 거쳐 탄생했다고 추정한다. 진화의 계기는 약 20억 년 전에 시작된 '산소 대폭발 위기great oxygen crisis'였다. 이 무렵 남세균cyanobacteria이라는 원시 단세포식물이 확산하며 생장 부산물인 산소를 하늘로 잔뜩 뿜어냈고, 이것이 지구 환경을 딴 세상으로 바꾸어놓았다. 세포막은 아직 유리기로부터 자신을 지킬 준비가 돼 있지 않았다. 그 모든 산소가 죄다 죽이기 시작했다. 전례 없는 대량 멸종 사태가 발생했다. 유일한 자구책으로 생명은 항산화 성분을 발전시켰다.

이 중요한 단계가 대도약으로 이어졌다. 항산화물이 막을 보호하게 되면서 세균은 산소의 힘을 유리하게 활용하는 실험을 할 수 있었다. 실험은 수십억 년 동안 진행됐고, 그 최종 결과가 미토콘드리아다. 원래는 독자적으로 생존하다가 더 큰 세포에 삼켜진 유기체였다. 미토콘드리아가 에너지를 정말 많이 만들어낸 덕분에 생명체는 머지않아 또다시 거대한 도약을 하게 된다.

미토콘드리아가 탄생하기 전에 생명체는 느리게 자라는 단일 세포 형태로만 존재했다. 바다는 검은색, 하늘은 회녹색이었다. 미토콘드리아 이후에 생명이 번성했다. 물이 맑아지고 하늘은 파래졌다. 식물, 동물, 균류의 다양성이 세상에 꽃피웠다. 이런저런 생명이 나타났고, 사라졌다. 그 기록이 화석으로 남았다. 현재의 풍광도 생생한 색깔로 채워지고 있다. 만약 미토콘드리아가 없었더라면 오늘날 어떤 생명도 존재하지 않았을 테고, 항산화물이 없었다면 미토콘드리아도 존재하지 않았을 것이다.

세포 속 어디보다도 미토콘드리아에 산소가 많다. 그래서 미토콘드리아는 세포 속 어디보다도 항산화 성분 의존도가 높다. 이런 항산화 물질을 바닥내고 염증을 일으키는 체지방을 미토콘드리아가 태워야 한다면 어떤 상황이 벌어질까?

PUFA는 미토콘드리아를 어떻게 손상시키나

2002년 이탈리아 파도바에 있는 신경과학연구소Institute for Neurosciences 소속 이탈리아 과학팀은 미토콘드리아에게 억지로 PUFA를 연소하게 만들면 미토콘드리아가 손상되어 세포가 망가질 수 있다는 연구 결과를 발표했다.

연구진은 격리된 세포에다 다양한 유형의 지방산을 공급한 다음 ATP 생산치를 측정하는 방식으로 각 지방산이 미토콘드리아의 에너지 생성에 미치는 영향을 시험했다.[20] 차이는 쉽게 드러났다. 그들이 보고서에 실은 도표를 가져와 이 책에 인용했다(그림표 3-2 참조). 100퍼센트 포화지방과 단일불포화지방은 미토콘드리아의 효율적인 연료이지만, 100퍼센트 PUFA는 그렇지 않다는 것을 보여준다. PUFA를 세포에 공급하고 채 몇 분도 지나지 않아 에너지 생산량이 준다. 미토콘드리아가 PUFA를 태울 때 에너지 출력이 감소한다는 뜻이다.

PUFA가 과도하게 많이 공급되면 미토콘드리아와 세포 모두에 정말로 나쁜 영향을 미칠 수 있다는 점을 이 실험은 보여준다. 음식에서 바로 섭취했든, 아니면 체지방에서 가져왔든 PUFA는 다 마찬가지다.

물론 이 실험은 100퍼센트의 PUFA로 진행됐고, PUFA가 100퍼센트인 음식이나 체지방은 없다. 하지만 연구 결과를 보면 미토콘드리아

처지에서 모든 지방산은 동등하지 않다는 사실을 알 수 있다. 이중결합이 더 많은 지방산인 PUFA는 미토콘드리아의 에너지 생성을 늦출 수 있다. 여기서 끝이 아니다. PUFA를 태울 때 미토콘드리아에서 산화스트레스를 촉발하는 유리기를 뿜어낼 수 있다는 사실이 같은 연구팀의 다른 실험에서 밝혀졌다. 그렇게 되면 세포 속 모든 것이 손상된다. 미토콘드리아까지도 말이다.

우리의 세포 처지에서 PUFA가 나쁜 연료라는 사실이 비단 이 연구로 처음 드러난 건 아니다. 1956년에도 과학자들은 같은 관찰을 했다.[21] 에프레임 랙커Efraim Racker는 우리가 미토콘드리아 터빈을 이해하게 해준 과학자다. 그는 1963년 〈칼로리를 세는 것은 중요하지 않다;당신이 쓰지 않는다면……Calories Don't Count—If You Don't Use Them.〉이라는 다소 도발적인 제목으로 학술지에 사설을 기고해서 이미 이런 악영향을 경고했다.[22] 그때 랙커 박사는 뉴욕시 공중보건연구소Public Health Research Institute의 영양생리과 책임자였다. 1977년에는 지미 카터 대통령에게 국가과학메달을 받기도 했다. 랙커 박사는 자극적인 제목을 뽑아서 관심이나 끌려는 비非현장 영양 전문가가 아니었다. 이 사설 제목은 사실 당시에 인기가 높았던 다이어트 책인 《칼로리를 세는 것은 중요하지 않다Calories Don't Count》를 꼬집은 것이었다. 랙커 박사는 이 베스트셀러가 "가공식품 산업에서 점차 인기를 끄는 고도불포화 기름"을 홍보한다고 사설에서 지적했다. 아울러 고도불포화 기름이 실제로 미토콘드리아의 에너지 생산을 멈추게 할 수 있기에 이 책 제목이 아예 틀린 말은 아니라면서, 자신이 "당신이 쓰지 않는다면……"이라는 문구를 덧붙여 더 정확하게 수정했노라고 설명했다.

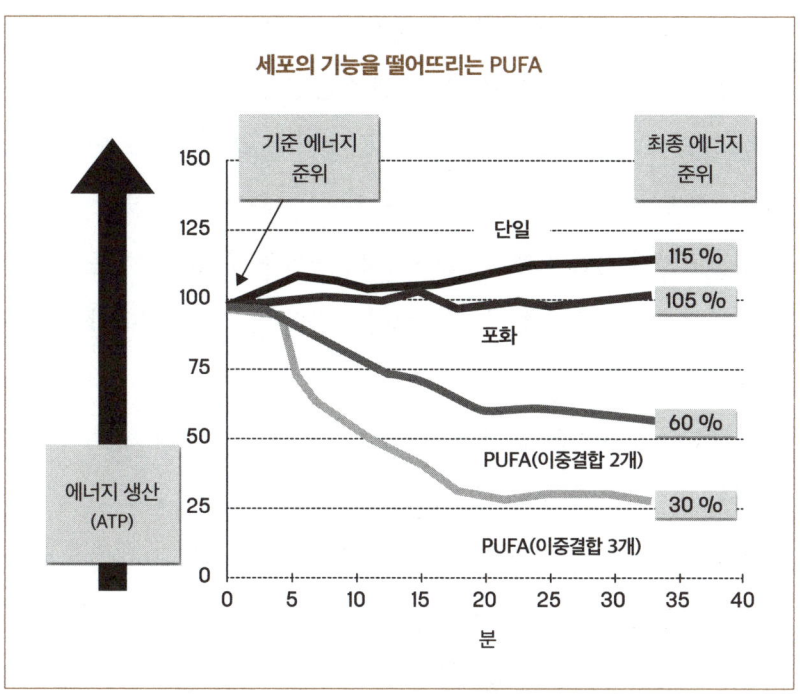

그림표 3-2 이 그래프가 현대인의 신진대사를 이해하는 열쇠다.

내가 주목받지 않던 한 학술지에 실린 자료를 발굴했다. 지방산의 주요 유형 네 가지가 제각기 세포의 에너지 생성을 얼마나 잘 뒷받침하는지 측정한 실험이다. 결과를 보면 포화지방산과 단일불포화지방산만 제 역할을 한다. PUFA는 두 종류(이중결합이 3개인 오메가-3와 이중결합이 2개인 오메가-6) 모두 그렇지 않다. 다시 말해, 동물성 지방과 올리브유(식물성 비종자유 중에서도)는 세포의 에너지 생성에 유용하지만 씨앗 기름은 그렇지 않다는 뜻이다.

또한 이 연구는 포화지방이나 단일불포화지방보다는 PUFA를 태울 때 훨씬 더 빨리 유리기가 만들어진다는 사실을 보여준다. 유리기는 세포의 항산화 능력을 제압해서 ATP 생성을 줄이고, 미토콘드리아와 세포막을 비롯한 세포의 여러 핵심 구조를 손상시킨다.

이런 일은 지방산이 음식으로 섭취됐건 체지방에서 왔건 상관없이 일어난다. 전구에 비유해보자. 구식 필라멘트 전구는 빛뿐 아니라 열도 대거 발생시킨다. 요즘의 LED 전구는 열을 거의 내지 않고도 많은 빛을 생성하므로 더 효율적인 장치다. 이때 빛은 좋은 에너지고 열은 나쁜 에너지다.

세포도 마찬가지다. **ATP 생성은 좋은 에너지고, 유리기는 나쁜 에너지다.**

만약 일반 독자가 그의 사설을 제목만 쓱 봤다면 그가 그저 제로-칼로리 음식이나 초단기 다이어트 플랜을 선전하는가 보다 싶어서 일축했을 수도 있다. 실제로는 식물성 기름이 아주 열악한 세포 연료이며, 독성 효과로 미토콘드리아를 해칠 수 있다는 내용의 글이었다. 그는 엄숙히 경고하며 글을 마쳤다. "불포화지방산이 무분별하게 식품과 약물에 쓰이는 현상을 묵인하기 전에 먼저 그것의 독성을 광범위하게 연구해야 한다."[23]

이탈리아 연구팀의 결과와 랙커 박사의 예측이 우리가 앞서 살펴본 화학 법칙과도 일치한다는 점이 중요하다. 화학적으로 보면 통제되지 않는 산소-PUFA 반응은 변함없이 유리기와 산화스트레스를 불러온다. 이런 반응이 미토콘드리아 내부에서 일어난다면 미토콘드리아는 정상적으로 에너지를 생산할 수 없으며, 유리기도 새어 나오기 시작할 것이다. 유리기가 누출되는 과정에서 항산화 성분이 소모된다. 몸은 다시 항산화 성분을 공급할 수 있지만, 다소 시간이 걸린다. 그러다 보면 미토콘드리아의 에너지 출력 상태는 최적이 아닐 테고, 세포는 파괴적인 산화 반응과 독소 형성, 그리고 앞서 살펴본 기타 일반적인 피해에 직면한다. 이 모든 과정을 미토콘드리아 산화스트레스라고 부르기도 한다. 미토콘드리아 산화스트레스는 다양한 질병을 조장한다고 알려져 있는데, 이 질병들을 다스리는 효과적인 치료법이 현재 의학계에는 없다.[24]

사실 세포는 이런 종류의 손상을 스스로 방어할 수 있지만, 방어기제를 활성화하려면 대가가 따른다. 여기서 말하는 방어란 체지방을 태우는 시간은 줄이고 당분을 태우는 시간은 늘리는 단계를 밟는 과정이다.[25]

3단계: 에너지에 굶주린 세포가 혈당을 바닥낸다

체중 문제로 씨름하는 과정에서 어려움을 겪는 건 대개 체지방이 타지 않기 때문이라는 사실을 마침내 의학계가 인식하기 시작했다. 최근 뉴질랜드에서 열린 한 비만학회의 기조 발언에서 충격적인 대사 시험 결과가 발표됐다. 일부 피험자가 사실상 체지방을 전혀 소모하지 않더라는 내용이었다.[26] 그들은 휴식을 취하는 중도 아니었고, 야간에 금식하는 중도 아니었다. 가벼운 유산소운동을 하는 도중에도 체지방은 타지 않았다. 놀랍게도 강도 높은 신체 활동을 할 때조차 그랬다. 왜냐하면 열심히 근육을 사용하더라도 연료로 지방이 아닌 당분이 주로 쓰였기 때문이다. 지방을 태우지 않고 사는 이들은 대체 어떤 사람들일까? 보통의 2형 당뇨병 환자들이다. 인슐린 저항성이 진행된 병기에 있는 그들은 주로 당분을 대신 태우며 산다.

세포 관점에서 PUFA가 많이 든 체지방의 문제를 생각해보자. 당신은 세포가 계속 원활하게 돌아가게끔 관리해야 한다. 그런데 연료로 쓸 체지방을 가져와서 태우면 매번 에너지 장애가 일어나 작동 속도가 느려진다고 상상해보자. 미토콘드리아에 연료로 지방을 넣기보다는 다른 대안을 찾지 않을까? 다행히도 혈류에는 항상 소량의 당분(포도당)이 있다. PUFA보다 훨씬 나은 미토콘드리아의 연료다. 그러나 안타깝게도 혈류에는 전체를 통틀어도 티스푼 하나 분량에 해당하는 포도당만 있을 뿐이다.

혈액에 든 그 정도 양의 포도당으로는 우리 몸속 당에 중독된 모든 세포의 절실한 욕구를 채워줄 수 없다. 그래서 세포들은 우리 몸이라는 공동체를 버리고 이기적 행동에 들어간다. 세포 연료로 써야 할 건강한 체지방이 PUFA로 오염된 터라 당분 수요가 증가하고, 그 결과로 저혈당증이 발생한다(일상에서는 "당이 떨어졌다"고도 표현한다). 무지한 의료계가 이 과정을 본척만척하는 동안 병원은 막대한 수익을 올리지만, 수많은 환자는 불필요한 고통을 겪다가 사망에 이르기도 한다.

여기서 핵심은 PUFA가 끼니와 끼니 사이에 우리 몸의 혈당 사용을 늘린다는 점이다. 사람을 대상으로 이 지점을 연구했다. 그중 한 연구에서 참가자들은 PUFA가 많거나 적게 든 식단을 일주일 동안 먹고 하룻밤 금식한 후에 얼마나 많은 포도당을 소모하는지 확인하는 검사를 받았다. 그 결과, 연구팀은 PUFA를 더 많이 섭취한 실험군이 포도당은 상대적으로 더 많이, 체지방은 상대적으로 더 적게 소모한다는 사실을 밝혀냈다.[27] 다른 연구자들도 고도불포화지방이 일으킨 (세포의) 지방 연소 억제와 당분 탐식 효과를 여러 편의 논문으로 잘 정리해서 발표했다.[28]

황당하게도 PUFA의 이런 작용이 좋은 효과라는 오해를 사고 있다.[29] 포도당을 떨어뜨리는 PUFA의 효과에 관심을 기울인 연구자들은 이를 보고 인슐린 감수성이 개선된다는 식으로 해석했다. 인슐린 감수성은 인슐린 저항성의 반대다. 인슐린 감수성이 증가하면 2형 당뇨병의 진행된 병기에서도 병세가 호전될 수 있다. 이렇게 거꾸로 해석한 수많은 논문이 식물성 기름으로 인슐린 저항성과 당뇨병의 진행을 되돌려야 한다는 잘못된 제안을 내놓았다. 이렇게 틀린 해석은 한 번에 하나의 세포에만 초점을 맞춘 근시안적 관점에서 나온 결과다. 더 많은 당분을 사용하면 신체 전반에 부정적 영향을 미친다는 점은 고려하지 않았다. 특히 혈당 공급이 가장 제한되는 때인 끼니와 끼니 사이에 말이다.

우리가 끼니와 끼니 사이에, 운동 중에, 금식할 때 에너지를 얻으려면 체지방을 태워야 한다. 이때 체지방이 세포에 에너지를 공급하지 못하면 저혈당증이 온다(다음 장에서 특히 중요하게 다룰 것이다). 혈액 속 당분이 적은 저혈당이 되면 아무래도 허기를 느끼기 마련이다. 피로감도 밀려든다. 불편한 느낌을 주는 혈당 강하는 때로 식사 몇 시간 후에 발생할 수 있으며, 이따금 한밤중에 사람을 깨우기도 한다. 이런 배고픔은 무시하기 어렵다. 그래서 십중팔구 본능적으로 무언가를 먹거나 마셔서 기분을 개선한다. 어쩌면 일부 사람들은 간식거리를 휴대하고 다니다가 저혈당증으로 불편한 허기가 찾아들면 기분이 다시 정상으로 돌아올 때까지 혈당치를 올릴 것이다. 음식 대신 달달한 음료를 마시는 사람도 있고, 알코올을 동원하는 이도 있다. 당분보다 알코올이 두뇌 에너지를 더 빠르게 올려줄 터다.[30] 많은 이가 증상을 예방하려고 더 많은 간식을 찾는다.

이것이 습관이 되면 사람들은 이전에 먹던 양보다 단지 조금 더 많은 음식을 섭취하게 된다. 몇 칼로리 되지 않는 양이기에 스스로가 예전에 비해 더 많이 먹고 있다는 사실을 미처 깨닫지 못한다. 하물며 육체 활동량을 늘려서 이 추가 섭취분의 열량을 상쇄하려는 사람은 정말 극소수다. 그래서 이 덫에 걸려든 대다수 사람은 결국 체중이 불어난다. 이런 유형의 배고픔을 예방하는 법을 배우려면 먼저 그 부분을 제대로 인식하는 것이 아주 중요하다(4장 참조).

저혈당이 거듭해 엄습하면 대개는 자신이 소모할 수 있는 열량보다 더 많은 칼로리를 섭취하기 마련이다. 그러다 보면 신진대사에 변화가 일어난다. 신체에는 혈당이 충분하지 않다고 느낄 때 혈당을 올리는 나름의 방식이 있다. 이제 4단계로 넘어가자.

> **인슐린 저항성을 설명하는 케이트 박사의 에너지 모형**
>
> 의사들은 온몸의 세포가 인슐린 신호에 잘 반응하지 못하게 될 때 인슐린 저항성이 시작된다고 배운다. 미국당뇨병협회American Diabetes Association, ADA에선 왜 이런 일이 일어나는지 "여전히 오리무중"이라고 말한다.[31] 그러면서 체중 증가와 활동 부족이 가장 중요한 추동력이라고 주장한다. 마치 우리가 지나치게 많이 먹고 지나치게 게으르다는 말처럼 들린다. 정확히 그 거꾸로다. 인슐린 저항성이 먼저 생기고, 그 때문에 체중이 늘어난다.
>
> 1987년 이후의 대사 연구로 체중이 추동력은 아니라는 사실이 밝혀졌다. 한 연구에서는 "(인슐린 저항성의) 중증도는 비만 정도와 무관하다"라고 언급한다.[32] 나는 20년 넘게 이 분야를 연구해왔다. 그동안 씨앗 기름이 염증을 만들며 에너지 생산을 뒷받침하지 않는다는 사실을 고려한 모형을 발전시켰다. 우리 몸이 이런 상태에 놓이면 스트레스 호르몬인 코르티솔cortisol, 글루카곤glucagon 등이 넘쳐나면서, 간이 인슐린에 반응하지 못하고 더 많은 당분을 밖으로 퍼낼 수밖에 없다. 이때 췌장은 간이 신호를 '듣게끔' 하려고 애쓰며 점점 더 많은 인슐린을 계속 내보낸다.[33~37] 이 모든 작용의 결과로, 우리는 더 많이 먹고 덜 움직이게 된다. 대사 기능이 망가져서 체중이 증가하는 것이다. 그 반대가 아니고.

4단계: 공복 혈당 수치와 공복 인슐린 수치가 오르면서 인슐린 저항성이 생긴다

4단계에서 세포는 계속 당분을 요구한다. 이런 만성 수요를 해소하려고 우리 몸은 혈당 수치를 높인다. 혈당치는 끼니 사이사이와 밤에 자는 동안에도 정상보다 높은 수준을 유지한다. 능수능란한 간이 이 과정에 협조하는 덕분에 일은 쉽게 돌아간다.

에너지가 더 필요하다고 세포 조직이 조난 신호를 보내면 간이 반응한다. 당분 수요가 많을 때, 그러니까 격렬한 신체 활동을 할 때처럼 요청이 있으면 간은 혈당을 정상치보다 훨씬 높게 올려서 잠깐의 필요를 채워준다. 이런 조난 신호를 받으면 간은 혈류로 더 많은 포도당을 방출하기 시작한다.

계속 이런 상황이 벌어지면 안 된다는 점이 중요하다. 하지만 인슐린 저항성으로 가는 길목에서 우리 몸은 절박하게 당분이 필요하다. 세포는 당분을 달라고 아우성치며 조난 신호를 점점 더 자주 보낸다. 그럴 때마다 간은 포도당을 방출한다. 그래서 혈당치는 종종 정상 범위를 넘어선다.[38] 썩 안 좋은 상황이다. 과도하게 많은 당분이 세포막과 관절 조직, 기타 주요 구조에 달라붙어 광범위한 손상을 일으킬 수 있다.

건강을 유지하려면 우리 몸은 데시리터당 약 65~85밀리그램(mg/dl)이라는 협소한 범위 안에서 엄격하게 혈당을 조절해야 한다. 혈당이 이보다 높을 때는 보통 식사 직후의 잠깐뿐이다. 혈당치가 85를 훨씬 웃돌면 췌장은 인슐린 호르몬을 분비해서 혈당을 다시 낮춘다. 인슐린은 지방세포가 당을 흡수하도록 유도해서 혈당을 낮춘다. 당을 얻은 지방세포는 저장할 수 있도록 당을 지방으로 바꾼다. 또한 인슐린은 간을 향해 혈당 올리는 일을 멈추라고 말한다. 하지만 4단계에서는 인슐린이 그런다고 해도 간은 이제 포도당 방출을 멈출 수 없다. 원래대로라면 간에서 포도당 생산 과정을 중단할 만큼 혈당 농도가 짙더라도, 4단계일 때는 간을 향해 더 많은 포도당을 달라는 정반대 신호가 온다.

4단계에서 나타나는 강렬한 당분 수요의 상당분은 뇌에서 발생한다. 다른 세포가 원래보다 더 많은 포도당을 사용해서 뇌세포의 에너지가 부족해지면 우리는 혈당이 정상일 때도 마치 혈당이 낮은 것처럼 느낀다. 흔한 일이다. 때로 우리는 인슐린 방출을 멈출 만큼 충분히 혈당이 높은데도 혈당이 너무 낮은 느낌을 받는다. 그래서 간은 종종 혈당치를 높이라는 요청과 낮추라는 요청을 동시에 받는다.[39] 간이 신체의 필요를 맞추려고 포도당 수치를 올릴 때마다 췌장은 인슐린을 분비해서 그 수치를 다시 되돌려놓으려고 한다. 염증성 체지방은 우리 몸속 장기들이 서로 싸우게 만든다. 혈당치 통제권을 놓고 도무지 끝나지 않는 싸움이 벌어진다. 그동안 혈당은 오르락내리락 높았다가 낮았다가 널뛰기한다.

인슐린 저항성이 나빠질수록 혈당 수치가 올라간다.[40] 처음에는 혈당치가 조금만 상승한다. 머지않아 당뇨전단계로 진단될 만한 수치에 도달한다. 혈당치가 올랐다가 떨어지면 비록 바닥이 아주 낮지는 않더라도 여전히 좋지 않은 느낌을 받는다. 당뇨전단계이거나 더 나아가 인슐린 저항성이 중등도이면 심지어 혈당이 정상일 때도 혈당이 낮은 듯한 느낌이 든다. 인슐린 저항성을 방치하면 혈당 수치는 본격적인 2형 당뇨병의 범위로 들어간다. 당뇨병이 시작되면 실제로는 혈당이 높은데도 마치 저혈당증이 온 것처럼 느껴질 때가 많다. 당뇨병이 진행되면 최고 혈당만 점차로 높아지는 것이 아니다. 기저 혈당도 차츰 상승한다. 심각한 당뇨병 환자는 기저 혈당치가 상당히 높다. 수년간 혈당이 정상이 아니었을 것이다(그림표 3-4 참조).

인슐린 저항성은 체지방이 PUFA로 가득 차서 세포에 필요한 에너

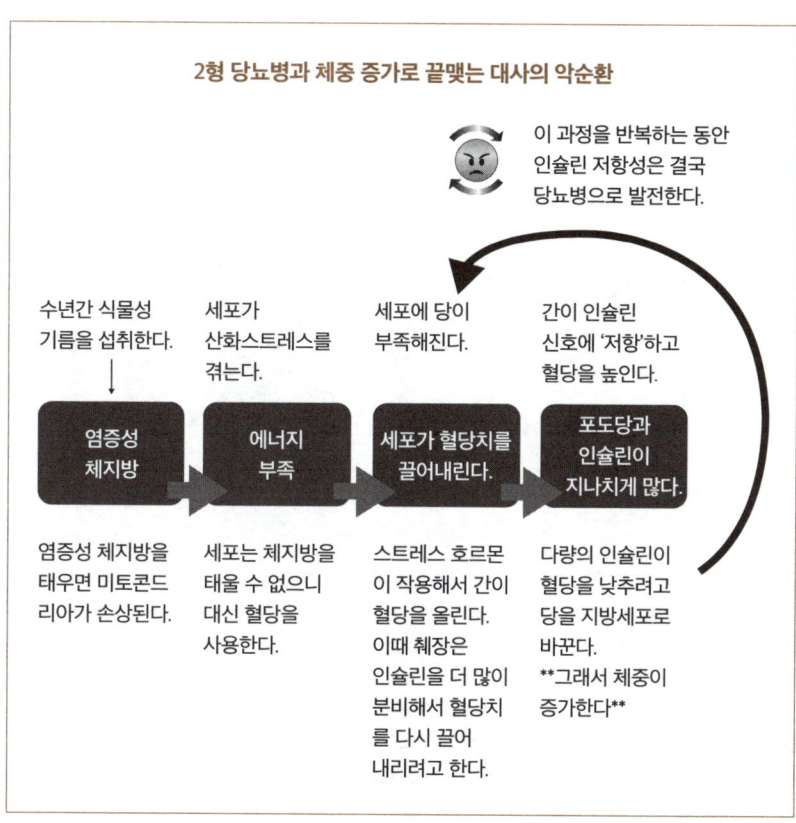

그림표 3-3 식물성 기름은 인슐린 저항성과 당뇨병의 근본 원인이다. 하지만 의학계는 이렇게 퍼즐을 맞추지 않는다. **의사들은 식물성 기름과 산화스트레스(혹은 그것이 인슐린 저항성을 불러오는 과정)의 연관성을 배우지 않았기** 때문에 환자가 이 악순환을 벗어나도록 도울 수 없다. 그들은 당뇨전단계가 돼서야 문제를 겨우 인식한다.

우리가 여기서 살펴보는 정보를 모두 알았더라면 **지금은 세상에 존재하지 않는 수백만 명이 여전히 살아있지 않을까.** 많은 사람이 이 그림표를 본다면 다들 깜짝 놀라면서 자신의 건강을 위한 새로운 시각을 열어갈 수 있을 것이다. 8장에서 소개하는 <그림표 8-1>은 간단한 식단 변경으로 이 악순환에서 벗어나는 방법을 일러준다.

이 그림표와 8장의 대응법 그림표를 많이들 인쇄하고 공유하길 바란다. PDF 파일을 다음 링크에서 자유롭게 내려받을 수 있다. https://drcate.com/darkcaloriesdownloads

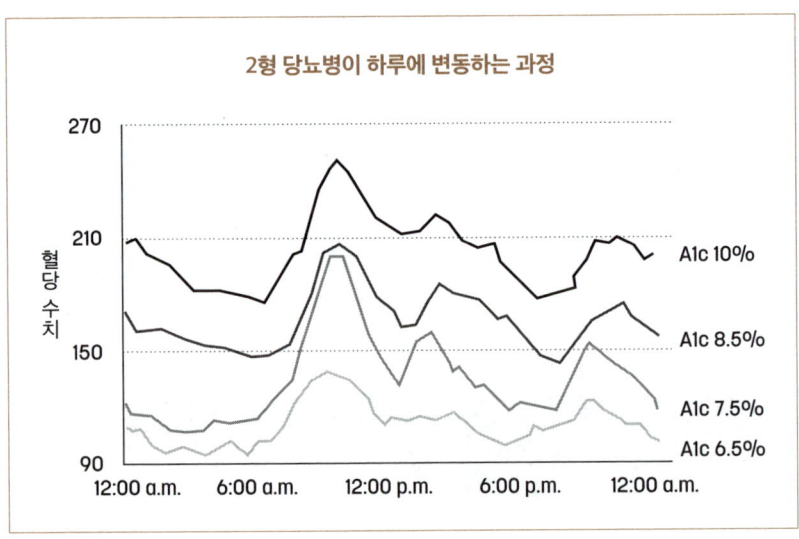

그림표 3-4 당뇨병 병기가 각기 다른 네 그룹의 환자를 연속혈당측정기로 24시간 추적 관찰했다. 왼쪽 숫자가 혈당치다. 90~270의 범위를 보인다. 시간은 그래프 가로축에 적었다. A1c 수치(오른쪽)는 해당 그룹의 평균 혈당치를 나타낸다. 정상 A1c는 4.8~5.5퍼센트다. 당뇨병이 가장 심한 그룹의 평균 A1c 수치는 10퍼센트다.
보다시피 선들의 움직임이 모두 비슷하다. **식후에는 다 올라가고, 식간에는 비교적 비슷한 정도로 내려간다.** 이 흐름을 보고 어떤 결론을 이끌어낼 수 있을까? 당뇨병은 단순히 포도당이 급증하는 질환이 아니라는 점이다. 당뇨병은 식간에 당분이 더 많이 필요해져 기준치가 높아지는 문제이기도 하다. A1c가 10퍼센트인 사람이라면 수년간 식간 혈당이 정상이 아니었을 테다.
탄수화물 섭취를 줄이면 혈당 스파이크는 의미 있게 줄어들지만, 그렇더라도 기준치는 아마 낮아지지 않을 것이다. 기저 혈당을 낮추려면 식단에서 식물성 기름을 지워버려야 한다. 체지방도 빼야 한다. 이 그래프를 작성하는 데 사용한 자료의 출처는 이 책 미주를 참조하기 바란다.

지를 공급하지 못해 발생하는 에너지 문제에 대응하려고 신체가 내놓은 방책이다. 하지만 좋은 해결책은 아니다. 이용할 수 있는 당분이 많아지면 어쨌거나 당장의 문제는 해결되겠지만, 그건 바람직하지 않다. 길게 가면 인슐린 저항성은 결국 완전히 새로운 문제를 일으켜서 우리 몸의 신진대사를 사뭇 다르게 재편한다.

산화스트레스를 연구하는 과학자들은 산화스트레스가 세포 내부에서 인슐린 저항성을 만들어내는 과정을 정확히 밝혀냈다.[41] 하지만 의사들은 이 과정을 전혀 알지 못한다. 대신 인슐린 저항성은 여러 요인이 복합된 '다인성' 질환이라고 다르게 배웠다. 그래서 의료계는 복부지방, 운동 부족, 당분 과다 섭취, 스트레스, 노화, 염증, 유전 등을 원인으로 지목한다. 미국 질병통제예방센터CDC는 "인슐린 저항성의 정확한 원인이 무엇인지 분명하지 않다"라고 밝힌다.[42] 뭐, 앞으로도 그럴 것이다. 식물성 기름과 그 독성 메커니즘을 연구하는 과학자들에게 의학계가 관심을 돌리기 전까지는 말이다.

대부분의 사람은 대사질환의 주범이 당분이라고 생각한다. 나라도 먼저 오해를 바로잡고 싶다.

당분은 정상 체지방을, 식물성 기름은 염증성 체지방을 만든다

당분이 비만을 조장하고 당뇨병을 일으킨다는 것이 세간의 상식이다. 당은 중독성이 있다. 배고프지 않아도 단것을 찾게 된다. 열량은 높은데 영양이 없으므로 살이 찐다. 단것을 먹으면 혈당이 정상 범위를 훌쩍 넘어 치솟는 혈당 스파이크가 일어난다(당뇨가 없어도 그렇다). 이렇게 혈당이 급증하면 산화스트레스를 일으킬 수 있다. 당분이 불러오는 산화스트레스를 피하려면 당분을 한 번에 조금씩만 먹거나 아예 먹지 말아야 한다.

다 맞는 말이긴 한데, 당분이 최고 악당이라는 일부 주장에는 회의적이다. 이유가 있다. 캘리포니아대학교 리버사이드캠퍼스에서 세포생물학과 독성을 가르치는 프랜시스 슬래딕Frances Sladek 교수는 식품으로 공급되는 대두유를 여러 해 연구했다. 그래서 대두유 섭취량이 20세기를 거치는 동안 무려 천 배 증가했다는 사실을 알았다. 또한 이때 더 달게 먹게 된 사람이 많다는 점도 알았다. 그사이 비만과 2형 당뇨병이 함께 증가했다. 과당이 특히 더 건강에 해롭고, 살을 찌우며, 당뇨병을 촉진한다고 여겨졌다. 1980~2000년에 액상 과당(고과당 콘시럽)의 소비와 비만이 나란히 증가한 추세가 그 근거였다.

하지만 이는 상관관계일 뿐이다. 인과성을 증명할 수 없다. 인과관계를 시험하려고 슬래딕 박사는 동물실험을 고안했다. 실험은 두 방향으로 진행됐다. 하나는 PUFA 대 포화지방 연구였고, 다른 하나는 각각의 지방산에 과당을 첨가해서 그 효과를 알아보는 실험이었다.[43] 쥐에게 코코넛오일이나 대두유를 기본으로 한 먹이를 주었다. 코코넛오일 먹이에 든 PUFA의 양은 역사적으로 과거 1900년에 사람들이 먹던 수준이었다. 식량 공급이 많지 않던 시절이다. 대두유 먹이에 든 PUFA의 양은 사람들이 2000년에 섭취하던 수준이었다.

슬래딕 박사의 연구 결과는 이번 장에서 우리가 살펴본 모든 내용과 맞아떨어졌다. 대두유를 먹은 쥐는 사람과 마찬가지로 염증성 지방을 만들었다. 염증성 체지방은 보통은 체지방이 없어야 할 곳에 가서 쌓였다. 이것도 사람과 마찬가지였다. 슬래딕 박사는 한 인터뷰에서 "해부해보니 어디에나 지방이 있었다"라고 언급했다.[44] 동물의 염증성 지방도 (사람과) 비슷하게 백혈구가 우글댔으며, 사람의 것과 같은 종류의 사이토카인을 방출했다. 또한 염증성 지방이 가득 든 쥐의 장기들은 기능장애 징후를 보였다. 특히 간이 그랬다. 액적液滴이라는 커다란 지방

방울들이 간세포를 풍선처럼 부풀렸다. 지방간이라는 뜻이다. 슬래딕 박사는 쥐의 미토콘드리아에서 기능장애와 산화스트레스 징후를 발견했다.

슬래딕 박사의 연구는 염증성 지방과 당뇨병의 연관성도 밝혀냈다. 코코넛오일을 먹인 쥐는 지방이 많아졌지만, 그것이 염증성 지방은 아니었다. 단지 경도의 인슐린 저항성만 생겼다. 혈당은 정상으로 유지됐다. PUFA를 많이 먹은 쥐만이 극심한 인슐린 저항성이 나타나는 2형 당뇨병과 고혈당증 진단을 받았다.

코코넛오일에 과당을 첨가했더니 코코넛오일만 주었을 때보다 쥐가 약간 더 비대해졌고 인슐린 저항성이 살짝 더 늘었다. 그런데도 혈당은 완전히 정상이었다. 당뇨병이 생긴 쥐는 한 마리도 없었다.

놀라운 반전이 하나 있었다. 대두유에 과당을 첨가했더니 염증성 지방의 발달을 사실상 막아내는 듯했다. 그런 먹이를 먹은 쥐는 과당 없이 그냥 대두유만 먹인 쥐보다 내장지방이 덜 생겼고, 간질환이 적었으며, 인슐린 저항성은 낮고, 당뇨병이 덜 나타났다. 슬래딕 박사는 이렇게 말했다. "우리가 먹거리 문제에서 액상 과당에 상당한 주의를 기울인다는 점을 고려하면 다소 놀라운 결과다."[45]

과당은 우리 식단에서 가장 살을 잘 찌우고 산화스트레스를 부르는 당분이다. 그런데도 인슐린 저항성을 식물성 기름만큼 효과적으로 조장하지 못했다. 이 연구는 당분과 식물성 기름 사이에 벌어진 최고의 악당 경쟁에서 당분이 완패했음을 보여준다. 승자는 식물성 기름이다.

식탁 위 악당들의 서열을 확실히 해두어야 우리의 노력을 선택, 집중할 수 있다. 미국인의 당분 소비량은 21세기에 들어 사실상 감소했다. 1999~2016년 미국인의 평균 총첨가당 섭취량이 약 20퍼센트 줄어든 것이다(그림표 3-1 참조). 그런데 이 기간에 비만율은 두 배가 됐다.[46] 만약 당분이 비만의 주원인이라면, 우리는 더 뚱뚱해지지 않고 날씬해졌어야 한다.

아무런 풍미가 없는 기름보다 달콤한 당분을 먹지 않기란 훨씬 어려운 일이다. 더 수월하게 더 중요한 결과를 내는 첫 단추를 끼울 수 있다. 이 사실을 더 많은 사람이 알아야 할 텐데 말이다.

신진대사가 달라진 세대

그렇다면 인슐린 저항성은 얼마나 흔할까? 놀랄 만큼 흔하다. 미국 국립보건통계원NCHS은 2009~2016년 국민건강영양조사NHANES를 수행했다. 연구자들이 이 자료를 분석해서 2019년에 일종의 국민 대사 성적표를 내놓았다. 응답자의 허리둘레, 혈당치, 혈압, 중성지방과 콜레스테롤 수치, 관련 약물 복용 여부를 토대로, 그들은 미국 성인의 대사 건강 상태가 "완전히 바닥이다"라고 결론지었다.[47] 이런 증상들을 한데 묶어서 대사증후군이라고 통칭하기도 한다. 인슐린 저항성을 가늠하는 간접 척도다. 설문조사는 미국인 2억 명 이상을 대상으로 진행됐는데, 응답자의 12퍼센트 남짓만이 신진대사가 건강한 편이었다.

인슐린 저항성을 알아보는 직접적이고 더 좋은 방식이 분명 있다. 하지만 아직은 그리 보편화되지 않았다. HOMA-IR(인슐린 저항성 항상성 모델 평가)라고 하는데, 이 점수는 대중의 건강 상태를 더 정확하게 드러낸다. 신체가 혈당을 조절하려고 얼마나 많은 인슐린을 사용하는지 엄밀히 알 수 있는 도구다. 인슐린을 많이 사용수록 인슐린 저항성은 높아진다. 그러면 2형 당뇨병과 모든 합병증이 이미 생겼거나, 나중에 생길 가능성이 커진다. 인슐린을 적게 쓸수록 인슐린 감수성이 나아지고, 대사는 건강해진다.

HOMA-IR 점수를 얻는 건 비교적 쉽다. 아침 공복에 채혈 검사를 해서 혈당과 함께 인슐린 수치를 재면 된다. 그 두 가지 숫자를 (온라인에서 무료로 사용할 수 있는) 간단한 계산기에 입력하면 최종 HOMA-IR 점수가 나온다. 그런데 숫자 어디까지를 정상치에 넣을지 결정하는 일이 그리 쉽지 않다. 일부 전문가는 1.0 이하라는 낮은 값에서 끊는다. 이 값을 3.8만큼 높게 가져가는 전문가도 있다.[48] 이런 한계기준치는 인구의 평균 포도당과 인슐린 수치를 토대로 결정하는데 지난 수십 년간 상승하는 추세여서, 전문가마다 의견이 일치하지 않기도 한다.[49] 1.0을 말하는 전문가는 3.8을 사용하는 이들보다 더 오래된 자료에 근거를 둔다. 1.0은 1985년에, 3.8은 2013년에 나온 수치다. 그사이 20년 동안 우리의 대사 건강은 나빠졌다. 이 점을 고려할 때 나는 정상적인 인슐린 감수성을 반영한 한계치로 1.0이라는 이전 수치를 사용하는 편이 현명하다고 판단한다.[50]

2015~2018년 NHANES로 수집한 자료를 보면, 미국에서 HOMA-IR 점수가 1.3 미만인 사람은 사실상 없다.[51] 해당 자료집은 18~44세의 성인 6247명을 포함하는데, 여기서는 '정상'을 2.5 이하로 잡았다. 나는 1.0 이하의 값을 받은 사람의 비율을 찾으려고 부가 자료표를 뒤적여보았지만, 안타깝게도 정확한 건 알 수 없었다. 내가 그러모은 정보로는

1.0 이하의 값을 받은 사람의 수가 너무 적어서 그 범주에 해당하는 항목을 표에 집어넣지조차 않았다는 사실만 확인할 수 있었다. 어쨌거나 비율이 1퍼센트 미만인 건 확실하다. 18세를 넘은 거의 모든 미국인(99퍼센트 이상)이 인슐린 저항성을 보인다는 뜻이다.

충격적인 수치다. 그런데도 제대로 된 관심과 주목을 받지 못하고 있다. '정상' HOMA-IR 점수에 잘못된 기준치를 사용했기 때문이다. 한계기준치를 1.0이 아닌 2.5로 높이면 인슐린 저항성 유병률은 40퍼센트에 그친다. 실제로도 그렇게 발표됐다. 왜 잘못된 값을 사용했을까? 우리의 대사 건강이 나빠지면서 평균 HOMA-IR 점수가 높아졌기 때문이다. NHANES 연구 논문을 쓴 저자들이 대사 건강을 나타낼 한계기준치로 이전에 결정된 값인 1.0을 버리고 2.5를 선택한 결과, 미국 성인의 인슐린 저항성 유병률을 크게 과소평가하는 그래프 등급 곡선이 그려졌다.

인슐린 저항성은 어린이에게도 마찬가지로 점차 흔해지고 있다. 2009년, 공중보건 전문가인 멀린다 소던Melinda Sothern 박사가 미국당뇨병협회 연례 회의에서 기조 강연을 했다. 수백 편의 논문을 발표하고 유명 과학상 십여 개를 받은 인물인데, 이런 경고로 강연을 시작했다. "요즘 아이들은 신진대사가 다르다는 의미로 신세대입니다."[52] 소아 비만을 연구해온 소던 박사의 연구팀은 요즘 '신세대'(1990~2001년 출생)에게 이전 모든 세대보다 높은 비율로 인슐린 저항성이 생긴다는 사실을 발견했다. 인슐린 저항성이 더 심한 아이들은 내부 장기와 그 주변에서 염증성 지방 수치가 높았고, 근육은 지방이 섞인 소위 '마블링' 형태를 보였다.[53] 그러나 소던 박사와 연구팀은 식물성 기름의 섭취가 늘면 인슐린 저항성이 생긴다는 사실을 잘 몰랐던 듯싶다. 이 연결 고리를 탐구하지 않았으며, 왜 그런 일이 벌어지는지도 설명하지 못했다.

소던 박사는 경고를 이어갔다. 어린 세대의 문제가 비만과 당뇨병에 그치지 않고 그것을 넘어섰다고 했다. 어린이에게 인슐린 저항성이 생겼다면 근육량이 정상 수준이거나 평균 키에 도달하지 못할 가능성이 커진다.[54] 인슐린 저항성을 보이는 비만 어린이는 수면호흡장애로 고통받을 가능성이 아주 크다고 지적하는 다른 연구자도 있다. 수면무호흡증sleep apnea이라고도 하는 수면호흡장애가 있으면 우리 뇌에 산소가 원활하게 공급되지 못한다. 이 질환을 앓는 어린이는 다양한 학습, 지적 문제를 겪는 것으로 나타났다. 이런 문제는 평생 따라다닐 수 있다.[55]

어린 세대에게는 아마도 인슐린 저항성이 생기기 훨씬 전부터 건강 문제가 나타나고 있을 텐데, 그들에게 HOMA-IR 검사를 거의 시행하지 않는 터라 단정해서 말하긴 어렵다. 적어도 수면호흡장애가 체중이 정상인 어린이들 사이에서도 점차 흔해지고 있다는 것만은 분명하다. 이런 아이들은 뇌에 산소가 충분히 공급되지 않을 때 발생하는 것과 똑같은 지적 합병증에 걸릴 위험이 있다.[56] 비만 말고도, 신세대들은 이런저런 건강 문제를 겪는다. 생명을 위협하는 땅콩 알레르기 비율이 높아지고 있다는 소식은 모든 부모가 안다. 자폐증과 학습장애도 증가하고 있다.[57] 다행히도 소아암은 여전히 드물지만, 1975년 미국 질병통제센터CDC가 추세 관찰을 시작한 뒤로 증가세인 건 맞다.[58] 소프트볼과 야구에서 투구하는 어린이의 팔꿈치 부상도 증가하고 있다. 축구를 하는 아이들의 인대 파열 문제도 그렇다. 야구든 축구든 유소년 선수라면 경력이 끝날 수 있다.[59] 이런 통계는 빙산의 일각일 뿐이다. 미국의 민간

의료보험사인 블루크로스블루실드Blue Cross Blue Shield는 2019년 보고서에서 이렇게 밝혔다. "밀레니얼 세대는 나이가 들면서 자신의 건강이 이전 세대보다 더 빠르게 악화하는 상황을 목도하고 있다." 건강상 쇠퇴는 보통 (현재 밀레니얼 세대의 나이대에 해당하는) 35세를 전후로 시작된다.[60] (남성의) 세대별 정자 수의 변화도 1973년 이후 62.3퍼센트 감소하며 급감하는 현상이 벌어지고 있다.[61] 이 모든 정황이 식물성 기름으로 범벅이 된 세상에 태어난 어린이는 자신에게 돌아갈 좋은 건강이라는 공정한 몫을 받지 못했음을 시사한다.

새로운 병적인 세상

우리는 이상한 시대에 살고 있다. 세상이 자랑하는 현대 첨단 의학이 인슐린 저항성과 대사 이상의 원인을 설명하지 못한다. 사실상 전 인류의 문제인데도 말이다. 그래서 사람들이 겪는 고통은 말할 것도 없다.

현대 식단이 인류가 역사상 먹어온 식단에 비해 썩 건강하지 않듯, 현대인의 신진대사도 심각하게 건강에 좋지 않다. 현대 식단에는 영양이 부족하고 독소가 많다. 그것을 먹는 현대인은 대사 과정에서 끊임없이 산화스트레스를 만들어내며, 거기에 적응하도록 강요받는다. 현대인이 대사 건강을 유지하려면 하루에도 몇 차례나 신경 써서 섬세한 균형을 잡아야 한다. 체지방은 필요한 에너지를 만들기에 충분할 만큼은 태워야 하는데, 그 산화스트레스가 미토콘드리아와 세포에 손상을 주기 시작할 만큼이면 또 안 된다. 그래서 우리 몸은 차라리 끼니와 끼니 사이에 체지방을 덜 태우고 당분을 더 가져다 쓰는 쪽을 선택한다.

현대인이 지닌 인슐린 저항성 대사로는 자연의 섭리대로 에너지를 생산할 수 없다. 비효율적인 대사다. 워낙 비효율적이어서 우리가 일상을 살아가는 중에도 숱하게 에너지가 붕괴한다. 에너지 생산이 사실 그렇게 어려운 일도 아닌데 말이다.

삶이란 적응하는 것이다. 인류는 오랜 진화 과정에서 수없이 달라지는 주변 환경에 맞춰 우리의 신진대사와 DNA를 적응시켰다. 그동안 대기의 황, 메탄, 산소 농도는 계속 바뀌었고, 지구의 평균 기온도 두 자릿수로 오르락내리락했으며, 심지어 햇빛이 없는 세월을 보내기도 했다. 지금 우리의 신진대사는 새롭고 기괴한 에너지원에 적응하라고 강요받는 상황에 놓였다. 혈당 수치를 점점 끌어올리는 방식으로 말이다. 혈류에 당분이 얼마나 많이 있어야 하는지를 놓고 장기들이 싸우는 동안, 혈당은 그네를 타고 널을 뛴다. 이제는 혈당이 정상치를 웃돌아야만 몸이 괜찮다고 느끼는 사람이 많다. 혈당치가 너무 높아서 당뇨병 진단을 받는 사람은 흔하디흔하다. 막무가내로 진행되는 이런 대사 변화가 우리 행동에는 어떤 영향을 끼치게 될까?

여기에 관한 연구 결과를 다음 장에서 살펴보자. 체지방이 식물성 기름으로 가득 차면 우리와 음식의 관계를, 더 나아가 우리의 인간관계를 바꾼다. 현대인의 대사는 뇌를 에너지가 부족한 상태에 빠뜨린다. 그러면 식습관이 바뀌고, 몸을 움직이기 싫어지는 데다 자기 통제력을 잃게 된다. 가족과 친구하고 건강한 관계를 맺는 능력도 무뎌진다. 심지어 참살이(웰빙) 욕구와 자존감도 빼앗긴다.

4장

뚱뚱한 몸, 굶주린 뇌

> **이번 장에서 알아볼 내용**

- 배고프면 화가 나는 '배꼽짜증'이 요즘 흔하다. 그런데 이런 배고픔은 정상이 아니다. 대사가 파괴됐다고 알려주는 첫 징후다.
- '배꼽짜증'이 난다는 건 뇌가 에너지에 굶주려 있다는 뜻이다. 이때 뇌는 우리가 나쁜 행동을 하도록 유도할 수 있다.
- 뇌 에너지가 낮으면 자기 통제와 인지 기능이 손상된다고 한다. 폭력 행위를 저지르거나, 정신질환이 생길 수도 있다.
- 신진대사로는 충당할 수 없는 뇌 에너지를 공급하려고 간식을 먹는다. 체중이 불어난다.
- 사람들은 이런 사실을 모른 채 자신의 의지력이 부족하다고 탓한다. 스스로를 비난한다. 그렇다고 건강하게 먹기 위한 변화는 시도하지 않는다.

내가 건강한 식단에 관해 알게 되고, 음식으로 더 많은 환자를 돕는 일에 주력하기 시작하던 무렵 다른 어떤 생각보다도 더 자주 내 머릿속을 맴돌던 의문이 하나 있었다. 간식으로 무엇을 먹을 수 있을까? (농구팀) LA레이커스와 일할 때 간식은 그들의 최우선 과제였다. 나는 "건강한 간식이란 건 없다"며 직설적으로 경고했다. 끼니 사이사이에 주전부리를 하면 그때마다 우리 몸은 지방 연소 모드를 벗어나 지방 축적 모드로 전환하기 때문이라는 것이 우선 한 가지 이유였다.(실제로 같은 양의 열량을 섭취하는 무작위 대조 임상시험에서 더 자주 음식을 먹는 사람은 그렇지 않은 사람보다 배고픔을 더 자주 느꼈고 체중이 늘었다.)¹ 하지만 구단 측은 간식을 제공하지 않을 순 없다며 난색을 지었다. 얘기는 그걸로 끝이었다. 다시 만났을 때 그들은 또 똑같은 질문을 했고, 나는 전략을 바꾸었다. 건강한 간식을 둘러싼 질문이 나올 때면 나는 되물었다. 얼마나 자주 간식을 원하며, 왜냐고 말이다. 그러면 든든하게 밥을 먹어도 두세 시간만 지나면 배가 고프다는 말을 자주 들었다. 이 질문이 계속 등장하는 건 당연하다. 무엇보다도, 배가 고프면 먹어야 한다고 생각하는 건 자연스럽다.

하지만 옳은 생각일까? 배고플 때마다 먹어야 할까?

오늘날 유행하는 비만은 배고픔 문제와 내밀한 관련이 있는데도, 이 부분을 이해하기 위한 연구 활동은 거의 없다. 몇 시간마다 배가 고픈데 그럴 때면 무언가를 찾아 먹어야 하나? 그러지 않으면 몸에 안 좋은가? 이런 기본 질문 앞에서 합의된 견해는 없다. 배고픔 문제를 놓고 전문가들은 의견이 완전히 갈린다. 일부는 배고플 때마다 꼬박꼬박 먹으면 체중 감량에 방해가 되기에 의지력으로 배고픔을 눌러야 한다고 권고한다. 다른 전문가는 배고픈 상태를 방치하면 대사 활동과 건강에 좋지 않다고 말한다. 그런가 하면 사실 그건 배고픈 상태가 아니며, 중독이라고 주장하는 전문가도 있다. 과자나 쿠키 같은 가공식품은 특히 입맛에 맞도록 연구 개발된 주전부리여서 자신도 모르게 집어 먹게 된다고 말이다.

하지만 (이번 장에서 다룰 내용인데) 우리는 배고프거나 지루하다고만 군것질을 하는 것이 아니다. 음식이 중독성 있고 저렴해서도 아니다. 커다란 과자 봉지를 뜯어서 우적우적 먹기가 손쉬워서도 아니다. 우리가 군것질을 하는 건 씨앗 기름 때문이다. 종자유는 인류가 느껴보지 못한 완전히 새로운 종류의 배고픔을 불러왔다.

요즘 사람들에게 배고플 때 어떤 기분이 드느냐고 물으면 대개는 이렇게 대꾸한다. "먹지 않으면 '배꼽짜증'이 올라와요. 정신이 하나도 없어지죠."('배꼽짜증'으로 옮긴 단어 'hangry'는 배고프면 화가 난다는 뜻으로, 'hungry'와 'angry'를 합친 조어다. 일찍이 1918년에도 쓰였지만, 이 단어가 옥스퍼드 영어사전에 등재된 건 2018년이다. 요즘에 와서야 '배꼽짜증'이 사람들의 보편적 상태가 됐기 때문은 아닐까.) 최근에 한 뉴스 매체에서 일반 시민을 대상으로 거리 인터뷰를 진행하며, 배고플 때 어떤 기분이 드는지 물었다. 앞서 소개한 발언이 리포터가 가장 먼저 들은 대답이었다.

또 다른 시민들은 이렇게 답변했다. "배가 고프면 괜히 애먼 사람에게 짜증을 내요. 말실수를 하고는 나중에 사과하기도 하죠." "아이들이 간식을 먹지 못하면 심통을 부리면서 안절부절못해요."

내 환자들은 이런 말도 들려주었다. 배가 고프면 당장 무언가를 먹어야 하는데 요리를 하려면 시간이 오래 걸리니까 패스트푸드와 정크푸드에 더 많이 의존하게 되더라고 말이다. 배고파지는 걸 두려워하는 사람도 있다. 배고픈데 먹을 수 없는 상황에 놓일까봐 걱정한다. 이를테면 운전 중에 말이다. "운전할 때 '배꼽짜증'이 올라오면 최악이죠. 그런 상태가 이어지면 정말 사고가 날 수도 있어요." 이런 배고픔은 정상이 아니다.

인류에게 배고픔이 이렇게 항상 궁지에 몰리는 듯한 경험이었을 리 없다. 원래 그렇지 않았다면 오늘날 우리가 그렇게 만들었음 직하다. 배고픔을 둘러싼 우리의 문제는 오늘날 인구 대부분에게 인슐린 저항성이 있다는 사실에서 직접적으로 비롯된 자연스러운 결과다.

앞서 3장에서 우리는 PUFA로 가득한 체지방은 세포에 필요한 에너지를 공급하지 못하기 때문에, 에너지에 굶주린 세포가 제한된 혈당을 게걸스레 탐식한다는 내용을 알아보았다. 그러면 뇌로 올라가서 에너지원이 되어줄 당이 부족해진다. "출출할 때 넌, 네가 아니야You're not you when you're hungry"라고 얘기하는 (스니커즈 초코바) 광고를 기억하는가? 우리 뇌도 에너지가 떨어지면 바로 그렇게 된다. 하지만 이 부분은 (곧 다루겠지만) 단순한 기분 문제가 아니다. 뇌 에너지가 낮으면 정신건강에도 문제가 생긴다.

좋은 배고픔, 나쁜 배고픔

정상적인 배고픔은 영양 문제다. 원래 시장기는 배고픔을 자극하는 호르몬인 그렐린ghrelin이 작용해서 생긴다. 그렐린은 우리의 하루 주기 생체리듬과 연동하는 호르몬이다.(집에서 키우는 고양이가 자기 밥시간이 되기 정확히 10분 전에 당신이 일하는 책상 위로 뛰어올라 방해한다면, 그렐린에 반응한 것이다.) 평소 식사 시간에 맞춰 위장이 혈류로 그렐린을 분비한다. 그렐린은 뇌의 한 부분인 시상하부에 있는 식욕 조절 중추로 흘러간다. 이렇게 그렐린이 식욕 중추를 자극하면 시장기가 도는데, 그 느낌이 '배꼽짜증'과는 전혀 다르다. 시장기는 이렇게 넌지시 일깨워준다. "식사할 시간이 됐어. 몸은 준비를 마쳤으니까 이제 먹으면 돼." 위장의 가벼운 투덜거림이 따라붙기도 한다. 위산과 소화액이 나오는 것이다. 하지만 이때 먹지 않으면 이 모든 작용은 금세 멈춘다. 배고픔이 가신다. 특히, 다른 데 신경을 쓰다 보면 배고팠다는 사실도 쉬이 잊고 만다. 정상적인 배고픔은 오히려 활력을 준다. 그렐린이 지방 연소를 돕기 때문이다. 사료 시간이 다 됐는데 개나 고양이가 신나게 뛰논다면, 지방이 타면서 생긴 추가 에너지에 달떠서 그런 것이다. 배고픔 호르몬이 활력을 준다는 사실이 좀 뜻밖일 수 있을 텐데, 그것이 자연의 섭리다. 이유가 있다. 세상에 존재하는 대부분의 생명체는 사냥이나 먹이 활동에 상당한 에너지를 써야만 하기 때문이다. 많은 현대인은 자기 속이 계속 출출하면 신진대사가 건강하다는 증표라고 착각하곤 한다. 그러나 (앞으로 살펴보겠지만) 그 반대인 경우가 더 많다. 이 새롭고 해로운 허기는 입에 어떤 음식이라도 넣기 전까지는 사라지지 않는다. 사실, 이 허기는 위가 아닌 뇌에서 왔다. 뇌의 에너지 수요를 맞추려고 생긴 새로운 배고픔이다. 그게 전부다.

뇌는 다량의 에너지가 필요하며, 독특하게 당분에 의존하는 기관이다. 뇌의 무게는 체중의 2퍼센트에 불과하나, 열량은 20퍼센트를 소비한다. 신체 다른 세포와 달리, 뇌세포는 혈액-뇌 장벽이라는 보호벽 뒤에 있어 지방과 같은 큰 분자와 직접 접촉할 수 없다. 하지만 당은 더 작은 분자라서 뇌세포로 곧장 들어온다. 근육과 뼈를 비롯한 우리 몸의 주요한 다른 모든 기관은 혈류에 있는 지방을 죄다 직접 받아들일 수 있지만, 뇌는 그렇지 않다. 그래서 뇌는 혈당의 무려 25퍼센트를 가져다 쓴다. 뇌가 우리를 위해 수행하는 복잡한 활동을 온종일 제대로 해내려면 꾸준하게 당분이 꼭 공급돼야 한다. 뇌를 깨어 있는 상태로 유지하는 기본 전력망을 돌리는 데만도 상당한 에너지가 든다. 여기에 더불어 혈압, 심박수, 호흡, 체온 같은 신체 주요 기능을 관리하려면 훨씬 많은 에너지가 있어야 한다.

뇌는 에너지에 몹시 굶주린다. 그래서 뇌에는 미세한 혈당 변동을 감지하는 특수 세포가 있다. 이 포도당 감지 세포는 모든 것이 평형을 유지하게끔 돕는 역할을 한다. 뇌의 연료 측정계라고 생각해도 좋지만, 이들 세포는 단지 에너지가 떨어지는 순간을 감지하는 단계를 넘어 더 많은 역할을 한다. 혈당 문제를 해결하러 나서기도 하는 것이다. 이 세포들이 혈당을 끌어올리는 방법 한 가지가 식욕을 조절하는 것이다. 혈당이 정상보다 더 빨리, 혹은 더 심하게 떨어지기 시작하면 이 세포들이 뇌의 특정 부위에 전기화학 자극을 일으켜서 배고픔을 느끼게 만든다.

뇌의 연료 측정 세포는 뇌의 에너지원이 될 수 있는 다른 연료도 감지한다. 케톤ketone이 대표적이다. 신진대사가 건강한 상태에서 혈당이 떨어지면 대다수 세포는 원활하게 체지방을 사용하는 모드로 전환한다. 혈당이 낮게 유지되면 간은 케톤을 방출하기 시작하고, 케톤이 빠르게 뇌로 들어간다. 케톤은 뇌가 선호하는 연료 중 하나다. 그래서 우리가 장시간 아무것도 먹지 않더라도 괜찮은 것이다. 하지만 앞서 3장에서 살펴보았듯 인슐린 저항성이 있다면 얘기는 달라진다. 모든 세포가 지방에서 에너지를 얻는 데 어려움을 겪기에 당을 더 많이 쓰게 된다. 인슐린 저항성이 있으면 체지방으로 케톤을 만드는 과정도 힘들어진다. 그래서 뇌가 쓸 만한 연료가 하나도 남지 않게 된다.[2] 이런 신체 상황이 만든 배고픔은 비상사태 같은 느낌으로 우리를 엄습한다. 인슐린 저항성이 있다면 비상사태인 것이 맞다. 우리의 작은 세포는 스스로 비축한 에너지로는 약 20초만 버틸 수 있다.[3] 미토콘드리아가 에너지를 충분히 생산하지 못하면 세포는 죽기 시작할 것이다.

앞서 3장에서 다룬 인슐린 저항성과 관련해 꼭 기억해야 할 점이 있다. 인슐린 저항성이 있으면 혈당이 정상 범위에 들어도 혈당이 낮은 듯한 느낌을 받을 수 있다. 인슐린 저항성이란 결국 혈당에 대한 욕구

케톤이란 무엇일까?

케톤은 간이 주로 체지방을 사용해서 만드는 특별한 분자다. 식사 후에 보통 몇 시간이 지나서 인슐린 수치가 떨어지면 우리 몸은 저장한 지방을 분해해서 혈류로 지방산을 방출하기 시작한다. 뇌로 들어가기에는 너무 큰 지방산이지만, 뇌 세포가 아닌 다른 세포는 대부분 사용할 수 있다. 간은 지방산을 케톤이라는 작은 조각으로 잘라서 뇌가 사용할 수 있는 종류의 연료로 바꾸어준다. 그러면 혈당 수치가 낮을 때마다 뇌에서 케톤을 에너지원으로 쓸 수 있다. 이렇게 케톤을 만드는 과정을 케톤 생성ketogenesis이라고 한다.

안타깝게도 인슐린이 이 과정을 가로막는다. 인슐린 저항성이 있으면 격렬한 운동이나 장시간 단식을 하지 않는 한 인슐린 수치가 워낙 높아서 대개는 체지방에서 케톤을 의미 있는 양만큼 만들어낼 수 없다.

> **집중력이 떨어진다?**
>
> 당신이 완전한 집중 상태에 있건 아니면 머리를 거의 비우고 있건 상관없이 뇌에 필요한 연료의 양은 별 차이가 없다고 일부 전문가는 주장한다. 총소모 열량의 대략 20퍼센트 선을 벗어나지 않는다는 얘기다. 그런가 하면 무언가를 작업할 때는 해당 과제를 관장하는 뇌 영역에 더 많은 혈액이 공급되어 더 많은 당을 소비한다는 사실 또한 분명하다. 그래서 다른 전문가는 집중할 때 더 많은 에너지가 필요하다고 주장한다. 하지만 얼마나 많은 에너지가 필요한지는 아직 확실하지 않다. 분명한 건 우리가 집중하려고 애쓸 때 당이 떨어지는 느낌을 받기 쉬우며, 뇌 에너지가 부족하면 사고 능력도 무뎌진다는 점이다. 이렇게 사고력이 무너지는 현상, 다시 말해 '머리가 뿌예지는' 느낌은 저혈당일 때 가장 흔하게 나타나는 열한 가지 증상 중 하나다.

를 늘리는 작용임을 기억하자(그림표 3-3 참조). 인슐린 저항성이 강해질수록 신체는 계속 더 많은 혈당을 요구하게 된다. (혈당치) 기준치도 높아진다. 이때 우리 몸은 증가한 요구량에서 아주 조금만 혈당이 부족해도 저혈당증 증세를 만든다. 다시 말해, 혈당치가 정상이거나 정상 범위를 웃돌아도 배가 고플 수 있다.

이런 허기는 어떤 느낌일까? 저혈당증 증세가 나타나면 걸신들린듯 허기가 진다. 식사 시간을 그저 조금 지났을 뿐인데도 마치 며칠은 굶은 것 같다. 내 환자 한 사람은 이때 눈앞에 음식이 있으면 좀비처럼 아무 생각 없이 집어 먹게 된다고 말했다. 다른 증상으로는 브레인포그(머릿속이 뿌예지는 현상), 과민, 불안, 피로, 떨림, 메스꺼움, 발한(땀), 쇠약감, 어지럼증, 두통, 두근거림(심장 떨림) 등이 있다. 저혈당증의 일반적

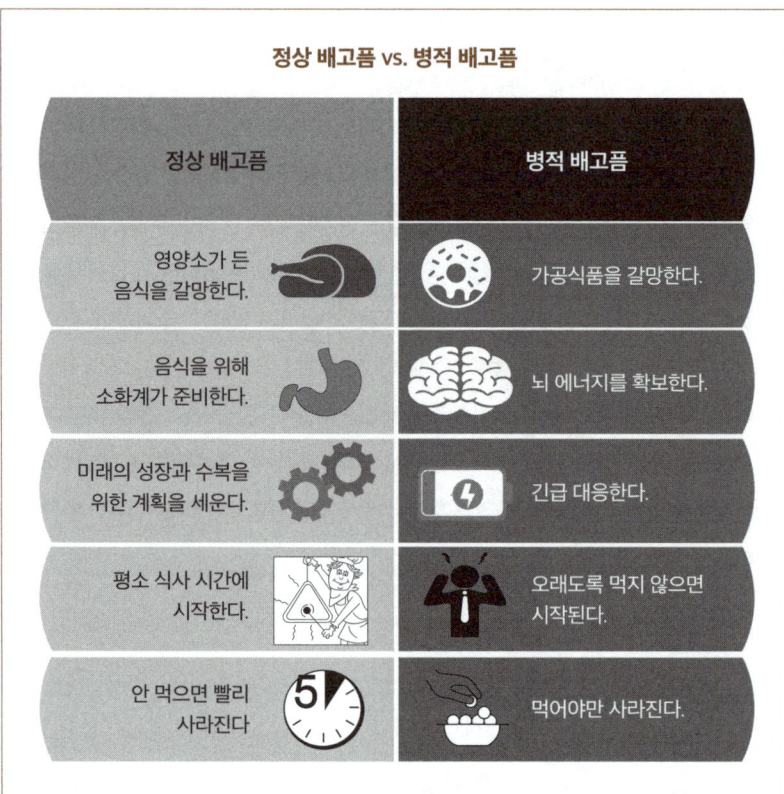

그림표 4-1 정상 배고픔과 병적 배고픔은 서로 다른 증상을 보인다. 이 두 가지를 구분하려면 배고 플 때 기분이 어떻고, 그때 무슨 일이 일어나는지, 무엇이 배고픔을 해소하는지 등을 살펴보면 된다. 이 정리표를 참고하기 바란다. 병적 배고픔은 혈당이 낮아서 생기므로 증상이 저혈당증과 똑같다. 병적 배고픔 증상이 나타나는 동안, 우리는 대사 비상사태를 경험한다. 그래서 무시하면 건강을 해칠 수 있다. **아무리 의지력이 강해도 신진대사가 일으키는 배고픔을 극복할 순 없다.** 결국 대부분의 사람은, 심지어 운동선수조차 체중이 증가한다(특히 비시즌 기간에).
병적 배고픔은 인슐린 저항성을 가리킨다. '배꼽짜증'이 올라오면 인슐린 저항성이 있다는 얘기다. 인슐린 저항성이 심해지면 혈당 수치가 정상이거나 정상을 웃돌아도 이런 증상을 느낀다. 병적 배고픔을 치료하는 장기적 방법은 인슐린 저항성을 해결하는 것이다. 단기적으로는 증상을 예방할 수 있다. (3부에서 장·단기 해결법을 모두 다룰 것이다.)

인 열한 가지 증상이다. 여기에는 모두 정상이 아닌 종류의 배고픔이 따라다니며, 병리病理를 반영한다. 병리란 병의 원인, 발생, 경과 따위를 대상으로 삼는다는 뜻의 의학 용어다. 나는 이 저혈당증의 열한 가지 일반적 증상을 합쳐서 '병적 배고픔'의 경고 신호라고 부른다. 물론 해당 증상은 다른 원인으로도 나타날 수 있으므로 함부로 속단하지 말고 의사와 상담하기 바란다(그림표 4-1 참조).

나는 환자가 저혈당증의 이 열한 가지 증상을 모두 인지하게끔 지도한다. 왜냐하면 이들 증상이야말로 인슐린 저항성을 감지하고, 더 나아가 거기에서 다시 회복한 정도를 측정하는 가장 좋은 방법이기 때문이다. 신진대사가 건강하면 아무리 배가 고파도 이런 증상이 하나도 나타나지 않는다는 점이 중요하다. 원래 우리 몸은 뇌에 연료를 몇 시간, 심지어는 며칠 동안도 차질 없이 공급할 수 있는 능력을 갖추고 있다. 그래서 이런 증상이 있는지 없는지를 단순히 잘 관찰하기만 해도 나날의 대사 활성도를 손쉽게 살피고 확인할 수 있다. 게다가 비용도 한 푼 들지 않는다. 어떤 종류의 기술보다도 실제로 더 유용한 정보를 알려준다. 연속혈당측정기나 혈액검사, 운동선수가 신체 능력을 점검하는 데 쓰는 수천만 원짜리 대사 시험 장비보다도 낫다고 생각한다. 사람의 뇌는 그야말로 수십억 년에 걸쳐 계발된 기관이다. 거기 내장된 당 감지 기술은 세상에서 가장 정교하고 민감하며 정확하다. 우리는 이 장치를 사용하는 법만 배우면 된다.

저혈당증 증세는 두 부류로 나뉜다. 하나는 뇌 에너지의 부족과 직접 관련된다. 다른 하나는 뇌가 원하는 수치로 다시 혈당을 올리려고 분비하는 호르몬과 연관이 있다. 자연의 섭리대로라면 혈당을 올리는

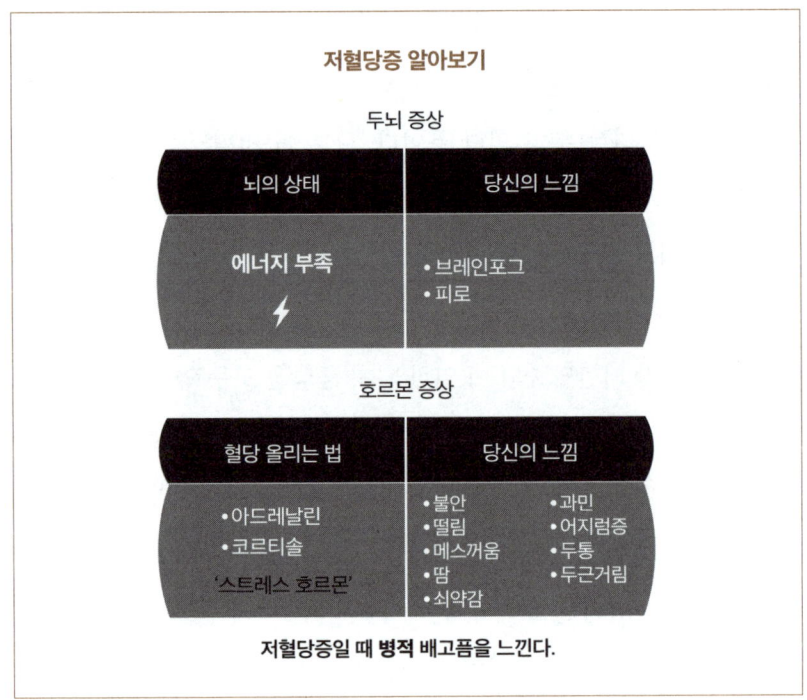

그림표 4-2

용도로는 이런 호르몬을 거의 쓸 일이 없어야 한다. 기분에 부정적 영향을 추가로 미칠 수 있기 때문이다(그림표 4-2 참조).

뇌 에너지가 떨어지는 증상

뇌 에너지가 떨어질 때는 두 가지 증상이 나타난다. 브레인포그(또는 집중이 안 됨)와 피로다. 브레인포그가 더 흔하다. 머릿속이 뿌예지면 이제 난 늙었구나 하는 한탄이 절로 나온다. 하지만 나이하고는 상관없는 증상이다. 대사 과정에서 생기는 에너지 공급의 문제일 뿐이다. 말하자면 일시적인 서비스 차질인 셈이다. 하지만 증상이 계속되면 실제로 뇌세포가 죽는다. 그런 의미에서 증상을 대사 계기판의 경고등처럼 생각할 만하다. 신진대사 장애로 빨간불이 들어왔다, 방치하면 영구적 손상이 일어날 수 있다는 의미로 말이다.

뇌 에너지가 떨어지는 증상에는 대개 배고픔이 뒤따른다. 그래서 사람들은 무엇을 해야 하는지 안다. 먹는 것이다. 먹으면 혈당이 상승하고, 문제가 바로 해결된다. 혈당을 가장 빠르게 올리는 부류가 문제를 가장 빨리 해결한다. 탄산음료, 주스, 가당 커피나 차, 사탕, 도넛, 빵류 등이다. 끼니와 끼니 사이에 달콤한 간식이 몹시 당겨서 찾아 먹게 된다. 그러면 기분이 나아지긴 해도, 밑바탕에 있는 인슐린 저항성을 해결하는 데는 아무런 도움이 되지 않는다.

배고픔은 뇌가 혈당을 다시 올려놓으려고 사용하는 방법 중 하나다. 배고픔이 보내는 신호는 대사 상태가 건강하다면 머릿속 화면에 친절하게 표시되는 작은 알림 사인 같은 것일 수 있다. 하지만 대사 상태가 건강하지 않다면 시끄러운 효과음을 동반한 채 머릿속 화면에 커다랗게 뜨는 요란한 팝업 광고 같은 것이어서, 얼른 끄지 않으면 하던 일에 계속 집중하지 못할 수도 있다.

저혈당증을 느끼지만 먹을 게 없다면 어떻게 될까?

우리 몸의 플랜 A는 배고픔이었다. 플랜 A로 문제를 해결하지 못하면 혈당치 하락을 감지하는 뇌세포가 플랜 B를 가동한다. 플랜 B는 혈당 수치를 다시 높일 수 있는 호르몬을 분비하는 길이다. 바로 스트레스 호르몬이다.

스트레스 호르몬의 증상

저혈당증이 일어난 몸에는 아드레날린과 코르티솔 같은 스트레스 호르몬이 넘쳐난다. 부신에서 만든 이 호르몬은 저혈당증의 여러 가지 이차 증상을 추가로 일으킨다. 두뇌는 미주신경을 통해 호르몬 분비를 조절한다. 미주신경이 목을 타고 내려가다가 식도와 심장을 돌아 더 아래로 쭉 가서 복부에 도달하여 (신장 위에 있는) 부신을 포함한 모든 장기의 기능을 조절한다. 이 경로를 따라 뇌가 아드레날린과 코르티솔의 수치를 높이면, 이들 호르몬이 간을 향해 혈당을 높이라고 지시해서 뇌의 에너지 위기를 해결한다. 하지만 이 과정에서 별반 유익하지 않은 다른 효과가 대거 발생한다. 특히 당신이 어느 평범한 화요일에 직장에서 일을 하고 있다면 더욱이 그렇다.

아드레날린과 코르티솔은 잘 알려진 투쟁-도피 호르몬이다. 동굴에 살던 인류의 조상이 사자를 피해 도망가고 적과 맞서 싸우는 이야기에서 아마 그 이름을 들어보았을 것이다. 실제로 투쟁-도피 상황이라면 스트레스 호르몬은 유용하다. 스트레스 호르몬이 눈앞에 맞닥뜨린 모든 것을 위한 집중력을 높인다. 시간 감각이 압축되고, 근력과 신체 조정 능력이 향상된다. 하지만 병적 배고픔의 맥락에서 보면, 휴게 시간까지 아직 한 시간이나 남은 직장인은 이런 경험을 하지 못한다. 대신 떨림과 불안, 메스꺼움, 발한, 과민함, 쇠약감을 느낀다. 미주신경은 심박수와 혈압도 조절하므로, 미주신경을 자극하면 어지럼증과 두통, 두근거림처럼 해당 기능과 관련한 증상까지 일으킬 수 있다. 다행스럽게도 대개는 한 번에 한두 가지 증상만 감지한다.

스트레스 호르몬의 증상이 때로는 뇌 에너지가 떨어지는 증상보다 더 요란하고 짜증스럽다(그림표 4-2 참조). 스트레스 호르몬은 뇌 에너지가 떨어지면서 생기는 과민함을 키워서 '배꼽짜증'을 평소보다 더 끔찍한 형태로 만들어놓는다. 또한 사소한 일로도 정서적 스트레스를 더 쉽게, 그리고 정도에서 벗어날 만큼 심하게 받게끔 한다.

스트레스 호르몬은 심박수, 혈압, 혈류를 증가시켜 뇌에 에너지를 공급하는 문제에 도움을 준다. 이 호르몬이 혈류로 더 많은 연료를 넣으라고 지시한다. 그러면 간이 당분을 내다 버리고, 지방세포가 지방을 방출한다. 또한 간은 저장된 체지방을 케톤으로 바꾼다.

이렇게 해서 뇌 에너지 문제를 해결할 선택지가 세 가지 나왔다. 저마다 각기 인슐린 저항성 상황에서 실제로 얼마나 잘 작동하는지 살펴보자.

체지방에서 나온 지방은 뇌로 들어갈 수 없기에 도움이 되지 않는다. 체지방은 케톤이 돼야 하는데, 인슐린이 케톤 생성을 가로막는다. 그래서 인슐린 저항성이 있으면 케톤을 충분히 만들기가 수월하지 않다. 그렇다면 이제 당분만 남는다. 병적인 배고픔이 일으킨 내적 불편함에서 벗어나려면 당분밖에는 없다. 따라서 몸은 혈당을 높일 방법을 찾아야 한다. 물론, 다급하게 배가 고픈 신호를 보내는 것이 한 가지 방법이다. 플랜 A다. 다른 선택지로는 스트레스 호르몬을 계속 분비하는 방법이 있다. 그러면 간은 저장된 당분을 혈류로 내보내겠지만, 호르몬 때문에 기분이 싹 바뀐다. 플랜 B다.

우리 몸은 플랜 C도 마련해놓는다. 플랜 C는 낮은 뇌 에너지가 정기적인 문제로 불어질 때 사용하는 일종의 예방책인데, 약간 시간이 흘러야만 효과가 나타난다. 스트레스 호르몬 수치를 높은 상태로 유지하는 방법이 플랜 C다. 그러면 분分당으로 더 많은 당분이 혈류에 풀리고, 당분에 중독된 배고픈 세포는 미량의 당분을 더 공급받는다. 연구에 따르면 인슐린 저항성이 있을 때 투쟁-도피 체계는 낮이고 밤이고 비정상적으로 활성화된다.[4] 정도의 차이는 있겠지만, 투쟁-도피 반응이 강화된 상태가 계속 유지된다. 이때 뇌는 간에게 인슐린을 무시하라고 강요한다. 그렇게 우리 몸은 인슐린 저항성을 키우게 된다(3장에서 살펴본 내용이다). 이 일을 하려고 뇌가 미주신경을 직접 자극해 스트레스 호르몬을 분비한다. 췌장은 혈당을 원래 수치로 낮추려고 애쓰지만, 스트레스 호르몬은 췌장에서 나오는 인슐린 신호일랑 신경 쓰지 않는다. 스트레스 호르몬을 늘리는 방식은 혈당을 높이는 대사의 편법인 셈이다. 그 수치에 뇌는 잠시 행복해도 췌장은 불행해진다. 더욱이 당분의 출처를 고려하면 정말 악마와의 거래라고 말할 수밖에 없다.

근육을 분해해 세포를 먹인다

체지방으로 당을 만들 수 있다면야 좋겠지만 실제로는 그런 효율적인 일이 착착 진행되지 않는다. 스스로 당분을 만들어야 한다면 우리 몸은 주로 단백질을 사용한다. 이 과정을 포도당신생합성gluconeogenesis이라고 한다(gluconeogenesis에서 'gluc'는 포도당, 'neo'는 신생, 'genesis'는 합성을 뜻한다). 음식으로 어떤 형태의 당이든 섭취하지 않더라도, 신체는 이런 방법으로 항상 혈류에 약간의 당이 들어 있게 한다. 인류의 수렵채집인 조상은 포도당신생합성 덕분에 풀 한 포기 보기 힘든 기후에서도 생존할 수 있었다. 탄수화물이 풍부한 (덩이줄기, 견과류 등) 식물 먹거리는 구할 수 없더라도 단백질이 풍부한 사냥감은 널려 있었으니 말이다. 혈당치가 정상을 유지하도록 포도당신생합성이 받쳐줬다. 하지만 아무리 많이 섭취해도 단백질은 몸에 잘 저장되지 않았다. 여분의 단백질이 몸에 뒤룩뒤룩 붙는 일은 절대로 없었다. 그건 현대인들도 마찬가지다. 우리가 필요량보다 많은 단백질을 섭취하면 우리 몸은 단백질을 지방으로 바꾼다. 당분을 많이 섭취할 때와 비슷하게 말이다. 단백질은 저장 형태가 없고, 당분은 저장량이 몹시 제한된다. 그래서 때로 우리 몸이 당분을 얻는 방법은 단 한 가지, 근육을 분해해서 나온 단백질을 당으로 전환하는 것뿐이다.

인슐린 저항성은 포도당신생합성을 부추긴다. 그러면 단백질이 당으로 전환되는 속도가 빨라진다. 정상이라면 당분이 아주 조금만 필요해서 포도당신생합성 과정으로는 당을 거의 만들지 않는다. 하지만 인슐린 저항성과 (스트레스 호르몬 수치가 비정상으로 치솟는) '교감신경의 과도한 활성화'를 겪고 있다면 간은 포도당신생합성 속도를 빠르게 올린다. 신체에 제한적으로 공급되는 단백질을 온종일 몸에 해악을 끼쳐가면서 더 분해한다. 매일 설탕 원숭이를 등에 업고 다니며 먹이를 주는 셈이다.[5]

3장에서 우리는 염증성 지방이 만들어낸 지방 과잉 현상을 살펴보았다. 체성분에 친지방성 왜곡이 일어난 현상이다. 또한 우리는 능수능란한 간이 혈류에 혈당을 마구 풀어서 수월하게 정상치의 몇 배로 혈당을 끌어올리는 과정도 알아보았다. 이 두 현상 사이에는 관련이 있다. 인슐린 저항성은 교감신경이 항진 상태를 유지하게끔 한다. 그러면 포도당신생합성이 촉진되어 근육을 분해한다. 다시 말해 간이 자연의 섭리를 거슬러서 만성적으로 혈당을 더 높은 수치로 끌어올리게 되면 근육을 만들기도 어렵거니와 이미 있는 근육을 지키는 건 더 어렵다.

내가 앞서 저혈당증 증세가 마치 신진대사 계기판의 '엔진 경고등'에 들어온 빨간불과 같다고 말한 또 다른 이유가 여기에 있다. 저혈당증 증세가 당 의존성 대사, 그러니까 인슐린 저항성의 심각한 문제를 경고할 수 있기 때문이다. 병적 배고픔과 정상 배고픔을 구분할 수 있도록 이런 증상을 스스로 인지하는 것이 중요하다. 인슐린 저항성이 개선되면 병적 배고픔은 나아진다.

인슐린 저항성이 심한 환자인데, 자신은 저혈당증 증세를 겪지 않는다고 말하는 사례를 많이 보았다. 배고픈지 잘 모른다는 이들 중에는 주전부리를 입에 달고 사는 사람이 적지 않다. 여기서 조금 저기서 조금, 이렇게만 먹어도 혈당이 병적 배고픔을 막아주기에 충분할 정도로 올라간다. 체지방도 타지 않는다. 그래서 나는 이런 군것질 전략을 추천하지 않는다. 대신 활력을 주는 음식들로 밥상을 채워서 두뇌의 에너지와 기능을 유지하는 방식을 권한다. 그러면 굳이 간식에 손을 대지 않아도 배가 고프지 않다.(그렇긴 해도 살다 보면 간식이라는 해결책이 여전히 필요할 때가 있다. 3부에서 최선의 간식 대안을 알아보자.) 배고픈지 모른다는 이들 중에는 실제로 허기를 느끼지 않는듯 보이는 사람도 있다. 그럴 때는 HOMA-IR 점수를 반드시 확인하자. 연속혈당측정기CGM라는 특별한 장치를 사용해도 좋다.

고혈당일 때 저혈당증을 일으키는 인슐린 저항성

건강할 때라면 혈당치가 정상 범위인 데시리터당 65밀리그램(mg/dℓ) 아래로 한참 더 떨어지지 않는 한 저혈당증 증세를 느끼지 않는다. 저혈당증을 진단하는 의학적 기준이 실제로 50mg/dℓ 이하다. 이 수치는 1950~1960년대 연구에서 나온 결과인데, 그 연구에 따르면 혈당이 54mg/dℓ 이하로 떨어질 때까지 사람들은 감정과 기능을 정상적으로 유지한다. 앞서 살펴봤다시피, 오늘날 대다수 인구가 인슐린 저항성을 겪는다. 인슐린 저항성이 있으면 혈당이 정상일 때조차 저혈당증 증세를 느낀다. 인슐린 저항성이 가볍게만 있어도 혈당치 75~80 이하에서 저혈당증 증세를 느끼는 사례를 나도 많이 보았다. 이 역치는 인슐린 저항성이 악화되는 정도에 비례해서 점차 올라간다. 당뇨전단계 환자라면 혈당치가 100을 밑돌 때 벌써 저혈당증 증세가 오더라고 말하곤 한다. 2형 당뇨병을 장기간 관리하지 않은 환자는 혈당이 200 미만으로만 떨어져도 증상을 느낀다.

비슷한 맥락에서, 당뇨병 환자가 당분과 탄수화물을 멀리하더라도 혈당이 정상으로 내려가지 않는 일이 종종 있다. 이상하다고 생각할 수 있다. 그 당분은 어디에서 온 것일까? 당뇨병 환자의 아침 공복 혈당치가 이를테면 120 정도로 높게 나오는 사례도 마찬가지로 이상하게 여길 만하다(밤에 잠을 자면서 아무것도 안 먹었을 테니 100 미만이어야 하는데 말이다). 하물며 한 시간 후에 다시 확인하면 여전히 아무것도 먹지 않고 있는데 혈당치가 140 정도까지 훌쩍 치솟기도 한다. 〈그림표 3-4〉를 보자. 혈당치가 아침 식사를 하기 전인 오전 6시경부터 상승하기 시작하는 건 흔한 일이다.

이 모든 현상이 포도당신생합성 과정을 이해하지 않으면 설명되지 않는다. 포도당신생합성이 있기에 당 의존성 대사가 가능하다. 신체에서 에너지를 요구하면 공복 혈당을 점점 높여서 충족해주는 것이다. 사람들의 공복 혈당이 해마다 상승하는 현상과도 정확히 일치한다. 혈당치가 일단 100을 넘어가면 당뇨전단계로 진단한다. 다시 혈당치가 125를 넘기면 당뇨병 진단이 나온다. 인슐린 저항성으로 당분을 탐하는 욕구가 점차 커지면 배고픔과 저혈당증을 불러오는 혈당치도 따라서 상승한다.

약물로 배고픔을 조절한다

병적 배고픔은 잘 알려지지 않았지만 체중 증가의 강력한 원인이다. 뇌의 정상적인 식욕 조절 체계를 무너뜨리는 범인이 바로 이 병적 배고픔이다. 아침 식사를 하고 단 몇 시간이 흘렀을 뿐인데 마치 며칠은 굶은 것처럼 느끼게 만든다. 식사를 잘 마치고 나서 정상적인 식욕 조절 체계라면 포만감 호르몬을 수용한다. 이를테면 지방세포에서 유래한 렙틴은 배고픔을 강력히 억제한다. 또 다른 포만감 호르몬인 GLP-1은 식사를 마친 직후 장에서 분비되는데, 역시 배고픔을 강력하게 억누른다. 과학자들은 최근 저혈당증이 이 체계를 완전히 그리고 강력하게 망친다는 사실을 밝혀냈다. 한 동물실험에서는 저혈당증이 "먹이 섭취를 대폭 늘렸다". 많은 동물이 먹이를 세 배나 더 먹고도 마치 걸신들린듯 행동했다(그림표 4-3 참조).[6] 이런 장면을 보면 사람들의 다이어트 시도가 왜 작심삼일로 끝나고는 하는지 알 수 있다.

(식욕 조절 체계가 힘을 잃게 만드는) 이런 작용을 오젬픽Ozempic, 위고비Wegovy 같은 새로운 식욕 억제 약물로 다시 잠재울 수 있다. 불쾌한 스트레스 신호가 온몸 여기저기에서 울릴 때 사람들에게 절실히 필요한 완화 효과를 가져다준다.(이런 신호가 어쩌면 '음식 소음food noise'을 화학적으로 설명해줄 수도 있을 것이다. 음식 소음이란 음식을 향한 갈망이 소음처럼 계속된다는 의미의 용어다.) 이런 약물은 사람들이 섭취 열량을 줄이는 데 도움을 준다. 다른 방식보다 훨씬 수월하다. 하지만 애초에 인슐린 저항성이 없다면 필요치 않은 보조제다. 건강해지면 약물이 없어도 힘들이지 않고 칼로리를 줄일 수 있다.

포만감을 지우는 병적 배고픔

에너지에 굶주린 뇌에는 포만감 호르몬이 작용하지 않는다.

정상적인 배고픔이라면 수많은 포만감 호르몬으로 억제된다. 대표적인 호르몬이 렙틴과, 요즘 오젬픽이라는 다이어트 약품으로 팔리는 GLP-1 수용체 길항제다.

에너지가 부족하면 포만감 신호를 무시하고 가장 강력한 형태의 배고픔을 만들어낸다. 이런 배고픔을 달래면 약물이 없어도 체중을 감량하고 그 상태를 유지할 수 있다.

그림표 4-3

몸이 정상이라면 이런 약물은 필요하지 않다. 체내에 준비된 GLP-1과 여타 포만감 호르몬이 모두 올바로 작용해서 끼니와 끼니 사이의 배고픔을 막아주기 때문이다. 여기에 지방으로 저장된 에너지까지 충분하다면 더 말할 필요도 없다. 아울러 이런 호르몬은 과식도 멈춘다. 우리가 충분히 먹었다면 약간 우리 속을 거북하게 해서 수저를 내려놓게 만든다. 이런 모든 작용을 망치는 범인이 저혈당증을 일으키는 인슐린 저항성이다.

우리의 식욕 억제 호르몬인 GLP-1은 대개 과식하고 나면 수치가 치솟다가 몇 분 안에 다시 떨어져서 정상이 된다. 이 호르몬이 많아지면 더 먹는다는 생각만 해도 메스꺼움을 느껴 속이 불편해진다. 끼니와 끼니 사이에는 정상 수치가 유지되어, 우리가 배고픔을 느끼지 않는다. 이 메커니즘을 인슐린 저항성이 무너뜨린다. GLP-1 모방 다이어트 약품인 오젬픽과 위고비는 대단한 효과를 낸다. 끼니 사이사이에 보통

GLP-1이 분비되는 양의 100~1000배에 해당하는 수준으로 사람의 뇌를 계속 휩쓴다.[7] 이 약품을 복용한 사람들 중 약 3분의 1이 식욕 억제라는 꿈 같은 효과를 본다. 이 수치가 낮다 싶을지도 모르겠지만, 대부분의 체중 감량 약물보다는 낫다. 하지만 복용을 중단하면 곧장 병적 배고픔이 자연스레 다시 찾아온다. 안타깝게도 대개는 다시 체중이 불어난다. 이런 형태의 배고픔은 물론 GLP-1 결핍이 원인의 뿌리가 아니다. PUFA로 가득한 체지방이 세포에 에너지를 공급하지 못해서 그렇다. 혈당 감소로 뇌 에너지가 모자라면 신진대사에 응급 상황이 발생한다. 집중력이 떨어지고 투쟁-도피 반응이 시작되면서 음식을 찾게 된다.(다행히 인슐린 저항성을 완전히 되돌리지 않아도 식욕 문제는 정상으로 회복할 수 있다. 한 번에 한 끼씩 병적 배고픔을 예방하면 된다. 3부에서 그 방법을 다룰 것이다.)

혈당 변동, 에너지 부족, 스트레스 호르몬이 다 같이 작용해서 나타난 당연한 결과로. 우리의 기분은 거북해진다. 이런 일이 가끔만 일어난다면 그냥 찌뿌둥한 하루를 보내고 말 테지만, 매일 반복된다면 삶이 바뀐다. 새로운 연구에 따르면 저혈당증과 병적 배고픔은 실제로 보통의 행동장애, 심지어는 정신질환과도 연결된다.

정신질환의 대사적 뿌리

겔프대학교의 연구심리학자인 프란체스코 레리Francesco Leri 박사는 '배꼽짜증'이라는 용어가 늘 마음에 들지 않았다. 사람들이 자신의 나쁜 행동을 변명하는 편리한 수단으로 이 말을 쓴다고 여겼다. '배꼽짜증'이라는 핑계에 신물이 난 그는 이 문제를 한번 제대로 다뤄보자고 생각했다. 혈당이 과연 기분에 영향을 미칠 정도로까지 낮아지는지 의문스러웠던 그는 이 모든 생각이 틀렸다고 증명해줄 연구를 하나 설계했다. 훗날 그는 연구 보도자료에 이렇게 적는다. "사람들은 먹지 않으면 심통이 난다고 했지만 난 그 말에 회의적이었다." 연구를 수행한 그는 곧 정반대 결론에 납득되고 만다. 그리고 2018년 정신약리학 학술지인 《사이코파머콜로지Psychopharmacology》에 실험 결과를 발표했다. 포도당이 빠르게 떨어지면 그 수치가 작더라도 꾸준히 정서 상태에 부정적 영향을 미칠 수 있다는 내용이었다. 이 연구는 필요한 에너지에 접근하는 뇌의 능력과 정신건강이 뚜렷하게 연결된다는 사실을 최초로 보여준 기념비적인 성과였다.[8]

실험 과정은 이러했다. 인간의 불안장애를 모방한 표준 조건화 절차를 만들어 쥐에게 적용한 다음 쥐의 불안 상태를 시험했다. '조건화'를 하면 감정 상태가 주변 환경의 무언가와 연관된다. 이를테면 개에게 먹이를 공급하는 시간 조건에 저녁 식사 종을 울리면 개는 종소리를 듣고 침을 흘리기 시작한다. 레리 박사 팀이 한 무리의 쥐에게 조건화한 방식은 이러했다. 쥐들에게 포도당 대사 차단제를 주사하여 일시적인 저혈당증 상태에 빠뜨린 다음, 쥐를 한 마리씩 새로운 작은 방에 가두었다. 쥐마다 당시에 품은 감정 상태를 그 방과 연관시키는 '조건'을 만들기 위해서였다. 대조군인 쥐에게도 모든 과정을 똑같이 반복했지만, 이때 주사한 건 식염수였다. 조건화를 완료한 두 무리의 쥐를 대상으로 불안 시험을 시작했다. 시험을 위해 두 무리의 쥐에게 식염수를 주사한

다음, 조건화된 방과 새로운 방 중 어디로든 갈 수 있도록 선택권을 주었다. 저혈당증을 경험한 쥐는 조건화된 방을 필사적으로 피했다. 저혈당증이 왔을 때 불안감을 느꼈다는 뜻이다. 반면 대조군은 그런 반감을 드러내지 않았다. 시험의 셋째 단계에서 두 무리의 쥐에게 전부 우울증을 치료하는 항불안제를 투여했다. 약물이 들어가자, 앞서 조건화된 방을 회피했던 쥐들은 더는 그러지 않았다. 저혈당증이 인간의 불안장애와 우울감을 모방한 행동을 불러왔다는 점이 더욱 확실해졌다.

심각한 정신질환 환자들 사이에 대사증후군이 많다는 사실을 의사들은 오래전부터 알고 있었다. 이런 방향의 연구 조사는 대사 문제가 원인일 수 있음을 시사한다. 2018년 논문의 공동저자인 토머스 호먼 Thomas Horman 박사는 보도자료에 이렇게 적었다. "사람들은 부정적인 기분 상태와 스트레스에 관해 생각할 때 심리 요인을 살피지, 대사 요인은 잘 따지지 않는다."[9] 그는 자신의 박사 학위 논문에도 이 자료를 끼워 넣었다. 논문에서 불안과 우울을 둘러싼 우리의 사고가 엄청난 변화를 눈앞에 두고 있다고까지 밝혔다. 저혈당증이 스트레스 호르몬의 분비를 촉진하는데, 그러면 "기분장애를 불러올 수 있는 스트레스원"이 된다면서 "(기분장애에서) 우울증이나 우울 유사 증상이 발전할 수 있다"고 언급했다. 더 나아가 그는 인슐린 저항성이 단지 불안과 우울만이 아니라 공황장애와 PTSD(외상 후 스트레스 장애), 강박장애, 공포증, 조울증 등 다른 정동장애의 근본 원인일 수도 있다고 주장했다.[10]

이런 개념에는 심리학 전반에 걸친 함의가 있다.

현재 시점에서 정신질환의 물리적 기원을 다루는 많은 연구는 해당 증상을 겪는 사람이 개선을 위해 손 쓸 방도가 별로 없는 근본 원인에 초점을 맞춘다. 역사상 심리학적 문제에서 인정되어온 생물학적 뿌리는 갑상샘 질환, 특정 비타민 결핍, 종양 등에 국한됐다. 1980년대에 정신과 의사들은 세로토닌serotonin, 도파민dopamine 같은 신경전달물질의 낮은 수치가 어떤 역할을 할 것이라는 이론을 세웠다. 이제 그들은 뇌가 이런 화학물질을 처리하는 방식을 바꿔주는 처방전만 수시로 쓴다. 이런 약물이 때로는 제법 도움이 되지만, 때로는 견디기 힘든 부작용을 가져오기도 한다. 종종 통제가 되지 않는 체중 증가로도 이어진다. 전혀 효과가 없기도 한다. 그래서 정신건강 문제가 대사질환에서 비롯한다면 정신질환으로 고통받는 많은 이가 새로운 해결책을 손에 쥐는 셈이다. 정신의학에 '대사요법'을 적용하려는 연구가 이제 막 시작되고 있는데, 그 현황을 8장에서 확인할 것이다. 인슐린 저항성이 정신건강에도 영향을 미친다면, 그것을 제대로 진단하는 법을 아는 길이야말로 앞서 일궈낸 다른 무엇보다도 훨씬 중요하고 가치가 있을 테다.

찌뿌둥한 기분, 후회스러운 결정, 반사회적 행동, 일부 폭력을 배고픔과 연결 짓는 연구 논문은 이미 많이 쌓여 있다. 케임브리지대학교 심리학자들은 2005~2021년에 사람을 대상으로 수행된 실험 수십 건을 정리한 리뷰 논문을 발표했다.[11] 논문에 따르면, 배고프지 않은 사람보다 배고픈 사람이 (화, 짜증, 분노 같은) 부정적 감정을 더 쉽게 경험했다. 이런 경향은 스트레스가 쌓인 상황에서 더욱 뚜렷해졌다. 연구진은 일반적 배고픔이 두려운 경험으로 다가왔다고 결론 내리며 논문을 마무리했다. "나날이 느끼는 배고픔의 정도는 부정적 정서성과 관련이 있다." 정말 그렇다면, 사람들은 배고픔에 따라붙는 불쾌하고 부정적인 감정 상태를 방지하는 방향으로 삶을 순응시킬 법하다. 그들은 머릿속이 온통 음식 생각뿐이어서 삶을 오롯이 살지 못할 수 있다. 하지만 이 분야를 이끄는 심리학자들은 대사 건강 부문의 전문가와 협력한 사례가 없기에, 자신들이 연구하는 대상자들이 다른 한편으로는 인슐린 저항성의 징후를 잘 드러내 보인다는 사실을 미처 깨닫지 못했다. 그래서 자신들의 연구에 또 다른 시사점이 있다는 사실도 알지 못했을 테다. 대사질환의 유행이 나쁜 행동의 유행을 잘 설명하리라는 사실 말이다.

통제력 상실

로이 바우마이스터Roy Baumeister 박사는 자기통제와 의지력 분야를 이끄는 세계적인 심리학자다. 논문이 자주 인용되고, 영향력도 크다. 1970년대에 학교, 직장, 사회에서 사람들이 성공할 수 있을지를 가장 잘 예측해주는 한 가지 성격 특성을 콕 집어내어 처음으로 이름을 알렸다. 당시에는 성공이 건강한 자존감에 달렸다는 생각이 지배적이었다. 하지만 바우마이스터 박사는 자존감이 사람들을 실제로 곤경에 밀어넣기도 한다는 사실을 발견했다. 자기통제가 부족하다면 말이다. 자존감이 높지만 자기통제가 느슨한 사람은 폭력과 반사회적 행동이 드러나는 경향을 보였다.[12] 그는 연구의 초점을 자기통제로 옮겼고, 곧바로 사람들이 학교에서 우수한 성적을 거두고, 직장에서 출세하며, 가정에선 행복을 누릴 수 있는 진짜 비결을 찾아냈다. 자기통제가 잘되는 사람은 정신건강이 더 좋았고 경제적으로 여유가 있었으며, 감방에 갇히거나 범죄와 학대에 가담하는 일도 좀처럼 없었고, 성적으로 문란하거나 편견이 있는 행동을 하는 경향도 잘 보이지 않았다. 수명도 더 길었다.[13] 그는 "자기통제를 잘하면 모든 사람이 승리한다"면서 "자기통제는 본인에게도, 주변 사람들에게도, 사회 전체에도 좋다"라고 말했다. 자기통제를 뜻하는 말이 또 있는데, 바로 의지력이다.

자기통제가 건강과 행복에 무엇보다도 중요하다는 점을 밝혀낸 바우마이스터 박사가 그다음으로 파고든 주제는 절제를 잘하는 사람조차 때때로 자기 통제력을 잃게 만드는 요인이었다. 여기서 그는 다시 한번 새로운 지평을 연다. 의지력을 발휘하려면 뇌 에너지가 필요하며, 사람들이 의지력을 자꾸만 써야 할 때 의지력은 점차 약해진다는 사실을 실험으로 종합해서 보여주었다. 현재 심리학계에서 이 개념은 자아고갈ego depletion 이론으로 잘 알려져 있다. 심리학적으로 자아는 자신을 높게 평가하는 개념이 아니다. 자아란 우리가 자기통제를 하게끔 유도하는 정신의 한 측면이다. 이 이론은 여전히 논쟁적이긴 하지만, 상식에 들어맞는 듯싶다. 바우마이스터 박사는 의지력을 두고 이렇게 말했다. "그건 근육과 같아서 연료가 필요합니다."[14] 우리 대부분에게는 그 연료가 당분이다. 저혈당증이 온다면 당이 충분하지 않다는 뜻이다.

그의 연구에 따르면 우리는 배고프면 의지력이 금방 약해지고, 충동을 통제하기가 힘들어진다. 그는 수십 년에 걸친 연구와 다양한 실험을 거친 끝에 배고플 때는 모든 종류의 유혹에 더 굴복하기 쉬워진다는 사실을 알아냈다. 여기서 말하는 유혹에는 물론 탐닉하는 음식만 해당하는 건 아니다. 충동구매, 성적 만남, 불법 약물, 도박, 알코올 등이 다 포함된다. 평소 자기통제가 잘되는 사람도 마찬가지다. 배고픔을 느끼면 의지력이 바닥나고, 음식을 얻는 것 말고는 거의 모든 일에서 하려는 동기가 사라진다. 아울러 배고픔은 의사결정을 더욱 어렵게 만든다. 복잡한 계획을 세우기가 거의 불가능해지고, 하던 일이 어려워지면 포기하게 된다. 바우마이스터 박사의 연구는 더 나아가 배고픔이 사람을 '공격적'으로 만든다는 사실도 밝혀냈다.[15]

하지만 그가 정말로 시험한 대상은 단지 배고프기만 한 사람이 아니었다. 인슐린 저항성 유병률이 99퍼센트를 넘기는 현실을 고려하면, 그의 피험자 중 상당수가 정상 배고픔이 아닌 병적 배고픔과 뇌 에너지의 저하를 경험하고 있었을 가능성이 크다. 그래서 앞 문단에 있는 '배고픔'이라는 단어가 모두 진짜로 의미하는 것은 '뇌 에너지의 저하'다. 신진대사의 역할은 모든 세포에 에너지를 공급하는 것임을 기억하자. 인슐린 저항성은 이 지극히 중요한 대사 기능을 방해해서 의지력과 자기 통제력을 바닥낸다.

그런데 사람들이 혈당을 높이는 음식을 먹으면 자기 통제력은 크게 나아진다. 바우마이스터 박사를 비롯한 여러 연구자가 다양한 실험을 설계해서 당분이 "좌절감을 안기는 실패에도 견디도록" 사람들을 돕는다는 사실을 발견했다. 당분은 지루하기만 한 꼼꼼한 과업을 더 열심히 수행하도록 이끄는 의지, 아니 말 그대로 에너지를 공급한다. 당분은 사람들이 압박감 속에서도 더 깊이 생각하고, 모욕적인 언사를 듣는 상황에서도 침착성을 잃지 않게끔 돕는다.[16] 달콤한 음료는 도발을 마주했을 때 자연스레 싸움으로 맞받아치는 '공격적 개체'를 진정시킬 수 있다. "낯선 사람들이 서로를 덜 공격적으로 대하게 만들 수 있다"는 얘기다.[17]

또 한편으로, 이런 연구 결과는 사람들이 단것을 그토록 찾는 까닭도 설명한다. 당은 기억력과 인지력을 북돋아서 더 똑똑해진 머리로 시험을 치르게 해준다.[18] 충동을 줄이고 집중력도 오래가게 한다. ADHD를 겪는 사람이 당의 이런 효과를 인지해서 자가 치료하는 일도 어쩌면 가능할 것이다.[19] 당은 어려운 결정을 더 빨리 내리고, 일상을 더 효과적으로 계획하는 데 도움을 줄 수 있다.[20] 말하자면 당은 수행 능력을 끌어올려주는 약물인 셈이다. 다용도에 효과도 좋은데 저렴하고 합법적이기까지 하다. 여기서 역설은 현대인의 신진대사가 (당분 때문에) 다방면으로 문제가 생겨서 수행 능력을 낮춰버렸기에 당분이 필요하다는 점이다.

피로와 배고픔, 집중력 저하와 낮은 동기 부여를 극복하며 건강한 식생활을 이어가기란 확실히 어렵다. 많은 직장인 부모들이 두려워하는 질문 중 하나가 매일 오후 3시경이면 머리에 떠오른다. "오늘 저녁에는 또 무얼 먹는담……." 하필 혈당이 떨어지기 시작하는 때와 맞물려서 이런 생각이 든다. 그러하니 복잡한 저녁 식사 계획일랑 부담스러워진다. 20~39세 미국인 중 45퍼센트가 매일 패스트푸드에 의존한다. 이렇게 된 데는 뇌 에너지의 저하도 한몫했을 테다.[21] 미국인의 62퍼센트가 하루에 한 끼 이상을 간식으로 때우자고 마음먹은 배경에도 영향을 미쳤으리라고 생각한다.[22] 여기서 잔인한 역설은 두뇌의 힘을 빼앗아가는 식물성 기름을 결국 더 많이 먹게 된다는 점이다.

바우마이스터 박사는 의지력과 자제력을 다이어트 맥락에서 이야기하며 우리가 다소 곤경에 처해 있다고 지적한다. "자기 통제력을 기르려면 당분이 (필요하다는) 아이러니를 전 유념합니다."[23] 당분을 멀리하려면 의지력이 필요한데 의지력을 유지하기 위해 당분이 필요하다면,

당신은 당분을 피하기 위해 당분이 필요할 것이다. 이러하니 분명 문제다. 다이어트를 하는 사람들의 신진대사가 (조지프 헬러의 소설 《캐치-22》가 떠오르는) 순환 논법의 덫에 걸려든다(실성한 군인은 폭격 임무를 맡을 수 없지만 자신이 미쳤다는 사실을 직접 군의관에게 알려야 하는데, 만약 그게 가능하다면 정상적인 판단을 내렸다는 뜻이므로 미치지 않았음이 증명되기에 폭격 임무에서 배제될 수 없다는 논리—옮긴이). 무언가를 회피하기 위해 자신이 회피하려는 바로 그것이 필요한 상황이다. 바우마이스터 박사의 연구는 (오늘날 일고 있는) 비만 유행과 관련해 비만 전문가들이 수행한 어떤 연구보다도 더 많은 설명을 들려준다.

직장, 학교, 가정에서 저혈당증의 망령이 생산성을 먹어 치우고 있을 수 있다. 그러면 자신이 마땅히 감당해야 하는 일에 압도당하는 느낌이 들 수 있다. 대화를 나누는 중에 주의가 산만해져 중요한 정보를 놓칠 수도 있다. 신진대사 때문에 기분과 행동이 달라지면 개인과 사회 전반에 깊고 넓은 영향을 미치게 된다. 어쩌면 우리의 가장 어두운 충동이 증폭할지도 모른다.

분노의 허기

범죄심리학자들은 살인의 주원인이 공격성이라고 말한다. 행동심리학자는 모든 종류의 범죄행동의 주원인을 부족한 자기통제에서 찾는다.

브래드 부시먼Brad Bushman 박사는 우리가 서로를 해치도록 부추기는 것이 무엇인지 연구한다. 그는 대인 폭력, 특히 가정 폭력이 증가하는 추세를 이해하려고 노력해왔다. 이런 폭력을 법과 질서, 사회구조에 대한 실존적 위협으로 여겼기 때문이다.[24] 그는 학술지에 동료 검토를 거친 논문을 200편 넘게 발표했고, 의회에서 증언을 했으며, 대통령 직속 위원회에서도 활동하고, FBI에 자문위원으로 참여한 전문가다. 부시먼 박사가 수행한 많은 연구에서 배고픔과 공격성 사이에 깊은 연관성이 있음이 드러났다. 그는 동료인 자기통제 전문가 로이 바우마이스터 박사와 함께 배고픔이 "기혼 부부 사이에서도 공격성을 키울 수 있는지" 살펴보려고 다소 창의적인 실험을 설계했다.[25] 그런데 앞으로 더 이야기하겠지만, 내 생각에 이 연구가 실제로 시사하는 점은 우리가 충분히 자주 밥을 먹지 못해서가 아니라 신진대사가 사람들의 나쁜 행동을 부추긴다는 것이다.

부시먼 박사와 동료들은 먼저 기혼 부부 107쌍을 모집해서 21일간 혈당 수치를 체크했다. 그런 다음 혈당이 가장 낮을 것으로 예상되는 저녁 식사 직전에 그들이 얼마나 자신을 통제하는지 시험했다. 참가자들에게 공격적인 충동을 일으키려고(누군가에게 신체적인 상해를 입히고 싶은 정도를 반영하려고) 연구진은 이렇게 주문했다. "이 인형을 배우자라고 생각하세요. 배우자에게 화가 난 만큼 인형에다 바늘을 하나에서 쉰한 개까지 꽂을 수 있어요. 배우자가 없을 때 혼자 바늘을 꽂으시면 됩니다." 연구진은 혈당치가 낮은 사람이 높은 사람보다 더 많은 바늘을 그들 배우자의 말하자면 분신에 계속 꽂았다는 사실을 발견했다. 혈당 수치가 가장 낮은 축에 속한 사람들은 가장 높은 축에 속한 사람보다 평균 두 배 더 많은 바늘을 저주 인형에 대고 찔렀다. 누군가는 바늘 쉰한 개를 전부 매일 밤 인형에 꽂았다. 부부 관계가 결코 좋아 보이지는 않았다.

공격성을 (혼자만의 화풀이가 아니라) 상대를 향한 실제 행동으로 표출하는 데도 저혈당증이 일정한 역할을 하는지 알아보기로 했다. 참가자들은 실험실로 돌아와서 배우자와 함께 그다지 우호적이지 않은 게임을 했다. 규칙은 간단했다. 컴퓨터의 지시에 따라 버튼을 더 빨리 누르면 이긴다. 승자는 패자를 괴롭힐 수 있었다. 상대방이 쓴 헤드폰에 소음을 일으켜서 괴롭히는 방식이었다. "(칠판을 손톱으로 긁는 소리, 치과 핸드피스 소리, 구급차 사이렌 소리 등) 누구나 싫어할 법한 소리를 섞어놓았다." 소음의 볼륨 범위는 무난한 말소리부터 화재경보기 수준까지였다. "승자는 또 소음의 지속 여부를 조절해서 패자가 고통받는 시간을 정할 수 있었다." 0.5초에서 10초까지였다. 연구진은 무엇을 알게 됐을까? 저녁에 혈당이 떨어지면 더 나쁜 행동을 할 거라는 예측이 이번에도 맞아떨어졌다. 혈당 수치가 낮을수록 피험자는 소음을 더 크고 더 길게 조절해서 상대를 괴롭혔다.(실제로 상대방은 배우자가 아닌 컴퓨터였다. 패자의 고막이 손상될 일은 없었다.) 부시먼 박사는 이런 연구 결과를 들고 TED 강연에 나서 이렇게 조언했다. "배우자와 중요한 이야기를 나눠야 한다면 어떤 내용이든 간에 일단 밥부터 먹이세요."[26] 물론, 가정 폭력은 심각한 문제다. 그것을 저혈당증 탓으로 돌릴 수는 없다. 그렇긴 해도 저혈당증이 의미 있는 역할을 한 것은 나름 분명해 보인다.

부시먼 박사는 이 연구에 관한 인터뷰를 하면서 저혈당증이 어떻게 반사회적 행동으로 변환되는지 설명했다. "포도당은 뇌가 자기통제를 하는 데 필요한 에너지를 제공합니다." 포도당 수치가 낮으면 자기통제가 수월하지 않기에, 우리에게 있는 공격적 충동이 터져 나올 수 있다.[27] 저혈당증이 나타나는 상황에서는 아드레날린 분비가 급증하는 일도

피할 수 없다는 점을 덧붙이고 싶다. 부시먼 박사를 포함한 이 분야 연구자들은 이렇게 말한다. "저혈당증은 공격적인 행동을 쉽사리 드러내는 여러 요인 중 하나일 수 있습니다." 배고플 때는 낯선 사람이든 사랑하는 사람이든 공격적으로 대하게 된다는 비슷한 연구도 있다.

나는 이 모든 연구가 인슐린 저항이라는 기저의 대사 문제를 가리킨다고 생각한다. 이유는 이렇다. 모든 실험에서 연구자들이 알아채지 못한 흥미롭고도 꽤 무서운 사실이 있다. 여기서 사람들의 이른바 '낮은' 혈당이란 실제로는 70mg/dl 이상인데, 이 수치는 이론의 여지 없이 정상 범위에 들어간다. 가장 많이 화가 나서 공격성이 가장 컸던 사람조차 의사가 '임상적으로 의미 있는 저혈당'이라고 여길 만한 50mg/dl 이하가 아니었다. 사람들이 정말로 굶어 죽을 지경에서 나쁜 행동을 했다면 얘기가 달라지겠지만, 심리학자들의 실험은 그렇지 않았다. 그들의 연구에서는 건강 상태가 양호하다고 간주될 만한 사람들이 반사회적으로 행동하는 퇴행을 보였다. 하지만 그들은 사실 건강하지 않다. 인슐린 저항성으로 고통을 받는데도 진단은 그렇게 나오지 않았을 가능성이 크다는 걸 우리는 안다. 인구의 99퍼센트가 그렇듯 말이다. 이 말은 곧 우리가 현실을 개탄하며 나쁜 뉴스를 계속 보는 것 말고도 다른 일을 할 수 있다는 뜻이다.

배고픔과 나쁜 행동을 연결 짓는 대규모 연구의 결과가 계속 나오고 있다. 어른스럽지 않은 파괴적 행동, 때로는 폭력이 망가진 대사 건강과 연관이 있다는 명확한 증거를 속속 제시한다. 그러나 심리학자들이 대사 건강 분야의 전문가와 협력하지 않는 터라, 그들의 연구가 마땅히 받아야 할 주목을 끌게 해줄 연결점을 만들지 못해 안타깝다. 현재 언론은 이런 정보를 주로 흥밋거리로 치부한다. 개가 119에 전화할 수 있다거나, 지하철에서 쥐가 다양한 패스트푸드 음식을 끌고 다닌다는 식의 기사와 함께 다룬다. 그래서는 안 된다. 연구 결과의 함의가 정말로 중요해서 그렇다.

인슐린 저항성과 사회적 혼란 사이에 연관성이 있다는 점을 세상이 인지하지 못하는 주요한 이유 중 하나는 저혈당증 자체를 둘러싼 기이한 의학적 사고방식과 관련 있다.

저혈당증을 (대다수) 의사가 시큰둥하게 바라보는 이유

현재 의료계는 환자가 저혈당증을 겪더라도 인슐린을 투약하지 않는한, 그것도 과다 투약할 우려가 있지만 않다면 심각한 문제로 생각하지 않는 분위기다. 물론, 의사는 저혈당증을 심각하게 여긴다. 하지만 환자에게 나타난 브레인포그와 두근거림, 두통 등이 다른 기저 질환 때문은 아니고 배고플 때만 그렇다고 일단 판단하면 의사는 저혈당증으로 진단하고 나서 그저 주전부리나 좀 챙겨서 다니라고 조언할 것이다. 안타깝게도 불안 발작이나 편두통이 시작된 다음에는 간식을 먹어도 소용이 없을 수 있다. 하물며 경도 저혈당증이 건강에 좋다고 믿는 의사도 많다.[28] 대사 속도가 빨라서 그렇다는 것이다. 의사라면 중증 저혈당증이 심각한 결과를 가져올 수 있다는 걸 안다. 하지만 인슐린 저항성이 있으면 혈당이 설령 정상이더라도 심각한 저혈당증을 보일 수 있다는 점은 대개 잘 모른다.

용어부터 정의해보자. 혈당이 30mg/dl보다 낮으면 생명을 위협하는 저혈당증이다. 혈당치가 30~50이라면 중증 저혈당증이다. 51~70은 경도 저혈당증이다. 혈당치가 50 이하가 되면 의사가 증상을 심각하게 보기 시작한다. 51~70 사이는 '건강한 저혈당증'이라는 이상한 범주인데, 말과는 달리 절대로 건강하지 않다. 초기 인슐린 저항성의 징후인데, 그렇게 인식하지 않는다.

왜 하필 혈당치 50을 기준으로 삼을까. 연구에 따르면 이른바 건강한 저혈당증이었던 상태가 이 마법의 지점을 통과해 내려가면서 "개인에게 당장의 장기적 위험"을 불러오는 문제성 저혈당증으로 바뀌기 때문이다.[29] 이때부터 우리 몸에 혼동과 조정 문제가 나타나고 정신적 처리 과정이 느리거나 무질서해진다. 그래서 운전이나 계단 오르기, 사다리 타기가 위험해진다.

저혈당증이 반복되면 끔찍한 장기적 충격이 온다. 인슐린을 투약하는 1형 당뇨병 환자를 대상으로 한 연구에 따르면, 저혈당증이 빈번하게 나타나면 정신적 '유연성'을 영구히 잃을 수 있다. 이 유연성은 타인과 어울려 지내고 문제를 해결하는 데 꼭 필요한 성격 특성이다. 두서없는 대답을 내뱉는 증상은 '황급한 응답rapid responding'이라고 하는데, 어쩌면 그들은 이런 경향으로 고통받을 수도 있다. 어떤 결정을 내리기 힘들어지고, 세부 사항에 대한 주의력을 잃고, 공간성 측면에서 장기 기억장애를 겪을 테다. 그러니까 물건을 어디에 두었는지 기억나지 않거나 자신이 어디에 있는지조차 인지하기 어려워진다.[30] 일련의 연구에 따르면 저혈당증이 재발하면 상당한 인지장애와 치매까지도 유발할 수 있다. 연구 논문의 저자들은 이런 증상을 적확하게도 '저혈당증이 유도하는 뇌 손상'이라고 불렀다.³¹ 재발성 중증 저혈당증이 학습장애, 행동 문제, 치매까지 일으킬 수 있다는 점을 고려하면, 경도 수준인 재발성 저혈당증의 유해성을 겨냥한 일말의 우려가 적어도 있으리라 짐작할 것이다.

의료계가 저혈당증 환자를 제대로 치료하지 않는 더 근본적인 이유가 있다. 저혈당증을 진단하는 것 자체에 대한 오해가 생긴 탓이 큰 듯싶다.

과거 한때 (일차진료를 하는) 가정의는 보통 환자의 말을 듣고 저혈당증을 진단한 다음, 식단을 바꾸어서 증상을 예방하게 했다. 지방을 섭취하라고까지 조언하진 않았지만 '혈당지수GI가 낮은 탄수화물'을 먹으라고는 확실하게 권장했다. 나는 이 탄수화물을 어려운 의학 용어보다는 '소화가 느린' 탄수화물로 부르자고 제안한다. 그런데 너무 많은 사람이 저혈당증 진단을 받자 의학계가 의심하기 시작했다. 학계에선 의사가 환자의 말을 주의 깊게 듣는 대신 오직 실험실 검사만으로 저혈당증을 진단해야 한다고 주장했다. 더 나아가, 환자들이 호소하는 모든 증상이 실은 그들 머릿속에만 존재하는 것 아니냐며 저혈당증을 '비非질병'이나 '가짜 장애'라고 깎아내렸다. '정신신체질환'으로 비하하는 공격적 언사를 내뱉기도 했다.³² 영향력 있는 글들을 써서 이렇게 떠들어댄 덕에, 저혈당증은 말하기도 껄끄러운 엄살쯤으로 여겨지게 됐다.

무분별하게 폄훼하던 시절은 지났건만, 여전히 우리는 저혈당증을 제대로 진단하지 못한다. 실제 저혈당증으로 고통받는 사람이 많은데도 말이다. 비단 미국만의 일이 아니다. 영국의 비영리단체인 저혈당증지원재단Hypoglycemia Support Foundation은 저혈당증 환자의 좌절감을 이런 문구로 표현한다. "증상이 당신 머릿속에만 있지는 않을 겁니다."[33]

저혈당증은 빠르게 왔다 간다. 그래서 임상검사실 결과만으로 진단하기에는 문제가 있다. 이번 장에서 내가 설명한 방식(그림표 4-1 참조)을 저혈당증 진단에 참고하는 의사는 많지 않다. 의사들은 보통 혈액검사 결과지에 흑백으로 인쇄된 공복 혈당 수치만 본다. 그것이 $50mg/dl$ 이하가 아니면 저혈당증이 아무리 빈번하거나 그 때문에 감정 상태가 아무리 엉망이 되더라도 심각하게 생각하지 않는다. 하지만 그렇게 낮은 공복 혈당은 이례적이다. 혈당 강하제를 복용 중이거나 희귀병을 앓는 경우가 아니라면 말이다. 표준 진단 절차에는 또 다른 문제가 있다. 저혈당증은 사람들이 왕성하게 활동하는 낮 동안에 주로 발생하는데, 의사는 환자가 아침에 가장 먼저 와서 검사부터 받게 한다. 의대에서 그렇게 가르친다. 그렇다고 오후에 검사를 받아도 혈당 수치가 꼭 낮게 나오는 건 아니다. 저혈당증이 스트레스 호르몬 분비를 촉진해서 다시 혈당치를 빠르게 올리기 때문이다. 앞서 살펴본 내용이다. 어쩌면 진단할 때 가장 큰 장벽은 많은 사람이 (진단되지 않은) 인슐린 저항성 때문에 혈당이 정상일 때 저혈당증을 느낀다는 사실일 수도 있다.

이런 진단의 장벽이 있다 보니 임상으로 나타나는 저혈당증에 공식 진단을 내리기가 몹시 까다로워서, 대다수 사람이 미진단 상태로 남겨졌다. 병원에서 자신의 저혈당증을 엄살로 취급한다고 느끼는 사람에게는 극도로 좌절감을 안기는 얘기다. 게다가 이는 인슐린 저항성으로 망가진 대사가 보내는 경고 신호를 의사가 듣지 못하게 가로막는다. 그 결과, 사람들은 저혈당증 때문에 식습관이 점차 나빠져서 더 심각한 형태의 대사질환으로 진행되는 동안에도 방치되어 스스로 방어할 수밖에 없다. 다행히 새로운 기술이 저혈당증에 대한 이해를 개선할 것으로 보인다.

손이 가요, 손이 가~

저혈당증 연구는 수십 년간 방치되다시피 했다. 근래 몇몇 연구팀이 연속혈당측정기CGM를 활용하면서 새로이 연구에 불이 붙기 시작했다. CGM은 당뇨병 환자의 위팔에 부착하는 작고 혁신적인 장치다. 혈당 변화를 자동으로 측정하기에 매번 채혈하느라 고생할 필요가 없다. 저혈당증이 예상되는 시간에 맞춰 병원에 갈 필요도 없다. 병원에서 환자는 결과가 제대로 나오길 바라겠지만 혈당이 낮게 유지되는 시간은 사실 그리 길지 않다. 기존의 가정용 혈당 측정기와 달리, CGM은 손가락을 아프게 바늘로 찌르지 않아도 화면에 혈당 숫자가 뜬다. 측정치는 인터넷 클라우드에도 저장되므로 화면을 바로바로 보지 않고 나중에 한꺼번에 확인해도 된다. CGM 덕택에 과학자들은 일시적인 저혈당증을 포착할 수 있게 됐다. 저혈당증이 우리 일상생활에 미치는 영향이 마침내 드러났다.

2019년 의사들로 구성된 연구팀이 CGM 기술을 사용해서 저혈당증을 호소하는 이들이 실제로 저혈당증을 보이는지 확인했다.[34] 그 결과, 저혈당증(과 병적 배고픔)에 관한 중요한 사실을 밝혀냈다. 저혈당증이 있다는 사람은 혈당이 70mg/dl 아래로 낮아지는 일이 빈번했다. 그 중 절반은 50mg/dl 밑으로까지 훅 떨어졌다. 앞서도 살펴보았듯, 혈당이 50 이하가 되면 두뇌 활동이 느려지고 사고 위험이 커진다. 다행히도 이런 바닥 치기는 대부분 30분 안에 끝났다.

연구팀은 CGM 기술이 없었더라면 피험자 중 누구도 저혈당증 진단을 받았을 성싶지 않다고 꼬집었다. 왜냐하면 저혈당증은 짧게 끝나는 데다가, 사람들이 보통 공복 혈당을 재려고 내원하는 아침에는 잘 나타나지 않기 때문이다. CGM 장치를 부착하지 않으면 혈당이 때때로 정상 이하로 떨어지는지 여부를 사실상 확인할 길이 없다.

이 연구에서 참가자들의 공복 혈당치가 경계성에 해당할 만큼 높았다는 점을 반드시 언급해야겠다. 평균 97mg/dl(100이면 당뇨전단계로 진단하는 수치)였다. 이는 저혈당증이 인슐린 저항성을 조기에 경고해주는 징후라는 생각을 뒷받침한다.

연구팀은 또 다른 새로운 사실도 발견했다. 저혈당증에 적응하는 과정에서 대개가 음식에 집착하고, 신체 활동을 급격하게 줄인다는 점이었다. 연구에 참여한 모든 환자가 주전부리를 가지고 다녔다. 어떤 이는 배고프지 않아도 증상을 예방한다며 먹었다. 몇몇은 운동하면 증상이 생길까봐 운동을 안 한다고 말했다. 연구팀은 저혈당증에 적응하느라 생긴 '비만 유발성 행동 obesogenic behaviors'이 건강 전반을 더욱 위협할 수 있다며 우려를 나타냈다. 나도 동의한다. 실제로 내 환자들을 보더라도 인슐린 저항성이 식습관을 조절하려는 노력을 더욱 어렵게 만든다는 것을 알 수 있다. 한 바쁜 엄마는 30대 초반인데 이렇게 말했다. "오늘은 아직 아무것도 먹지 않았어요." 그런데 그 여성은 진료실에 반쯤 마신 스타벅스 캐러멜 프라푸치노 벤티 사이즈를 들고 들어왔다. 또 다른 내 환자인 50대 후반의 여성 변호사는 레몬 사탕을 입에 물고서 자신은 절대로 간식을 먹지 않았다고 단언했다. 내가 이런 말과 행동의 불일치를 언급하는 까닭은 그들에게 창피를 주려는 것이 아니라, 망가진 대사가 어떻게 사람의 인식을 왜곡할 수 있는지 보여주기 위해서다. 어떤 음식을 먹었더니 우리 기분이 육체적으로 나아졌다면 그 열량이 필요했다고 결론을 내려야만 논리적이다. 그 열량이 필요했다면 얼마나 먹어야 과도한 섭취일지 가늠하기란 어렵다. 여러분에게 알려주고 싶은 연구 결과가 또 있다. 이 연구는 스스로가 심지어 깨닫지도 못하는 사이에 어떤 식습관을 발전시킬 수 있다는 생각을 뒷받침한다.

2022년 한 연구진은 fMRI(기능적 자기공명영상)라는 실시간 뇌 촬영 기술을 사용해서 혈당이 떨어질 때 활성화되는 뇌 영역을 파악했다. 그 결과, 혈당이 떨어지면 식습관을 관장하는 뇌 영역이 활성화된다는 사실이 밝혀졌다. 혈당치가 $70mg/dl$ 이하로 떨어지기 전부터도 이런 현상이 관찰됐다. 해당 영역의 일부는 의식 수준 아래에서 작동한다. 혈당이 떨어지면 어떤 잠재의식 차원에서 배고픔이 생길 수 있다. 이때 저혈당증은 나타나지 않는다. 단지 음식을 눈으로 보고, 냄새를 맡고, 음식 얘기를 듣기만 해도 즉시 마구 먹고 싶어진다. 연구진은 이런 뇌 경로가 '중독 유사성' 식습관을 만들어낼 수 있다고 지적했다. 아울러 저혈당증을 간식으로 다스리게 되면 위험한 역효과가 생긴다고 경고했다. "저혈당증이 다시 나타나는 일을 막으려고 의식적으로든 무의식적으로든" 자꾸만 간식을 먹게 된다는 것이다.[35] 나는 이 연구 결과를 읽고서, 사람들이 정말로 자신도 모르는 사이에 프라푸치노를 마시고 레몬 사탕을 입에 물 수 있다는 걸 알았다.

인슐린 저항성이 심한 사람이라면 이런 중독 유사성 행위와 잠재의

식 차원의 섭식이 더 큰 문제가 된다고 연구진은 밝혔다. 혈당이 정상 이하로 떨어지지 않더라도 정크푸드를 갈망하게 되기 때문이다. 피험자의 절반이 혈당 수치가 80mg/dl만큼 높은 상태에서 벌써 배고픔을 느끼기 시작했다. 이는 현재 저혈당증의 공식 수치보다 10포인트 더 높은 수준이다. 의미 있는 저혈당증으로 받아들여지는 수치보다는 30포인트가 높다.[36] 저혈당증이 아닌데도 저혈당증이 온다는 사실은 내가 지금까지 이야기한 내용을 다시금 확인해준다. 즉, 인슐린 저항성이란 단 것을 너무 많이 먹는다는 그런 단순한 문제가 아니다. 우리 몸에서 요구하는 당분이 점차 늘어나서 혈류가 안전하게 감당할 수 있는 수준을 넘어선다는 복잡한 문제다. 시간이 흘러 혈당이 높이 더 높이 올라가면 그때는 어떤 의사도 저혈당증으로 보지 않을 혈당 수치에서 저혈당증이 나타나기 시작할 테고, 그러면 의사는 환자의 증상이 단지 '머릿속'에만 있다고 의심하기 마련이다.

병적 배고픔은 우리 시대의 징벌이다. 그것이 우리와 음식의 관계를 바꾼다. 두뇌를 손상시킬 가능성이 있고, 사람들의 학습 능력을 망가뜨릴 것이다. 물론, 배고픔 자체가 근본 원인은 아니다. PUFA가 많은 체지방이 세포에 에너지를 공급하지 못해서 혈당이 떨어지고, 내가 병적이라 지칭하는 일종의 배고픔이 나타난다. 병적 배고픔은 현대적 대사를 규정하는 특징이다.

신진대사 문제가 배고픔에 대한 두려움으로 당신 머릿속을 헤집는다면, 삶을 고민하는 시간의 단 10퍼센트라도 간식 걱정에 빼앗긴다면, 이때 내리는 결정은 대사 상태가 건강할 때와는 썩 다를 테다. 모험이나 새로운 친구를 만날 기회를 거절할 수 있다. 직장에서 승진을 좇지 않을 수 있다. 관계를 놓칠 수 있다. 그렇게 실패한 책임을 모두 다 (대사가 아닌) 자기 자신에게 돌릴 것이다. 다른 사람들처럼. 대사장애가 지속되는 한 저혈당증은 곁에 머문다. 그 상태가 나날의 경험이 되어, 인생으로 모인다. 아직도 의학계는 여기에 대한 문제의식이 없다. 진짜 해결책을 내놓지 않는다. 몹시 안타깝다.

이렇게 1부에서는 독성 성분이 우리의 식품 공급망에서 큰 부분을 차지하게 된 과정을 살펴보았다. 대중은 그 악영향을 알지 못한다.

어쩌다 우리는 이렇게 됐을까? 생각하는 동물이라는 인류가, 건강을 중시하는 소비자가 왜, 진실을 좇는 언론인이 어떻게, 심지어 의사마저 씨앗 기름에 독성이 있다는 기본적인 사실을 간과했을까? 어쩌다 우리 사회는 건강을 짓밟는 원재료가 든 가공식품에 식품 체계 전반을 내맡기는 지경이 됐을까?

여기까지 오는 데 긴 세월이 걸렸다. 영양에 무관심한 미국의 유별난 의학은 그 자신의 만성질환으로 수 세기를 고통받아왔다. 이런 상황은 특별한 이해관계가 싹트는 토양이 됐다. 천연 지방을 향한 맹신에 가까운 두려움을 일부러 조성하고 부추겨서 오늘날까지도 우리가 공포에 떨게 만들어놓았다. 오도된 심장병 이론이 어떻게 이런 특별한 이해관계를 싹틔웠는지 2부에서 보게 될 것이다. 그 이해관계가 먼저 영양학 전체를 장악했고, 우리의 건강을 망가뜨렸다. 식물성 기름 산업과 의료 산업은 얽히고설켜 있다. 그 깊고 넓은 관계를 이제부터 살펴보자. 현상을 더욱 파악하기 어렵게 만드는 하나의 단어는, 바로 콜레스테롤이다.

2부

어두운 역사

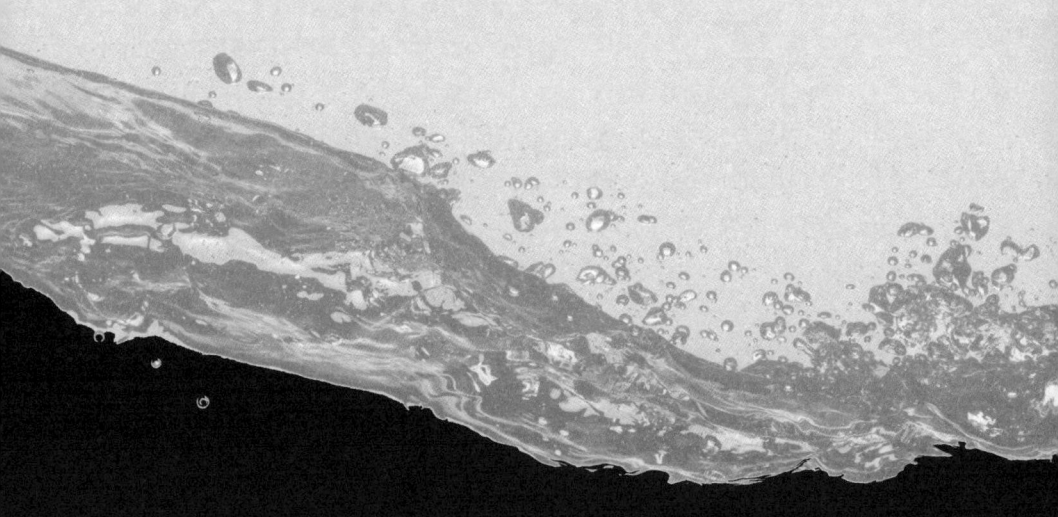

내 언어의 한계가 내 세계의 한계다.
— 루트비히 비트겐슈타인, 오스트리아 철학자

5장

콜레스테롤의 진실

> **이번 장에서 알아볼 내용**

- 콜레스테롤이 심장발작을 일으킨다는 생각이 마치 의료계의 상식처럼 자리 잡아서 아무도 의문을 제기하지 않는다.
- 콜레스테롤은 영양소다. 독소가 아니다.
- 콜레스테롤 수치를 낮추면 높일 때보다 심장발작 위험이 더 커진다는 연구 결과가 속속 나오고 있다.
- 식물성 기름이 콜레스테롤 수치를 낮춘다는 사실은 식물성 기름에 독성이 있다는 암시다.
- 콜레스테롤 수치가 낮은 사람은 높은 사람보다 더 건강하지 않으며, 사망할 가능성도 크다.

내 환자들은 자신이 비교적 괜찮은 식사를 한다고 말한다. 대개가 그렇게 믿는다. 여러분도 본인의 식단을 그렇게 평가하고 있을 성싶다. 정말 그럴까?

이 질문의 답은 누구에게 묻느냐에 따라 달라진다. 사람이란 스스로의 선택이 그르기보다는 옳을 때가 더 많다고 여기기 마련이다. 하지만 2022년 한 영양학 연구진이 미국인 9000명 이상을 대상으로 건강섭식지수Healthy Eating Index에 따라 그들의 식습관을 평가한 결과, 그중 70퍼센트가 낙제점인 F를 받았다. 이 지수는 과일, 채소, 통곡물, 단백질을 섭취하고 정제 곡물, 설탕, 콜레스테롤 수치를 높이는 포화지방을 멀리하면 좋은 점수를 준다. 조사 참여자 가운데 3분의 2를 넘는 71퍼센트가 자신의 식단을 '좋음' '아주 좋음' '훌륭함' 중 하나에 넣었다. 반면, 영양사는 12퍼센트의 식단만을 그렇게 높이 평가했다. F를 받은 사람의 94퍼센트가 적어도 D는 주어야 하는 것 아니냐며 억울해했다.[1]

이렇게 넘치는 자신감은 인간의 흥미로운 결점을 반영한다. 자신의 결점을 알아차리지 못하는 사람은 단순히 자신에게 결점이 없다고 여기는 경향이 있다. 우리는 모두 이런 딜레마에 부딪힌다. 제아무리 똑똑한 사람도 자신이 무엇을 모르는지는 모른다는 단순한 논리다. 그렇지 않은가?

심리학자 데이비드 더닝David Dunning과 저스틴 크루거Justin Kruger는 인간 행동의 이런 엉뚱함을 경고했다. 한 분야에 정통한 전문가는 자신이 잘 모르는 다른 분야도 과신하게 된다는 것이다. 현재 널리 받아들여지는 개념인데, 더닝-크루거 효과라고 한다. 그런데 이 개념은 다소 섬뜩한 또 다른 가능성을 암시한다. 만약 더닝-크루거 효과가 한 분야 전체의 일이 된다면 어떨까? 다시 말해, 영양사들이 건강한 식단인지 여부를 평가할 때 포화지방 함량 대신 식물성 기름 섭취량을 살펴봐야 했다면? 영양사, 의사, 그 밖의 보건 전문가들은 어느 식이지방이 더 건강한가를 놓고 오답을 정답으로 믿을 수 있다. 하지만 어쩌면 자신이 틀릴 수도 있겠다 싶어 그 근거를 찾지 않으면 오류를 깨달을 일은 없을 것이다. 보건 당국에서 독성 식재료가 건강에 좋다고 믿는다면 대중은 진실을 알게 되기나 할까?

답: 아마 모를 것이다. 적어도 아주 아주 오랫동안은 그럴 테다.

의사인 나도 오랫동안 그랬다. 학창 시절 내내 식물성 기름에 관한 부정적인 말은 하나도 듣지 못했다. 대학에 가서도, 의대에서도, 가정의학과 전문의 과정을 밟는 동안에도 내내. 사람들은 의사가 영양에 관해선 배우지 않는다고 생각한다. 그렇지 않다. 의사도 우리 몸이 영양을 소화하고 흡수해서 활용하는 기본 과정에 대해 실제로 많은 것을 배운다. 다만, 의대 교육과정이 방대해서 음식과 건강한 식습관이라는 주제는 얼핏 훑을 수밖에 없다. 영양학 과정이 커리큘럼에 있는 의과대학은 몇 곳 되지 않는다. 나는 그중 한 곳을 졸업한 흔치 않은 의사다. 나중에야 의사가 기초대사에 관해 배우는 내용이 영양사 교육과정의 많은 부분과 겹친다는 걸 알았다. 그래서 의사, 특히 내과의라면 이미 영양사 공부를 반쯤은 해놓은 셈이다. 문제는 영양을 둘러싼 그 교육 내용이 대부분 틀렸다는 점이다.

내가 식물성 기름을 내 삶에 의심 없이 받아들인 건 학교에서 영양학을 공부하기 훨씬 전이다. 생각을 거듭한 끝에 그런 것도 아니다. 그저 신뢰와 안전하다는 느낌을 받았을 뿐이다. 그런 생각이 처음 주입되던 순간은 아직도 생생하다. 마치 어떤 현시와도 같았다.

내가 여덟아홉 살쯤이었을 것이다. 주방에 있는 아일랜드 식탁 의자에 아버지의 의학 저널 한 부가 펼쳐진 채 놓여 있었다. 조그만 손으로 그것을 집어 들었다. 식물성 기름 광고가 내 눈동자 높이에서 보였다. 전면 컬러 광고였다. 황금빛 반짝이는 기름이 마치 액체 햇살 같았다. 광고 문구의 무언가가 나를 냉장고로 달려가게 했다. 냉장고 문 안쪽 수납 칸에 있는 것이 마가린인지 버터인지 확인했다. 마가린이었다. 어린 나는 안도했다. 그날부터 30년 동안 나는 버터가 나에게 나쁘고, 식물유는 액상 햇빛이며 왠지 내 피를 계속 잘 돌게 해줄 거라는 생각에 일말의 의문도 품지 않았다. 나는 식물유가 안전하다며 신뢰했다. 비슷한 광고를 《타임》과 《뉴스위크》, TV에서 보고 또 보았다.

나중에 고등학교에 들어가서는 보건 수업에서 포화지방이 콜레스테롤 수치를 높이므로 건강에 좋지 않다고 배웠다. 하지만 이런 교육도 식물성 기름에 대한 내 생각과 마찬가지로 고등학교에 입학하기 훨씬 전부터 이미 시작됐다. 글자를 뗀 다음부터 나는 아침에 그레이프넛츠Grape-Nuts 시리얼을 먹으며 시리얼 상자 뒷면을 읽곤 했다. 몹시 흥미롭기라도 한듯 뒷면을 다 보면 앞면과 옆면의 글귀를 읽었다. 자라면서 정말 많은 시리얼을 먹었다. 시리얼 상자에는 저마다 콜레스테롤을 줄여서 건강하다고 쓰여 있었다. 툭하면 콜레스테롤이 동맥을 막는다는 주장에 의문을 던져본 일은 단 한 번도 없다. 결국 무언가가 심장발작을 일으킬 수밖에 없는데, 콜레스테롤은 그 단어의 발음 때문인지 그럴싸했다. 혈관이 막히듯 목이 잠겨서 "커얼-레스테롤!"이라고 캑캑대는 장면이 머리에 떠올랐다. 나는 파이프 안쪽에 기름 찌꺼기가 끼듯 동맥혈관에 콜레스테롤이 덕지덕지 붙어 천천히 막히는 모습을 상상했다.

이후에 '식물성 기름이 건강에 좋아요' 캠페인이 '콜레스테롤은 나빠요'라는 개념과 떼려야 뗄 수 없는 관계임을 깨달았다. 일단 소비자가 콜레스테롤이 심장발작을 일으킨다고 믿으면, 식물성 기름이 콜레스테롤을 낮춘다고 홍보해서 식물성 기름을 먹어야 심장발작을 예방할 수 있다고 여기게끔 만든다. 소비자의 구매욕을 자극하는 것이다. 멋진 포장과 마케팅, 그럴듯한 과학적 설명, 막힌 파이프 그림의 극적인 활용 등을 버무려서 수많은 가족에게 확신을 불어넣는다. 우리 가족도 그랬다. 콜레스테롤은 살인자고 식물성 기름은 심장에 좋다고 여겼다. 우리는 콜레스테롤 때문에 버터나 소고기처럼 포화지방이 풍부한 음식은 잘 먹지 않았다. 콜레스테롤 걱정에 우유도 무지방, 저지방으로 구매했다. 콜레스테롤을 피하려고 동물성 지방이 아닌 식물성 기름으로 만든 마가린 같은 제품을 장바구니에 담았다.

또한 나는 동맥을 막는 콜레스테롤의 이미지가 20세기 중반에 주도면밀하게 만들어진 결과물이라는 사실도 알게 됐다. 이 이미지의 유래가 미국 역사의 참으로 중요한 한 부분이다. 이 이야기는 나중에 더 자세히 할 참이다. 현실은 이렇다. 무엇이 심장발작을 일으키는가의 문제에는 단순히 기름 낀 파이프 그림보다 더 많은 이야기가 관여한다. 다 합치면 영 다른 이야기가 된다. 하지만 그 이야기를 하기 전에 먼저 공중보건의 적인 콜레스테롤이라는 영양소부터 알아보아야 한다.

콜레스테롤이란 무엇인가?

세상은 심장발작보다 콜레스테롤을 더 두려워하는 것 같다. 씨앗 기름을 먹지 않으면 콜레스테롤 수치가 오르는 것이 거의 당연하다. 버터와 치즈같이 포화지방이 풍부한 음식을 많이 먹기 시작하면 포화지방 때문에 혈중 콜레스테롤 수치가 상당히 올라간다. 대다수 사람은 겁을 먹는다.

식물성 기름의 진실을 알게 된 나는 첫 한두 해 동안은 그 사실을 환자들에게 알려주면서 콜레스테롤이 심장발작을 일으키지 않으므로 실제로는 걱정할 필요가 없다고 말했다. 하지만 종종 맞부딪는 반론이 나를 혼란스럽게 했다. "하지만요, 선생님, 콜레스테롤 수치가 높은 건 저희 집안 내력이에요." 이 동문서답 같은 발언에 나는 "네?"라고 반문하곤 했다. 다시 환자를 안심시키려고 했지만, 물론 환자는 내 설명을 듣는 둥 마는 둥 했다. 사실, 환자의 이 발언에는 세간의 잘못된 믿음이 담겨 있다. 나중에야 나는 그들이 콜레스테롤을 혈류에 있어선 안 되는 독성 부산물로 여겼음을 깨달았다. 그때 환자에게는 내 말이 마치 당신 몸에 암세포가 있지만 걱정하지 않아도 된다는 소리처럼 들렸던 것이다. 이제 나는 효과적으로 환자의 걱정을 잠재우려면 어떻게 말해야 하는지 안다. 그때껏 절대 듣지 못한 콜레스테롤의 좋은 점을 알려주면 된다.

콜레스테롤은 독소도 부산물도 아니다. 영양소다. 그래서 우리 몸속 모든 세포가 기초 기능을 하는 데 필요하다. 육안으로 콜레스테롤을 관찰하면 지방을 닮은 밀랍처럼 보인다. 분자 수준에서 보면 통통하고 납작하다. 이 독특한 모양과 전하 특성이 세포막의 유연성을 딱 좋은 상태로 유지해준다. 세포막이 딱딱하게 굳으면 세포는 바로 죽는다. 그렇다고 세포막이 흐물흐물하게 녹아도 세포에 치명적이다. 콜레스테롤은 없어선 안 되는 필수 성분이기에 우리 몸은 이것을 만들려고 엄청나게 애쓴다. 세포는 대부분 필요할 때 직접 콜레스테롤을 만들 수 있다. 콜레스테롤은 먹어서 섭취해도 된다. 달걀, 버터, 간, 조개류 같은 음식에 많다. 우리 혈액 속 콜레스테롤은 대부분 간과 장 세포에서 만든다. 세포가 작은 지방 전달체인 지방단백질을 만들려면 콜레스테롤이 필요하다. 혈류로 방출된 지방단백질에는 콜레스테롤이 있다. 이것을 혈액검사로 측정한 값이 콜레스테롤 수치다. 지방단백질은 마치 초소형 수륙 양용차처럼 지방과 지용성 비타민을 싣고 전달 경로를 따라 동맥혈관을 누비다가, 그것이 필요한 세포에 비타민과 필수지방산을 비롯한 여러 영양소를 부려놓는다. 콜레스테롤도 나눠준다. 세포는 콜레스테롤을 어떻게 사용할까?

콜레스테롤은 우리 몸에서 말하자면 청테이프 같은 역할을 한다. 온갖 문제를 해결하는 데 쓰인다. 그야말로 세포에 있는 다재다능한 영양소다. 콜레스테롤의 역할은 단순한 하자 보수에만 그치지 않는다. 콜레스테롤은 우리 몸의 벽돌이기도 하다.

- 콜레스테롤이 있어야 세포가 분열할 수 있다. 소장과 대장, 피부, 골수에서 빠르게 분열하는 세포에는 우리 몸속 대부분의 다른 세포보다 더 많은 콜레스테롤이 필요하다.
- 콜레스테롤이 있어야 세포의 수송과 신호 교환이 가능하다. 세포는 콜레스테롤을 사용해서 지질 뗏목 lipid raft이라는 구조를 만든다. 지질 뗏목은 세포가 호르몬에 반응하고, 또 큰 분자를 세포 안으로, 밖으로, 세포 안 여기저기로 움직이는 데 꼭 필요하다.
- 콜레스테롤은 자외선이 피부에 닿으면 만들어지는 비타민 D의 전구체다.

비타민 D는 칼슘 흡수를 돕는다.
- 콜레스테롤은 피부와 몸속 경계층에 방수 처리를 해준다.
- 콜레스테롤은 뇌와 신경세포의 전기 전도를 돕는다. 뇌 속 콜레스테롤 함량은 건조 중량 기준으로 15퍼센트다. 다른 어떤 신체 기관보다도 높은 비율이다.
- 콜레스테롤은 수많은 호르몬의 전구체다. 이들 호르몬에는 활력을 주는 성호르몬으로 우리가 잘 아는 테스토스테론과 에스트로겐, 코르티솔 같은 스테로이드 호르몬이 포함된다. 이 밖에도 건강과 신체 기능의 향상을 챙기는 이들이 사서 먹는 DHEA와 부신 추출물 같은 보조제 성분 등의 수십 종이 더 포함된다.

의사들은 이 모든 사실을 알면서도 왜인지 콜레스테롤이 너무 많으면 문제가 될 수 있다고 생각하는 듯하다. 그런데 콜레스테롤이 너무 많다는 생각은 이치에 맞지 않는다. 심장 전문의가 현재 고위험군 환자에게 '안전하다'고 말하는 수치(70mg/dl 이하)에 약물의 도움을 받지 않고 도달하는 건 거의 불가능하다. 게다가 콜레스테롤 수치가 정말 그렇게 낮아야 건강하다면, 건강한 사람은 건강하지 않은 사람보다 콜레스테롤 수치가 낮을 것이다. 그런데 앞으로 살펴보겠지만 건강한 사람의 콜레스테롤 수치가 더 높은 경향을 보인다.

결국 미국의 의사 107만 7115명이 틀린 사실을 믿는 상황이니, 이처럼 대중이 통념과는 다른 관점에 의심의 눈초리를 던지는 것도 당연하다. 의사는 콜레스테롤이 위험하다는 주장을 계속 주입당하고 있다. 그들이 배운 대로라면 콜레스테롤에 관한 논리적 결론을 도출할 수 없다.

안타까운 현실이다. 의료 전문가들이 어떻게 오도될 수 있는지, 예를 한 가지만 들어보겠다.

식이 콜레스테롤(육류와 유제품 등 콜레스테롤이 든 음식을 먹어서 섭취하는 콜레스테롤)과 혈중 콜레스테롤(혈관계를 순환하는 콜레스테롤의 수치) 사이에는 상관관계가 부족하다는 사실이 대규모 역학 연구와 메타 분석으로 뚜렷하게 확인됐다.[2] 관련 증거가 넘쳐난다. 공식적인 미국 식생활 지침US Dietary Guidelines을 마련하는 정부 위원회가 2015년 보고서를 개정하며 "콜레스테롤은 과다 섭취할 우려가 있는 영양소가 아니다"라고 명시했을 정도다. 그런데도 여느 영양 권고에서는 여전히 대중에게 콜레스테롤이 많이 든 음식을 대부분 멀리하라고 경고한다. 왜냐하면 여전히 혈중 콜레스테롤 수치가 높으면 동맥이 막히고 심장발작이 온다는 주장을 따르기 때문인데, 이렇게 표현이 비슷해서 (식이 콜레스테롤과 혈중 콜레스테롤을) 혼동하는 일이 전문가 차원에서도 발생하는 것이다.

지금까지 살펴봤다시피 식이 콜레스테롤은 걱정하지 않아도 된다. 그런데도 식이 콜레스테롤과 혈중 콜레스테롤을 헷갈린 의사는 여전히 환자에게 달걀과 조개류처럼 콜레스테롤이 많이 든 음식을 먹지 말라고 조언한다. 그렇게 하면 뭐 하나 좋다는 근거도 없이 말이다.

혈중 콜레스테롤은 어떨까? 이상하게 들릴지 모르겠지만, 혈중 콜레스테롤도 나쁘지 않다. 사실 콜레스테롤은 강력한 항산화 성분이다. 콜레스테롤이 우리 동맥을 흘러야 산화로 입는 손상의 피해를 막을 수 있다. 물론, 세간에선 혈중 콜레스테롤이 높으면 무조건 나쁘다고 한다. 자세히 알아보자.

좋은 콜레스테롤과 나쁜 콜레스테롤

'좋은 콜레스테롤'과 '나쁜 콜레스테롤'이라는 표현을 들어보았을 것이다. 체내 순환계를 돌면서 지방을 나르는 초소형 수륙 양용차 같은 지방단백질을 그렇게 둘로 나누어 부르곤 한다. LDL(저밀도 지방단백질)이 이른바 '나쁜' 콜레스테롤이다. HDL(고밀도 지방단백질)은 '좋은' 콜레스테롤이다. 하지만 어떻게 따져도 이런 용어는 부정확하다. 콜레스테롤 분자는 한 가지뿐이고, 우리의 모든 지방단백질에서 다 똑같다. 대체 어디서 나온 용어일까? 과거 1958년 클리블랜드클리닉Cleveland Clinic의 의사였던 앤절로 M. 스캐누Angelo M. Scanu가 HDL 수치가 높으면 심장발작 위험이 낮은 경향이 있다는 것을 관찰하고 '좋은 콜레스테롤'이라는 말을 만들었다.[3] 그는 LDL이 동맥에 축적한듯 보이는 콜레스테롤을 HDL이 청소한다는 가설을 세웠다. 언제부터인가 사람들이 이런 발상을 바탕으로 LDL을 '나쁜 콜레스테롤'이라 부르기 시작했다. 하지만 1990년대에 와서 실제로는 LDL이 산화되지 않는 한 동맥에 콜레스테롤을 쌓지 않는다는 사실을 보여주는 증거가 늘었다.[4] 게다가 HDL도 산화되면 동맥에 해악을 끼칠 수 있다는 사실이 밝혀졌다.[5] 그러하니 이제 과거의 부정확한 표현은 버리고 산화라는 진짜 악당을 잡는 일에 집중하자.

콜레스테롤이 심장발작의 원인일까?

콜레스테롤의 높은 수치가 정말로 심장발작을 일으킨다면, 심장발작으로 입원한 이들은 발병 전에 콜레스테롤 수치가 높았을 것이다. 그들의 평균 수치가 정상 범위를 벗어나야 한다는 말이다. 마찬가지로 콜레스테롤의 낮은 수치가 심장발작을 예방하는 데 도움이 된다면, 심장발작으로 입원한 이들은 발병 전에 콜레스테롤 수치가 낮지 않아야 한다. 한 대규모 연구에서 "심장발작으로 병원에 입원한 환자의 콜레스테롤 수치는 얼마인가?"라는 간단한 질문의 답을 구했다. 결과는 영 딴판이었다.

2009년에 심장발작으로 입원한 환자 13만 6905명을 대상으로 시행된 다기관 연구에 따르면, 입원 당시 LDL(나쁜 콜레스테롤) 수치가 높다고 고려되는 수준(130mg/dl 이상)인 환자는 25퍼센트에 불과했다.[6] 살면서 단 한 번이라도 콜레스테롤이 높다고 진단받은 일이 있느냐는 질문에는 조금 더 많은 35퍼센트의 환자가 그렇다고 응답했다. 다시 말해, 심장발작을 더 잘 예견할 수 있는 대상은 콜레스테롤이 정상이거나 그보다 낮은 수준의 사람들이었다.

진실은 깨알 같은 글씨에

콜레스테롤 이론은 근거가 빈약하다는 사실이 뜻밖의 장소에서 엿보이곤 한다. 마졸라Mazola 브랜드의 옥수수기름 용기가 그렇다. 전면 라벨에 "심장에 좋은 기름"이라고 적힌 큼지막한 글귀 아래에는 어쩌고저쩌고하는 법률 내용에 이어 제품 뒷면의 라벨을 참고하라는 안내가 깨알 같은 글씨로 박혀 있다(마졸라 웹사이트에서도 볼 수 있다). 실눈을 뜨고 읽어보면 이런 말이다. "옥수수기름을 매일 1큰술(16g) 먹으면 옥수수기름의 불포화지방으로 심장병 위험을 줄일 수 있다는 매우 제한되고 예비적인 과학적 근거가 있다." 뒤이어 모순되는 문장이 하나 붙는다. "FDA(미국 식품의약국)는 이 주장을 뒷받침할 만한 과학적 근거가 없다고 결론 내림."

이런 연구 결과를 보고 심장 전문의들이 머리를 긁적이며 콜레스테롤의 높은 수치를 낮추는 치료가 과연 얼마나 의미 있을지 다시금 생각했을까? 의료계는 콜레스테롤이 타당한 위험인자가 맞느냐는 의문을 제기하는 대신, 콜레스테롤에 대한 공포를 더욱 부추기는 방식으로 대응했다. 실제로 그들은 이렇게 말했다. "이런 결과는 LDL 목표치를 더 낮추도록 개정한 최근 지침이 합당하다는 추가 근거가 될 수 있다."[7] 다시 말해 그들은 콜레스테롤이 위험하다는 생각을 틀렸다고 보지 않고, 콜레스테롤이 우리 생각보다도 더 위험하다는 방향으로 문제를 틀었다. 이런 관점은 연구에서 관찰된 내용과 맞아떨어지지 않는다.

의료계는 지침에서 콜레스테롤의 안전한 수치로 간주할 만한 목표치를 계속 바꾼다. 앞서 인용한 언급에서 가리키는 최근 지침의 개정 목표치는 2004년 지침이었다. 그때 의사들에게 더 낮은 콜레스테롤 수치가 새로이 제시됐다. 2004년 이전에는 정상으로 간주되던 총콜레스테롤 수치가 240mg/dl였다. 그것이 2004년부터 199mg/dl로 줄었다. LDL 제한선 역시 130에서 100mg/dl로 낮아졌다. 고-콜레스테롤의 정의가 바뀐 것이 이때가 처음은 아니다. 1970년에는 정상 총콜레스테롤 제한선이 310mg/dl였다. 이 제한선 숫자는 내가 의사로 일하는 동안 점점 낮아졌다. 260이 240이 되더니, 지금은 199mg/dl다. 마찬가지로 정상 LDL 수치도 180에서 100mg/dl로 낮아졌다. 위험인자가 여럿인 환자라면 이제 LDL을 70mg/dl보다 낮게 유지하라고 권장한다. 지질질환을 다루는 의사(콜레스테롤 문제 전문의) 중 일부는 이 수치를 "40보다 훨씬 아래로" 낮춰야 한다고까지 주장한다.[8]

대체 무슨 일이 벌어지고 있는 걸까? 지침에서 제시하는 LDL 수치를 왜 계속 낮추는가?

이렇게 계속 지침이 바뀌는 까닭은 그것을 마련하는 전문가들이 스스로 무엇을 모르는지 모르기 때문이다. 이들은 산화스트레스와 심장발작의 연관성을 연구하는 다른 전문가의 의견을 듣지 않는다. 두 그룹은 서로 소통하지 않는다. 앞으로 더 자세히 살펴보겠지만, 어쩌다 보니 생긴 단절이 아니다. 능동적으로 유지되는 거리다. 지질 과학자들은 식물성 기름이 산화스트레스를 유발하며, 콜레스테롤의 낮은 수치란 아마도 식물성 기름으로 생기는 산화스트레스가 더 크다는 점을 보여주는 표지일 거라고 말해왔다. 이렇게 접근하면 식물성 기름을 유례없이 많이 먹는 요즘 콜레스테롤의 낮은 수치가 심장발작과 상관관계를 보이는 이유를 잘 설명한다. 하지만 의사는 단지 정보의 일각만을 보기에 올바로 자료를 해석할 수 없다. 의사들은 왜 심장발작이 일어나는지 사실은 모르면서 스스로가 안다고 생각한다. 그래서 안타깝게도 환자에게는 다른 선택지가 없다.

시간이 흐르면서 인구 전반의 콜레스테롤 수치가 감소하고 있다는 중요한 통계를 인정하는 지침을 나는 아직 보지 못했다. 1960년에는 성인 평균 콜레스테롤 수치가 222mg/dl다. 2000년에는 그 수치가 203mg/dl였다. 지금은 189mg/dl다.[9] 콜레스테롤의 높은 수치가 정말로 건강 악화와 관련이 있다면, 비만과 당뇨의 발병률 증가세와 나란히 평균 콜레스테롤 수치도 상승해야 이치에 맞지 않을까? 현실에선 다른 일이 벌어졌다.

저-콜레스테롤의 위험성

공중보건 차원에서 콜레스테롤을 낮추라고 권고하는 까닭은 그 자체가 목적이 아니다. 그렇게 해서 사람들이 천수를 누리도록 도우려는 것이다. 콜레스테롤 수치가 낮아서 일찍 죽는다면 목적에 어긋난다. 사람을 대상으로 실시해서 콜레스테롤 수치를 낮추면 유익한 효과가 있다는 결과를 얻은 임상시험은 한 건도 없다. 적어도 자료의 신빙성이 있어 여기서 언급할 가치가 있는 연구 중에는 없다.

식물성 기름은 실제로 콜레스테롤을 낮춘다. 여러 차례 입증된 사실이다. 이론의 여지가 없다. 효과도 명확하게 예측된다. 1960년대에 생리학자 앤설 키스Ancel Keys가 실제로 PUFA를 섭취할 때 나타나는 콜레스테롤 하락치를 섭취량에 따라 정확히 알려주는 공식을 고안했다.[10] 이런 식습관 변화가 건강에 좋다는 장담은 전적으로 콜레스테롤의 낮은 수치가 심장발작을 예방한다는 가정에서 나왔다. 키스 박사는 이를 식단-심장 가설이라고 불렀다.

사람을 대상으로 이런 가정을 직접 확인한 대규모 무작위 대조 이중맹검 임상시험은 지난 70년간 단 한 건뿐이었다. 연구 결과는 예상과 꽤 달랐다.

> **무작위 대조 이중맹검 연구라고?**
>
> 영양 연구에서 이런 종류의 임상시험을 실시하는 목적은 새로운 식단의 효과를 대조군인 표준 식단과 비교해서 심장발작이나 사망과 같은 특정한 건강 문제의

예방법을 찾으려는 데 있다. 그래서 연구를 진행할 때는 참가자를 모아 커다란 두 그룹으로 나눈다. 참가자들은 나이, 체중, 생활방식, 사회계층 등 가능한 모든 변수에서 비슷해야 한다. 한 그룹에는 일반적인 (대조군) 식단을 먹게 하고, 다른 그룹에는 더 건강하리라 판단되는 식단을 제공한다. 그러고서 그들에게 무슨 일이 일어나는지 수년간 추적 관찰한다. 식단은 단 하나의 변수만 제외하고 모든 면에서 똑같으면 가장 좋다. 그래야 해당 변수의 어떤 효과도 (관찰만 된다면) 특정할 수 있다. 무작위 배정과 이중맹검이란 누가 실험 치료를 받고 누구는 아닌지를 참가자와 연구자가 모두 모른다는 뜻이다. 그러면 연구자의 편견이 결과에 영향을 미칠 가능성을 줄이는 데 도움이 되거니와, 참가자의 기대치나 위약 효과가 결과를 왜곡할 가능성도 줄인다.

1960년대와 1970년대 초반에 걸쳐 몇몇 심장 전문의와 함께 키스 박사는 미국심장협회American Heart Association, AHA로부터 자금을 지원받아 대규모 연구를 하나 수행했다. 참여자 수만 1만 5000명에 가까운 미네소타 관상동맥 실험Minnesota Coronary Experiment이었다. 규모가 이렇게 엄청난데도 꼼꼼하게 진행됐다. 역대 더없이 엄밀했던 식단 실험 중 하나로 지금껏 손꼽힌다. 이를 능가할 연구가 다시 나올 성싶지 않다.

연구 수치가 하나둘 나오면서, 다들 결과에 놀라고 말았다. 식물성 기름을 섭취해서 콜레스테롤 수치를 낮춰도 기대한 이점이 없는 것으로 드러났다. 예비 분석 결과에 따르면 도리어 암 위험을 키우는 등 유해 작용이 심각한 것 같았다.[11]

그래서 연구팀은 어떻게 했을까? 키스 박사와 동료들은 자료와 (표본) 슬라이드를 포함한 증거를 모두 수거해서 파일 상자에 담아 어느 지하실에 보관했다.

수십 년이 흘렀다. 미국 국립보건원NIH의 똑똑한 과학자 크리스 램스던Chris Ramsden 박사는 과거 1960년대에 식단-심장 가설을 시험하기 위한 유일무이한 실험에 연구비가 쓰였다는 사실을 알게 됐다. 하지만 최종 자료가 어디에도 제대로 게재돼 있지 않았다. 그의 연구팀은 영민한 탐정들처럼 파헤치기 시작했다. 사라진 파일들이 다시 발견된 곳은 당시 연구자 중 한 명의 미네소타 자택 지하실이었다. 본인은 얼마 전 세상을 떠났는데, 다행히 그의 가족이 아직 집을 팔지 못한 상태였다. 일부 자료가 소실됐지만, 나머지만으로도 아주 중요한 결론 하나를 내리기에 충분했다.

살아남은 반세기 전의 원본 데이터를 뒤늦게 분석한 결과, 충격적인 사실이 밝혀졌다. 포화지방을 고도불포화지방으로 바꾸면 콜레스테롤은 줄어들지언정 사망률이 높아지는듯 보였던 것이다. 실제로 씨앗 기름을 섭취한 사람의 총콜레스테롤 수치가 30포인트 낮아질 때마다 사망 확률은 도리어 22퍼센트 높아졌다.[12] 다시 말해, 콜레스테롤 감소가 가장 두드러진 사람에게는 건강상 최악의 결과인 사망을 불러왔다. 이 연구의 목적이 특히 심장질환에서 콜레스테롤 이론의 타당성을 입증하려던 것이었음을 기억하자. 연구는 이중맹검 무작위 설계라는 임상시험의 황금률을 따랐다. 즉, 의학 분야에서 그간 입증되어온 다른 모든 연구와 마찬가지인 방식으로 이 연구도 콜레스테롤 이론이 틀렸음을 증명한다. 완전히 틀렸다. 두말할 필요도 없다.

램스던 박사 연구팀은 이런 결과를 2016년 《영국의학저널British Medical Journal, BMJ》에 발표했다.[13] 보고서에서 특히 콜레스테롤 저하가 위험할 수 있다고 강조했다. 의료 패러다임을 바꿀 만한 소식이었지만 의학계는 조용했다.

이처럼 반응이 없었던 데는 의료계의 바쁜 현실도 한몫했을 테다. 의료 전문가들은 매일같이 책상에 밀려드는 수많은 논문을 다 따라잡을 수 없다. 많은 TV 시청자가 뉴스의 모든 세부 사항을 탐사보도 기자의 리포트로 다 듣기보다는 자신이 선호하고 신뢰하는 앵커의 입에서 나오는 요지만 듣고 이해하려는 것처럼, 의사들도 그런 인기 있는 권위자에게 의존한다. 예를 들어 영양학에 관해서라면 영양을 연구하는 내과의사의 얘기를 듣고 싶어 하고, 그 분야에 중요한 소식이 있다면 관련해서 내가 할 일까지 알려주기를 바란다. 더 나은 접근법과 진료 방식의 변화를 스스로 고민해서 찾기보다는 누군가 나 대신 그 수고로운 일을 해주었으면 한다.

램스던 박사가 40년간 잊힌 증거를 발표하자, 의료 매체는 이 자료 분석 결과를 간결하게 요약해서 전달해줄 사람을 찾았다. 의학계에서 이름이 잘 알려진 월터 윌럿Walter Willett 박사가 낙점됐다. 하버드대학교 공중보건대학 종신 교수인 그는 역학과 영양학 전문가였다. 긴 세월이 지체된 끝에 세상에 보고된 내용을 해설하고 적절한 관점을 제시해줄 자격이 충분해 보였다. 그런데 그가 꺼낸 말은 이랬다. "의료 역사에서 흥미로운 각주이긴 하나, 포화지방을 고도불포화지방으로 바꾸어 먹으라는 현행 식이 권고와는 무관합니다."[14]

나도 바쁜 독자를 위해 윌럿 박사가 이렇게 날조한 맥락을 설명해주고 싶다. 하버드의 영양 권고를 여러분이 계속 따라야 할지 판단할 수 있도록 말이다. 전 세계 수천 명의 의사가 매일같이 환자의 콜레스테롤 수치를 들여다보며, 식단-심장 가설에 따라 식단에서 포화지방을 빼버리고 고도불포화지방 위주로 바꾸어 먹으라고 권고한다. 램스던 박사가 찾아낸 증거는 마땅히 세상에 잘 알려져야 했지만, 그러면 식단-심장 가설은 심각한 타격을 입게 된다(완전히 폐기될 수도 있다).

램스던 박사의 연구는 '의료 역사에서 (흥미롭기는 하나) 관련이 없는 각주'가 아니다. 게다가 콜레스테롤을 낮추면 의사와 환자가 알아야 할 부정적 결과를 불러올 수 있다는 연구 결과도 이제는 이것 하나만이 아니다. 현재 상당히 많은 연구에서 콜레스테롤 수치가 낮은 사람이 무서운 질병에 걸리거나 사망할 가능성이 더 크다는 사실을 밝혀내고 있다. 잘 알려지지 않고 묻힌 연구 사례를 몇 가지 더 얘기해보겠다.

암부터 시작하자. 콜레스테롤 강하제인 스타틴statin을 위약과 혼용하여 투여한 대규모 임상시험 세 건의 결과가 2012년 한 논문에 실렸다.[15] 모든 임상에서 스타틴을 복용한 사람은 위약을 복용한 사람에 비해 암이 20~25퍼센트 더 생겼다. 해당 논문은 또한 저-콜레스테롤이 결장암(대장암), 폐암, 전립샘암뿐 아니라 모든 종류의 암으로 인한 사망과 연관이 있음을 보여주는 다른 많은 논문을 인용한다. 2007년 《영국의학저널》에 발표된 한 논문은 LDL 수치가 아주 낮은 이들에게 암이 새로 진단되는 "우려할 만하고 아주 의미 있는" 위험성을 보고한다.[16]

2011년 일본의 한 연구에 따르면 이 문제가 심혈관계 질환으로 확대된다고 한다. 콜레스테롤을 낮춰서 예방하겠다는 바로 그 질병 말이다. 논문 제목이 단박에 내용을 드러낸다. "저-콜레스테롤은 뇌졸중, 심장병, 암 사망률과 연관성이 있다."[17] 여기서 '사망률'의 의미가 분명치 않을까봐 덧붙이면, 더 많은 사람이 죽었다는 뜻이다.

램스던 박사가 재평가해 발표한 1960~1970년대 또 다른 임상 연구도 같은 맥락이다. 이 연구도 제대로 보고된 적 없이 잊혔었다.[18] 연구 방식이 다른 연구들처럼 이중맹검은 아니었지만 아주 대규모로 잘 설계된 임상시험이었다. 이 연구에서는 동물성 지방과 마가린으로 요리하여 포화지방(과 마가린의 트랜스 지방)이 든 당시의 평범한 식단(대조군)을 고-PUFA 식단(실험군)과 비교했는데, 그 결과 대조군의 총콜레스테롤이 실험군에 비해 약 9.2퍼센트(22.6%p) 더 많았다(266.5 대 243.9mg/dl). 하지만 심장발작은 대조군이 실험군에 비해 무려 60퍼센트포인트 낮았다(10.1% 대 16.3%). 전체 원인 사망률도 대조군이 실험군에 비해 더 낮았다(11.8% 대 17.6%).

저-콜레스테롤 상태가 여러 병증으로 이어진다는 연구는 수두룩하다. 2016년 중국의 한 연구 결과를 보면, 총콜레스테롤 또는 LDL 콜레스테롤 수치가 40포인트씩 오를 때마다 신체의 치매 예방 능력은 더 강화된다.[19] 저-콜레스테롤 상태는 패혈증과도 연관이 있다. 패혈증은 생명을 위협하는 감염 형태인데, 혈류의 박테리아가 우리 몸을 압도하면서 장기 기능이 멈추기 시작한다. 저-콜레스테롤은 코로나19로 인한 사망 또는 그에 준하는 상태하고도 관련이 있다.[20] 콜레스테롤은 '남성 생식력 지킴이'라 불려왔는데[21], 비단 남성만이 아니다. 조기 완경을 겪는 많은 여성이 콜레스테롤 수치가 매우 낮다고 한다.[22] 건선, 류머티즘성 관절염, 낭창(루푸스) 등 염증성 질환과 자가면역질환도 저-콜레스테롤과 관련이 있다.[23] 참고로, 이런 질병은 스테로이드 약물로 치료하는데, 스테로이드는 신체가 콜레스테롤로 만드는 호르몬인 코르티솔과 연관된다. 그러니까 스테로이드제로 치료받은 병력이 있다면 콜레스테롤 수치를 높여 해당 병증을 개선할 수도 있다. 정말로 가능한 일이다.

덴마크에서 2012년에 나온 한 논문을 보면, 총콜레스테롤 수치가 200mg/dl 이상인 사람은 수치가 그보다 낮은 사람에 비해 연구 기간 8년 동안 사망할 확률이 더 낮았다.[24] 브라질에서 2012년에 60~85세 성인을 대상으로 실시한 연구에서도 총콜레스테롤 수치가 170 이하인 사람이 200 이상인 사람보다 연구 기간 12년 동안 사망할 확률이 50퍼센트 더 높았다.[25] 미국의 사례는 2021년 《네이처》에 발표된 한 논문에 실렸다. 식이요법으로든 약물로든 LDL 수치를 80 아래로 낮추면 향후 8년간 사망할 위험이 LDL 수치가 높은 사람에 비해 두 배 증가한다는 내용이었다.[26] 논문은 이렇게 결론 내렸다. "추가 연구를 진행해서 LDL-C(LDL 콜레스테롤) 수치와 전체 원인 사망률의 인과관계를 파악할 당위성이 있다." 콜레스테롤의 낮은 수치가 왜 사망과 쉽사리 연관되는지 이제는 그 이유를 살펴보아야 한다. 저-콜레스테롤 상태를 다양한 질병 및 사망과 명확하게 연관 짓는 보고서는 방금 언급한 사례 말고도 무척 많다. 연구 논문은 그 하나하나가 우리의 수십 년 된 식생활 권고에 의문을 제기한다. 그 논문들이 전체로 모여 의료 패러다임을 바꾸고, 진료 방식에 많은 영향을 끼쳐야만 한다. 하지만 그런 일은 벌어지지 않고 있다. 도리어 PUFA와 저-콜레스테롤의 위험성을 연구하는 학자들이 부당한 공격을 받곤 한다.

'부적절한' 종류의 과학

뉴욕 브루클린에 있는 롱아일랜드대학교의 화학과 생화학 교수인 글렌 D. 로런스Glen D. Lawrence 박사는 고도불포화지방산 대사 전문가다. 그는 2021년에 발표한 논문에서 PUFA가 콜레스테롤을 낮추는 방법 중 하나는 지방과 콜레스테롤의 적절한 분포를 망가뜨려서 염증을 일으키는 "동맥경화성 침착물을 동맥 주변에" 쌓는 것이라고 경고했다.[27] 다시 말해, 식물성 기름은 동맥벽과 그 주변에 산화된 물질을 덕지덕지 붙여서 혈중 콜레스테롤 수치를 낮춘다. 이런 조건에서 심장발작이 일어날 수 있다. 로런스 박사는 이 개념이 새로운 건 아니라고 꼬집었다. 과거 1950년대 초반부터 다양한 분야의 수많은 과학자가 정확히 같은 견해를 밝혀왔다.

로런스 박사는 PUFA가 어떻게 콜레스테롤을 낮추면서 동맥을 손상시키는지 견고한 과학에 근거해 설명한다. 하지만 캘리포니아대학교 로스앤젤레스캠퍼스UCLA를 포함한 몇몇 기관의 학자들은 학술지에 글을 기고해서 불만을 제기했다. '유수의 연구자'와는 교류가 없는 로런스 박사가 괜한 공포를 조장한다는 것이었다.[28] 필자들은 로런스 박사의 요점은 따지지 않고, 대신 그가 제시하는 근거들이 부적절하다고 주장했다. 로런스 박사는 동물 및 생체외(실험실 시험관을 가리킨다) 연구를 주로 인용했는데, 그를 비방하는 학자들은 그의 이런 근거가 '근거의 위계the hierarchy of evidence'에서 낮은 위치에 있으므로 마땅히 무시해야 한다고 언급했다. 생체외 실험과 동물 연구는 (학술적 근거의 층위를 나타낸) 피라미드 모양 그림표에서 밑동에 자리한다. 이 근거 피라미드의 꼭대기에는 이른바 '황금 표준gold standard'이라는 꼬리표가 붙은 연구가 있다. 바로 '무작위 대조 임상시험의 메타 분석'이다.²⁹

동물 연구가 말해주는 것

사람을 대상으로 삼는 임상시험은 윤리성에 맞아야 한다. 다행한 일이다. 예를 들어 심장발작을 일으킬 것이 뻔한 식단을 사람에게 먹여볼 수는 없다. 그런 것을 확인하려면 (좋든 나쁘든) 동물에게 실험한다. 하지만 답을 찾는 연구자들은 동물에게 심장발작을 일으키기가 대단히 어렵다는 사실을 깨달았다. 실제로 나도 심장발작을 결과로 내건 동물 연구를 단 한 건도 찾을 수 없었다. 연구자들은 대신 동물에게 죽상동맥경화증을 일으킬 만한 식단을 보고한다.³⁰ 이마저도 동물성 지방을 먹여 실험하기란 다소 어렵다는 사실이 드러났다. 토끼는 뱀독을 거듭 주사하거나, 전기소작기로 동맥을 지지거나, 풍선 카테터를 (혈관에) 삽입해 부풀려서 늘려야 한다. 실험용 쥐는 유전적으로 변형된 개체가 "광화학적 손상을 입어야"만 한다. "돼지가 아마도 사람의 (죽상)반을 재현하기에 가장 좋은 실험동물일 것"이라는 점에 과학자들은 동의하지만, 그러자면 먼저 1형 당뇨병을 일으키는 독물인 스트렙토조토신streptozotocin을 주사해야 한다.³¹

이런 모든 유전적 변형과 기타 건강상 교란이 있는데도 과학자들은 쥐가 동물성 지방을 먹고 죽상동맥경화증에 걸리게끔 유도하려고 일반 설치류 사료보다 지방은 다섯 배, 콜레스테롤은 수천 배(무게 기준)나 늘린 특수 연구용 사료를 만들어야 했다. 그 결과물인 '동맥경화성 설치류 식단'은 영양소가 풍부해지지는 않은 채 열량만 지나치게 높아서, 실험동물이 필요한 단백질을 다 섭취하려면 과체중이 될 때까지 사료를 먹어야 한다. 이 사료의 하루 콜레스테롤 급여량은 인간 기준으로 환산하면 2만 2500밀리그램으로, 주방용 소포장 버터 92개와 같다. 사람이 현실에선 절대로 섭취할 수 없는 분량이다.³²

과학자들이 동물에게 죽상동맥경화증을 일으키는 가장 효과적인 방법은 산

> 화된 식물성 기름이나 산화된 콜레스테롤을 먹이는 것이다.[33] 여기서 짚고 넘어
> 가야 할 점이 있다. 햄버거와 닭고기 같은 음식에 든 콜레스테롤도 일반적인 조
> 리법을 썼다면 산화가 의미 있는 만큼은 진행되지 않는다.[34] (하지만 우지를 튀김
> 기에서 장시간 가열하면 콜레스테롤이 점점 산화한다.) 혈관에 쌓이는 반(플라크)을
> 막아서 심장발작을 피하고 싶다면, 반드시 멀리해야 할 식품이 바로 산화된 지
> 방과 기름이라는 얘기다.

하지만 이 메타 분석에 '황금 표준'이라는 칭호를 붙이는 것에는 끔찍한 오해의 소지가 있다. 이런 유형의 연구는 일반적으로 개별 연구가 결정적이지 않거나 충돌을 일으킬 때 근거의 대세가 어느 쪽을 향하는지 식별하려고 설계한다. 그런데도 메타 분석이 마치 복음인 양, 완전 무결하다고 여기는 일이 안타깝게도 종종 있다. 단 하나의 메타 분석에 따라 우리의 치료 절차가 극적으로 바뀌기까지 한다.

메타 분석을 다른 모든 형태의 근거보다 신뢰하는 행태는 위험하다. 메타 분석이란 압축된 정보의 궁극적인 형태다. 그러니까 요약의 요약이다. 문제는 그렇게 하면 연구 결과를 자신이 원하는 방향으로 비틀 여지가 많아진다는 데 있다. 이를 확증 편향이라고 한다.

메타 분석은 어떤 연구를 포함하고 어떤 연구는 제외하는지에 따라 이런저런 다른 결과가 도출되도록 조작할 수 있다. 예를 들어 12월보다 7월에 많은 비가 내린다는 결과와 그 반대 결과가 여러 연구에 섞여 있다면, 여름에 계절풍이 부는 인도의 연구만 메타 분석에 포함해서 7월에 비가 내릴 확률이 더 높다는 결과를 도출해낼 수 있다. 하지만 계절

풍이 겨울에 부는 캘리포니아의 연구만 메타 분석에 포함하면 그 반대 결과가 나오게 된다. 두 연구 중 어느 쪽도 이를테면 뉴욕 시민이 날씨를 예측하는 데 아무런 도움이 되지 않는다.

(개별 연구들이 서로 충돌한다면 기본 착상 자체에 문제가 있지는 않은지 되짚어 보아야 한다는 게 내 생각이다. 핵심 개념이 하나 누락됐을 수 있다. 앞서 언급한 예에서 누락된 개념은 지리 조건과 그것이 지역 기후에 미치는 영향이다. 의료 연구에서는 대개 식물성 기름과 그것의 산화 취약성 개념을 누락하곤 한다.)

나는 데이터 조작 문제와 관련해 익명을 요청한 어느 과학자와 이야기를 나누었다. 그 과학자의 말은 이랬다. "원하는 결과를 만들어내려고 (한 연구자가) 부족한 데이터를 거의 창조하다시피 수정해가며 할 수 있는 일은 다하는 광경을 지켜보았죠." 부정한 돈을 받고 그러는 건 아니었다. 그가 과학자의 공정성을 잃은 까닭은 단순히 "자신의 연구 방향이 옳다고 철석같이 믿었기 때문"이라는 것이었다. 이것을 지적 이해충돌이라고 한다. 사람들은 대부분 자신의 편견을 인식하지 못하기에, 이는 상당히 위험한 일이다.

우리는 모두 콜레스테롤이 나쁘다는 이념을 머리에 담고 성장했다. 그래서 연구자도 대부분 같은 편견이 있다. 메타 분석 연구자가 자신의 가설을 뒷받침하지 못하는 연구를 그냥 빼버리는 일은 비일비재하다. 그들의 재량이다. 왜 그런 선택을 했는지 설명할 수만 있다면 말이다. 더 나아가, 연구자가 주장하는 결론과 그 근거가 서로 정확히 일치하지 않기도 한다. 이를 알 수 있는 방법은 딱 하나, 참고문헌을 직접 확인하는 것뿐이다. 하지만 (대부분 유료 학술지에 실리므로 굳이 비용을 지불하고서까지) 해당 논문 전문을 읽어볼 의사는 그리 많지 않을 성싶다. 비단 돈 문제가 아니더라도 그들은 나날이 진료를 보기에도 벅차서 분명 시간이 없거나, 아니면 꼼꼼하게 팩트체크 하길 귀찮아하는 성격일 것이다.

'근거의 위계'를 나타내는 피라미드 그림표 밑동에는 과학의 기초 유형들이 있는데, 이것을 무시하면 또 다른 문제가 생긴다. 바로 의학 지식의 대부분이 다름 아닌 이런 종류의 근거에서 나왔다는 점이다. 이 피라미드의 토대를 무시하면, 그렇다, 인체의 작동 원리를 알려주는 모든 기초 생리학도 무시해야 한다. 기초 생체외 과학이 없었더라면 콜레스테롤은 애초에 발견하지도 못했을 테다. 질병 세균 유래설도 나오지 않았을 테다. 인체와 생물학 자체에 대한 인류의 이해는 여전히 암흑기를 벗어나지 못했을 것이다.

'근거의 위계' 피라미드는 한 유형의 연구가 그 아래에 있는 모든 연구보다 우수하다고 부정확하게 암시한다. 하지만 현실은 다르다. 과학적 발상을 체계화해서 시험하려면 논리 순서를 따라야 한다. 각 유형의 근거에는 나름의 쓰임이 있고, 더불어 고유한 장단점이 있다. 그래서 모든 유형의 근거를 고려해야만 한다. 실제로 영양소와 질병 사이에 통계상 상관관계가 나타나더라도 기초 메커니즘 연구로 확인되지 않는 결과라면 그냥 추정일 따름이며, 해당 가설을 폐기할 생각이 아니라면 의심스런 결함과 편향을 조사해야만 한다. 다시 말해, 기초과학이 '근거의 위계' 피라미드에서 밑동에 있는 까닭은 근거로서 열등해서가 아니라 그 위에 쌓인 근거들을 밑받침해주기 때문이다. 어떤 연구의 근거 피라미드에서 기반이 부실하다면, 그 이론은 사상누각이다.

사실, 고-콜레스테롤이 해롭다는 생각의 근거 피라미드도 수상한 기반에 얹혀 있다. 앞서 언급한 생리학자 앤설 키스의 연구 덕분이다.

이 논의는 다음 장에서 계속 이어가자. 콜레스테롤 심장병 유발론이 발을 딛고 선 기반 근거로서 그의 연구가 다른 누구의 논문보다도 많이 인용된다. 그의 이야기는 2차 세계대전 전후 시대로 거슬러 올라간다. 그때는 식량을 공급하던 양상이 극적으로 바뀌던 시절이었다. 의학 분야도 의약물의 개입을 선호하게 되면서 영양에 흥미를 잃기 시작했다.

6장

앤설 키스와 미국심장협회의 검은 속내

> **이번 장에서 알아볼 내용**

- 미국심장협회는 1948년 식물성 기름 업계로부터 자금을 받고 식물성 기름을 권장하기 시작했다.
- 이 자금의 상당액이 심장발작과 고-콜레스테롤을 연관 지으려는 한 연구자에게로 건너갔다.
- 그는 콜레스테롤 이론을 그럴싸하게 포장하려고 흡연이 심장발작을 일으킨다는 연구 자료를 은폐했다.
- 미국심장협회는 현재도 의학지 14종을 발행하며 심장질환의 원인을 계속 엉뚱한 데로 돌리고 있다.

과거에 내가 식물성 기름의 진실을 처음 알게 됐을 때 나는 영양학의 역사를 좀 공부해야겠다고 마음먹었다. 일반 대학과 의과대학을 거쳐 전문의 과정까지 마치는 동안 나는 의학 역사의 주요한 모든 인물과 그들이 일군 구체적인 성과를 공부했다. 이야기는 중세의 '이발사 의사'

에서 시작됐다. 그들의 일은 용모 관리에서 끝나지 않았다. 치아 발치와 간단한 수술, 때로는 팔다리 절단까지 감행해야 했다. 마취의 역사도 배웠다. 위스키에서 클로로폼으로, 그러다 마침내 오늘날 우리가 사용하는 안전한 마취제로 진보했다. 하지만 영양학의 역사는 만나보지도 못했다는 것을 깨달았다. 영양학 분야가 어떻게 오늘날에 이르렀는지 전혀 모른다는 사실이 의아하게 여겨졌다. 단 하나 배운 건 있었다. 앤설 키스라는 사람이 1950~1960년대에 콜레스테롤을 심장발작과 연관 지어 식단-심장 가설을 세웠다는 내용이었다. 키스 박사와 그의 연구를 잘 들여다보면 영양학이 어떻게 현재에 이르렀는지 엿볼 수 있다. 지금의 영양 패러다임에 어쩌다 문제가 생겼는지까지도 말이다.

식단-심장 가설의 못난 아버지

앤설 키스는 과학계에서 논란이 분분한 인물이다. 그런가 하면 심장발작의 원인을 규명한 장본인으로도 유명하다. 모든 의대생이 그의 이름을 안다. 하지만 그의 연구 방법에는 문제가 많다는 지적이 처음부터 제기됐다. 그런데도 의료 역사의 이런 내막을 의사들은 잘 모른다.

키스 박사의 연구 방식을 둘러싼 논란은 1953년 그가 식단-심장 가설을 뒷받침하는 첫 논문인 〈죽상동맥경화증: 공중보건의 새로운 문제 Atherosclerosis: A Problem in Newer Public Health〉를 썼을 때부터 있었다.[1] 관상동맥 질환은 중세 의사들도 알고 있었으나, 당시로선 아주 드문 병이었다. 비교적 최근인 1910년대까지만 해도 심장 전문의가 평생 진료하면서 심장발작 환자를 단 한 명도 경험하지 않을 수 있었다. 키스 박사는 논문에서 식이지방 섭취가 혈류 속 콜레스테롤을 늘려 심장질환을 일으킨다는 관점을 제시한다. 다소 난데없고 과감한 견해였지만, 그때 미국에서는 이 새로운 병의 유행에 완전히 겁을 먹고 있었다. 40~50대 남성들이 심장발작으로 툭툭 쓰러져 죽던 시절이다. 이런 병증을 대하는 의료계의 경험이 사실상 전무한 상황에서 키스 박사가 세상에 경고한 말이 옳았더라면 그는 진정한 영웅이 됐을 것이다. 당시 다른 연구자들은 계속 다른 원인을 조사하고 있었다. 이를테면 흡연, 고혈압, 고혈당(당뇨), 스트레스 등이었다. 키스 박사는 콜레스테롤에만 전념했다. 다른 요인은 있을 수도 없다는 듯한 태도였다.

1953년 논문에서 키스 박사는 심장병 환자들의 "혈청이 고-콜레스테롤이라는 특징적 경향을 나타내는 건 사실"이라고 뻔뻔하게 주장한다. 그가 이런 '사실'의 근거로 내놓은 증거들은 좋게 말해도 허술하다. 콜레스테롤과 심장병의 연관성을 보여주는 근거라며 그는 수치와 그림표 16개를 제시한다. 하지만 그중 15개에는 전혀 관련 없는 정보만 담겨 있었다. 이를테면 여러 주요 도시에 사는 건강한 남성의 콜레스테롤 수치, 3주간 쌀과 과일만 먹은 후에 나타나는 콜레스테롤 수치의 변화, 토끼와 닭 같은 몇몇 종의 동물이 섭취한 콜레스테롤에 따라 변화하는 (혈중) 콜레스테롤의 수치 같은 내용이었다. 이 중 무엇도 그의 주장을 뒷받침하지 않는다.

식단과 심장병의 상관관계를 얼핏이라도 보여주는 자료는 단 하나뿐이다. 그마저도 콜레스테롤을 언급하는 대목은 없다. 그림표는 수치 여섯 개를 한 줄로 이은 단순한 그래프다. 특정국 국민의 지방 섭취량과 그 나라의 심장발작 발병률을 비교한 것이다. 그래프를 보면 해당 6개국 중 일본 사람들이 지방을 가장 적게 먹었고, 심장발작 발병률도 가장 낮았다. 지방을 가장 많이 섭취한 미국인은 그래프 꼭대기에 올라가 앉았다. 심장발작 사망률이 (일본보다) 15배 더 높았다. 이 두 극단을 예쁘게 잇는 그래프 선 중간중간에 나머지 네 나라를 나타내는 점들이 콕콕 찍혀 있다. 빈약한 자료지만, 적어도 식이지방과 심장병의 상관관계는 뚜렷해 보였다.

문제는 그가 우리를 속였다는 데 있다.

키스 박사는 이 말끔한 선을 그리는 데 들어맞지 않은 다른 16개국을 제외했다. 1957년 한 논문을 통해 이 사실이 세상에 알려졌다. 논문에는 22개국을 다 포함해서 같은 형식으로 그린 그래프가 실려 있었다. 수치를 나타내는 점들이 사방에 흩어져 있다. 기막히게 완벽한 선은 그어지지 않는다. 논문은 특히 키스 박사의 중대한 실책을 지적하며 이렇게 결론 내렸다. "모든 국가를 포함하면 아주 선명하게 외견상 연관성이 대거 사라진다."[2]

속임수를 지적하며 비판한 논문을 보고 키스 박사는 학술적으로 반박하는 대신 비꼬는 답글을 썼다. 대개 과학 연구 과정에서 대안적 관점을 논의하는 일은 꼭 필요하다고 여기는데, 그는 이를 반기지 않았다. 도리어 "친구건 적이건 자신에게 도전하는 걸 싫어했다".[3] 지인들마저 그를 못된 친구라고 표현했다. 비판자들은 그더러 "거만하고 오만하며 무뚝뚝하다"고 했으며, 그가 적극적인 토론을 늘 피해왔다는 사실을 들어 의심의 눈길을 보냈다.[4]

그의 이 속임수 짙은 논문이 원래 제목보다 이른바 '6개국 연구 Six

Countries Study'로 더 널리 알려진 건 이 내용이 그만큼 자주 거론됐다는 방증이다.

세간에는 덜 알려졌지만, 키스 박사가 속임수를 쓴 건 비단 이때 한 번만이 아니다. 그의 가장 유명하고 영향력 있는 연구는 이른바 '7개국 연구Seven Countries Study'다. 1950년대에 시작되어 수십 년간 지속된 연구인데, 그 기간에 (중간 보고서 성격의) 출간물이 수백 편 나왔다. 하지만 1970~1993년 발간된 정기 보고서들을 읽어보면, 관련 없는 주제에 관한 중요하지 않은 내용이 많이 보인다. 이를테면 유럽 철도회사 직원은 일본 거주자와 다르게 행동한다는 것, 핀란드 동부와 서부에서 자료를 수집하는 조사원의 일과를 비교 고찰한 것 등이다. 이들 보고서는 자료를 수집해서 제시하는 일정한 형식도 지키지 않는다. 사람들이 무엇을 먹고 있는지 파악하는 표준화된 방식이 전혀 없었던 것으로 보인다. 포화지방이 콜레스테롤을 늘리고, 콜레스테롤이 심장발작을 일으킨다는 결론을 뒷받침할 만한 큰 그림을 요약하는 수치나 그림표가 없다. 해당 영양 조사에 얼마나 많은 사람이 참여했는지에 대한 단순한 개요조차 없다. 총 심장발작 건수를 상세히 기록한 차트 하나 없다. 이런 건 기초 자료인데, 완전히 빠졌다. 그런데도 '7개국 연구'는 의학의 주춧돌 중 하나가 되어 오늘날에도 여전히 고-콜레스테롤이 심장발작을 일으킨다는 근거로 인용된다.

'7개국 연구'를 검토한 다른 연구자들은 자료에 숭숭 뚫린 구멍을 발견했다. 미국의 현재 식생활 지침의 역사를 10년간 취재해온 한 기자는 2014년에 충격적인 얘기를 들었다. 1970~1980년대에 키스 박사와 동시대인으로서 일했던 의사와 과학자들을 인터뷰하는 과정이었다. 그 이른 시기에 이미 많은 전문가가 콜레스테롤 이론의 결함을 지적하려고 했다는 것이다. 하지만 포화지방을 몰아내려는 세력에 동조하지 않은 연구자는 (정책) 위원회에 들어갈 수 없었고, 연구 보조금도 받지 못했으며, 일부는 조기 은퇴로 내몰리기도 했다.[5] 2015년에 한 연구팀이 〈무작위 대조 시험의 증거는 1977년과 1983년에 발표된 지방 섭취 권고의 근거가 되지 못함Evidence from Randomised Controlled Trials Did Not Support the Introduction of Dietary Fat Guidelines in 1977 and 1983〉이라는 도발적 제목의 보고서를 발표했다. 그들은 1983년까지 있었던 포화지방 연구의 역사를 조사했는데, 1983년은 '미국인을 위한 식생활 지침Dietary Guidelines for Americans, DGA'이 (1977년에 이어) 두 번째로 공식 발표된 해였다.[6] 연구팀은 식생활 지침을 마련한 위원회가 어떻게 '7개국 연구'를 인용해서 물론 실제로는 그렇지 않은데도 마치 콜레스테롤 이론이 임상적으로 검증된 체계인 양 정설로 자리매김하게끔 만들었는지를 들춰냈다.

때로는 단지 참고문헌만 확인해도 그렇지 않다는 상반된 결론에 도달할 수 있었다. 나도 의사가 따라야 하는 콜레스테롤 관리 지침인 〈ATP-III〉가 발표됐을 때 직접 그 작업을 해보았다. 지침서는 콜레스테롤 감소가 유익하다고 주장할 때마다 참고문헌을 달아놓았다. 해당 출처를 확인해보았다. 그리고 〈ATP-III〉가 실제 자료는 들어가 있지 않은 과학 논문만 반복해서 거론한다는 걸 알게 됐다. 통계학자의 손을 거친 보정 자료만 보여주는 바람에 연구의 주장을 검증하기가 불가능했다. 내가 알아챈 또 다른 속임수 요령은 이른바 '골대를 옮기는' 것이었다. 이를테면 논문의 제목과 결론에선 포화지방이 심장발작을 일으킨다고 주장하는데, 막상 내용을 들여다보면 실제 연구로 밝혀낸 건 포화지방이 콜레스테롤을 늘린다는 사실뿐이다. 그러면 여기에다 고-콜레스테롤과 심장발작 사이에 연관성이 있다고 추정하는 다른 연구를 가져다 붙이는 식이다. 이런 논문을 꼼꼼히 뜯어보면 자료를 누락시키는 것과 같은 기만행위도 발견된다. 심장병 콜레스테롤 이론에 관한 논문을 이것저것 찾아 읽다 보니 마치 내가 루시에게 농락당하는 찰리 브라운이 된 기분이었다. 만화영화의 내용을 설명하자면, 루시가 찰리에게 미식축구 공을 차보라고 몇 번이고 부추긴다. 그래서 찰리가 달려와 공을 차려는 순간 루시가 손으로 잡고 있던 공을 쏙 들어 올려서 찰리를 골탕 먹인다(미식축구 공은 양 끝이 뾰족해서 땅에 놓고 차려면 누군가가 잡아 주어야 한다—옮긴이).

'7개국 연구'에 담긴 터무니없는 자료 뭉치를 근거로 삼아 콜레스테롤 감소를 심장발작을 예방하는 대리 지표로 만들어버렸다. 이것을 의학 용어로는 대용종점surrogate endpoint이라고 한다. 예를 들어 어떤 연구로 (저지방 식단 같은) 특정 식이요법이 콜레스테롤을 낮춘다고 밝혀지면, 그것이 심장발작도 예방한다고 주장할 수 있다는 뜻이다. 반대로, 앳킨스 식이요법처럼 콜레스테롤을 늘리는 식단이라면 심장발작도 일으킨다고 주장할 수 있다. 키스 박사의 의도가 여전히 영양학 연구의 현장 전반에 드리워 있다.

키스 박사의 대찬 성정과 허세와 공갈에 다들 손사래를 쳤기에 그의 앞에 굳이 나서 반박한 연구자가 없었을 수도 있다. 이런저런 이유로 그는 1960년대 초반이라는 중차대한 시기에 근거로 제시한 아주 중요한 숫자 하나를 일부러 틀릴 수 있었다. 그가 조사했다고 밝힌 환자의 숫자였다.

확신 범인

앤설 키스의 연구는 결함투성이였지만, 그래도 한 가지는 공헌했다. 식단이 중요하다는 생각을 일깨운 것이다. 키스 박사는 사람의 질병 성향이 태어날 때 이미 뚜렷이 결정되지는 않는다고 생각했다. 그런 믿음이 확고했다. 사람은 자신의 운명을, 적어도 심장병 문제에서는 통제할 수 있다고 확신했다. 그가 펼친 연구 활동의 배경에 짙게 깔린 이런 확신을 두고 키스 박사 자신도 학계 소수 의견이라고 여겼을 법하다. 정말로 그렇다는 걸 알았기에 물불을 가리지 않았던 건 아닐까. 그는 또 미국 공중보건서비스PHS의 관장 영역이 너무 좁다고 아주 일찍부터 주장했다. 엉터리 자료를 내세워 악명 높은 자신의 1953년 논문에서 공중보건 당국의 업무 범위를 전염병과 직업병 너머로 넓혀야 한다고 역설했다. 그는 "'모든' 형태의 질병과 장애의 발생을 예방하거나 줄이기 위한"('모든'은 논문 원문의 강조) 캠페인, 특히 심혈관계 질환을 위한 대대적인 캠페인을 촉구했다.[7] 이런 점에서라면 키스 박사가 공로를 인정받을 자격이 있다. 물론, PHS는 그가 연구비를 따낼 중요한 돈줄 중 하나였기에 그의 이런 발언은 어떻게 보면 밥그릇 챙기기 같기도 하지만 말이다. 그래도 그의 주장에는 분명 긍정적 측면이 있다.

하지만 병의 원인이 (환자의) 식단 선택에 있다는 생각을 일단 받아들이면 도덕적 함정에 빠질 가능성이 있다. 이는 피해자를 비난하는 소리이며, 키스 박사는 이 점에서 확실히 유죄였다. 저명한 시사 주간지 《타임》은 기사에서 이렇게 키스 박사의 발언을 인용한다. "뉴잉글랜드 청교도"는 비만이 "죄"라고 믿었는데 "비만이 부도덕하다는 인식이 다시 퍼지면 뚱뚱한 사람은 아마 고민하기 시작할 것이다." 그는 "기름진 음식의 탐닉"을 선택해 "죽을 때까지 자신을 잡아먹는" 사람의 "약한 의지"를 한탄했다. 또한 비만증이 "역겹다"고도 했다.[8] 이런 태도를 보면 심장발작의 원인을 밝히는 증거를 하나씩 모으기도 전에, 그 훨씬 전부터 그는 발병 원인으로 환자를 탓했을 것 같다.

4820명의 유령 환자

1961년 1월 13일자 《타임》은 올해의 인물로 앤설 키스를 선정했다. 텔레비전 토크쇼와 인터넷이 등장하기 전인 시대에 《타임》 표지에 실린다는 건 사회에서 최고 유명인이라는 뜻이었다.

표지 기사는 포화지방을 둘러싼 논의가 이미 끝났다는 식으로 글을 시작한다. "미국인은 지방을 원체 많이 먹는다. …… 열량이 높은 미국 식단은 지방이 40퍼센트인데, 그 대부분이 흉악한 포화지방이라고 키스 박사는 말한다. 포화지방은 혈중 콜레스테롤을 늘리고 동맥을 손상시키며 관상동맥 질환을 일으킨다." 또한 기사는 세부 사항에 갇힌 다른 학자들과 달리 과단한 면모가 있는 사람으로 키스 박사를 묘사한다. "키스 박사는 고혈압, 스트레스, 흡연, 운동 부족 등 다른 사람들이 지목하는 여러 원인이 실은 미미한 역할을 할 뿐이라고 짚는다."[9]

이 기사는 키스 박사가 압도적으로 많은 증거를 쥐고 있다고 암시한다. "키스의 주요 무기인 겹겹이 쌓은 탄탄한 통계"가 그의 생각을 뒷받침한다는 것이다. 기사에서 필라델피아의 의사라고만 소개된 누군가는 이렇게 증언한다. "키스 이 양반은 따지려고 드는 사람이 있으면 늘 이렇게 받아친다오. '내가 가진 사례는 5000건이오. 당신은 몇 건이나 있소?'"

사실, 검증이 가능한 발간 자료보다 키스 박사가 내놓은 주장이 더 자주 인용된다. 키스 박사가 발표한 과학 논문은 장장 190편에 달한다. 하지만 심장병에 관한 그의 논문은 대다수가 다른 이들이 수행한 연구를 겨냥해 더 많은 연구가 필요하다는 의견을 수필 쓰듯 덧붙여놓은 논평일 따름이다. 키스 박사 본인이 오롯이 수행한 임상 논문은 심장발작에서 콜레스테롤이 하는 역할을 조사한 단 세 편뿐이었다. 1961년까지 그는 심장발작을 일으킨 사례 180건을 모아 식단과 콜레스테롤 수치의 관계를 평가한 것으로 보인다. 그중 72건은 미국 미니애폴리스-세인트폴에서 수집됐고, 다른 108건은 이탈리아 나폴리의 것이다.[10] 그는 조사한 환자 수를 부풀려 자신이 세상에서 이 주제를 가장 잘 아는 사람인 양 행세하는 데 성공했다. 1961년이면 이 문제를 연구하는 데 필요한 자료를 전 세계에서 그러모으는 활동이 막 시작되던 때였다. 그는 자신이 가장 많은 사례를 확보했다고 세상을 향해 호언장담했다. 그렇게 뚜렷한 인상을 남겨서, 그의 콜레스테롤 이론에 동의하지 않을 법한 다른 과학자들이 이 주제에서 그를 제치는 전문성을 자랑하며 나설 수 없게끔 만들었다.

그가 수집한 사례는 정녕 5000건에 이르지 않았다. 1985년에 있었던 '7개국 연구' 최종 분석까지 총사례 건수를 합쳐도 2289건에 그친다.[11] 키스 박사는 숫자를 조작해서 자신에게 의구심을 품은 사람들의 입을 모조리 막아버린 것으로 보인다. 아무도 그에게 대적하지 않았다. 그는 마치 지휘관처럼 행세하며 다른 소심한 과학자들을 움츠러들게 했던 것이 분명하다. 하지만 그가 일찌감치 유력 인사들과 긴밀한 관계를 맺어왔다는 점이 더 중요하지 않을까 싶다. 말도 안 되게 부풀려진 주장을 쏟아내기 시작했을 무렵에는 높은 자리에 앉은 친구들이 그를 제대로 보호해줄 수 있었다.

미국심장협회와 키스 박사의 짬짜미, 흡연 자료를 뭉개다

키스 박사는 홀로 일하지 않았다. 전 세계 유수의 의사 팀과 연계했다. 그중에는 폴 더들리 화이트Paul Dudley White 박사와 어바인 하인리 페이지Irvine Heinly Page 박사가 있었다. (미국 아이젠하워 대통령의 주치의인) 화이트 박사는 미국심장협회AHA 창설에 참여했고, 나중에 회장직도 맡았다. AHA 회장 대행을 역임한 페이지 박사는 클리블랜드클리닉의 수석 연구 임원이었다.

하버드대학교 의대의 유력자들은 키스 박사를 자기네 무리에 받아들였고, 다른 내과의들이 그의 이론을 기꺼이 수용하게끔 힘을 실어주었다. 식단과 생활습관, 심장병 예방과 관련한 문제에서 키스 박사는 AHA의 주요 자문역과 대변인 역할을 자처했다. AHA도 키스 박사의 주장을 대중에 전파하려 애썼고, 그 과정에서 많은 돈을 썼다. 1956년에는 새로운 '분별 식단Prudent Diet'을 발표하기도 했다. 버터와 라드, 소고기, 달걀은 피하고 식물성 기름과 마가린, 닭고기, 찬 시리얼을 먹으라는 것이었다. 분별 식단을 홍보하는 TV 캠페인을 펼쳤는데, 키스 박사가 페이지 박사와 (당시 시카고 보건위원회Chicago Board of Health 순환기내과 연구원으로 '위험인자risk factor'라는 용어를 현장에 도입한) 제러마이어 스탬러Jeremiah Stamler 박사와 함께 TV 화면에 나와서 설명했다.[12] 저명한 의사 선생님들 말씀에는 무게감이 실렸다. 대중은 요지를 설득력 있게 받아들였고, 분별 식단은 인기를 끌었다. 수많은 사람이 기존의 전통 식단을 버리고 이른바 현대적 식단을 선택했다. 오늘날 식탁 위 모습을 닮은 그 식단은 저지방과 저콜레스테롤에 가공식품이 가득하고 식물성 기름 범벅이었다.

AHA는 자칭 근거 중심 조직인데, 분별 식단을 발표한 1956년이면 '7개국 연구'의 첫 번째 중간 보고서조차 아직 나오지 않은 시점이었다. 식물성 기름 업계의 자금이 AHA에 흘러든 것으로 밝혀졌다. 이 이야기는 곧 다시 다룰 참이다. 그렇게 은밀한 이해충돌이 생겨났다. 근거 자료가 없는 가운데 금전적 동기가 힘을 발휘했고, 식물성 기름은 분별 식단의 일부로서 권장됐다.

AHA는 또 흡연과 심장발작의 점차 확실해져가는 연관성을 은폐했다. 1956년, AHA는 흡연과 심장질환에 관한 첫 성명을 냈다. "관상동맥 심장질환이 불러오는 사망률 증가와 담배 흡연 간의 고려할 만한 관계성을 이끌어내어 결론을 내리려면 훨씬 더 많은 연구가 필요하다."[13] 다시 말해, 흡연을 경고하는 것조차 망설일 정도로 자료가 충분치 않다는 얘기다.

거짓이었다. 이보다 2년 앞서 《영국의학저널》에는 흡연과 심장병의 밀접한 연관성을 밝혀낸 리처드 돌Richard Doll 박사의 기념비적인 연구가 실렸다.[14] 전염병학자이자 의사인 그는 흡연의 건강 영향성을 10년 넘게 연구해오던 차였다. 5000명 가까운 대상을 추적 관찰해서 약 230건의 심장발작 사례를 모았는데, 거기서 흡연과 심장병의 강력한 상관관계를 발견했다. 흡연과 폐암의 관계만큼 강력한 연관성이었다. 이 자료와 관련 연구를 주요 근거로 삼아 영국 정부는 1957년 흡연에 반대하는 보고서인 〈흡연과 건강Smoking and Health〉을 펴냈다. 폐암과 심장병을 비롯해 여러 질병과 흡연의 연관성을 검토한 이 문서는 흡연의 유해성을 뒷받침하는 과학적 근거를 의사와 보건 당국이 한 번에 쉽사리 파악할 수 있게끔 했다. 흡연자에게 금연을 권고하며, 적어도 흡연을 줄이라고 종용하는 내용을 담은 최초 간행물이었다.

하지만 이 기간에 AHA는 키스 박사와 그가 던진 화두에만 골몰했다. 식단-심장 가설을 증명하는 연구에 자금을 지원했다. 다른 접근방식을 제시한 사람은 죄다 무시했다. 1961년에 와서 AHA는 기관 최초의 식이 지침을 확정해 내놓았다. "총지방, 포화지방, 콜레스테롤 섭취를 줄인다"라는 것과 "고도불포화지방 섭취를 늘린다"라는 것이 골자였다.[15] 분별 식단의 구성에 맞춰 버터와 달걀, 붉은 고기, 치즈를 마가린, 시리얼, 닭고기, 무지방 코티지치즈와 탈지유로 바꾸라고 권고했다. 이 안건의 정당성 논리를 받쳐주는 근거는 앤설 키스가 다른 AHA 회원들과 함께 작성한 4쪽짜리 보고서였다.[16] 보고서에는 키스 박사의 의견만 있을 뿐, 근거 자료가 없다. 이 포괄적인 식이 권고를 뒷받침하는 증거를 어디에서 찾아야 하는지 알려주는 각주 하나 없다.

AHA가 심장병 콜레스테롤 이론에 힘을 실어주었을 때 그 타당성을 밝히는 자료는 없었다. 이 점은 확실하다. 자료를 내놓는 대신, 그들은 간접적인 암시만 했다. 이런 행태로 미루어보아 협회와 키스 박사의 짬짜미 협의는 짙다. 협회는 키스 박사가 진행하는 전 세계 7개국 연구의 결과를 미리 정해놓았고, 키스 박사도 협회의 자금을 지원받아 연구 구색을 갖추려고 형식적인 조사 여행만 다닌 게 아니냐는 강한 의심이 든다. 그가 체계적으로 정보를 수집해서 제시하는 절차를 밟지 않은 까닭도 납득이 간다.

이런 부정행위에 더해, 키스 박사와 AHA는 대중에게 흡연이 심장 발작을 일으키는 주요 인자일 수 있다고 경고하지 않았다. 심지어 흡연과 심장병의 연관성을 경시하기까지 했다. 소책자로 나온 〈7개국 연구: 과학적 모험The Seven Countries Study: A Scientific Adventure〉을 보면 연구를 시작하고 첫 5년간 분석이 진행되던 1963년에 키스 박사는 매일 담배를 25개비 넘게 피우면 심장발작 치명률이 400퍼센트 올라간다는 사실을 알았다. 심장발작으로 인한 사망에 흡연이 단연코 가장 강력한 예측 변수라는 얘기다.[17] 하지만 그는 1963년에 펴낸 출간물 어디에도 흡연과 심장발작 사이에 연관성이 있다고 언급하지 않았다. 여러 해가 더 흘러도 마찬가지였다.

키스 박사는 다른 연구의 자료도 뭉갰다. 역시 1963년에 별개의 연구 보고서를 발표했는데, 미국 미네소타주에 사는 '비즈니스맨과 전문직 남성'의 심장질환 위험인자를 15년간 평가한 결과였다.[18] 이 보고서에 흡연을 둘러싼 언급은 없다. 하지만 이 프로젝트를 다룬 영상 기록을 보면 그가 흡연 자료 수집을 위한 비용을 건네받았음을 알 수 있다.[19]

키스 박사야 포화지방에 반대하는 자신의 견해를 밀어붙여야 했으니 그렇다 쳐도, AHA라는 기관은 왜 흡연 위험을 경시했을까 사뭇 고개가 갸우뚱해진다. 금연을 권고해도 AHA에는 딱히 안 좋을 일이 없을 텐데 말이다. 담배 업계와 금전적으로 얽힌 낌새는 없었던 것 같다. 1954년에 미국암학회American Cancer Society가 흡연을 경고했고, 1964년에는 미국 공중보건국 국장이 펴낸 한 보고서에서 암 연관성을 반영해 만성기관지염을 후속 질병 목록에 추가했는데, 그로부터 수십 년이 지난 1985년까지 AHA는 흡연의 해악과 관련해 어떤 추가 성명도 발표하지 않았다. 담배 문제에 줄곧 침묵함으로써 AHA는 무엇을 얻으려 한 것일까?

이 질문에 대한 나의 답변을 듣기 전에 잠시 뻐꾸기를 떠올려주길 바란다. 유럽인은 뻐꾸기의 독특한 울음소리를 좋아한다. 오죽하면 뻐꾸기시계를 다 만들었을까. 뻐꾸기는 탁란托卵하는 새로도 알려져 있다. 탁란이란 다른 새의 둥지에 들어가서 알을 낳고 다른 새에게 그 알을 대신 품어 기르도록 하는 행위다. 암컷 뻐꾸기는 자신보다 작은 종의 새 둥지에 커다란 알을 낳는다. 그러면 뻐꾸기 새끼가 가장 먼저 부화한다. 눈도 못 뜨고 깃털도 안 난 새끼는 세상에 나오자마자 가까이 있는 다른 알을 자기 등에 대고 민다. 둥지 가장자리에 이르면 새끼는 가는 다리를 곧게 펴고 등에 댄 알을 올려 넘겨서 떨어뜨린다. 이 과정을 다른 알이 하나도 남지 않을 때까지 반복한다. 그러면 '숙주'인 어미는 단 하나 남은 새끼인 뻐꾸기를 기르는 데 제 온 힘을 쏟는다. 먹이는 오롯이 뻐꾸기 새끼의 차지가 된다.

　둥지 탁란 전략은 새뿐 아니라 과학 이론에도 통한다. 콜레스테롤은 앤설 키스의 알이었고, 흡연은 그렇지 않았다. 키스 박사는 콜레스테롤 이론이 자신의 욕망대로 대중의 담론을 장악하려면 둥지에서 심장병의 원인이 될 수 있는 다른 후보군을 다 제거해야 한다고 여겼던 건 아니었을까.

미국심장협회를 위협한 '스모킹 건'

심장질환의 원인을 밝혀내려고 애쓴 기관이 AHA만은 아니었다. 여러 곳이 경쟁했다. 논의 주도권을 노리는 AHA에는 흡연이 위협으로 작용했다. 흡연은 심장발작의 원인으로 단순히 (콜레스테롤과 함께) 거론되는 하나의 후보가 아니었다. 흡연이라는 특정 위험인자에는 세계적 권위자라는 키스 박사의 지위와, 선도 의료기관이라는 AHA의 위상을 더욱 위협하는 무언가 특별한 요인이 있었다. 다소 이야기가 복잡하지만, 다시 식물성 기름으로 돌아가보자.

흡연은 혈중 콜레스테롤 함량을 높이지 않는다. 체중을 불리지도 않는다. 당뇨병도 유발하지 않는다. 그러하니 흡연으로 심장병이 생긴다면 그것은 앤설 키스가 말해온 모든 요인과 무관한 완전히 새로운 메커니즘으로 벌어진 일이어야만 한다.

그 메커니즘은 앞서도 이야기했다. 바로 산화작용이다. 과거 1910년대에 심장발작 사망자를 부검했더니 동맥 반(플라크)에서 산화된 콜레스테롤이 보였다. 1920년대에 벌써 과학자들은 산화되지 않은 콜레스테롤을 실험동물의 동맥에 주입해도 동맥 반이 생기지 않는다는 사실을 알았다. 오직 산화된 콜레스테롤만이 동맥에 반을 형성했다.[20]

키스 박사는 생화학에 뛰어난 연구자였다. 그래서 이런 산화설이 그의 이론을 얼마나 위협하는지 잘 알고도 남았을 터다. 담배 연기는 원래 어떤 종류의 산화 과정을 거쳐 독성을 발휘하는 것으로 추정됐다. 연기 속 어떤 성분이 이런 산화를 일으키는지 밝히는 집중 조사가 1950년대에 벌써 한동안 있었다.[21] 산화 역시 심장병을 일으키는 메커니즘이라면 키스 박사가 주장한 메커니즘에는 치명적 결함이 생기게 된다. 포화지방은 쉽게 산화되지 않는다는 점을 기억하자. 하지만 고도불포화지방산은 워낙에 산화되기 쉽다. 일단 PUFA에서 산화가 시작되면 주변의 모든 콜레스테롤이 그렇게 될 때까지 산화가 확산할 수 있다. 산화된 콜레스테롤은 동맥 반에 그대로 남는다. 생화학자가 아닌 사람 눈에는 이것이 범인으로 보인다. 반면, 정작 산화를 일으킨 진범인 PUFA는 더는 존재하지 않는다.

키스 박사가 생화학 분야에서 거쳐온 경력으로 미루어보아 그는 분명히 이 모든 사실을 꿰뚫어보았을 것이다. 담배가 심장발작과 연관성이 있다면 산화와도 연결된다. 생화학을 잘 아는 연구자라면 포화지방을 비난해봐야 메커니즘적으로 의미가 없음을 안다. 키스 박사의 이론은 쉽사리 논박될 수 있었다. 그의 모든 주장은 상관 자료에 의존했기에, 그럴듯한 메커니즘이 없다면 무너질 터였다.

게다가 담배와 관련해서 제기된 심각한 위협이 하나 더 있었다. 심장발작 증가세와 흡연율 사이의 시간 경과에 따라 나타나는 상관관계였다. 흡연은 20세기가 시작된 시점부터 증가해왔다. 그 추세는 〈그림표 6-1〉과 같이 심장발작 치명률 증가 추이와 거의 정확히 일치한다. 키스 박사는 상관관계가 곧 인과관계는 아니라고 주장할 법도 하지만, 정작 본인의 주장은 전적으로 상관관계에 따른 것이었다. 그래서 흡연과 심장병의 아주 강력한 연관성이 세상에 드러나도 그의 이론은 폐기됐을 터였다.

20세기 후반이 되면 흡연과 심장발작으로 인한 사망이 나란히 감소한다. AHA는 그 공의 일부를 자신들의 포화지방 줄이기 캠페인 덕으로 돌려왔지만, 근거가 있는 주장은 역시 아니다. 〈그림표 6-1〉과 같이, 미국인의 포화지방 섭취량은 20세기 내내 꽤 일정한 수준을 유지했다. 심장발작이 늘어도 올라가지 않았고, 줄어도 내려가지 않았다.

"상관관계가 곧 인과관계는 아니다"라는 말을 종종 듣는다. 하지만 상관관계가 없다면 인과관계도 있을 수 없다. 포화지방 섭취와 심장발

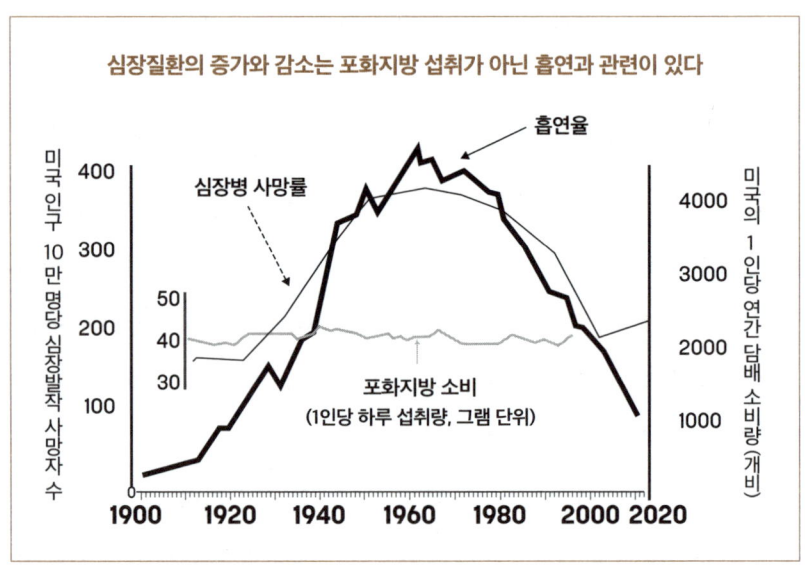

그림표 6-1 이 그래프는 보건 당국이 수십 년간 거짓말을 해왔다는 사실을 보여준다.(그들이 이 자료를 인정한다는 건 스스로 거짓말을 실토하는 셈이다.)
식물성 기름과 흡연의 조합은 치명적이다. 흡연율이 과거 절정에 달했을 때는 다행히 식물성 기름의 소비가 비교적 많지 않았다. 현재 흡연율은 떨어졌지만, 안타깝게도 식물성 기름 소비량이 폭발했다. 2010~2020년에 거의 두 배로 늘었다.(식물성 기름 자료는 그림표 0-1 참조.)
이 그래프에서 식물성 기름의 효과가 나타난 지점은 어디일까? **심장병 사망률 그래프가 오른쪽 끝에서 반등한 것이 아마도 식물성 기름의 영향일 터다.** 식물성 기름은 우리 몸에 체지방을 쌓아서 건강상 많은 영향이 나타나게 한다는 점을 기억하자. 하지만 우리가 섭취한 PUFA가 체지방 PUFA에 오롯이 반영되어 나타나기까지는 약 5년이 걸린다. 우리의 PUFA 섭취량은 계속 늘고 있다. 섭취량이 현재 상태(하루 77g 정도) 그대로 유지된다면, 이 정도 섭취량이 가져오는 완전한 효과는 앞으로 5년 후에 발현되기 시작할 것이다.
그림표 제작에 쓰인 자료의 출처는 미주의 이번 장 부분(6장)을 참조할 것.

작으로 인한 사망은 단순한 상관관계에 있지 않다. 〈그림표 6-1〉은 손쉽게 구할 수 있는 자료를 토대로 작성한 그래프다. AHA가 진정으로 심장발작을 예방하려고 헌신했다면 20년 전에 이런 사실을 세상에 공개했을 것이다.

AHA가 왜 그런 선택을 했는지 이해하려면, 조직 전체에 미치는 영향과 동기를 이해해야 한다.

미국심장협회를 분열시킨 외부 자금 유입 문제

오늘날 AHA의 연간 예산은 10억 달러다. AHA는 (이름에서 풍기는 분위기와는 달리 정부 기관이 아니건만) 하버드대학교 의대 같은 곳에 유력한 인맥을 다진 덕에 협회 이념을 정부의 식품 정책에 어렵지 않게 반영한다.

우리의 공식 영양 지침을 미국 정부가 편람으로 만든 문건이 〈미국인을 위한 식생활 지침DGA〉이다. 이 지침을 마련하는 위원회에 AHA에서 현재나 과거에 중요한 역할을 맡은 인물이 들어가는 사례가 많다. 또한 여타 기관과 조직이 영양 문제에선 AHA의 견해를 따르기 때문에 AHA는 어떤 조직이나 개인보다도 DGA에 더 많은 입김을 불어넣는 셈이다.

이렇게 AHA의 영양학적 이념을 잘 반영해서 마련된 DGA는 정부 자금이 투입되는 기관과 프로그램이 어떤 음식을 제공할지 결정한다. 예를 들어 (저소득층 대상의) '영양 보충 지원 프로그램Supplemental Nutrition Assistance Program, SNAP'은 세금으로 매달 평균 4150만 명에게 식품을 제공한다. DGA는 매년 3300만 명에 달하는 병원 입원자의 식단에도 영향을 미친다. 요양원 거주자 130만 명과 미국 전역의 교도소 재소자 210만 명도 해당된다. 어린 학생들 4100만 명에게 아침, 점심, 간식으로 무엇을 먹일지도 결정한다. 대학생 1700만 명은 덤이다. 영양사와 내과 의는 보통 이 지침을 준수한다. 마사지 치료사와 운동 트레이너, 치과 의사, 간호사 등 면허를 소지한 다른 모든 건강 전문가도 마찬가지다. 미국 농무부 역시 보조금을 지원할 작물을 선정하는 등의 정책을 결정할 때 DGA를 준수한다. 그러면 농부들은 보조금의 대상인 작물을 위주로 재배할 것이다. 보조금 여부에 따라 작물 생산비가 달라진다. 그 여파는 식료품점 진열대의 구색과 식당 메뉴에도 도달하며, 사회 전반으로 널리 퍼져 나간다. 이런 모든 점에서 볼 때 AHA는 우리가 매일 무엇을 먹게 되는지를 간접적이긴 하나 실질적으로 결정한다. 우리가 미처 깨닫지 못할 뿐이다.

미국심장협회의 돈줄은?

AHA가 어떻게 영양학 담론을 주도하게 됐을까? 그 이야기는 AHA에 가장 먼저 돈을 댄 산업과 함께 시작된다. AHA는 식물성 기름 업계에서 직접 지원한 막대한 자금을 들고 수월하게 출범했다. 여기에 대해선 앞으로 더 자세히 다룰 것이다. AHA는 이 자금으로 앤설 키스의 콜레스테롤 이론을 띄웠고, 그렇게 대중을 설득해서 식물성 기름을 먹게끔 할 수 있었다. AHA는 지금도 식물성 기름 업계로부터 돈을 받고 있으며, 자신들의 진료 지침을 매개로 식물성 기름 산업을 계속 지원한다.

오늘날 거대한 가공식품 산업은 식물성 기름에 깊숙이 의존한다. 농축산 기업들도 마찬가지다. 초대형 농업회사와 식품 대기업이 현재 AHA의 주요 기부자로 이름을 올린다. 나열해보면 코나그라Conagra, 몬산토Monsanto(2018년 기업이 매각되기 전까지), 리버티링크LibertyLink, 켈로그Kellogg's, 퀘이커Quaker, 타이슨Tyson, 프리토레이FritoLay, 캠벨Campbell, 서브웨이Subway 등이다.[22] AHA 홈페이지에 따르면 협회 연간 수입은 10억 달러를 웃돈다. 자금원 중 협회 외부 출처의 비율이 80퍼센트에 달한다. 2021년에 제약사와 의료기기 업체가 기부한 금

> 액은 4000만 달러를 조금 넘겼다. 그런데 '기타' 법인이 1억 4000만 달러 넘게 기부했다.[23] AHA는 이 돈의 상당액을 식물성 기름의 유익성과 콜레스테롤의 유해성을 밝히는 데 쓴다. 콜레스테롤 강하제의 새로운 용법도 연구한다. 그들의 입맛에 맞는 연구 결과는 많은 돈을 써서 홍보한다. AHA로 들어온 돈은 로비 자금으로도 쓰여서 미국 정부와 개별 주들의 공중보건 정책에 영향을 미친다.[24]

게다가 AHA는 의학 저널 14종을 직접 또는 공동으로 발행한다. 심혈관계 질환 치료, 연구 및 진료 표준과 관련한 여러 주제를 다룬다. 이들 저널에 해마다 다 합쳐서 수천 편의 논문이 실린다. 이를 토대로 콜레스테롤 반대라는 조직의 일등 기조를 손쉽게 지켜 나간다. 다른 의학, 과학 학술지에는 식단-심장 이론에 의문을 제기하는 논문이 수십 편씩 실렸다는 점과 대비되는 측면이다.[25] AHA의 저널들은 그런 논문을 게재한 적이 없는 것으로 보인다. AHA는 기부금으로 연구 비용을 지원한다. 그것이 조직의 초석이요, 의사의 학습 내용을 통제하는 방식이다. AHA는 1949년부터 연구비로 50억 달러(2021~2022 회계연도에만 4억 6170만 달러)를 기부해왔다.[26] 돈줄을 쥐고 건강과 영양 연구에 막대한 영향을 미친다. 어떤 연구를 수행하고, 어떤 연구를 자신의 저널에 실을지 말지를 결정한다. 게재가 불발된 연구는 이후로도 영영 발표되지 않기도 한다.

AHA는 오랜 역사와 광범위한 영향력에 더해 여러 매체를 발행하는 기관이다. 그래서 미국당뇨병협회와 미국암학회 같은 비영리단체는 영양 지침을 AHA에 문의한다. 미국의학협회American Medical Association,

미국내과의사회American College of Physicians 등의 의료계 기구도 AHA의 견해를 따른다.

AHA의 이념을 묻지도 따지지도 않고 받아들이는 여타 기관의 행태가 영양학과 독성학 분야에 꼭 필요한 기초 연구를 방해한다. 앞서 1장에서 식품과학자 에릭 데커 박사와 직접 나눈 대화를 소개했는데, 그는 영양학계가 콜레스테롤에 몰두할 것이 아니라 산화에 초점을 맞춰야 한다고 지적했다. "제가 영양학계를 보고 있으면 생기는 가장 큰 불만이 그들은 식품이 어떻게 만들어지는지, 식품이 가공 과정 중에 어떻게 바뀌는지 모른다는 겁니다." 데커 박사의 말을 들어보면 미국 국립보건원NIH의 전문가들조차 관련된 산화 과학을 모른다고 한다. 그는 산화된 기름의 건강 영향성을 시험하려고 NIH에 연구 제안서를 여러 번 냈는데, 늘 "지원 사업에서 물먹었다"고 털어놓았다. 탈락 사유는 항상 같았다. 인체 건강에 "문제가 될 만큼 해당 화합물(그와 다른 연구자들이 찾아낸 독소)의 농도가 충분하지 않다"는 거였다. NIH의 의사 결정권자들은 독소의 양이 의미 있는 수준은 아니라고 믿기에 연구를 추진할 가치도 없다고 믿는다. 데커 박사를 포함한 몇 명 안 되는 독성학자들은 독소를 잘 알지만, 의사와 다른 과학자들은 그렇지 않다.

그래서 식품 산업은 안전한 식품을 공급하기가 어려워진다. 독성학자들이 연구를 수행하기도 힘들어진다. 3장에서 만난 프랜시스 슬래딕 박사는 나와 인터뷰를 하는 자리에서 자신의 가장 큰 도전은 식물성 기름이 건강에 좋은 지방이고 포화지방은 건강에 좋지 않다는 인식을 깨는 일이라고 말했다. 그런 인식 때문에 박사의 연구 보조금을 승인해줘야 하는 사람들이 그건 이미 과학적으로 답이 다 나온 연구가 아니냐고 한다는 것이다. 더 나아가, 박사는 재정적 측면을 넘어서는 '엄청난 저항'에도 부딪힌다고 밝혔다. 그는 자신의 "연구 과제로 돈을 끌어오고 출판하기 위해 불리한 싸움"을 치러야만 한다.[27] 이런 노력이 박사의 연구를 더욱 가치 있게 만들 것이다. 나는 감히 진실을 추구하려 드는 모든 과학자가 영웅이라고 생각한다.

여기가 오늘날 우리가 다다른 지점이다. 고도불포화지방이 안전하다는 AHA의 태도에 동의하지 않는 독성학자와 식품 안전 전문가들이 있다. 그들은 필요한 연구비 조달에 어려움을 겪는다. AHA가 막대한 영향력으로 영양을 둘러싼 생각을 통제하기 때문이다. 한편, AHA는 씨앗 기름을 적극 홍보하는 행보도 이어간다. 반대 증거를 제시하는 크리스 램스던 같은 전문가를 무시하며 쫓아내려는 월터 윌릿 박사 같은 사람을 꾸준히 지원한다. 다시 말해, AHA가 의학의 진보를 효과적으로 차단하는 셈이다. 아마도 가장 어처구니없는 건 심혈관계 건강을 적극적으로 해치는 식단을 장려하고 있다는 사실일 테다. 그런데 협회의 문화가 처음에는 퍽 달랐다고 한다.

AHA가 설립된 해인 1924년에는 심장질환 증가세를 우려하는 일군의 의사들이 십시일반 내는 연회비만으로 협회가 운영됐다. 1차 세계대전 이후 심장발작이 급증했고, 협회는 수중에 돈은 없는데 해야 할 연구는 많다는 사실에 압박을 느꼈다. 1942년, 코네티컷주 뉴헤이븐의 심장 전문의 H. M. '잭' 마빈H. M. 'Jack' Marvin이 AHA의 실무 책임을 맡으면서 야심 찬 제안을 던졌다. "만성적인 재정 문제"를 해결하려는 계획이었다. 협회의 최우선 목표는 두 가지였다. 하나는 연구 후원이고, 다른 하나는 공중보건 및 일반인 교육 프로그램의 구축이었다. 이 두 가지 활동이 모두 자금 부족으로 가로막혔다. 막 생겨난 정부 예산은 전체 금액이 얼마 되지도 않을뿐더러 손 벌리는 곳이 너무 많았다. 그러하니 AHA의 입맛에 맞지 않았다. 그들은 기금 모금으로 눈을 돌렸다.

1946년에 미국심장학회American College of Cardiologists, ACC라는 신생 단체가 출범해서 AHA의 한정된 돈줄을 더 위협하는 상황이 벌어졌다. 새로운 단체와 협력하는 길을 선택할 수도 있었을 법한데, 그것은 고려 대상이 아니었던 걸로 보인다.

1946년 무렵에 AHA는 규모가 꽤 큰 조직으로 성장했다. 정반대 비전을 내건 두 편의 진영으로 갈라질 정도였다. 한편에는 확장론자들이 있었다. 그들은 "협회의 활동 저변을 넓히고, 전문가 업체를 고용해서 체계적인 기금 모금 캠페인을 벌이자"라고 주장했다. 다른 한편에는 축소론자들이 있었다. 그들은 "협회가 엄밀한 과학과 임상을 토대로 작은 전문 영역에 계속 집중하기"를 원했다. 애써 외부 자금을 끌어들일 필요는 없다고 생각했다.

그해, 확장론을 피력하는 몇몇 회원이 AHA 회장에게 "조직의 대대적인 구조조정"을 촉구하는 서한을 보냈다. 그들은 "다른 여러 단체가 심장병의 원인 규명에 들러붙은" 현실을 개탄했다.[28] "미국 심혈관계 분야의 선도 조직"이라는 AHA의 위상을 다른 기관의 존재가 위협한다는 얘기였다. 이 서한은 다른 조직이 ACC 단 한 곳뿐이었는데도 그 숫자를 부풀려 말한 것 말고도, 확장론자 그룹의 가치관에 의문을 품게 한다. 공중보건 측면의 개선은 전혀 언급하지 않았기 때문이다. 이 서한에 이름을 올린 이들 중 예닐곱 명은 새롭게 개편될 그네들만의 조직에서 나중에 한자리씩 차지한다. 그들은 대놓고 '경쟁자' 제거를 거론했다. 내부 문서에 따르면 "AHA 지도부는 새로운 조직을 억누르고 싶어 했으며, 의사들의 ACC 가입을 단념시키려고" 시도했다.[29] 권위의 독점이란 것이 대중에게 유용한 정보를 제공하는 데 필요한 연구를 진행하는 것 이상으로 중요한 일이었던가 보다.

1948년에 와서 AHA의 확장론자들은 다른 조직을 억누르는 데 실패했지만, 자기네 부류 안에서는 대동단결을 이뤘다. 이런저런 소란한 싸움 끝에 "개혁자들은 기세등등해져서 행동에 돌입했다."[30] 그해에 확장론자들은 대중과 업계로부터 돈을 끌어온다는 안건을 표결에 부쳤다.

누가 가장 많은 액수를 기부할 수 있는 위치에 있었을지 생각해보자. 답은 명확하다. 다국적 거대 기업이다. 이 안건에 반대한 AHA 회원들은 예언처럼 들리는 주장을 했다. 앞으로 조직은 "심장질환 치료에서 정당하지 않은 주장"을 하고 싶은 유혹에 빠질 수도 있다고 말이다.[31] 과학적 발전을 훼방 놓을 수도 있는 이해충돌과 마주칠 만한 상황을 두고 격렬한 찬반양론 논쟁이 벌어졌다. "저변 확대를 위해" 기구의 재무구조를 회원 기반에서 기부 기반으로 재편하자는 안건은 표결에서 근소한 차이로 과반수를 넘겼다.[32]

저널리스트 니나 타이숄스Nina Teicholz는 AHA가 초기에 업계와 어떻게 얽히게 됐는지를 파악하려고 이 기간의 협회 회의록을 면밀히 검토했다. 2014년에 출간한 저서에 타이숄스는 이렇게 썼다. "미국심장협회는 수십 년간 자금이 빠듯하던 작은 기구였다. 수입이 사실상 없었다. 그러다 1948년에 행운이 찾아왔다."[33] 그해에 AHA는 라디오에서 인기리에 방송 중이던 (청취자 참여형) 퀴즈쇼 〈워킹 맨Walking Man〉과 모금 캠페인을 제휴해서 174만 달러의 현금을 끌어왔다. 이 프로그램의 후원사가 P&G였다. 바로 그 세계 최대 면실유 및 기타 식용유 제조사다. AHA가 식물성 기름과 손잡는 순간이었다.

이번 일은 AHA의 이념에 재깍 영향을 미쳤다. AHA의 회장이자 가장 야심 찬 개혁가 중 한 명이던 폴 더들리 화이트 박사는 1948년 이전에는 포화지방이 심장질환을 일으킨다고 생각하지 않았다. 동료들 말을 들어보면, 원래 그는 키스 박사에게 비판적이었다고 한다. 그러다 1948년 이후에 이 돈을 좇아 키스와 한편이 됐고, 자신의 기조를 바꾸었다. 회장으로서 그는 새로운 AHA를 이끌었다. 개혁에 반대한 이들은 악몽이 현실로 바뀌는 모습을 계속 지켜보았을 테다. 보다 못한 몇몇은 AHA를 나와 경쟁 기관으로 갔다. 역사에 남았듯, 새로운 AHA가 곧장 "심장병 치료에서 정당하지 않은 주장"을 시작했기 때문이다.[34]

이런 행태는 이후로도 계속 이어졌다.

악마와의 거래

AHA는 운이 좋았지만, 뜻밖의 행운은 아니었다. 그들 뒤에는 P&G가 고용한 천재적인 홍보 전문가 에드워드 버네이스Edward Bernays가 있었다.

에드워드 버네이스는 홍보 산업을 사실상 창조했다고 알려진 인물이다. 20세기에 중차대한 영향을 끼친 장본인인데도, 대중은 그를 잘 모른다. 그가 막대한 돈을 벌어들이는 대기업과 권력을 휘두르는 정치 지도자들 뒤에서 영향력을 행사했기 때문이다. 미국 대통령 중 적어도 네 명과 다국적 기업 여러 곳, 정보기관인 CIA 등이 그의 고객이었다.

그는 자신의 경력을 시작한 광고계에서 혁명을 일으켰다. 버네이스 이전의 광고인은 주로 상품의 실용성과 합리적 측면을 내세워 소비자를 유혹했다. 버네이스는 내구성과 효용성 따위가 아니라 소비자의 감정을 쥐락펴락하는 법을 광고계에 가르쳤다. 그는 존경하는 외삼촌이자 고모부인 인물에게서 감정의 힘에 관해 배웠다. 바로 현대 정신의학의 아버지인 지그문트 프로이트다.

개별 정신의 내면 작용을 다루는 프로이트의 이론을 버네이스는 개인들의 집단에 적용했다. 그렇게 해서 권력을 소유한 이들, 그러니까 그의 기업 및 정부 고객이 대중을 더 잘 통제할 수 있도록 도왔다. 버네이스는 이렇게 생각했다. "집단 심리가 작동하는 방식과 동기를 파악하면 대중을 그들이 모르는 새 우리 의지대로 통제하고 조종할 수 있지 않을까?"[35] 버네이스라면 그러고도 남았다. 조지 오웰의 소설에나 나올 법한 정신 통제 기술을 재능으로 타고난 사람이었으니 말이다.

버네이스는 20세기 문화에 좋든 나쁘든 어마어마한 영향을 미쳤다. 과장된 표현이 아니라, 정말로 그렇다. 1920년대 후반에 아메리칸타바코컴퍼니American Tobacco Company의 광고 캠페인에 관여한 그는 담배를 '자유의 횃불'로 표현했다. 흡연 행위를 해방과 동일시한 것이다. 흡연 여성을 '막돼먹은' 지위에서 끌어올려 그녀들에게 힘을 가진 느낌을 안겨주었다. 1970년대 버지니아슬림Virginia Slims 담배 광고는 여성 흡연자가 해방된 현대 여성이라는 버네이스의 초기 이미지를 토대로 브랜드 콘셉트를 구축했다.

여러분이 사는 지역의 수돗물에 불소가 들어간다면, 그건 다 버네이스 덕분이다. 미국은 인구의 거의 4분의 3이 수돗물 불소화 시행 지역에 산다.³⁶ (대한민국은 1981년부터 지역별로 시행했으나 2018년 이후로는 한 곳도 없다―옮긴이) 1940~1950년대에 그는 미국 공중보건서비스PHS의 의뢰를 받아서, 수돗물에 불소를 첨가하면 안전하고 (치아) 건강에도 유익하다고 대중을 설득했다. 불소를 만드는 원료에 께름직한 구석이 있어 이미지 개선에 좋은 홍보 작업이 필요했기 때문이다. 미국에서 수돗물에 첨가하는 불소의 흔한 형태 중 하나가 플루오로규산fluorosilicic acid이다. 인산염 비료를 생산하는 과정에서 나오는 오염 부산물로 만들어내는데, 정확히 말하면 비료 공장의 굴뚝에 낀 검댕과 같은 물질이다. 물론, 엄격히 관리하므로 청결과 안전에는 문제가 없다.

그의 영향력은 비단 미국에만 머물지 않았다. 20세기 초중반에 버네이스는 유나이티드프루트컴퍼니United Fruit Company의 일을 맡게 됐는데, 이를 계기로 중남미 전역의 정치 지형에 폭넓은 영향을 미쳤다. 버네이스는 자신의 특기인 여러 선전 기법을 사용하여 유나이티드프루트컴퍼니의 이익 증진에 힘썼다. 그래서 민주적으로 선출된 과테말라 대통령을 공산주의자로 묘사하여 그가 미국에 위협이 된다고 선전하는 캠페인을 CIA를 위시한 몇몇 기관과 협력해 진행했다. 결국 과테말라 대통령은 권력을 빼앗겼고, 과테말라와 주변국의 민주주의와 사회정의 운동은 시들어갔다. 미국 기업의 이익에 위협이 될 만한 정책을 추진하는 정부는 전복된다는 본보기가 됐기 때문이다.

버네이스는 대중을 교묘히 주무를 줄만 알았던 게 아니다. 사람들이 주물러지기를 열렬히 바라도록 만드는 법도 알았다. 1947년에 펴낸 그의 저서 《동의의 공학The Engineering of Consent》에 비결이 담겨 있다. 이 책에서 그는 다양한 설득 기법을 하나씩 상술한다. 이를테면 프로파간다

(선전), 광고, 기타 형태의 매스컴 등이다. 그는 대중에게 이런 도구를 솜씨 있게 부리며 원하는 반응이면 무엇이든 끌어냈던 것으로 보인다. 심리학을 이런 용도로 사용하는 데 아무런 거리낌이 없었다. 오늘날 우리의 생각과는 아마도 다를 테지만, 그는 사실 자신이 꼭 필요하고 유익한 일을 한다고 믿었다. 교육받은 엘리트가 나서 그가 보기에 못 배운 사람들을 통제하는 것이 중요하다고 생각했다. 그편이 상업과 자본주의, 나아가 민주적인 과정 자체에 좋다고 말이다. 그는 더 앞서 펴낸 책에서 이렇게 밝혔다. "의식과 지성을 발휘해 대중의 관행과 의견을 조작하는 것은 민주주의 사회에 중요한 요소다."[37] 그러니까, 우리에게 무엇이 좋은지를 우리 자신보다 그와 그의 고객들이 더 잘 안다는 얘기다.

버네이스가 애용한 조작 기법 중 하나는 의사들이 발휘하는 대단한 심리적 힘을 활용하는 것이었다. 의사는 버네이스가 조종하는 꼭두각시 인형극의 핵심 배역이었다. "왜냐하면 대중은 의사를 권위자로 생각하기 때문이다. 그[의사]가 실제로 얼마나 아는지 모르는지는 상관없다."[38] 저널리스트 크리스토퍼 브라이슨Christopher Bryson은 불소를 다루는 자신의 저서에서 1993년 버네이스(당시 102세)와 나눈 대화를 인용했다. "버네이스는 낄낄 웃으며 이렇게 말했다. '기자 양반이 어떤 생각을 하든 그것이 실제로 받아들여지게 만들 수 있다오. 의사들이 찬동해주면 말이지. 그러면 대중은 기꺼이 받아들이거든.'"[39] 버네이스가 대중에게 새로운 생각과 제품을 판촉하는 과정에서 즐겨 쓴 전략 중 하나는 건강에 좋다는 주장을 강조하는 것이었다. 그는 이 전략이 얼마나 잘 먹히는지 "애들 장난" 같다고 했다.

AHA가 대박을 터뜨린 건 버네이스의 눈에 들었기 때문이다. 버네이스 덕분에 AHA는 그 많던 예산 걱정을 하룻밤 새 싹 날려버렸다. 물론, 기업들은 이전에도 개별 의사에게 자사 제품을 보증해 달라며 뒷돈을 대곤 했다. 하지만 이번 건은 완전히 다른 차원의 관계였다. AHA는 심장질환 담론을 선도하려는 야망 있는 전문의 전체를 대표했다. 이 자금으로 AHA는 그동안 학수고대하던 일을 죄다 할 수 있었다. 심혈관계 연구와 시민 대상의 영양 교육 프로그램, 이 두 가지를 다 하기에 충분한 자금이었다. 그때 키스 박사와 AHA는 몰랐을 테지만, 그들은 돈 이상의 혜택을 누리게 된다. 경이로운 성공 실적을 보유한 검증된 우승 도우미에게 조력을 받게 된 것이다.

버네이스는 1993년 인터뷰에서 AHA가 단번에 "하찮은 꼬리표를 떼고 효과적인 큰 조직"이 될 수 있게끔 도왔다고 밝혔다.[40] 174만 달러가 협회에게 돌아간 건 기부금 수혜 후보 단체 여럿 중에서 버네이스가 AHA의 이름을 골랐기 때문이다. 이 돈은 새로 개혁된 AHA에 찬란한 시작을 선물했다. 협회는 이기적인 심장 전문의 모임에서 국가 차원의 유력한 단체로 탈바꿈했다. 이때 유입된 자금은 요즘 가치로 환산하면 약 3000만 달러에 상당한다. AHA는 이 돈의 힘을 빌어 심혈관계 연구를 지배하는 조직이 될 수 있었다. 야심 찬 확장론자들이 그토록 바라던 일이 실현됐다. AHA는 단지 연구하고 교육할 따름인 전문가 협회를 넘어서는 영향력을 지니게 됐다. 그렇게 진짜 영향력을 거머쥔 세력으로 합류했다. 버네이스는 그들을 "사회의 보이지 않는 메커니즘을 조작하는 사람들, [그리고] 국가 권력을 진정으로 지배하는 보이지 않는 정부를 구성하는 사람들"이라고 묘사했다.[41]

P&G로서는 앤설 키스와 AHA가 포화지방과 관련해 설파하고 있던

생각이 특히 가치 있었다. 당시 식용유 산업은 마케팅 측면에서 심각한 곤란을 겪고 있었다. 1900년대 초반에 식물성 기름이 선보였지만, 소비자는 별반 호응하지 않았다는 사실을 기억하자.[42] 이런 저항에 식용유 산업 전체가 당혹스러워했다. 특히 2차 세계대전이 끝난 직후에 식물성 기름의 생산량이 폭증하자, 업계는 꼭 돌파구를 마련해야만 했다. P&G의 기부금이 흘러 들어갈 수도 있었을 수많은 비영리단체 중에서 버네이스가 AHA를 고른 건 그야말로 P&G로서는 '신의 한 수'였다. AHA는 포화지방이 건강에 좋지 않다고 이미 선언한 기관이기에, 그렇다면 한발 더 나아가 포화지방이 거의 없는 식물성 기름이 건강에 좋다고 밝혀도 이상하지 않았다. 버네이스는 물론 앤설 키스를 몰랐을 테지만, 설혹 협회의 어떤 의사가 그렇게 주장해준다면 대중에게 먹히리라고 믿었던 것 같다. 왜냐하면 "세상의 통례에 따르면 어떤 분야에서건 새로운 생각을 기꺼이 수용하는 사람을 대개는 찾을 수 있고, 수용하지 않는 이들에게도 그런 새로운 생각은 침투하기 때문"이다.[43] 달리 말해, 세상사를 훤히 꿰는 버네이스는 도박을 했다. 협회에 기부금을 넘겨주면 의사 누군가가 회사에 도움이 되는 연구 결과를 어떻게든 내놓을 거라고 말이다.

도박은 멋지게 성공했다. AHA는 마중물 역할을 넘어 아예 물꼬를 텄다. 협회가 거둔 식물성 기름 홍보 성과는 역사로 남았다. AHA가 1956년 발표한 '분별 식단'을 다시 떠올려보자. 여기서는 심장발작의 원인으로 특히 포화지방을 꼽으며, 심장발작 해소 식품으로 포화지방이 거의 없는 식물성 기름을 권장했다. 미국의 유명 의사들이 제안한 이 새로운 식이 권고는 (사실무근일지언정) 대중을 여지없이 설득했다. 남편의 건강을 몹시 우려해서 평소 이용하던 식재료를 더는 찾지 않는 주부들이 늘어갔다.(배우자에게 금연을 강권하는 것보다 손쉽게 할 수 있음 직한 일이었다.) "이유를 잘 설명할 수는 없지만 식물성 기름을 쓰지 않으려는 편견"이 갑자기 사라졌다. 식물성 기름을 생산하는 대표 업체 중 한 곳인 P&G도 자사 제품이 날개 돋친듯 팔리는 보상을 받았다. 책으로 나온 《분별 식단 The Prudent Diet》은 증쇄를 거듭하며 수백만 부가 팔렸다. 오늘날에도 여전히 읽힌다.

버네이스를 직접 고용하지 않았다는 점에서 AHA는 버네이스가 도와준 다른 조직들과는 다르다. AHA의 의사 결정권자와 과학자들은 실제로 그들 뒤에서 꼭두각시 줄을 당긴 인형 조종자와 단 한 번도 직접 대화해본 적이 없을 테다. 그들 생각에는 그저 일이 잘 풀리려다 보니 운 좋게도 P&G의 기부금을 받은 거였다. 무대 인형의 눈에는 줄이 잘 보이지 않는 법이다.

물론, 운이 좋아서 그냥 받아 먹는 공짜 점심은 없다. P&G를 위해 여러 해 일해온 버네이스의 머릿속에는 미래의 모습이 생생하게 그려졌을 것이다. AHA는 업계를 향해 거듭 손을 벌릴 테고, 그의 고객사인 P&G는 이런 관계의 유익성을 계속 누릴 것이다. 그러지 않을 이유가 없었다. 키스 박사의 생각이 옳고, 그들이 만드는 제품이 건강한 먹거리라면, 그렇다면 더 긴밀한 관계로 나아가지 않을 이유가 뭐란 말인가? AHA는 여러 식물성 기름 제조사와 친분을 다졌다. 그들은 나중에 자사 제품의 겉면에 AHA의 '심장 건강 Heart Healthy' 확인 마크를 달려고 협회에 직접 거액을 지불한다.[44]

진로는 일찌감치 정해졌다. AHA는 구성원들 본인의 야망을 이루고 새로 사귄 식물성 기름 업계의 친구들도 돕기 위해 '전통적 지방보다 이 기름이 더 낫다'는 기조에서 벗어나지 않고 활동을 이어간다. AHA의 일부 구성원은 틀림없이 이것을 악마와의 거래라고 생각했겠지만, 앤설 키스 같은 사람은 어쩌면 꿈을 이룬 기분이었을 만도 하다. 키스 박사는 자신의 생각과 다른 결과는 번번이 틀렸다고 믿었다. 자신의 이론은 입증하지 못해도 틀렸다고 인정하지 않았다. 오늘날을 살아가는 모든 이에게는 안타까운 일이다. 앞서 5장에서 살펴보았듯, 미네소타 관상동맥 실험이 (그로서는) 실패한 결과를 냈는데도 그는 자료를 공개하는 대신 묻어버리는 선택을 했다.

앤설 키스는 2004년 100세를 일기로 세상을 떠났다. AHA 창립자들도 다 오래전에 은퇴했다. AHA를 자신들이 그토록 바라던 지배적 위치에 올려놓는 데 성공한 이들 중 누구도, 협회가 그동안 걸어온 길이 잘못됐다는 사실에 당혹해하며 힘들어해야 할 이 시점에 남아 있지 않다. 진정한 리더십이란 어쩌면 실수를 깨닫고 적시에 옳은 방향으로 변화하려는 의지가 아닐까. 하지만 AHA는 꾸준히 같은 길을 걷는다. 그들의 결함 있는 이론은 오로지 재정적 이유만으로 지켜지는듯 보인다.

다음 장에서 자세히 다루겠지만, 콜레스테롤에 대한 두려움이 현재 미국 의료계의 거대한 경제 엔진을 구동하는 핵심 원리다. 이런 방식의 의료 체계가 더 강해지고, 커지고, 수익성이 좋아질수록 우리는 거기에 더욱 의존하게 된다. 당신이 건강하든 그렇지 않든, 실패한 식단-심장 가설은 비용을 청구한다. 당신이 잘 아는 사람의 생명을 대가로 가져갈 수도 있다.

7장

당신이 병들수록 그들은 부유해진다

> **이번 장에서 알아볼 내용**

- 의료 산업은 고-콜레스테롤에 대한 공포를 조장해서 돈방석에 앉는다. 제약사는 이 문제를 날조해 약을 팔 기회로 삼는다. 진짜 문제는 식물성 기름 때문에 생긴다.
- 제약사들은 현재 막대한 자금력을 동원해서 의사가 배우는 내용을 좌지우지한다. 심각한 수준이다.
- 의사들은 자신이 많은 환자에게 이득보다는 손해가 되는 약물을 처방하고 있다는 사실을 까맣게 모른다.
- 이렇게 몸에 좋지 않은 약을 굳이 먹지 않아도 아프지 않고 살 수 있다. 콜레스테롤이 많은 건 건강에 좋지 않다는 생각을 버리고, 식물성 기름을 멀리하면 된다.

비교적 최근인 2001년에 나온 건강 관련 뉴스들의 제목은 대체로 긍정적이었다. 사람들의 수명이 늘어난다는 내용이었다. 요즘 태어난 아기는 120세를 넘겨서까지 살 수 있을 거라는 전망이 나오기도 했다. 이런 장밋빛 예측은 주로 예방의학이 발전하면서 가능했다. 포화지방이 적게 든 건강식을 먹어야 한다는 말이 덧붙었다.

하지만 그 무렵에 일차 진료의로 일하던 나는 매일같이 반대의 장면을 목도했다. 병원 대기실은 약을 달고 사는 어른과 아이로 가득했다. 감당이 안 될 정도였다. 사람들의 건강이 곤두박질치는 광경이 눈앞에 생생했다. 2형 당뇨병이 점점 흔해지는 추세였다. 임신 및 분만 합병증을 경험하는 여성이 늘면서 제왕절개 비율이 증가했다.[1] 음식 알레르기는 해마다 늘어만 갔다. 어린이의 학습장애가 많아졌다. 행동 문제, 관절 문제, 만성 알레르기, 천식, 뇌종양, 발육부진성 기형 등등도 함께 증가했다. 통계 숫자는 거짓말을 하지 않았다. 하지만 오랫동안 누구 하나 여기에 관해 입도 뻥긋하지 않았다.

그러던 2003년에 《미국의사협회보JAMA》에 실린 논문 한 편이 경고음을 냈다. '미국의 당뇨병 평생 위험Lifetime Risk for Diabetes Mellitus in the United States'이라는 제목의 논문이었다. 이 글에선 수명 연장을 논하던 우리의 세기가 종언을 고했다고 했다.[2] 2형 당뇨병이 사람들 수명을 남성은 11.6년, 여성은 14.3년 단축할 거라고 예견했다. 관련 인터뷰에서 텍사스아동병원Texas Children's Hospital의 윌리엄 클리시William Klish 박사는 이렇게 경고했다. "만약 이 전염병[소아비만]을 관리하지 못하면 한 세기 안에 처음으로 아이들의 기대 수명이 부모 세대보다 짧아질 겁니다."[3]

결과가 이러니 포화지방을 멀리해야 건강에 좋다는 주장은 설득력을 잃었을까? 당국은 오히려 기존 주장을 더 세게 밀어붙였다. 우리가 여전히 포화지방을 너무 많이 섭취한다면서 식물성 기름을 더 먹으라고 권장했다. 오늘날 우리의 고도불포화지방 소비량은 AHA에서 권장하는 총열량의 10퍼센트를 넘긴 12~15퍼센트다. 전문가들은 그녀들의 자체 지침에도 아랑곳하지 않고 여전히 식단에 식물성 기름이 부족하다고 말한다.[4] 콜레스테롤을 낮추자는 추세에 의문을 제기한 과학자들이 있었지만, 그들의 논문은 (5장에서 살펴보았듯) 공교롭게 단 한 편도 여태껏 AHA가 관여하는 14개 저널 어디에도 게재되지 않았다. 주요 언론 매체도 이들의 보고서를 보도하지 않았다. 분위기는 여전히 변하지 않고 있다.

이번 장에서는 AHA가 거대 의료 산업 및 거대 식품 산업과 연합해서 어떻게 힘의 서열 꼭대기를 모두 장악했는지 설명해보려고 한다. 그들은 현재 아주 포괄적인 지배력을 발휘한다. 의사가 어떻게 교육을 받고, 어떻게 진료하고, 무엇으로 돈을 벌지를 통제한다. 현대사회에서 만성질환은 규모가 큰 비즈니스다. 콜레스테롤 수치가 높으면 건강에 좋지 않다고 의사들이 믿는 한, 콜레스테롤 수치를 낮춰주는 약으로 돈을 벌어들일 수 있다.

콜레스테롤 강하제: 효과 없고 위험한 약물

저-콜레스테롤을 둘러싼 과학적 사실과 식단-심장 이론이 수상쩍다는 점만으로는 콜레스테롤을 줄이는 것이 안전한지 다시금 생각하기에 부족하다면, 콜레스테롤 강하제가 개발된 역사를 한번 살펴보자. 1959년 미국 식품의약국FDA은 윌리엄S.메럴컴퍼니William S. Merrell Company에서 만든 세계 최초 콜레스테롤 강하제인 트리파라놀triparanol을 승인했다.

그런데 1962년에 이 회사가 승인 과정에서 실험 자료를 조작해 제출했다는 사실을 알게 됐고, 그 길로 트리파라놀을 시장에서 퇴출시켰다.[5] 약물 안전성을 평가할 때 거친 시험에서 쥐와 개에게 백내장과 심각한 피부 문제가 나타났는데, 제출 자료에선 그 내용을 누락했던 것이다. 이 약물을 1년 넘게 복용한 일부 환자한테도 백내장과 심각한 피부 문제가 생기는 안타까운 일이 발생했다. 이 약품은 완전히 퇴출됐고, 업계에 부작용을 겨냥한 중대한 교훈을 남겼다.

약물을 출시하는 제약사로서는 부작용 하나가 뚜렷한 것보다는 부작용이 많더라도 애매한 편이 훨씬 좋다. 고개를 갸웃거리게 된다면 다음 두 사례를 생각해보길 바란다. AIDS(후천성면역결핍증)는 HIV 감염으로 인식되기까지 수년이 걸렸다. 이 바이러스가 수많은 증상을 장기간에 걸쳐 일으키기 때문이었다. 의사들은 그 모든 증상 사이에 연관성이 있으리라고는 생각지도 못했다. 반면, 최근의 엠폭스(원숭이두창) 바이러스는 특징적인 발진을 빠르게 일으켜서 쉽게 알아챌 수 있었다. 엠폭스는 감염이 발현되는 평범한 양상을 따랐고, AIDS는 그렇지 않았다.

트리파라놀은 콜레스테롤 생성을 직접적으로 차단했다. 오직 콜레스테롤 생성에만 작용했다. 인체에서 콜레스테롤 분자가 만들어지는 마지막 단계를 막았다. 그렇게 해서 콜레스테롤이 생성되기 직전 단계의 분자인 데스모스테롤desmosterol이 몸에 빠르게 축적되게끔 했다. 데스모스테롤은 피부와 눈 조직에 쌓여 백내장과 발진을 일으켰다. 이 화학물질은 해당 약물이 부작용을 유발한다는 명확한 징후였다.

그다음에 나온 콜레스테롤 강하제는 클로피브레이트clofibrate였다. 1967년 임피리얼케미컬컴퍼니Imperial Chemical Company에서 출시했는데,

아주 우회적인 방식으로 작용해서 선명한 흔적을 남기지 않고 콜레스테롤을 낮추었다.

하지만 그 작용 메커니즘을 말하기조차 어려울 만큼 간접적으로 몸에 영향을 미친다. 간에서 여러 유전자의 발현을 수정하는 과정과 관련이 있다. FDA가 승인 여부를 사정할 때 검토한 출시 전 시험 자료는 정부가 아닌 임피리얼케미컬이 설계하고 비용을 대서 나온 것이었다. 업계 자금이 투입되지 않은 상당 규모의 (후속) 연구가 완료되기까지는 수년이 더 걸렸다. 이런 연구의 첫 번째 결과가 1984년 발표됐다. 클로피브레이트는 5년 동안 심장발작 사망률을 약간 줄였지만, 동기간 전체 사망률은 무려 47퍼센트나 끌어올렸다. 이들 사망 환자의 사인은 "IHD Ischemic heart disease(허혈성 심장질환) 외 다양한 원인으로 인한 것"이었다.[6] 법적 분쟁이 수년간 이어졌고, 그 기간에 사람들이 죽어갔다. 2002년 마침내 클로피브레이트는 시장에서 사라졌다. 하지만 클로피브레이트와 아주 유사한 또 다른 콜레스테롤 강하제인 페노피브레이트 fenofibrate는 여전히 시판 중이다. 페노피브레이트도 클로피브레이트와 마찬가지로 간접적이되 어마어마하게 복잡한 일련의 약물-유전자 상호작용을 거쳐 콜레스테롤을 낮춘다. 역시 클로피브레이트와 마찬가지로 심장발작 사망률은 줄이는 것으로 보이지만, 관련 시험 15건을 체계적으로 검토한 결과를 보면 한 사람이 사망할 전반적인 확률은 떨어지지 않는다.[7] 도리어 전체 사망률을 높인다는 점에서 페노피브레이트도 클로피브레이트와 마찬가지다. 하지만 클로피브레이트와는 달리 FDA는 페노피브레이트를 퇴출시키지 않았고, 이 약은 계속 처방되고 있다.

2011년에는 에바세트라핍 evacetrapib이라는 약물을 연구 중이라는 발표가 있었다. 에바세트라핍은 기적의 약이 될 거라는 기대를 모았다. 이른바 '좋은' 콜레스테롤인 HDL은 높이고 '나쁜' 콜레스테롤인 LDL은 낮추는 작용을 실제로 하는 최초의 약이란 거였다. 이 약물은 콜레스테롤 수치를 심장 전문의가 원하는 수준으로 바꿔주는 데 탁월한 효과를 발휘했다. 2018년까지 1만 2000명이 이 약물을 2년 넘게 복용했고, 이후 연구는 조기 중단됐다. 공식 보고서에는 "무용성을 사유로"라고 돼 있다. 이 약은 이제 더는 사용하지 않는다. "무용성을 사유로"라는 건 대체 무슨 말일까? 의료 용어로 말하자면 "처치 효과를 찾을 가능성이 작다"라는 것인데, 정확하게는 또 그런 뜻이 아니다. 어쨌든 처치 효과는 있었기 때문이다. 에바세트라핍 복용자는 대조군인 위약 복용자보다 심장발작이 25퍼센트 더 많았고, 모든 원인에 따른 사망률이 58퍼센트나 더 높았다.[8]

이처럼 명확한 실패의 징후가 있는데도 콜레스테롤 이론은 어떻게 살아남을 수 있었을까? 여기서 이미 우리는 하나의 기법을 목격했다. 무용성을 주장해서 (해롭지는 않은데) 효과가 없을 뿐인듯 포장하는 수법이다. 의료 전문지도 일반 언론도 사망률 문제는 다루지 않았다. 나머지는 더 쉬웠다. 한 논문에서는 이 사건을 별일 아닌듯 일축하며 '에바세트라핍 미스터리The Mystery of Evacetrapib'라고 제목을 달았다.[9] 또 다른 논문은 "많은 전문가를 황당하게 만든 역설"로 사건을 규정했다.[10] 실제로 해당 논문은 제조업체가 '대용종점', 그러니까 심장발작 예방보다는 HDL 증가만을 좇았다고 비난하며 감독 강화를 요청했다. LDL 감소도 대용종점이건만, 논문의 필자들은 이 점은 지적하지 않았다.

콜레스테롤 저하를 위한 안전한 전략을 찾기란 어렵다. 이런 실패의 역사가 선명한 빨간 깃발이 되어 콜레스테롤을 낮춘다는 생각이 틀렸을 수 있음을 경고해야 한다. 안타깝게도 많은 의사가 콜레스테롤에 대한 두려움에 잠식당한 상태다. 그래서 경고 신호를 잘 보지 못한다. 게다가 가장 인기 있는 콜레스테롤 강하제인 스타틴statin 계열 약물의 끔찍한 부작용을 대수롭지 않게 여긴다.

스타틴 계열의 조코Zocor는 진정한 블록버스터 약물로 첫발을 내디뎠다. 오늘날 약국에는 열댓 종의 스타틴 제제가 있는데, 스타틴은 세상에서 많이 처방되는 상위 십 대 약물 중 하나다.

스타틴이 콜레스테롤을 낮추는 방식은 상당히 간접적이다. 콜레스테롤 분자 생성에 관여하는 효소 중 하나를 차단하는데, 그 작용이 현재 퇴출된 트리파라놀보다 훨씬 초기 단계에서 진행된다. 스타틴은 메발론산mevalonate이라는 작은 분자가 생기지 않게 해서 인체의 콜레스테롤 생성 능력을 떨어뜨린다. 일부 복용자는 혈청 콜레스테롤 수치가 절반으로 깎이기도 한다. 또한 스타틴은 우리 몸이 메발론산으로 더 큰 분자를 죄다 만들지 못하게 막는다. 콜레스테롤은 그중 하나일 뿐이다. 다른 분자로는 이소프레노이드isoprenoid, 파르네실farnesyl, 게라닐geranyl, 코엔자임-큐coenzyme Q 등이 있다. 이 중 일부는 면역계 기능을 돕는다. 어떤 분자는 세포 골격을 형성하여 세포가 구조와 운동성을 갖게끔 한다. 또, 몇몇 분자는 세포들끼리 단단히 붙어 있게 돕는다. 세포 장벽을 형성하여 세균과 원치 않는 물질이 들어오지 못하게 막는 것이다. 이런 분자 중 하나라도 사라지면 다양한 부작용이 생길 수 있다.

실제로 스타틴 계열 제제를 처방받고 나서 복약 안내문을 잘 살펴보면 다음과 같은 부작용을 확인할 수 있다. 두통, 불면, 시력 문제, 기억력 문제, 우울증, 췌장염, 간염, 피부 발진, 따끔거리거나 타는 듯한 통증을 유발하는 일종의 신경 손상, 어지럼증, 쇠약감, 피로, 변비와 설사, 팽만감 같은 소화 문제 등이다. 잠재적 문제가 이토록 다양한데, 하물며 많은 증상은 시작되기까지 다소 시간이 걸릴 수 있다. 증세가 오르락내리락할 수도 있다. 더욱이 스타틴의 부작용은 노화 증상과 겹친다. 피로, 근육 약화나 경직, 기억력 문제, 기분 변화, 단어가 잘 생각나지 않는 문제 등이 그렇다. 이러면 약을 복용하기 시작한 환자가 새로운 불편함을 느껴도 약물 때문인지 아니면 그저 늙어서 그런 건지 헷갈릴 수밖에 없다.

환자들은 이런저런 스타틴 부작용으로 진료실을 찾는다. 그러면 의사가 스타틴은 안전하다며 환자를 다시 안심시키는 일이 반복되어왔다. 스타틴 부작용을 오진해서 증상만 다스리는 약을 새로 처방해주는 사례도 비일비재하다. 나도 그런 환자를 흔히 보았다. 그들은 다른 의사가 처방해준 이러저러한 약을 수없이 먹고 나서 내 진료실 문을 두드렸다. (스타틴을 복용한 환자가) 근육통을 호소하면 관절염일 가능성이 크다며 소염제를 준다. 피부 발진은 얼핏 습진이나 건선으로도 보이기에 이때는 스테로이드 크림이나 여타 면역 억제제를 처방한다. 감염이 계속 나타나면 감염을 처치한다. 당뇨병은 스타틴 치료 과정에서 인정되는 몇 안 되는 합병증 중 하나인데, 많은 의사가 그래도 스타틴을 복용하는 편이 더 낫다며 당뇨병을 감수할 가치가 있다고 확신한다. 이런 의사라면 스타틴 복용을 중단하라고 안내하는 대신 혈당 강하제를 처방해줄 것이다.

스타틴 복용자 넷 중 세 명꼴로 한 가지 이상의 부작용을 경험한다. 상황이 이런데도 이 약의 부작용을 제대로 고려하지 않는다.

스타틴 미끄럼틀

나는 스타틴의 (부작용이 아니라는) 부작용을 완화하려고 여러 약을 먹는 환자를 많이 만났다. 그중 건설 관리자인 62세 남성이 있었다. 그를 스티브라고 하겠다. 그는 40대 중반에 처음 스타틴을 처방받았다. 복용을 시작하고 얼마 지나지 않았을 때였다. 먹는 음식이 바뀌지도 않았는데 속쓰림이 생기더니 사라지지 않았다. 의사는 속쓰림이 스타틴 때문일 수 있다는 가능성은 고려하지 않았다. 스타틴 처방에 딸려오는 복약 안내문의 '소화불량' 표제 아래 이런 이상 반응이 나타날 수 있다고 쓰여 있는데도 말이다. 의사는 대신 제산제를 처방했다. 제산제는 마이크로바이옴이라는 장내 미생물군을 바꾸며, 골밀도를 낮추고, 다양한 감염 위험을 높인다. 다행히 스티브는 이 중 어느 문제도 겪지 않았다. 하지만 몇 년 후에 우울증이 찾아왔다. 스티브는 항우울제를 복용했다. 우울증도 스타틴 부작용 중 하나라고 복약 안내문에 쓰여 있지만, 그의 힘든 이혼 과정에서 생긴 증상으로 치부됐다. 항우울제는 성적 측면에서 부작용을 일으켰다. 항우울제가 보통 그렇다. 그래서 스티브는 비뇨기과에 갔다. 비뇨기 전문의는 테스토스테론 수치가 낮다면서 테스토스테론 주사를 놓아주었다. 기억하자. 콜레스테롤은 테스토스테론의 구성 성분이다. 이번에는 중성지방 수치가 높아졌다. 물론 테스토스테론 주사의 일반적인 부작용이다. 의사는 스타틴 복용량을 늘려야 한다고 안내했다. 그는 안내에 성실히 따랐고, 그 결과 근육통으로 고생하게 됐다.

이 시점에 그가 나를 찾아온 것이다. 우리는 스타틴을 포함한 모든 약물을 성공적으로 끊으려고 노력했다. 하지만 미처 생각하지 못한 일이 벌어졌다. 콜레스테롤 수치가 높아지자 그의 주치의와 다른 진료과 의사들이 이러면 안 된다고 말린 것이다. 이 문제는 가벼이 넘길 수 없다. 전담의와 좋은 치료 관계를 유지해야 건강상 두루 도움이 되기 때문이다. 의사와 관계가 껄끄러워지면 병원에 꼭 가야만 할 때 망설이게 될 수도 있다.(주치의 제도가 있고, 의사도 환자를 가려서 받는 미국의 경우이다.—옮긴이)

스타틴 유발 근육통, 심장기능상실

한 논문에서는 스타틴을 투여한 사람의 74퍼센트가 아픔과 통증을 호소한다고 보고한다.[11] 내가 보기에는 스타틴 복용자의 절반가량이 경미한 아픔과 통증을 경험한다. 그래도 그들은 계속 약을 먹는다. 그러지 않으면 죽는다는 말을 들었으니 어쩔 수 없다.

뉴욕 마운트시나이Mount Sinai 병원의 순환기내과 전문의 로버트 로젠슨Robert Rosenson 박사는 시사 잡지 《애틀랜틱The Atlantic》과 나눈 인터뷰에서 "계단을 오르지 못하고, 소파나 변기에 앉았다가 일어서기 어려울 만큼" 근력 저하나 근육병이 심하게 오는 사례도 소수이긴 하지만 있다고 밝힌다.[12] 실제로 그의 몇몇 환자도 길에서 연석 위로 다리를 들어 올리지 못해 길바닥에 쓰러지는 사고를 겪었다고 한다. 임상시험에서 이 정도로 심각한 문제를 보이는 피험자 수는 1퍼센트 미만으로 알려진다. 임상시험에서 부작용 때문에 투약을 중단해야 하는 대상은 약 3퍼센트에 불과하다. 하지만 임상시험이 아니라 일반 인구를 대상으로 조사한 수치는 30퍼센트 언저리다.[13]

명망 있는 미국심장학회의 석학 회원인 피터 H. 랭스조엔Peter H. Langsjoen 박사는 인체의 무척 중요한 근육 중 하나가 심장인데, 심장도 스타틴이 불러오는 문제에서 예외가 아니라고 짚었다. 그는 '스타틴 유발 심근증'(심근증은 심장기능상실을 의미한다)이라는 질환을 다루는 논문을 여러 편 썼다. 그중 한 논문에서 스타틴과 관련성이 의심되는 심장기능상실로 그의 진료실을 찾은 환자 192명의 사례를 보고했다.[14] 그는 스타틴 복용을 중단하자고 안내하고, CoQ10(코엔자임-큐10, 코큐텐) 보조제를 처방했다. 몸에서 사라진 코엔자임-큐(스타틴을 복용하면 신체가 원활하게 만들어내지 못하게 되는 분자 중 하나)를 보충하는 조치였다. 코엔자임-큐는 미토콘드리아가 정상적으로 기능하는 데 꼭 필요한 물질이다. 스타틴을 중단하고 평균 2.8년이 지나자 환자의 절반 이상은 심장 활동이 놀라우리만치 좋아졌다. 심박 강도는 (초음파 검사를 통해) 눈으로도 확인할 수 있을 만큼 개선됐다. 하지만 스타틴을 끊으니 콜레스테롤 수치는 대폭 상승했다. 스타틴 복용을 중단해서 갑작스레 사망한 사람은 몇 명이나 될까? 1년 안에 죽은 사람은 없었다. 3년까지 기간을 늘리면 2.8퍼센트였다. 비슷한 중증의 심장기능상실 환자는 일반적인 1년 사망률이 25퍼센트를 넘긴다.[15] 스타틴이 광범위하게 처방되는 실정이고, 스타틴 복용과 근육 손상 사이에는 명확한 연관성이 있으며, 스타틴 복용자 중 적어도 심장이 약한 환자에게만이라도 CoQ10을 함께 처방해야 한다는 증거가 있는데도, 순환기내과계는 대체로 이런 문제를 무시해왔다. 현행대로라면 그들의 심장학은 과학이 아니라 독단이다.

스타틴과 뇌 건강, 정신건강

스타틴이 뇌와 신경계에 미치는 영향을 우려하는 연구가 적지 않다. 한 연구에선 스타틴을 써서 실제로 동물 치매 모형을 설계하기도 했다.[16] 사람을 대상으로 한 몇몇 연구는 스타틴이 뇌 건강을 해친다는 직접적인 증거를 보여준다. 예를 들어, 예순 살이 넘어 스타틴을 복용하면 인지 저하가 빨라진다.[17] 파킨슨병 환자의 콜레스테롤 수치가 160을 밑돌면 언어 능력에 장애가 온다.[18] 스타틴 복용을 중단했더니 다행히도 기억력, 기분, 말하기, 신체 조정 등의 문제가 해결됐다고 보고하는 환자가 많지만, 그렇게 되기까지 수년이 걸릴 수도 있다.[19] (유튜브에서 〈스타틴이 나를 바보로 만들었다Statins Made Me Stupid〉라는 동영상을 찾아보길 바란다. 스타틴으로 뇌 손상을 입은 사람의 사연을 만날 수 있다.[20])

캘리포니아대학교 샌디에이고캠퍼스UCSD 의과대학 교수인 비어트리스 갈럼Beatrice Golomb 박사는 스타틴이 실제 출시되기도 전인 1980년대 후반부터 이 약물에 우려를 표명해왔다. 박사의 걱정은 수련의(인턴) 때 시작됐다. 스타틴의 안전성과 유효성을 시험한 두 건의 초기 연구에서 스타틴이 심장발작은 줄였지만, 폭력 사건에 얽힌 사망 빈도는 늘렸다는 사실이 밝혀졌기 때문이다. 박사가 자신의 지도 의사 중 한 사람에게 우려를 제기했더니, 그는 쓸데없는 걱정이라는듯 이렇게 말했다고 한다. "알잖아. 스타틴은 그럴 수 없어." 박사는 속으로 되물었다. '그걸 어떻게 알죠?' 그래서 직접 논문들을 찾아보았고, 놀랍게도 "여태껏 종합되지 않은 방대한 양의 증거"를 발견했다. 영장류 연구에서 동물은 더욱 공격적으로 바뀌었다. 사람을 대상으로 한 연구에서는 사고와 공격성을 드러낸 살인, 자살이 증가했다.[21] 수년간 박사는 스타틴 복용자에게서 조급함과 짜증, 폭력 성향이 나타나는 일련의 사례를 수집했다. 이런 성격 변화로 경력까지 위태로워진 전문직 환자도 여러 명 만났다.

성격이 바뀐 당사자는 대개 자신이 그렇다는 걸 모른다. 박사는 이런 사실을 일찌감치 알았다. 한번은 중증의 근력 약화로 입원한 어느 신사에게 스타틴을 복용하고부터 짜증이 늘었냐고 물었다. 그는 그렇지 않다고 대답했지만, 옆에서 듣던 아내가 진실을 밝혀주었다. "아니긴 뭐가 아니에요." 이 말에 그는 실토라도 하듯 짜증을 냈다. "왜 쓸데없는 소리는 하고 그래요!" 과민성(짜증)은 물론 근육 약화도 스타틴이 원인인 것으로 나중에 밝혀졌다.

갈럼 박사는 이 분야를 캐기 시작하면서, 박사 자신의 말에 따르면 "제약사로부터 엄청난 연구비를 지원받는" 동료들에게 거센 반발을 샀다. "내가 악마라고 여기저기 말하고 다니는 사람도 있었어요." 박사를 대학UCSD에서 쫓아내려고 시도한 사람도 있었다.[22]

이처럼 연관된 문제가 여럿 있는데도 미국에서는 아주 흔하게 스타틴을 처방한다. 나는 아니더라도 가족이나 친구, 지인 중 누군가는 스타틴을 먹고 있을 것이다.

스타틴 효과를 '뻥튀기'하는 기법, 상대위험도

앞서 살펴본 증거가 있는데도, 스타틴은 순환기내과에서 진료를 받을 때면 단골로 처방되는 약물이 됐다. 의사들은 스타틴 계열 약물이 심장발작과 심장판막증, 동맥류 파열 등을 예방할 수 있다고 믿는다. 신경과에서도 마찬가지다. 스타틴이 뇌졸중과 관련 치매를 예방한다고 여긴다. 일차 진료의들 역시 당뇨병, 신부전, 고혈압, 그리고 물론 고콜레스테롤혈증에 스타틴을 처방한다.

미국에서 심장발작 예방과 관련한 지침은 2018년에 개정됐다. 스타틴 복용의 대상이 되는 40세 이상 성인 인구의 비율을 기존의 약 15퍼센트에서 40퍼센트 이상으로 늘렸다.[23] 영국에서도 의사가 자국의 최신 지침을 따른다면 "남성은 60세, 여성은 75세를 넘기면 십중팔구 스타틴 치료 대상이 된다."[24] 콜레스테롤 수치가 높아야 스타틴을 처방해준다는 말도 이제는 옛날이야기다. 여러 위험인자를 평가해서 심장발작 위험군으로 나오면 스타틴을 처방한다.

심장발작 위험도 평가도구는 나이, 성별, 인종, 흡연 여부, 혈압, 총콜레스테롤 수치, HDL 콜레스테롤 수치 등의 인자를 고려해서 향후 10년 안에 심장발작이 생길 확률을 계산한다. 이 예닐곱 가지 인자는 모두 심장발작 위험을 과대평가하는 것으로 알려져 있다. 2017년 연구에 따르면 가장 흔히 사용하는 평가도구는 상대위험도를 "남성은 37~154퍼센트, 여성은 8~67퍼센트"로 과대평가한다.[25] 또한 이 계산도구는 다양한 위험인자를 지닌 사람을 각기 다르게 과대평가하는데, 위험도가 낮거나 중간 정도일 때 과장 정도가 가장 심하다. 향후 10년 안에 심장발작이 일어날 진짜 위험도가 7퍼센트라면, 이 계산기가 그 확률을 12퍼센트까지 확 올려줄 것이다. 그렇게 해서 평균 위험군 환자는 고위험군이 되고, 의사의 강권에 따라 스타틴을 먹게 될 가능성이 크다.

최근의 이런 스타틴 과잉 처방 추세를 이끈 연구 중 하나는 LDL 수치가 높은 사람이 스타틴을 복용하면 위험인자가 하나도 없는 저위험군이더라도 치명적인 심장발작 위험을 27퍼센트 낮춘다고 주장한다.[26] 하지만 현실의 민낯은 다르다. 이 연구의 자료를 보면 스타틴을 복용할 때 저위험군은 심장발작 위험이 단지 0.12퍼센트포인트 낮아진다.[27] 즉, 논문에서는 스타틴의 효과가 225배나 더 되는듯 착각하게끔 말한다.

상대위험도 감소라는 개념을 써서 민낯의 수치를 치장한 것이다. 상대위험도 감소는 치료군이 대조군에 비해 위험이 얼마나 줄어드는지를 알려준다. 앞서 소개한 연구에서 위험인자가 전혀 없고 스타틴도 먹지 않은 사람들(위약 대조군에 무작위로 배정된 피험자)의 사망률은 0.45퍼센트였다. 시험군(스타틴 치료군에 무작위로 배정된 피험자)의 사망률은 0.33퍼센트로, (0.45퍼센트보다) 27퍼센트가 감소했다. 27퍼센트라면 상당히 좋은 수치로 들리기에 이 숫자로 보고서를 작성한다. 대다수 의사는 논문을 꼼꼼히 읽기보다는 숫자만 얼핏 보고 약효가 아주 탁월하다는 인상을 받는다. 실상은 다소 다르다.

이제 돈 이야기를 해보자. 약물 부작용 사례보다 이편이 더 피부에 와 닿는 주제일 것이다. 당신의 401K(미국 퇴직연금) 계좌에 10만 달러 상당의 금융 상품이 있고, 자산관리사가 작년에 4퍼센트 수익률을 내주었다고 가정하자. 그러면 4000달러를 번 것이다. 쉽게 계산하기 위해 작년과 같은 금액인 10만 달러를 올해도 자산관리사가 굴려서 연말까지 5퍼센트 수익률에 해당하는 5000달러를 벌어주었다. 전년도보다 20퍼센트 더 많아진 금액이다. 자산관리사의 성과가 상대적으로 20퍼센트 상

손톱만 한 위험을 뻥튀기해서 의사를 현혹하는 기법

절대위험도	상대위험도
스타틴은 심장발작을 0.12%p 줄인다. (약물을 사용하지 않을 때 0.45%에서 약물을 사용할 때 0.33%로 0.12%p 감소)	스타틴은 심장발작을 27% 줄인다. (0.45%에서 0.33%로 27% 감소)

그림표 7-1 약물의 진짜 영향은 절대위험도로 더 정확히 알 수 있지만, 제약사는 약물을 홍보하기 위해 숫자를 키우는 효과가 있는 상대위험도를 사용한다. 이 그림표 자료의 출처는 미주를 참고하기 바란다.

승했다. 하지만 작년 대비 올해 벌어들인 수익의 절대 상승분은 1000달러로, 1퍼센트포인트 올라간 것이다.

그런데 자산관리사가 당신의 전체 연금 자산 가치를 20퍼센트 높여주었다며 달콤한 말로 꾄다면 어떨까? 당신은 나를 어디 바보로 아느냐며 자산관리사를 해고하지 않겠는가. 10만 달러의 20퍼센트면 (1000달러가 아닌) 2만 달러이기 때문이다. 이런 부정직한 수작을 제약사들은 늘 시도한다.

스타틴 연구 보고서는 보통 절대위험도 대신 편법인 상대위험도로 작성해서 약물의 이점을 뻥튀기한다. 상대위험도 감소 수치를 발표해서 환자에게 지금 복용하는 약이 실제보다 훨씬 좋은 작용을 한다고 믿게끔 만든다.

누군가는 어쨌거나 위험을 0.12퍼센트포인트라도 더 줄이는 편이 낫지 않느냐고 여길 수 있다. 생존 측면에서 말이다. 이런 생각도 사실과는 거의 맞지 않는다. 스타틴 임상시험은 대부분 생존 수치를 통계상 보정해서 보고한다. 다년간 진행된 대규모 연구 중에서 이른바 '마사지'하지 않은 원본 자료를 그대로 담아낸 사례는 2015년까지 단 11건뿐이었다. 의사들로 구성된 한 연구팀이 원본 자료를 분석하고 나서야 스타틴 복용이 수명을 늘리는 데 사실상 도움이 안 된다는 점이 밝혀졌다. 늘어났다는 수명은 최대로 잡아도 나흘이었다. 오히려 며칠이 줄어든 분석도 있었다.[28] 제약 업계는 환자와 의사 모두가 스타틴 중단은 꿈도 꾸지 않기를 바란다. 지금처럼 의사가 스타틴 처방을 화수분처럼 써 내면 환자는 꾸준히 자신의 약통을 스타틴으로 채우는 톱니바퀴가 앞으로도 계속 잘 돌아가길 희망한다. 국민 건강이 악화할수록 의료 산업은 강성하게 커간다니 안타까운 현실이다.

　의료 서비스는 현재 미국에서 가장 많은 돈을 벌어들이는 산업이다. 2021년 기준으로 미국 국내총생산GDP의 18.3퍼센트를 차지한다. 식량 및 농업(5.4퍼센트), 방위(3퍼센트), 기술(0.3퍼센트)을 앞지른다.[29] 의료 산업이 단지 돈이 되고 유망하다는 얘기가 아니다. 이런 실상이 미국 가정을 빈곤하고 무력하게 만든다. 미국인은 현재 소득의 11.6퍼센트를 의료비로 지출한다. 식비로 쓰는 11.3퍼센트보다도 많은 금액이다.[30]

인질로 잡힌 과학과 의학

1960년대 미국 인기 시트콤인 〈길리건스 아일랜드Gilligan's Island〉의 어느 화 에피소드가 떠오른다. 방사능에 오염된 채소 씨앗이 나무 상자에 한가득 담겨 해안으로 밀려왔다. 씨앗이 싹터 자란 채소는 대표 영양소의 작용이 뻥튀기되어, 그것을 먹은 등장인물들이 죄다 연관된 초능력을 지니게 된다. 당근을 먹은 메리 앤한테는 천리안 같은 시력이 생겼다. 시금치를 먹은 길리건은 뽀빠이처럼 힘이 세졌다. 내게는 2008년에 읽은 《의약물 남용국 미국Overdosed America》이라는 책이 마치 그런 채소 같았다. 책을 다 읽고 나니 (미국 의료를 향한) 의구심이 한없이 커졌다. 저자인 의학박사 존 에이브럼슨John Abramson은 의학 지식 자체가 어떻게 영리화됐는지를 선명하고 체계적인 방식으로 서술했다. 이 책의 부제가 '미국 의료의 깨진 약속'이다. 금전적 이해관계가 과학적 과정을 좌우지하는 상황을 막기 위해 고안된 체계가 붕괴했다는 뜻이다. 그는 기록적으로 많은 처방이 나오면서 제약사들이 돈방석에 앉았고, 그 사이 과거에 작동하던 정상적이고 필수적인 견제와 균형은 본질적으로 소멸해버렸다고 이야기한다. 의약물을 연구하는 과정이 제약 업계의 손바닥 안에 들어갔다. 고양이에게 생선을 맡기는 꼴이 된 것이다.

제약사 영업사원이 의사 진료실 문을 노크한다는 건 아는 사람은 다아는 사실이다. 의사들과 잠시 한담하면서 약 이름이 적힌 판촉물을 나눠주고 의사를 후원 만찬에 초대한다. 이런 영업 행위는 애교 수준에 불과하다. 진짜 큰 문제는 따로 있다. 바로 제약사가 의약물 지식을 형성하는 하부구조를 구축해왔다는 점이다.

신약이 하나 탄생하는 과정에서 제약사가 감당하는 비용은 이제 연구개발비로만 끝나지 않는다. 의료 연구에서 정부의 역할은 계속 축소되어왔다. 지금은 제약사가 신약의 효과를 검증하는 임상시험에 들어가는 비용을 대부분 댄다.[31] 그러니까 시험 약물과 이해관계가 있어 그 약물을 좋아 보이게끔 만들어야 하는 주체가 약효를 연구한다는 말이다. 농구 선수가 경기를 뛰면서 직접 심판을 보는 모양새와 같다.

이제 제약사는 임상시험 결과를 알리는 메시지마저 통제한다. 이런 논문은 약물의 유익성을 과장하고 위험성은 흘려 넘기는 경향을 보인다. 제약사가 고용한 대필 작가가 논문을 쓰는 일도 실제로 많다. 명망 있는 기관에서 한자리 차지하고 있는 공식 저자는 보통 이름만 빌려준다.[32] 마치 마이클 조던이 헤인즈Hanes 상표 운동복을 보증하는 것과 같다. 의학 저널은 제약사 광고로 유지되므로 이런 논문을 게재해주고 인센티브를 받는다.

이런 메커니즘은 비단 의약물과 제약사만의 문제가 아니다. 로봇 수술 장비나 심장 스텐트 같은 의료 용품을 만드는 업체도 다 마찬가지다.

의대생은 일찍부터 동료 검토를 거쳐 학술지에 게재된 연구를 신뢰하라고 배운다. 그것이 근거 중심 의학의 가장 훌륭하고 풍부하며 시의적절한 자료인 데다 출처를 신뢰할 수 있기 때문이다. 동료 검토를 거치는 저널에 실리는 논문은 의료 전문가들이 모인 심사위원회에서 먼저 엄격하게 평가한다. 해당 논문을 실을 가치가 있는지 확인하는 과정이다. 적어도 그렇게 할 거라고 기대된다. 에이브럼슨 박사는 동료 검토를 거치는 다수의 저널 편집진이 동료 검토 과정에서 언제부턴가 자료 검증을 생략해왔다는 우려할 만한 사실을 알게 됐다.[33] 왜 그런 걸까? 그들은 해당 논문의 재게재(리프린트) 판권을 제약사에 수천만 달러를 받고 되파는 데 더 관심이 많기 때문이다. 제약사는 그 논문으로 의사들을 겨냥해 자사 약품을 마케팅한다. 의사들은 이면의 내막을 잘 모른다.

이처럼 제약 업계가 스타틴이 생명을 구하는 약이라고 의사를 설득하는 데 필요한 연구 비용을 댔으니, 스타틴 처방에 소홀한 의사는 금전적 불이익을 받을 수도 있다. 보험회사가 병원에 지급하는 금액은 해당 병원이 특정 진료 수행 표준을 얼마나 잘 달성했느냐에 따라서도 부분적으로 달라진다. 이런 수행 표준은 의료품질평가위원회National Committee for Quality Assurance라는 정부 유관 기관에서 만든다. 여기서 다양한 표준을 모아 〈의료 효용성 자료 정보집Healthcare Effectiveness Data Information Set〉을 만들어놓았다. 줄여서 HEDIS 기준이라고 한다. 많은 표준이 바이러스에 대한 부적절한 항생제 사용을 줄이거나 선별 검사를 주문하는 등 좋은 역할을 한다. 하지만 일부 표준은 제약사로부터 자금 지원을 받은 문제성 있는 연구에 기초한다. 모든 보험회사는 필요한 수행 표준을 결정해서 자사와 계약한 병원에 요구하고, 의사가 그 표준에 따라 의료 행위를 펼치는지 추적할 수 있다. 보험회사는 표준 이행도를 측정해서 개별 의사와 의료진, 병원을 평가한다. 의사의 의료 행위가 저마다 의료 기관 전체에 영향을 미치기에, 수행 표준을 잘 따르는 의사에게는 더 많은 보수를 지급하고, 그러지 않은 의사는 보수를 깎는 병원도 있다.

보험회사는 (자사와 계약한) 환자에게 당뇨병이나 심혈관계 질환이 있다면 콜레스테롤 수치와 상관없이 스타틴을 처방하라고 의사에게 사실상 요구할 수 있다. 이제는 거의 관행이다. 콜레스테롤과 스타틴에 딸린 표준들도 있다.

여러분의 전담의가 반강제나 다름없는 태도로 스타틴을 처방한다면 이런 이유에서다. 의사로서는 돈 이상이 걸린 문제다. 꾸준히 '수행 성과'를 내지 못하면 해고될 수도 있다.

스타틴은 시작일 뿐이다. 제약사들이 이런저런 질병에 약물을 강권하는 방식을 알게 될수록 당신은 이득보다 손실이 더 많을 수 있는 약물에서 해방되어, 식단과 생활방식을 바꿔 나가며 자신의 건강을 개선하고 싶어질 것이다.

영양학계의 눈 감고 코끼리 만지기

PUFA를 소량 이상 먹으면 왜 끔찍이도 건강에 안 좋은지 이제는 정확하고 확실하게 이해했으리라 생각한다. 하지만 영양학자들은 여기에 잘 동의하지 않는다. 왜냐하면 산화작용에 대해 충분히 알고 있지 않아서다. 이유가 하나 더 있는데,

PUFA를 많이 섭취한 사람이 더 건강하다는 임상시험이 서른 건이나 되기 때문이다.[34] 그 임상시험들은 이 책의 내용이 퍼져 나가지 못하도록 가로막는 방해물이다. 그중 가장 설득력 있는 건은 바로 사람들의 신체 조직에서 PUFA 함량을 알아본 임상시험이다. 이 연구는 신체 조직의 PUFA 함량이 높은 사람일수록 더 건강하다는 결론을 (응당) 보여준다. 영양학계가 핵심 근거로 삼는 이런 주장은 사실 깨부수어야 마땅한 결함투성이다. 하나씩 살펴보자.

우선, 건강한 사람은 튀긴 음식을 멀리하는 경향이 있다. 그들은 견과류, 생선, 씨앗과 같은 자연식품에서 PUFA를 얻는다. 반면, 건강하지 않은 사람은 산화된 기름으로 범벅이 된 튀긴 음식을 찾는 경향이 있다.[35] 자연계에 존재하던 PUFA가 사람 몸속 세포에 도달하는 경로는 중요하다. 섬세한 PUFA 분자에게 튀김기는 지옥의 기름불이다. 튀긴 PUFA를 먹으면 사실 온전한 PUFA가 아니라 산화된 PUFA 부산물을 대량으로 섭취하게 된다. 따라서 신체 조직에는 PUFA가 더 적게 포함될 수밖에 없다. 산화된 PUFA 부산물을 섭취하면 우리 몸을 보호하는 항산화 성분도 메마르는데, 그러면 신체 조직에 있던 온전한 PUFA마저 모조리 산화에 취약해진다. 결국, PUFA 수치는 더 낮아진다.

게다가 이런 연구는 포화지방이 산화에 저항한다는 사실을 고려하지 않았다는 점에서도 결함이 있다. PUFA가 산화되어 사라져도 (산화에 강한) 포화지방은 계속 남아서 측정된다. 정크푸드를 즐겨 먹는 사람의 신체 조직에 왜 상대적으로 포화지방이 많은지 설명해주는 근거다. 그들이 버터를 많이 먹어서가 아니고, 포화지방은 (손상) 회복력이 더 좋은데 산화에는 덜 취약해서 신체 조직에 온전히 남아 검사 시에 검출된다. 그래서 심장병의 원인으로 지목된다.

지질(지방)을 연구하는 과학자는 이런 모든 내용을 영양학자에게 설명해줄 수 있건만, 그들에게 도움을 청하는 손길은 오지 않는다. 영양학계 학회에 오는 지질 과학자는 불청객이다. 한숨만 나온다. 영양학 연구는 정말 복잡하고 세부 사항이 중요하다. 의미 있는 내용을 전달하는 과학 논문이 나오느냐, 아니면 매년 수백만 명을 죽음으로 이끄는 허위 사실을 강조하는 논문이 되느냐 여기서 갈린다.

굴레를 벗으려면

국민 건강을 위해 씨앗 기름을 더 많이 먹으라는 1960년대 권고는 앞서 살펴본 대로 공중보건을 개선하는 일보다 자신이 옳다는 것을 증명하는 데 더 열의를 보였을 한 사람이 창조한 허구에서 출발한다. 이 '소설'을 사실이라고 믿기로 한 단체들은 그네들 믿음을 수십 년이나 잘 이어왔고, 그렇게 의학의 발목을 잡았다. 이제라도 AHA가 그동안 콜레스테롤에 관해 그릇된 주장을 했다고 인정한다면, 다른 단체들도 잇따라 기조를 바꿀 거라고 나는 생각한다. 그러나 행여 그런 일이 일어날까 하는 기대는 요만큼도 하지 않는다. 그들이 많은 돈을 벌어들이고 있기 때문이다. 하지만 더 큰 이유는 과실에 대한 책임 회피에 있다.

(만약 AHA가 과오를 인정한다면) 유능한 변호사가 얼마든지 AHA를 상대로 그들이 고의로 진실을 숨겨서 전 세계 수십억 명을 병들게 하고 사망에 이르게 했다고 주장하며 수십억 달러짜리 국제 소송을 제기할 수가 있다. 이렇게 한번 생각해보자. 콜레스테롤 이론이 없었더라면 식물성 기름이 건강에 좋다고도 홍보하지 않았을 것이다. 아니, 음식을 만드는 용도로는 더는 식물성 기름을 쓰지 않게 되지 않았을까. 보험계리사들은 우리가 삶을 어떻게 사느냐에 따라 우리 건강의 최소 80퍼센트가 결정된다고 계산한다. 나는 이것도 과소평가한 수치라고 본다. 식물성 기름이 없는 세상이라면 염증성 질환, 퇴행성 질환, 대사질환이 모두 지금보다 덜할 것이다. 입원과 조기 사망도 더 적을 것이다. 의미 없는 의학 연구에 낭비되는 돈으로 의미 있는 수많은 다른 문제를 해결할 수 있다.

다행히도 개인적인 건강 혁명은 유능한 변호사를 고용하지 않아도 지금 당장 시작할 수 있다. 건강 악화의 굴레에서 벗어나는 길은 바로 이것이다. 포화지방 걱정은 이제 그만두고 콜레스테롤과 친해질 방법을 배우는 것. 먹고 싶지 않은 식단을 굳이 따르고, 복용하기 싫은 콜레스테롤 강하제를 꼭 입에 넣을 필요는 없다. 굴레를 벗으려고 백만금을 치르지 않아도 된다. 모든 건 나 자신에게 달렸다. 내 건강의 주인은 내가 되면 된다.

지난 80년간 의료계는 이해가 충돌하는 상황에 놓여 있었다. 진실이 더 널리 알려지기 전까지 의사 수백만 명의 눈은 계속 가려질 테고, 의사들은 콜레스테롤이 심장발작을 일으킨다고 줄곧 믿을 것이다. 게다가 산업화 시대 이전에는 존재하지도 않던 공장제 기름 속에 건강 문제의 해답이 있다는 생각도 바뀌지 않을 것이다. 이렇게 왜곡된 패러다임 탓에 의사들은 영양에 관한 많은 내용을 거의 완전히 거꾸로 배운다. 예방의학은 이제 질병을 줄이기는커녕 키운다. 마치 우리가 앨리스의 거울 안쪽에 펼쳐진 왜곡된 세상 속으로 들어간 것만 같다. 2부의 마지막인 다음 장에서 나는 거울의 이쪽인 정상 세계의 본래 삶이 어떤 모습인지 보여주고 싶다. 우리를, 그리고 의료인을 옭아맨 콜레스테롤 공포의 굴레를 벗어던지고 멋진 세상으로 빠져나가자. 그곳에는 더 맛있고 몸에 좋은 식단과 우리가 마땅히 누려야 할 건강한 삶이 있다.

8장

희망의 이유:
식물성 기름을 끊고 치유되는 과정

> **이번 장에서 알아볼 내용**

- 케토 식단이 인기를 끌면서 마침내 영양이 풍부하고 콜레스테롤 수치를 높이는 음식에 담긴 건강 유익성을 연구할 자금이 확보되고 있다.
- 암이 DNA가 아닌 미토콘드리아에서 시작된다는 백 년 전 생각을 되살린 과학자들은 암과의 전쟁에 케톤을 활용한다. 하지만 식물성 기름이 미토콘드리아에 끼치는 손상에 대해선 여전히 무지하다.
- 대사정신의학이라는 새로운 분야에선 케토 식단으로 미토콘드리아의 기능을 최적화한다. 의사들은 최근에야 식물성 기름을 끊으라고 충고하기 시작했다.
- 케토 식단 이외의 자연식에 기반한 여타 식단도 당뇨병 개선에 도움이 된다는 임상 결과가 나오고 있다. 하지만 식물성 기름을 줄이지 않으면 어떤 식단도 효과가 없다.
- 케토 식단의 결점은 약간의 조절로도 해결할 수 있다. 그렇게 모든 이에게 맞춰 더 효과적인 식단을 만들 수 있다.

의사가 콜레스테롤을 두려워하지 않으면 놀라운 일이 벌어진다. 환자의 건강을 실제로 개선하는 식사법을 권고하게 된다. 이런 변화를 불러오면 의약품과 식품을 생산하는 측면에서 모두 위험한 역기능을 하나씩 바로잡아갈 수 있다. 다년간 진료를 해오는 과정에서 나는 환자들에게 에너지를 재충전하는 영양소가 가득 든 음식, 즉 그들이 갈망해온 콜레스테롤을 높이는 식단을 먹자고 허락하면 그들이 아픈 상태에서, 설마 그렇게 된 게 먹는 음식 때문일까 싶은 병증에서 회복하는 모습을 보아왔다. 이런 사례가 대규모로 모인다면 의사들은 영양소의 힘이 학교에서 배운 것보다 훨씬 강력하다고 생각하기 마련이다. 그런 일이 소규모이긴 하지만 이미 움트고 있다. 하나의 사례로, 요즘 인기 있는 식이요법인 케토 식단keto diet을 들 수 있다.

　잘 모르는 독자를 위해 설명하자면, 케토 식단에는 탄수화물이 아주 적다. 탄산음료, 주스, 사탕, 빵이나 과자처럼 영양은 없고 열량만 많은 '빈 깡통' 같은 탄수화물 공급원은 치워버린다. 파스타, 쌀밥, 으깬 감자 같은 것들도 치운다. 케토 식단에서 권장하는 건 고단백질에 고지방인 모든 종류의 육류, 치즈, 버터, 달걀, 해산물 등이다. 비타민과 미네랄이 풍부한 저탄수화물 채소를 함께 추천한다. 케톤 연구는 놀라운 가능성을 보여준다. 하지만 케토 식단은 콜레스테롤을 높이기 때문에 아주 담대하고 헌신적인 과학자와 의사들만이 이것을 감히 진지하게 연구하거나 기꺼이 환자에게 추천해왔다. 케톤을 연구하는 이런 시도가 미약해 보여도 이 분야에는 파괴력 있는 증거가 가득하다. 영양이 풍부한 음식은 당뇨병을 개선하고 다양한 정신건강 문제를 해결해준다. 심지어 암도 예방할 수 있다.

오늘날 만성질환은 유행병처럼 흔하다. 나는 이것이 해결할 수 없는 복잡다단한 문제가 아니라고 줄곧 주장했다. 단순한 얘기다. 우리는 무언가를 먹어서 그 길로 들어갔으니 다른 걸 먹어서 다시 나올 수 있다. 지금까지는 식단으로 사람들의 건강에 변화를 일으킨 의사로서 내 경험을 강조하지 않았다. 이번 장부터는 내가 직접 목격했거나 다른 의사에게 전해 들은 놀라운 사례를 하나씩 소개할 생각이다. 우리가 어떻게 식물성 기름에서 벗어나 진짜 음식의 뿌리와 다시 이어질 수 있는지를 보여주련다.

동맥에 낀 지방 청소하기

션 오마라Sean O'Mara 박사는 백악관에서 일한 군의관이었다. 빌 클린턴 대통령, 딕 체니 부통령, 세 명의 국무장관, 정부의 다른 고위 인사들, 외국 귀빈을 진료했다. 예편 후에는 체중 감량 클리닉을 열었다. 그의 환자 중에는 딱 봐도 심한 과체중인 상태보다는 이른바 '마른 비만'이 더 많았다. '보는 것이 믿는 것이다'라는 슬로건을 좋아하는 그는 MRI 장비를 쓰기 시작했다. 비교적 정상 체중인 환자들에게 그들의 내부 장기에 염증성 내장 지방이 어떻게 끼여 있는지를 보여주기 시작했다. MRI 영상은 또한 심장, 간, 신장 등에 낀 지방을 식단 변화로 없앨 수 있다는 사실도 확인해주었다. 장기와 근육이 군더더기 없는 말끔한 모습을 드러냈다. 씨앗 기름을 멀리하는 것이 그가 권장하는 식단 전략의 핵심이다.

환자들은 몸에 붙은 지방이 빠지자, 머릿속이 맑아지고 기억력도 좋아졌다고들 했다. 그 말을 들은 오마라 박사와 의료진은 뇌에서도 변화가 생길 수 있겠다는 걸 깨달았다. 그래서 환자가 방문할 때마다 뇌 영상을 촬영하기 시작했다. 내장 지방이 사라지자 동맥이 열리고 혈류 흐름이 좋아지는 사례가 속속 나타났다. 그중에서도 나이 지긋한 남성의 사례가 진짜 극적이었다. 그는 좌뇌의 큰

> 혈관 중 하나인 중간대뇌동맥이 100퍼센트 막힌 상태였다.(우뇌의 왕성한 혈류가 좌뇌로 넘어온 덕분에 뇌 조직 자체는 괴사하지 않았다.) 절박했던 그는 열 달 만에 체중을 13킬로그램 넘게 줄였다. 쌓이고 쌓였던 내장 지방을 다 빼고 나서 뇌 영상을 촬영해보았더니 막혔던 동맥의 흐름이 다시 원활해져 있었다.

암을 다시 생각하다

암이야말로 요즘 세상에서 가장 두려운 질병이 아닐까. 난데없이 새로운 통증을 느끼거나 몸에서 꺼림직한 덩어리가 만져져 수심 가득한 표정으로 내 진료실 문을 두드리는 수많은 환자가 이 불길한 단어를 마음에 품고 있다. 암이 더 두려운 까닭은 내 생사가 단 하나의 세포에서 생긴 유전자 돌연변이로 결판난다는 통설 때문이다. 그런데 암이 실은 유전자 질환이 아니라면 어떨까? 한 암 연구자가 이 널리 퍼진 학설을 뒤집었다. 암에 접근하는 그의 방식은 새로이 암을 진단받은 사람은 물론, 암 재발의 공포를 안고 살아가는 전 세계 암 생존자들에게 커다란 희망을 심어준다. 자, 토머스 세이프리드Thomas Seyfried 박사를 소개한다.

대중에게 세이프리드 박사는 무명이지만, 그의 업적을 흠모하는 일류 의사들 사이에서는 연예인이나 다름없다. 세이프리드 박사의 연구 덕분에 오늘도 이 세상을 덤으로 살아가는 수백 명 환우에게도 그는 기적을 일으킨 사람이다.

세이프리드 박사는 보스턴칼리지Boston College 생물학 교수이지만, 그와 이야기를 나누다 보면 학자보다는 거리의 똑똑하고 노련한 경찰 같다는 느낌이 더 든다. 그는 신진대사와 유전학, 암을 40년 넘게 연구해왔다. 그의 이름이 들어간 간행물이 수백 편이고, 펴낸 책도 몇 권 된다. 그는 다소 간접적인 경로로 암 연구에 뛰어들었다. 뇌전증(간질)의 유전적 특질을 연구하다가 그렇게 됐다.

1980~1990년대에 그는 발작(경련) 장애에 관여하는 유전자의 지도를 꼼꼼하게 작성했다. 이런 정보를 연구 사슬에서 위에 있는 과학자들에게 전달하여 자신의 기초 연구가 치료제 개발에 쓰이게끔 했다. 신약 연구라는 것이 으레 그렇듯, 조금이나마 효과를 보이는 약물은 가물에 콩 나듯 했고, 그나마 가장 뛰어나다는 약물도 그저 그랬다. 그러거나 말거나 그는 자신의 일을 계속 이어갔다. 그러다 1990년대 초반 어느 날이었다. 그는 공교롭게도 뇌전증에 걸린 아들을 둔 어느 할리우드 영화 제작자가 조직한 일종의 뇌전증 싱크탱크에 참여했다. 그때 놀랍게도 1924년에 메이오클리닉Mayo Clinic의 한 의사가 뇌전증 치료에 실제로 효과가 있는 식단을 만들어냈다는 사실을 알게 됐다. 탄수화물 섭취를 대폭 줄인 식단이었다. 부족한 열량은 지방으로 보충한다. 당분과 탄수화물 섭취를 급격히 줄이면 인슐린 수치가 떨어지고, 간에서 케톤이라는 특별한 종류의 연료를 생산한다(4장에서 다룬 내용이다). 이런 저탄수화물 고지방 식단은 케톤의 체내 생산, 즉 생성을 유도하기에 이를 창안한 의사는 여기에 케톤생성식ketogenic diet이라는 이름을 붙였다.

세이프리드 박사의 연구실에는 이미 뇌전증에 걸린 쥐가 있었다. 그는 서둘러 이 쥐들을 대상으로 케토 식단을 시험해보기만 하면 됐다. 그 결과, 케토 식단이 발작을 놀랍도록 잘 차단한다는 사실을 바로 확인할 수 있었다. 그가 아는 어떤 약물보다도 효과가 탁월했다. 아니, 이보다 더 효과 좋은 약물은 결코 없었을 것 같았다. 이 말은 곧 뇌전증 치료제를 개발하려고 유전자를 연구할 이유가 더는 없다는 뜻이었다. 그런 연유로 자신의 연구 경력이 꼬인다 해도 그는 개의치 않았다. 케토 식단으로 발작을 원활히 예방할 수 있다는 소신을 밝히는 인터뷰에서도 수십 년간 뇌전증의 유전적 특질을 정리하여 제약사에 제공한 노고를 두고 이렇게 겸허히 말했다. "우리가 그 모든 유전자의 지도를 작성한 건 맞지만, (케토) 식단이 발작을 막았다는 점이야말로 중요하죠." 그는 뇌전증 치료의 새로운 개념을 애써 거부하지 않고 잘 받아들였다. 심지어 그것을 어디 다른 데 적용할 수 없을까 하고 고민했다. 다행히 곧장 더 큰 이야기의 물꼬가 될 아이디어가 하나 떠올랐다. 암의 원인을 찾는 일이었다.

세이프리드 박사는 케토 식단이 뇌에 에너지를 공급하기 때문에 뇌전증에 효과가 있다는 사실을 알았다. 발작은 종종 세포에 에너지가 충분히 공급되지 않아서 발생한다. 뇌전증에 걸린 쥐에게 케톤이 어떻게 도움이 되는지를 알아챈 그의 머릿속에 천재적인 아이디어가 떠올랐다. 케토 식단을 암에 시도해보면 어떨까?

뇌전증에서 암으로 도약한 시도가 맥락 없는 움직임으로 보일 수도 있겠지만, 20세기 초반 암 연구의 역사를 생각하면 그렇지만도 않다. 세이프리드 박사는 1920년대 독일의 암 연구자인 오토 바르부르크Otto Warburg가 암을 훌륭히 관찰했다는 사실을 알고 있었다. 의사였고 정식 화학자이기도 했던 바르부르크는 다양한 암세포 유형을 연구하던 중 전체를 꿰는 공통된 연결 요소를 발견했다. 암세포는 암의 종류를 가리지 않고 하나도 빠짐없이 미토콘드리아가 정상이 아니었다. 그것도 심각하게 비정상이었다. 이 말은 곧 암세포가 정상 세포처럼 에너지를 만들 수 없다는 뜻이었다. 암세포가 에너지를 만들려면 당을 발효하는 수밖에 없었다. 당 발효란 고생물이 에너지를 생산하는 방법이다. 미토콘드리아가 존재하기 전의 유물 같은 대사 방식이다. 미토콘드리아의 기능이 온전하지 않은 암세포는 당을 발효해서 생존한다.(암세포는 글루타민이라는 아미노산을 포함한 여타 작은 분자도 에너지원으로 쓸 수 있지만, 여기서는 쉽게 설명하기 위해 당에만 초점을 맞춘다.) 당과 이런 작은 분자 일부를 활용하지 못하게 만들면 암세포는 굶어 죽기 시작한다.

바르부르크 박사는 과거 1920년대에 놀라우리만치 훌륭히 암을 통찰했다. 하지만 그 생각을 입증할 방법이 없었기에 계속 가설로 남았고, 오늘날에는 바르부르크 가설로 불린다.

바르부르크 박사는 1931년 포유류 세포가 산소를 사용하여 에너지를 생성하는 과정을 발견한 공로가 인정되어 노벨상을 받았다. 달리 말하면, 우리가 왜 숨을 쉬는지 그 이유를 밝혀낸 것이다. 이 뛰어난 인물의 연구가 2차 세계대전이 끝난 후에 순전히 정치적인 이유로 깡그리 무시됐다는 건 비극이다. 그는 독일인이었고, 세계는 독일 과학자의 말을 더는 듣고 싶어 하지 않았다. 그때 승전국 과학자들은 DNA 연구에서 큰 진전을 보였다. 유전암호의 구조가 밝혀졌고, 그만큼 사람들은 DNA에 매혹됐다. 하물며 독일과 얽힌 모든 것이 혐오 대상이었다. 독일 과학자에게도 우호적이지 않았다. 그 결과, 바르부르크 가설의 자리에 다른 개념이 들어섰고, 오늘날 그것은 상식인 양 돼버렸다. 바로 암은 유전자 질환이라는 개념이다. 이렇게 전제하고 암과 싸우게 되면, DNA 복제를 막기 위해 단지 암세포만이 아니라 신체에서 빠르게 분열하는 세포를 전부 죽여야 한다.

바르부르크 가설을 아는 암 전문가는 거의 없지만, 그것을 뒷받침하는 연구는 지난 수십 년간 차곡차곡 쌓였다. 이를테면 BRCA1 유방암 유전자가 그렇다. 이 유전자가 암을 일으키는 전형적인 방식이 미토콘드리아의 대사를 방해하는 것이다.[1] 발암물질도 마찬가지로 사람의 DNA를 손상시키기 한참 전에 보통 미토콘드리아(와 미토콘드리아 DNA)부터 해친다.[2] 방사선의 유해 작용도 대체로 미토콘드리아를 손상시키는 방식으로 작동한다.[3] 이제 우리는 또한 암세포들이 사실은 서로를 복제한 클론이 아님을 안다.[4] 무작위 돌연변이가 역시 단 한 가지뿐인 것도 아니다. 이를테면 단일 흑색종 암세포 하나에 수천 가지 다양한 돌연변이가 포함될 수 있다.[5] 게다가 앞서 3장에서 살펴보았듯, 기능 장애가 있는 미토콘드리아는 DNA 돌연변이를 일으킬 수 있는 고에너지 유리기를 방출한다.

암세포의 결정적 특징은 불멸성에 있다. 암세포의 재생산 능력은 끝이 없는 듯하다. 이 또한 미토콘드리아 문제로 돌아간다. 세포가 세포예정사programmed cell death 과정에 따라 사멸하려면 미토콘드리아가 반드시 정상적으로 기능해야 한다. 세포 속 미토콘드리아가 제대로 작동하지 않으면 세포는 점점 빠른 속도로 분열해서 끝내는 통제 불능의 거대한 덩어리가 된다. 눈으로도 관찰이 가능한 암성 종양이다. 지난 백 년간 암세포를 연구한 과학자들은 그 안에 있는 미토콘드리아가 기능 장애 상태라는 증거를 매번 확인했다. 반면, 일부 악성 종양은 유전자 변이 징후를 보이지 않는다. 만일 암이 유전자 질환이라면 이건 말이 안 된다.[6]

바르부르크 가설로는 관찰된 DNA 돌연변이를 쉽게 설명할 수 있지만, 암의 유전자 이론으로는 관찰된 미토콘드리아 이상을 간단히 설명할 수 없다. 암의 유전자 이론은 또한 암세포에 그토록 많은 당이 필요한 까닭도 설명하지 못한다. 암세포는 당을 게걸스레 탐한다. 그래서 방사선 전문의는 양전자방출단층촬영PET 검사에서 검은색 결절로 나타나는 방사성 당질의 모습을 보고 암성 종양의 위치를 정확히 짚어낸다. 이런 모든 관찰은 바르부르크 가설로만 설명할 수 있다.

이런 여러 이유로 세이프리드 박사는 바르부르크 박사의 생각을 되살리는 것이 아주 합리적이라고 생각했다. 기능하는 미토콘드리아가 부족하기에 암세포는 당 발효에 속절없이 의존할 수밖에 없고, 그러하니 당이 거의 없는 식단을 먹으면 암 성장을 늦추거나 멈출 수 있다는 점을 인지했다. 발작 치료에 케토 식단을 적용한 연구를 막 마쳤을 때였다. 케토 식단이 암에 걸린 동물에게 어떤 영향을 미치는지 알아보는 건 논리적인 차후 행보였다.

일이 잘되려고 그랬는지, 뇌종양 연구도 함께해왔던 세이프리드 박사의 실험실에는 그의 아이디어를 시험할 완벽한 쥐들이 이미 있었다. 그는 암에 걸린 쥐에게 케톤식 사료를 먹였다. 그 결과는 "믿을 수 없을 정도"였다. "단순히 먹이만 바꾸었는데도 어떻게 이토록 큰 효과를 내는지" 놀라웠다.[7] 일반 사료를 먹인 동물의 암은 거대한 종양으로 자랄 수 있었다. 머리뼈 안에서 커진 종양이 뇌의 나머지 부분을 절반 부피가 될 지경으로까지 짓누르기도 했다. 하지만 실험 중 어느 시점에서든 케톤식 먹이로 바꾸면 암은 성장을 멈췄다. 이 과정을 정교하게 다듬은 끝에, 그는 치명적인 진행성 뇌종양을 거의 보이지 않는 점으로 축소할

수 있었다.⁸

케토 식단으로 종양을 줄인 것만 해도 놀라운 업적인데, 세이프리드는 여기서 몇 걸음 더 나아갔다. 유전자 암 유발론을 최종적으로 반증할 수 있는 일련의 적확한 실험을 계획한 것이다. 암세포에 현미경 수술을 적용하는 방식으로, 암세포의 미토콘드리아는 암을 전이하는 반면 암세포의 돌연변이 DNA는 그렇지 않다는 사실을 보여주었다. 또한 그는 DNA 돌연변이가 왜 생기는지 알아보는 실험도 설계했다. 그 결과, 미토콘드리아의 기능장애가 DNA 돌연변이를 일으킨다는 점을 밝혀냈다. 그 반대가 아니고 말이다. 바르부르크가 예상한 그대로 DNA 돌연변이가 아닌 미토콘드리아의 기능장애로 암이 생긴다는 사실을 확인해주는 반박할 수 없는 증거다. 따라서 우리의 암 퇴치 전략은 지난 70~80년간 추구해온 것과는 뿌리째 다른 방향으로 가야만 한다. 빠른 속도로 분열하는 세포를 여태껏처럼 죽이는 식이 아니라 망가진 신진대사를 치유해야 한다.

백 년 전에 나온 암 가설을 재발견한 건 실로 혁명과도 같은 성과였다. 세이프리드 박사는 이런 공헌을 겸손하게 설명한다. "미토콘드리아 결함 때문에 케톤을 태워서는 종양이 에너지를 얻을 수 없다고 오토 바르부르크가 여러 해 전에 말했죠. 종양은 포도당이 필요합니다. 케토 식단을 먹으면 혈당 수치가 내려가고 케톤은 증가하니, 이건 뭐 한마디로 안성맞춤이죠."⁹ 케토 식단은 오로지 암세포만 효과적으로 굶긴다. 몸을 혹사하지 않고 암을 치료하는 자연스러운 방식이다.

세이프리드 박사는 20년 전에 처음으로 이런 발견을 해냈다. 이후 그의 연구팀은 다양한 유형의 암에 걸린 쥐를 상대로 케토 식단을 시험했다. 그리고 2012년 《암은 대사질환이다 Cancer as a Metabolic Disease》라는 책을 출간했다. 그의 책을 읽고 케토 식단을 선택한 독자들이 지금도 꾸준히 "죽다가 살았네"라는 서평을 올린다. 예후를 수년씩 넘겨서 산 환자도 많고, 일부는 진단 후 수십 년이 지난 지금도 여전히 생존한다. 세이프리드 박사는 암세포를 굶기는 방식으로 암을 치료할 수 있음을 보여주었다. 암세포를 굶기려면 혈당을 낮추고 뇌에는 다른 에너지원인 케톤을 공급해야 한다. 혈당이 떨어지면 뇌는 다른 연료로 케톤을 원한다. 앞서도 이야기했듯 뇌에서는 커다란 지방산 분자를 손쉽게 태울 수 없다.

암세포를 굶기는 전략은 세이프리드 박사가 지금껏 연구해온 모든 갈래의 고형 종양에서 효과를 보였다. 여기에는 결장암, 유방암, 방광암, 신장암 등 무척 흔하고 치명적인 암종들이 포함된다. 물론 뇌종양도 들어간다. 뇌종양은 성인뿐 아니라 아이들 사이에서도 발병이 늘고 있다. 백혈병, 림프종 같은 혈액암도 미토콘드리아 손상을 불러오지만, 혈액암은 당분보다도 또 다른 발효성 대사물인 글루탐산염이라는 아미노산을 먹으며 자라는 사례가 더 많다. 세이프리드 박사 연구팀은 동물 연구에서 암세포가 글루탐산염도 쓰지 못하도록 에너지에 접근하는 길을 더욱 차단하는 방식의 대사 치료법도 개발했다. 이 전략은 케토 식단의 효과를 끌어올리며 케토 식단 단독일 때보다 더 좋은 결과를 가져온다. 하지만 이 대사 차단법은 오직 수의학적 용도로만 사용할 수 있다. 인간의 암 연구에도 적용해보고 싶다는 그의 요청은 계속 퇴짜를 맞고 있다.

케톤생성식과 몸에 무리를 주지 않는 대사요법으로 암을 굶긴다니,

기막히게 좋은 소식이라 믿기지 않을 지경이다. 그렇지 않은가? 난치성 암 환자의 생존율을 극적으로 높이는 일이 정녕코 이토록 수월하다니 말이다. 정말로 그렇다면 이런 얘기를 지금 처음 듣는다는 게 가당키나 한가? 다른 무언가가 있지 않을까?

세이프리드 박사가 가장 고무된 지점이 바로 여기다. 다른 무언가는 없다. 정말로 이리도 간단하다. "이런 방식으로 암을 치료하고, 몸에 무리를 주지 않으면서 잘 관리할 수 있다고 세상에 널리 알리고 싶은데, 좀처럼 귀를 기울이지 않네요. 암이란 아주 복잡하고 이리저리 뒤얽힌 문제이기를 모두가 바라기 때문이죠." 기존 관성이 작용한다고 그는 말했다. "종양학계는 아직도 미토콘드리아 대사 이론을 암의 원인으로 받아들이지 않아요."[10]

바르부르크 이론에는 말 그대로 "지나치게 간단하다"라는 비판과, 그 시절 바르부르크 박사가 DNA 구조에 대해 몰랐기에 오늘날의 방식으로 연구할 수 없었다는 시비가 따라붙는다. 바르부르크 박사가 1970년에 타계한 이후 유전학이 훨씬 많은 발전을 이룬 건 사실이다. 설령 그가 현대 학자들만큼 유전학을 알지 못했다고 한들, 그것이 왜 그의 발견을 무효로 만들 빌미가 되는지 모르겠다.

세이프리드 박사의 연구를 비판하는 주장이 하나 더 있는데, 그것은 바로 대사 치료법이 늘 효과를 보이는 건 아니라는 점이다. 하지만 이런 실패 사례는 사람을 대상으로 한 임상시험이 아닌 실험실 실험에서 나온 결과다. 케토 식단에 실패한 동물실험에서는 유전자를 조작해서 암을 유발했다. 사람을 대상으로 한 시험에서는 이렇게 암이 생기도록 조작할 수 없다. 세이프리드 박사가 활용하는 실험동물도 마찬가지다. 그의 연구팀은 사람의 경우와 마찬가지로 암이 자연 발생한 동물을 대상으로 삼는다. 저런 비판을 들으면 그는 이렇게 대꾸한다. "암에 걸리도록 유전자를 조작한 쥐가 왜 대사 치료에 반응하지 않는지, 그 이유는 모르겠습니다. 굳이 지금 [연구]할 필요가 있을까요. 1만 년쯤 뒤로 미뤄둡시다." 세이프리드 박사는 뉴요커 특유의 화법으로 의학 연구의 기능장애 상태를 설명한다. "확증편향병 환자인 그들[다른 학자들]에게 어떤 수준의 과학적 증거를 제시하건 그들은 죄다 깎아내릴 겁니다." 그가 말하는 환증편향병이란 암은 유전질환이라는 생각이다.[11]

종양학자들은 암이 유전병이라고 믿기에, 우리 몸에서 빠른 속도로 분열하는 모든 세포를 무분별하게 죽이는 표준 항암화학요법을 계속 사용한다. 때로는 환자를 비극적으로 죽이는 치료법인데 말이다. 세이프리드 박사는 암세포만 표적으로 삼고 싶어 한다. 그럴 수 있는 대사요법이 이미 있다니 좋은 소식이 아닐 수 없다. 비용도 표준 항암화학요법보다 훨씬 저렴하다. 세이프리드 박사의 대사요법은 동물 모형에서 성공을 거두었다. 하지만 현재로선 작은 대학 실험실에서 연구를 수행한다. 만약 미국암학회가 그의 연구를 비롯한 여타 관련 연구를 뒷받침해준다면 암과의 전쟁에서 마침내 승리가 눈앞으로 다가올 것이다.

당신이 오늘부터 당장 암을 상대로 자신을 지키고 싶다면 다행히 종양학계가 이 이론을 받아들일 때까지 기다릴 필요는 없다. 나아갈 방향은 분명하다. 당신의 미토콘드리아를 최대한 건강하게 유지하면 된다.

질병 관리가 아닌 건강 관리

숀 베이커Shawn Baker 박사는 휴대폰 앱 기반의 온라인 클리닉 리베로Revero를 창업했다. 낭창(루푸스)과 류머티즘성 관절염, 염증성 장질환 등 자가면역 및 염증성 질환을 치료한다. 이제는 이들 질병이 모두 미토콘드리아 기능장애와 산화 스트레스에서 비롯된다고 여겨진다. 2장과 3장에서 자세히 다룬 내용이다. 이처럼 해당 질병의 근본 원인을 밝히는 이해가 획기적으로 바뀌고 있는데도, 대다수 클리닉은 여전히 스테로이드 같은 면역 억제제를 장기간 쓰는 치료법에 의존한다. 최근에는 주사제 형태의 생물 제제를 애용한다. 생물 제제 주사는 일주일치 비용만 해도 수천 달러에 달하곤 한다. 암이 발병하거나 감염되어 사망할 가능성도 있다. 그보다는 스테로이드 제제가 훨씬 저렴하다. 하지만 백내장과 심각한 뼈 손실 등을 불러올 수 있다.

정형외과 의사였던 베이커 박사는 약물 치료가 실패한 데다 스테로이드 때문에 뼈까지 손상되어 관절을 여러 개 교체하는 수술을 받아야 하는 안타까운 처지에 놓인 젊은이를 많이 목격했다. 이것이 계기가 되어 새로운 회사를 설립하게 됐다. 또 다른 계기도 있는데, 앞서 언급한 생명을 단축하는 심각한 질병에 걸린 환자들이 약을 끊고 그가 추천한 식단을 먹었더니 몸 상태가 여느 때보다 좋게 느껴진다며 감사한 마음을 전하는 인사가 쇄도했기 때문이다. 리베로는 씨앗 기름을 엄격히 금지하고 육식 식단을 권고한다. 육식 식단은 동물성 지방과 내장 고기, 살코기 말고는 대부분의 식품을 먹지 않는 제거형 식단으로, 이해하기가 수월하다. 하지만 현재 의료 체계에서 리베로는 많은 어려움에 부딪힐 수밖에 없다. 비싼 주사제는 대형 병원과 류머티즘 전문 클리닉에 아주 짭짤한 수익을 안겨준다. 앞서 7장에서 다룬 의료 체계의 결점을 메울 한 의사의 창의적인 해답이 바로 현재 스타트업인 리베로다.

항암력을 기르는 법, 미토콘드리아 관리하기

사람들은 암을 피하고 싶지만 담배를 끊거나 몇 가지 좋지 않은 습관을 개선하는 방법을 제외하면 실질적으로 할 수 있는 일이 많지 않다고 여긴다. 이런 운명론적 태도는 사실상 우리가 피할 수 없는 환경호르몬에 노출되거나, 아니면 가족력이 좋지 않아서 유전자에 무작위 돌연변이가 생기면 암이 시작된다는 생각에서 자연스레 나온다. 하지만 암이 그렇게 보이듯 미토콘드리아 질환이라면 얘기가 달라진다. 미토콘드리아가 건강하면 암에 걸리지 않는다는 뜻이니까 말이다. 지난 백 년을 넘기는 암 연구가 이 말이 옳다고 증언한다.

이 말을 뒤집으면 미토콘드리아가 손상될 때 암에 노출된다는 얘기가 된다. 미토콘드리아를 학대하는 방법 중 최악은 산화스트레스를 만나게 하는 것이다. 이제 내가 하려는 말을 눈치챘을 것이다(이번 장을 시작하며 미토콘드리아 얘기를 꺼냈을 때 진작 알아챈 독자도 있을 테다). 식물성 기름으로 범벅이 된 식단에 건강한 미토콘드리아란 없다. 더 나아가, PUFA가 많이 든 식단이 일으킨 인슐린 저항성도 혈당을 높여서 굶주린 암세포가 좋아하는 먹이를 실컷 먹도록 해준다.

그렇다면 암을 예방하기 위해선 반드시 케토 식단을 먹어야 할까? 암의 근본 원인을 따져보면 그 답을 얻을 수 있다. 바르부르크 가설에 따르면 미토콘드리아의 기능장애가 암의 근본 원인이다. 따라서 미토콘드리아를 건강하게 유지하면 아예 암이 생기지 않도록 예방할 수 있다. 케톤은 미토콘드리아가 건강하게끔 뒷받침하지만, 그렇다고 케톤이 미토콘드리아의 건강에 꼭 필요하다는 증거는 없다. 그래서 내 대답은 "아니요"다. 암 예방의 초점을 케톤에 맞추지 않아도 된다. 우리가 진짜로 매진해야 할 일은 현대 유행병이 된 대사질환인 인슐린 저항성을 개선하는 것이다. 인슐린 저항성이 생기면 신체가 손상된 미토콘드리아에 적응하는 과정에서 혈당이 높아진다. 식물성 기름을 멀리하는 노력이 인슐린 저항성을 다스리는 전략의 핵심이다.

과거에도 분명 암은 존재했다. 그러하니 식물성 기름을 암의 오롯한 원인으로 지목할 수는 없다. 암의 원인은 결국 산화스트레스로 귀결된다. 산화스트레스를 완전히 예방하기란 불가능하다. 지극히 정상적인 삶의 일부다. 하지만 현대 식단은 인간이라는 생물이 원래 견딜 수 있는 수준을 훨씬 넘어선 산화스트레스를 불러온다. 나는 암 발병에서 식물성 기름이 가장 중요한 요소라고 생각하지만, 비단 식물성 기름 때문만이 아니고 영양 문제이기도 하다. 일반적인 미국인의 식단은 영양소가 빈약하다. 영양소가 부족하면 미토콘드리아를 손상시키는 산화스트레스가 촉진된다. 본질적으로 이런 식단은 생존을 바라는 세포에게 암세포가 되라고 강요한다. 미토콘드리아가 손상될수록 우리 몸속 어딘가에 있는 세포 무언가가 원시 에너지 생산 전략으로 되돌아갈 가능성이 커진다. 자신을 암세포로 바꾸려는 세포는 어쩔 수 없이 신체라는 조직의 이단아가 돼야 한다. 그래서 원시 박테리아와 같은 생활방식으로 되돌아간다. 암세포는 끝없이 분열을 반복한다.

달리 말하면, 사람은 유전적 요인과 관계없이 암 발병을 예방할 수 있는 엄청난 힘을 지니고 있다는 뜻이다. 우리는 암과의 전쟁에서 대부분 이미 승리했다. 암과 어떻게 싸울 것인가를 둘러싼 생각만 바꾸면 된다.

암 치료의 새로운 가능성

암 예방과 암 발병은 전혀 다른 얘기다. 일단 암이 시작됐다면 몸을 케톤으로 가득 채우는 편이 생존에 훨씬 유리하다. 식도암 4기로 진단받은 환자의 1년 생존율은 20퍼센트에 불과하다. 80세의 가이 F.Guy F. 씨가 나를 처음 찾아왔을 때 그가 마주한 확률이었다. 그는 이미 항암화학요법과 방사선 치료를 마친 상태였다. 당시 그의 고민은 식도와 위 대부분을 절제하는 수술을 꼭 받아야 하는지였다. 수술을 받으면 암 부위는 드러낼 수 있어도, 여생을 경관식이법(급식 튜브)에 의존해서 살아야 한다. 말 그대로 죽지 못해 사는 삶이 될 터였다. 그는 2형 당뇨병으로 인슐린을 복용한다는 점만 제외하면, 나머지 건강 상태는 나이에 비해 좋아 보였다.

나는 그에게 심각한 질병을 진단받고도 케토 식단 덕분에 수년을 더 생존한 다른 환자들 이야기를 들려주었다. 하지만 내가 케토 식단으로 암을 치료해본 경험은 없다고 밝혔다. 세이프리드 박사의 동영상을 알려주고, 고민해보시라고 권했다. 며칠 후 내 진료실을 다시 찾은 그는 수술을 받지 않기로 결정했다며, 케토 식단으로 자신의 운을 시험해보고 싶다고 했다.

열의에 찬 그는 치료 프로그램을 '철저히' 따랐다. 수십 년간 당뇨병을 앓았는데도 인슐린과 다른 당뇨병 약을 주말 한 번 넘기면서 다 끊었다. 식단에서 식물성 기름과 탄수화물이 사라졌다. 식사가 싹 바뀌었다. 단 10주가 지났을 뿐인데 암성 종양이 PET 촬영에 나타나지 않을 정도까지 쪼그라들었다. 그는 좋은 건강상태로 2년의 삶을 더 즐겼다. 손자와 어린이 야구를 함께한 후 어깨에 손자를 목말 태우고 다녔다. 자택의 6000평 넘는 잔디밭을 손수 깎았다. 꾸준히 걸으며 운동했다. 그러던 어느 날, 안타깝게도 끔찍한 자동차 사고가 났다. 피의 절반을 잃을 정도로 내출혈이 심각했다. 암이 바로 재발했고, 병세가 빠르게 나빠졌다. 얼마 지나지 않아 그는 자택에서 사랑하는 가족을 바라보며 평화롭게 세상을 떠났다. 가이 씨도, 그의 아들도 덤으로 사는 시간을 주어 고맙다고 말했다.

가이 씨는 좋은 사람이었다. 미국암학회 같은 단체가 의심스러운 항암화학요

> 법 대신 세이프리드 박사의 대사요법 연구에 주목했더라면, 그는 지금도 살아 있지 않았을까.

정신의학의 새로운 발견

미토콘드리아와 신진대사의 역할을 적극적으로 무시했던 암 연구자들과는 달리, 정신건강 분야의 주요 연구자들은 도리어 활발한 탐색을 시작했다. 최근에는 정신질환이 미토콘드리아의 기능장애에 뿌리를 두고 있으며, 이 질병을 유전 문제나 무작위 발병으로 치부하지 말고 대사질환으로 바라보아야 한다는 가설이 제기됐다. 미토콘드리아의 건강을 개선하면 약물과는 다른 방식으로 정신질환에 도움이 될 수 있다는 점을 시사한다.

정신의학자들은 오래전부터 대사질환과 정신질환의 연관성을 인지해왔다. 1879년 영국의 저명한 정신과 의사인 헨리 모슬리Henry Maudsley 경은 자신이 집필한 의학 교과서 《정신병리학Pathology of Mind》에 "당뇨병은 정신병이 많은 가계에 흔하게 나타난다"라고 썼다.(지금은 정신병이라는 용어를 잘 쓰지 않는다. 모슬리는 요즘 개념으로 조울증과 조현병의 아주 심각한 증상을 말한 것이다. 이 두 가지는 여러 면에서 유사하나 분명히 구분되는 병증이다.) 1950년대에 정신과 의사들이 조울증(양극성기분장애)과 조현병(정신분열증)을 앓는 환자를 관찰해보니 젖산 수치가 비정상적이었다. 젖산은 비정상적인 에너지 대사의 특징이다. 1990년대에는 MRI 촬영 기반의 기능적 신경영상이라는 기술을 활용하여 다양한 정신과 질환을 앓는 환자가 뇌의 여러 영역에서 에너지 가용성이 변화해 고통받는다는 사실을 알게 됐다.[12] 이제 과학자들은 미토콘드리아의 구조와 기능을 곧장 연구한다. 미토콘드리아가 심하게 왜곡되고, 세포당 그 수가 적을수록 정신의학적 증상은 더 심각하게 나타난다는 사실을 사람의 유전 표지로 알게 됐다.[13] (세포에서 미토콘드리아가 에너지를 만든다는 사실을 기억하자.)

하버드대학교 의대 정신의학과 조교수인 크리스토퍼 팔머Christopher Palmer 박사는 27년 경력을 쌓는 대부분의 기간에 정신질환의 근본 원인을 탐구했다. 그리고 미토콘드리아의 대사장애로 뇌에서 쓸 에너지가 제한되는 상황이야말로 정신질환이 발병하는 대부분의 원인, 어쩌면 모든 이유일 거라는 결론에 도달했다. 미토콘드리아의 건강을 되돌리는 길이 정신건강을 회복하는 열쇠라 믿는 그는 세이프리드 박사와 마찬가지로 케토 식단이 도움이 될 거라고 본다. 그래서 대사정신의학metabolic psychiatry이라는 새로운 시류에 참여한다.[14] 화학적 불균형을 아직 입증되지 않은 부분이 많은 약물로 치료하기보다는 근본 원인에 더 주목하는 이런 관점이 성장하면서, 케토 식단도 함께 인정받게 됐다.

예를 들어 캐나다의 정신의학자인 알베르 다낭Albert Danan 박사가 주요 우울증, 조울증, 조현병으로 입원한 환자를 대상으로 소규모 케토 식단 연구를 진행했는데 "정신 및 신체 건강에서 전례 없는 개선"이 나타났다.[15] 환자의 거의 3분의 2가 입원하기 전에 필요했던 양보다 약물을 줄여서 퇴원했다. 이례적인 일이었다. 해당 논문의 공동저자로, 하버드대학교에서 교육을 받은 정신과 의사인 조지아 이드Georgia Ede 박사는 십년 넘게 치료 과정에 케토 식단을 적용해왔다. 지금은 다른 의사를 대상으로 그 활용법을 교육한다. 이드 박사의 경험에 따르면 환자의 절반이 케토 식단의 덕을 톡톡히 보면서 서서히 약을 줄일 수 있다. 약을 완전히 끊을 수도 있다고 한다.[16] 이드 박사는 씨앗 기름을 딱히 피하지 않고도 이런 대단한 결과를 얻고 있다. 씨앗 기름이라는 요소마저 없앤다면 나는 결과가 월등히 더 좋아질 거라고 본다.

케토 식단은 정신건강에 왜 이다지도 좋은 효과를 낼까? 시간을 돌려서 케토 식단이 뇌전증에 쓰이게 된 과정을 다시 살펴보자.

의사들은 일찍이 기원전 500년경부터 단식 요법으로 간질(뇌전증) 발작을 앓는 사람을 치료해왔지만, 단식이 효과를 내는 까닭은 전혀 알지 못했다. 1920년대 초반에 하버드대학교 의대의 스탠리 코브Stanley Cobb 박사와 W. G. 레녹스W. G. Lennox 박사는 환자가 단식에 들어가 이삼일 정도가 지나면 보통 발작이 나아진다는 사실을 알게 됐다. 그 시점이 정확히 언제냐 하면 환자의 소변에서 케톤이 나오기 시작할 때였다. 그 무렵, 메이오클리닉의 러셀 와일더Russell Wilder 박사는 먹는 음식을 잘 조절하면 단식할 필요 없이 몸에서 케톤이 생성될 거라고 추정했다. 그리고 이내 딱 맞는 식이 조합을 찾아냈다. 이것이 케토 식단이 된다. 탄수화물은 10그램 미만, 단백질은 근손실을 방지할 정도로만 최소량, 나머지 열량은 지방에서 섭취한다는 내용이었다. 1920~1930년대에 케토 식단은 간질 환자 수천 명을 돕는 데 쓰였다. 하지만 끝내 과학자들은 그 작용 메커니즘을 거의 알아내지 못했다. 왜냐하면 1938년에 신경학자 휴스턴 메릿Houston Merritt과 트레이시 퍼트넘Tracy Putnam이 함께 디페닐히단토인diphenylhydantoin이라는 약물을 개발하면서, 의사와 연구자들의 관심이 케토 식단을 이해하고 이행하는 일에서 항간질제를 이해하고 처방하는 데로 옮겨갔기 때문이다. 페니토인phenytoin으로 더 잘 알려진 디페닐히단토인은 오늘날에도 여전히 쓰이는 약물이다. 새로운 시대가 열렸고, 케토 식단은 갓길로 밀려났다.[17] 케토 식단을 향한 과학적 관심이 되살아나는 요즘에도 이 식단이 정확히 어떻게 작용하는지 명확하게 이해하지는 못하고 있다.

주된 관심은 당연히 케톤 자체로 향한다. 하지만 나는 식물성 기름의 섭취로 대사가 손상되는 과정과 관련한 문제가 적어도 그만큼 중요한 또 다른 변수라고 생각한다. 혈당이 떨어지는 것과 연관된 문제다. 앞서 살펴보았듯, 식물성 기름은 인슐린 저항성을 불러오고, 인슐린 저항성이 생길 때 우리 뇌는 혈당 변동에 자주 노출된다.

혈당이 요동치면 발작이 쉽게 일어난다. 뇌전증 환자가 아니어도 그렇다.[18] 혈당이 떨어지면 뇌 에너지가 제한된다. 과학자들은 이런 '에너지 가용성 혼란'이 핵심 문제라고 강조한다. 혈당이 치솟아도 역시나 완전히 다른 이유로 문제를 일으킨다. 이번에는 고혈당이 신경세포의 전하 유지 능력을 어지럽히는 일과 관련된다. 탄수화물이 사실상 없는 케토 식단은 혈당이 치솟아서 생기는 에너지 혼란을 효과적으로 차단한다. 동시에, 케톤 형태로 세포 연료를 꾸준히 공급하여 에너지가 뚝 떨어지는 현상을 방지한다. 따라서 케톤생성식의 이점은 케톤이 특별히 유익하다기보다는 세포에 케톤이라는 다른 대안을 제공한다는 점과 더 관련이 있을 수 있다. 그러면 세포는 PUFA가 많은 체지방을 태워서 인슐린 저항성과 혈당 문제를 일으키지 않아도 된다.

인슐린 저항성과 조울증의 연관성을 처음 알아차린 의사들은 조울증 치료에 쓰는 약물 때문에 그렇다고 생각했다. 조울증 치료제를 쓰면 체중이 상당히 불어날 수 있다. 인도의 한 연구팀이 조울증을 새로 진단받은 환자군을 시험하고는 실제로 인슐린 저항성이 먼저 생겼다는 증거를 가져왔다. 조울증 환자의 평균 HOMA-IR 점수는 3.5였다. 나이와 체중을 똑같이 맞춘 대조군은 훨씬 더 건강한 상태인 1.19점이었다.[19] (4장에서 나는 1.0 이하 점수를 정상 수치로 제안했다.) 인슐린 민감성이 인슐린 저항성으로 진행하는 데는 수년이 걸리므로, 대사 문제가 정신과 문제보다 먼저 발생한 것이 틀림없다. 인슐린 저항성을 개선하면 조울증의 진행을 늦추거나, 더 나아가 발병 자체를 예방할 수 있을 것으로 기대된다.

인슐린 저항성이 뇌에 해로운 결과를 만들어낸다는 이런 연관성은 발작 관련 통계에서도 잘 드러난다. 뇌전증을 진단받은 미국 어린이 수는 2007~2015년 4.44퍼센트 늘었지만, 같은 기간에 미국 어린이의 총인구는 오히려 1.4퍼센트 줄었다.[20] 어린이의 인슐린 저항성 문제가 성인을 바싹 추격하는 실정을 짚지 않을 수 없다. 8세를 넘긴 어린이 중 HOMA-IR 점수가 1 이하는 없다고 보아도 된다.[21]

의사들은 대사 작용이 뇌와 관련한 모든 종류의 장애에 영향을 미친다는 사실을 차츰 인식하고 있다. 하지만 케토 식단을 지키는 사람은 탄수화물을 끊는 일 이상을 하고 있다는 점은 안타깝게도 잘 깨닫지 못한다. 그들은 대체로 씨앗 기름도 함께 먹지 않는다. 그렇게 해서 케톤을 생성하고, 산화스트레스의 주요 원인까지 차단한다. 산화스트레스는 여러 방식으로 뇌 기능을 방해한다. 첫째, 미토콘드리아가 원활하게 작동하는 데 필요한 항산화 성분을 뇌에서 소모한다. 둘째, 인슐린 저항성으로 혈당을 치솟게 만들고 에너지를 떨어뜨려서 뇌 기능을 방해한다. 셋째, 식물성 기름의 독소가 실제로 우리 뇌로 들어가서 산화스트레스를 촉진하고, 뇌세포에 염증을 일으켜 뇌세포를 망가뜨린다.[22]

탄수화물을 최소화해서 케톤 생성을 유도하는 식단은 뇌전증을 치료하고 암세포를 굶겨 죽인다. 한편, 탄수화물을 줄이는 방식은 현재 많은 사람이 짐작하는 것과는 달리 케토 식단의 성공 요인이 아닐 수도 있다. 이 점은 2형 당뇨병에 다양한 식단을 적용하고 비교한 연구에서 명확히 드러난다.

2형 당뇨병: 치유되는 불치병

3장에서 나는 미국인의 사실상 전부에게, 그리고 점차 전 세계 모든 이에게 인슐린 저항성이 생기는 추세라고 언급했다. 대다수 사람이 2형 당뇨병을 향해 가고 있거나 이미 환자라는 얘기다. 한 질병을 개선하는 식단이 다른 질병도 다스릴 수 있다는 건 좋은 소식이다. 전 세계에 있는 현대인 수십억 명이 생존하는 데 도움이 될 테다.

먼저, 미국당뇨병협회ADA에서 설계한 식단인 마이플레이트MyPlate 이야기를 해보자. 협회는 영양사와 영양 상담사가 (업무 현장에서) 이 식단을 추천하게끔 교육한다. 마이플레이트는 미국심장협회AHA가 1950년대부터 추진해온 분별 식단과 매우 비슷하다. 저지방 고기와 유제품,

과일 섭취를 독려하고 빵과 파스타처럼 전분이 든 음식도 통곡물로 만들었다면 양껏 먹으라고 조언한다. 잠깐만……, 당뇨병은 고혈당 질환이 아니었던가? 다디단 과일과 전분질 탄수화물은 혈당을 높이지 않나? 이 두 질문의 답은 모두 "그렇다"이다. 당뇨병 환자에게 이런 식품을 권장한다는 건 그 역효과를 고려할 때 무책임하게 보이기까지 한다. 그런데 다른 각도에서 문제를 바라봐보자. 이런 종류의 음식은 혈당을 낮추는 약물이 몹시 필요하게끔 만든다. ADA의 행태가 별반 놀랍지도 않다. 이 단체가 연구 활동과 저널 간행, 외부 교육을 이어갈 수 있는 돈줄은 결국 제약사에서 나온다.

ADA의 인터넷 사이트에도 이런 비즈니스 관계가 반영된다. 대사질환을 약물이 아닌 다른 방식으로 치료하고자 하는 사람이 그곳에 적힌 글을 읽다 보면 어느덧 의기소침해지기 십상이다. ADA 웹사이트에서는 "당뇨병을 낫게 하는 마법의 식단 같은 건 없다"고 겁준다.[23] '마법'이라는 단어로 식단이 중요하다는 생각을 훼손한다. 웹사이트의 다른 글에선 당뇨병을 치료하는 데 "만능 식단이란 없다"고 말한다. 이 문구를 영양 전문가가 고객과 상담할 때 그대로 가져다 쓰라고 알려준다.[24] 환자들이 이런 말을 들으면 마치 긴 시행착오 과정을 거쳐야 할 것만 같다. 낙담할 만한 말이고, 진실과도 거리가 멀다. 산화스트레스를 줄여주는 식단이라면 뭐든 효과가 있다. 그러니까, PUFA가 많이 든 식물성 기름을 뺀 식단은 거의 다 당뇨병 증상을 개선하는 데 도움이 된다.

이를테면 자연식품으로 비건 식단을 구성하여 사용한 연구에서 일부 환자는 식이요법으로 당뇨병 투약 치료를 끝낼 수 있었다.[25] 이런 연구에서 종종 과소 보고되는 사항이 있다. 식물성 기름은 자연식품으로 간주하지 않으며, 이런 식단에는 식물성 기름이 없다는 점이다. 다른 인기 식단들도 효과를 낸 비결은 PUFA를 없애서인 듯싶다. 식물성 기름 대신 올리브유를 쓰는 지중해 식단이나, 마이플레이트와 비슷하되 지방 함량은 훨씬 낮은 식단(열량의 10퍼센트만 지방에서 충당한다. 통상은 30퍼센트다)을 적용한 다른 연구에서도 당뇨병이 개선되는 유사한 결과를 얻었다. 이 두 식단은 각기 나름의 이유로 PUFA 섭취 비중을 총열량의 6퍼센트 미만으로 줄였다. 이는 기준치 평균인 15퍼센트보다 훨씬 낮은 수준이다. 이 두 식단은 ADA의 표준 권고보다 효과가 더 좋았다.[26]

탄수화물을 끊어낸 식단은 어떨까? 효과가 대박을 터뜨려야 할 것 같은데 꼭 그렇지는 않다. 안타깝게도 의사와 영양학자들은 식물성 기름이라는 변수에 주의를 기울이지 않는다. 그래서 논리상 당뇨병 조절에 가장 효과가 좋을 성싶은 후보, 다시 말해 혈당을 높이는 탄수화물을 없앤 식단이 연구에선 뒤죽박죽인 결과를 보인다.

PUFA 끊어내기, 저탄수화물 식단의 성공에 꼭 필요하지만 간과된 요소

케토 식단을 포함한 저탄수화물 식단을 전문으로 다루는 의사들은 당뇨병 개선에 놀라운 성공을 거두어왔다. 미국 최고 수준의 저탄수화물 식단 전문가들이 잘 설계해서 진행한 임상시험이 현재 여섯 건 있다. 연구 결과를 보면 탄수화물 최소화 식단이 표준 ADA 식단을 꾸준히 능가해왔다.[27] 하지만 똑같이 잘 설계된 연구 중에 이런 식단이 표준

ADA 식단보다 더 효과적이지는 않다는 연구도 여섯 건 있다.[28] 도대체 어떻게 된 일일까? 탄수화물을 끊어낸 식단인데 왜 실패한 것일까?

앞서 7장에서 제약 업계에 사실상 고용된 과학자들 이야기를 했다. 이런 현실을 고려하면 일종의 반칙을 의심할 수밖에 없다. 진실을 알려면 돈줄의 흐름을 살펴보아야 한다. 하지만 저탄수화물 식단들의 차이점을 면밀하게 들여다보면 과학적인 설명이 가능하다. 문제는 산화스트레스로 귀결되며, 또다시 식물성 기름에 가 닿는다. 저탄수화물 식단이 마이플레이트보다 더 효과가 좋았던 여섯 건의 연구에서는 PUFA 섭취량이 아주 적었다. 마이플레이트 식단은 일반적으로 성과가 좋지 않지만, 그보다도 나은 효과를 내지 못한 여섯 건의 저탄수화물 식단 연구에서는 대부분의 지방을 PUFA 형태로 섭취했다. 케토 식단과 일반적으로 연관되는 식품으로는 지방을 거의 섭취하지 않았다. 이들 연구에서는 콜레스테롤을 높이는 식품인 버터와 치즈, 지방이 많은 고기를 금지하고, 대신 식물성 기름이 많이 든 음식은 권장했다.

케토 식단을 경험한 사람이라면 일부 케토 식단이 동물성 지방을 제한한다는 사실에 놀랐을 수 있다. 왜 그런가 하면 대다수 영양 전문가는 콜레스테롤 공포증을 극복한 미국 내 소수 일류 의사들과 생각이 달라서다. 그런 영향이 얼마간 있다. 실제로 미국의 대표적인 케토 식단 '브랜드' 두 가지는 그 연구 결과가 각기 다른 두 방향으로 상반된다. 콜레스테롤을 높이는 식품이 심장발작을 일으킨다고 이제는 믿지 않는 의사들이 설계한 케토 식단은 버터와 육류, 치즈 등 콜레스테롤을 높이는 음식을 충분히 즐기며 먹을 수 있게끔 한다. 이런 유형을 대표하는 식단이 바로 1970년대에 로버트 앳킨스Robert Atkins 박사가 대중화한 이른바 앳킨스 식단이다. 다른 브랜드의 케토 식단은 마치 AHA 분별 식단의 저탄수화물 버전처럼 보인다. 이 식단을 설계한 의사들은 콜레스테롤을 몹시 우려한다. 그래서 탈지유와 저지방 요구르트, 살코기는 먹고, 코코넛오일과 버터, 유지방 함량을 줄이지 않은 치즈와 유제품은 피하라고 권한다. AHA 권고를 따르는 케토 식단은 포화지방 섭취량을 총열량의 10퍼센트 미만으로 유지한다. 반면, 앳킨스 식단은 포화지방을 제한하지 않는다. 그래서 이 두 식단의 PUFA 섭취량은 크게 다를 수밖에 없다.

그런데 앳킨스 식단도 식물성 기름을 피하라는 말은 딱히 하지 않는다. 지난 수십 년간 '케토' 하면 단순히 탄수화물 최소화를 의미했을 뿐, 지방은 각자 알아서 섭취하라는 식이었다. 식물성 기름이냐 아니냐는 앳킨스 박사의 관심 밖이었다. 그는 자신의 식단 요리법 책에서 소스와 드레싱, 마요네즈 등에 구체적으로 어떤 기름을 쓰라고는 명시하지 않았다. 그래서 앳킨스 식단풍으로 먹는다고 식물성 기름을 적게 섭취한다는 보장은 없다. 식물성 기름 문제를 처음으로 조명한 케토 식단 책은 2017년 출간된 《케토 리셋*The Keto Reset*》이다.(이 책 저자는 식물성 기름 이슈로 나를 집중 취재하기도 했다.) 안타깝게도 이 책에 관심을 보인 사람이 많지는 않았다. 적잖은 케토 식단 요리법에는 여전히 식물성 기름이 조리용으로 들어가 있다.(예를 들어 유명 식료품점 체인인 홀푸드마켓의 웹사이트에서 '친케토 식료품 구매 목록 짜기'라는 제목의 콘텐츠를 보면 케토 주방의 선반에 "기ghee, 올리브유, 해바라기씨유, 포도씨유, 카놀라유 같은 조리용 기름을 챙겨둔다"라고 안내한다.)

혈당 수치를 낮추려면 혈당을 올리는 양대 요인인 혈당 급증(혈당 스파이크)과 기저 혈당치 상승 문제를 모두 해결해야 하는데, 관심의 초점은 주로 혈당 스파이크에만 맞춰진다. 혈당 스파이크는 탄수화물을 줄이면 개선된다. 의사들은 기저 혈당 요구량이 올라가는 문제에는 눈을 감는다. 산화스트레스 때문에 발생하는 문제이기에 가장 좋은 해결책은 PUFA 섭취를 줄이는 것이다(이미 3장에서 설명했다). 그래서 케토 식단이 고탄수화물 식단보다 낫지 않다는 연구 결과가 나온다면 아마도 혈당 스파이크를 줄이는 대신 혈당 기준치를 높였기 때문일 수 있다. 케토 식단이 효과를 내려면 단기 혈당 스파이크와 함께 장기 공복 혈당을 높이는 산화 문제까지 올바로 다루어야 한다. 케토 식단의 성공과 실패를 가르는 요인은 산화스트레스다. 의학계는 아직도 이 점을 충분히 인식하지 못한다. 그래서 케토 식단의 성공은 케톤 덕분이라고 생각한다. 아니면 인슐린 자체를 탓하거나. 인슐린이 산화스트레스를 일으킨다고 믿기 때문에 그렇다. 사실은 그 반대인데 말이다. 산화스트레스가 인슐린 저항성을 만든다(3장에서 다룬 내용이다).

　인슐린 저항성이라는 큰 퍼즐 조각을 놓친 것이 케토 식단을 추천하는 의사에게 얼마나 큰 좌절감을 안겼을까. 현재 상황은 그렇게 해서 조성됐다. 케토 식단에 찬성하는 의사들만 케토 식단이 효과를 보인다는 보고서를 낸다. 저탄수화물 식단을 옹호하는 쪽과 중립적 연구자들 사이에 싸움이 생겼다. 양측은 서로 상대의 연구가 의심스럽다고 비난했다.[29] 이런 논란이 언론으로 흘러 나가서 그저 건강을 챙기려는 의료 소비자에게 불필요한 혼란을 일으킨다.

건강에 좋지 않은 케톤 생성 방식

혈중 케톤 농도만으로는 그 사람이 건강한지 어떤지 알 수 없다. 일단, 혈액의 케톤은 근육이 분해되면서 생길 수도 있다![30] 더 나아가, 케톤을 확실하게 생성하는 방법 중 하나가 바로 열이 나는 병에 걸리는 것이다.[31] 또 다른 방법은 식물성 기름을 많이 먹는 것이다. PUFA가 많이 든 음식을 먹으면 PUFA가 적을 때보다 실제로 훨씬 많은 케톤이 몸에서 만들어진다. 한 연구에서는 고-PUFA 케토 식단을 먹은 실험군의 케톤 수치가 저-PUFA 케토 식단을 먹은 대조군보다 거의 세 배나 더 높았다.[32] 하지만 앞서 살펴본 대로 당뇨병을 개선하는 데 더 나은 선택은 고-PUFA 케토 식단이 아닌 저-PUFA 케토 식단이다. 3장에서 소개한 슬래딕 박사의 실험을 기억하는가? 쥐에게 대두유를 먹이자 쥐에게 온갖 나쁜 일이 생겼다. 그 쥐들의 케톤 수치가 코코넛오일을 먹인 비교적 건강한 쥐들보다 더 높았다.[33] 또 다른 쥐 연구에서는 옥수수기름 기반의 케토 먹이를 먹고 몸에서 많은 케톤을 만들어낸 쥐가 단 사흘 만에 인슐린 불내증에 걸렸다.[34] 케톤이 인슐린 저항성을 뒤집는 작용을 한다는 가정에서는 불가능한 일이다.

오직 케톤을 생산하는 측면만 보자면 알코올 기반의 케톤생성식이 아마도 효과는 가장 끝내줄 테다. 케토 식단을 먹는 대다수 사람의 케톤 수치가 리터당 단 0.2~5밀리몰(mmol/L) 정도에 그친다.[35] 일주일 동안 모든 탄수화물 섭취를 알코올로 대체한 연구가 있었는데, 이때 케톤 생산량은 10mmol/L이라는 높은 수준을 보였다.[36]

세포 연료로 케톤이 당분보다는 낫지만, 그래도 가장 좋은 건 건강한 체지방이다.[37] 케톤은 지방이 공급되지 않을 때 우리 뇌(와 아마 다른 세포들)로 들어간다. 이런 사실을 뛰어넘는 마법 같은 일은 무엇 하나 일어나지 않는다는 것, 그게 요점이다. 진짜 마법은 신진대사를 건강하고 유연하게 유지할 때 벌어진다는 것이 내 생각이다.

혈중 케톤 수치는 건강지표가 아니다

방금 우리는 케톤을 만드는 방법 중 건강에 해로운 몇 가지를 이야기했다. 케톤을 생산하는 건강한 방법은 끼니와 끼니 사이 공복에 간이 몸에 저장해둔 체지방으로 케톤을 만들게 하는 것이다. 그러자면 대사 유연성이 필요하다.

대사 유연성은 대사가 건강하다는 증표이며, 이는 인슐린 저항성과는 반대다.[38] 대사가 유연한 신체라면 마지막 식사에서 얻은 혈류의 열량을 소모하다가 그것이 다 떨어지면 체지방을 태우는 쪽으로 쉽게 돌아선다. 운동 중이거나 끼니와 끼니 사이 공복 시간이 충분히 길어서, 혈당이 떨어질 때 간이 체지방을 케톤으로 전환할 수 있다. 혈당이 정상치를 밑돌더라도 저혈당증이 나타나지 않는다. 케토 식단을 먹지 않아도 그렇다.

내 몸의 대사가 유연한지 아닌지 어떻게 알 수 있을까? 장시간 먹지 않아도 무리가 없다면 유연한 것이다. 이때 신체 활동이 많더라도 병적 배고픔의 11가지 증상이 나타나지 않아야 한다. 앞서 3장에서 병적 배고픔의 11가지 증상이 자신에게 나타나는지 관찰하라고 조언한 까닭이다. 이 11가지 증상을 겪는다는 건 우리 몸이 에너지를 효과적으로 생산하지 못한다는 뜻이다. 미토콘드리아가 손상되고, 세포에는 염증이 생겼다. 반대로 이런 증상이 없다면 미토콘드리아의 손상과 염증을 예방했다는 얘기가 된다.

신진대사란 전부 에너지에 관한 것임을 기억하자. 그래서 에너지 수준을 눈여겨보는 것이 신진대사의 회복을 가늠하는 가장 정확한 방식이다.

모두가 케토 식단을 먹어야 할까?

케토 식단을 옹호하는 연구 결과와 그것을 홍보하는 콘텐츠를 마주한 당신은 궁금할 것이다. 그래서 케토 식단을 먹어야 하나? 관련 정보를 파고들다 보면 케토 식단이 마치 진리인듯 말하는 찬양론자도 마주치게 될 테다. 그들은 케톤이 세포의 기초 기능에 꼭 필요하다는 논지를 편다. 하지만 증거는 없다. 케톤 자체가 대사 유연성을 개선하거나 인슐린 저항성을 되돌리는 데 특별히 중요한 역할을 하는 건 아닌 듯싶다. 여기서 더 중요하게 기억해둘 점이 있다. 우리는 건강해지기 위해 케톤을 생성할 필요도 없고, 케톤을 잘 만든다는 것만이 건강이 좋다는 지표도 아니라는 사실이다. ('건강에 좋지 않은 케톤 생성 방식' 상자 참조)

사실, 인슐린 저항성이 있는 사람이 케토 식단에 맞춰 탄수화물 섭취를 줄이는 것은 좋지 않을 수 있다. 나도 환자 상태에 따라 케토 식단을 권유하긴 하지만, 모두에게 추천하는 건 아니다. 세 가지 이유에서 그렇다. 첫 번째는 (음식의) 다양성 측면 때문이다. 케토 식단은 탄수화물 섭취를 엄격히 제한한다는 점을 꼭 짚어야겠다. 그동안 나는 환자 수천 명을 진료하면서 주간 단위로 식단에 변화를 줄 때, 환자가 평소 늘 먹어 익숙한 탄수화물 식품을 다른 음식으로 대체하는 데 어려움을 겪는 사례를 많이 봤다. 케토 식단을 시작하면 자신을 옥죄어야 한다. 음식이 물리고 식사가 만족스럽지 않아 힘들어하다가 결국 포기한다. 탄수화물이 든 몇 가지 음식을 전략적으로 활용하면 새로운 생활방식을 한결 즐길 수 있다.(다양한 음식의 영향은 사람마다 다르게 나타난다. 연속혈당측정기를 사용하면 도움이 된다. 이 도구로 내 몸의 변화를 직접 확인할 수 있다. 당뇨병 환자에게 특히 유용하다.) 두 번째로는 신체 세포의 에너지를 충분히 유지하는 일이 섭식의 큰 틀에서 케토 식단 안에 머무는 것보다 더 중요한 최우선 과제라고 생각하기 때문이다. 세포 에너지가 풍부하면 기분이 정말로 좋아진다. 이런 효과는 과도한 체중을 줄이기 전에도 나타난다. 또한 세포 에너지가 충분하면 저혈당증을 예방해서 찌뿌둥한 기분이 들지 않을뿐더러 병적 배고픔과 인슐린 저항성도 생기지 않는다. 세 번째로는 인슐린 저항성이 있는데 탄수화물을 케토 식단 수준으로 제한하면 해로울 수 있다고 믿을 만한 근거가 있기 때문이다.

생물학적 관점에서 보면 탄수화물을 꼭 먹어야 하는 건 아니다. 하지만 그건 몸이 건강할 때 얘기다. 인슐린 저항성이 있으면 더는 건강하지 않은 몸이다. 이때는 평소 탄수화물 방정식이 완전히 바뀐다. 인슐린 저항성이 있는 상태에서 당에 의존하는 세포에게 탄수화물이 절박하게 필요하다면 어떻게 될까? 간은 어쩔 수 없이 포도당신생합성과 근육 분해 과정에 들어간다. 물론, 몸속에서 이런 일이 벌어진다고 해서 우리가 반드시 그런 느낌을 받는 건 아니다. 하지만 확실히 느끼는 사람도 그 의미는 잘 깨닫지 못한다. 무슨 말인지 설명해보겠다.

저탄수화물 또는 케토 식단을 시작하고서 기분이 찌뿌둥해진다는 사람이 많다. 단것이 몹시 당기고(배고픔) 피로와 두통, 브레인포그, 과민함, 다리 경련, 메스꺼움 등을 경험한다. 그래서 '케토 독감'이라고도 한다. 이런 증상은 신체가 새로운 식단에 적응하는 과정에서 체액이 이동하며 생긴다고 추정된다. 케토 식단 전문가들은 물을 충분히 마시고, 소금을 추가 섭취하고, 몇 가지 미네랄 보조제를 복용하며 극복하라고 조언한다. 며칠이면 증상이 사라지곤 하기에 그 원인을 찾으려는 진지한 연구는 거의 없었다. 증상이 사라지지 않으면 사람들은 대개 자기 자신을 탓하며 포기한다. 그들이 알아차리고 겪은 이런 증상의 다수가 바로 저혈당증이며, 당 의존적 대사를 반영하는 건강하지 않은 배고픔을 의미한다. 케토 독감이란 그야말로 우리 몸의 아우성일까? 인슐린 저항성이 있는 상태에선 세포에게 여전히 당분이 필요하다고 경고하는?

그럴 수도 있다고 생각한다. 만약 케토 독감이 사라지지 않는다면 그건 나의 잘못이 아니라 신진대사의 문제다. 이런 증상을 해소하려면 신체가 당분 부족에 적응할 수 있어야만 하고, 그러기 위해 몸이 당 대신 단백질을 더 많이 태운다는 사실을 시사하는 증거가 있다. 그래서 케토 독감이 사라지면 오히려 거짓 안도감에 빠질 수도 있다. 이 말은 곧 인슐린 저항성이 여전히 있는 상태에서 케토 식단을 시작하면 몸은 그렇지 않을 때보다 상대적으로 더 많은 근육을 분해할 수밖에 없는 상황이 되기 쉽다는 뜻이다.

케토 식단을 적용하는 의사들은 케톤생성식을 따르면 인슐린을 낮추는 효과와 더불어 케톤이 소변으로 방출되기에 탄수화물이 많이 든 식단을 먹을 때보다 체지방을 더 많이 태운다고 추정했다. 최근 미국에서 케빈 홀Kevin Hall 박사가 이런 생각을 시험하는 일련의 연구를 추진했다. 대사 분야에서 존경받는 연구자인데, 그가 발견한 내용은 다소 충격적이었다. 연구 참여자들이 케토 식단을 먹었더니 인슐린 수치가 분명히 내려갔고 케톤 수치는 높아졌다. 하지만 이런 변화가 더 많은 체지방을 태우는 결과로 이어지지는 않았다. 실상은 반대였다. 케토 식단을 먹는 동안에 그들은 저지방 식단을 먹었을 때보다 체지방을 덜 태웠다.[39] 왜 그럴까? 케토 식단을 따르면 식이지방을 태우게 되는 건 맞는데, 그것이 꼭 체지방을 태운다는 의미는 아니다. 심지어 단백질을 태울 수도 있다.

앞서 4장에서 살펴봤듯, 세포는 PUFA를 태우는 것의 대안으로 당을 태운다는 내용을 기억하자. 먹어서 섭취한 PUFA든 체지방에 있던 PUFA든 상관없이 세포는 PUFA를 꺼릴 가능성이 크다. 체지방에 PUFA가 여전히 많은 상태에서 탄수화물을 끊으면 세포는 어쩔 수 없이 대안의 대안을 찾는다. 이때 남는 것이 단백질이다. 탄수화물이 사라지고 PUFA만 지나치게 많은 신체는 근육 단백질을 에너지로 전환하는 방법 말고는 다른 수가 없다. 실제로 여러 당뇨병 연구에 따르면 인슐린 저항성이 심한 환자는 체지방에서만큼 근육으로도 케톤을 만드는 성싶다고 한다.[40] 이는 우리가 바라는 결과가 아니다. 세포가 PUFA를 태우지 않으려고 상당한 수준의 대사 이동을 감행한다는 사실을 뒷받침하는 근거다. 즉, 케톤생성식이 원래 의도와는 반대되는 효과를 낼 수 있다는 얘기다.(여기서 한 가지 짚고 넘어갈 점이 있다. 홀 박사가 연구에 적용한 케토 식단에는 PUFA가 이상적인 수준보다 많이 들어 있었다. 만약 PUFA가 적었더라면 더 나은 결과가 나왔을 수도 있다. 이는 식물성 기름을 멀리하는 것이 무엇보다도 중요하다는 점을 강조한다.)

탄수화물이 거의 없는 케토 식단은 1920년대에 처음 나왔다. 식품 공급망에 식물성 기름이 사실상 없던 시절이다. 그때 사람들은 오늘날 우리처럼 신진대사를 당에 의존하지 않았다(이미 3장에서 다루었다). 그만큼 누구나 대사의 별다른 반작용 없이 탄수화물을 끊을 수 있었을 것이다. 요즘 세상에선 그렇지 않다. 케토 식단도 현대인의 근본적으로 달라진 신진대사에 맞춰 수정돼야 한다고 생각한다.

그래서 내가 추천하는 저탄수화물 식단은 케토 식단만큼 탄수화물 요건에 빡빡하지 않다. 천천히 소화되는 특정 종류의 탄수화물을 포함한 식사를 하루에 적어도 한 끼 먹는다.(이 탄수화물에 대해서는 10장에서 자세히 설명할 것이다.) 일부 사람에겐 '소화가 느린' 탄수화물이 대사 악순환에서 탈출하는 유일한 방법일 수 있다. 또한 신진대사의 회복도 앞당기고, 인슐린 저항성이 여전히 있는 상태에서 탄수화물을 너무 많이, 너무 빨리 줄일 때 겪을 수 있는 몇몇 문제도 예방해준다(그림표 8-1 참조).

2022년 《미국임상영양학저널 *American Journal of Clinical Nutrition*》에 발표되어 널리 알려진 임상시험이 있다. 식물성 기름과 가공식품이 많이 포함된 평범한 식단을 먹다가 아무런 준비 단계도 거치지 않고 곧장 케토 식단을 시작하면 (끝내줄 거라는 기대와는 달리) 좋지 않다는 예상을 뒷받침하는 연구다.[41] 연구 참여자는 자연식 기반의 케토 식단과 자연식 기반의 지중해 식단 중 하나를 12주 동안 먹은 다음 다른 식단으로 바꿔 다시 12주를 이어갔다. 그렇게 총 24주간 진행된 식이요법 개입 연구였다.[42]

연구에 적용한 두 식단은 모두 평균적인 미국 기준선 식단보다 훨씬 건강했다. 영양은 빈약하고 열량만 넘치는 설탕과 밀가루, 정크푸드가 없었으니 말이다. 지중해 식단에는 과일, 콩류, 통곡물(도정하지 않음)이 들어가 있었다. 그래서 케토 식단보다 먼저 지중해 식단을 먹은 그룹은 영양부터 개선한 다음, 당에 중독된 세포가 훨씬 적은 양의 당에 적응해야 하는 식단을 시작할 수 있었다. 케토 식단을 먼저 먹은 그룹은 그럴 기회가 없었다. 케토 식단에 바로 뛰어들면 실제로 건강을 해칠 수 있다는 사실을 최종 HOMA-IR 점수가 말해준다!

초기에는 두 그룹 모두에서 인슐린 저항성이 눈에 띄게 높았다. HOMA-IR 점수가 5.3점(케토 식단을 먼저 먹은 그룹)과 5.6점(지중해 식단을 먼저 먹은 그룹)이었다. 케토 식단을 먼저 먹은 그룹은 시작했을 때보다 끝난 시점에 인슐린 저항성이 더 강했다. HOMA-IR 점수 평균이

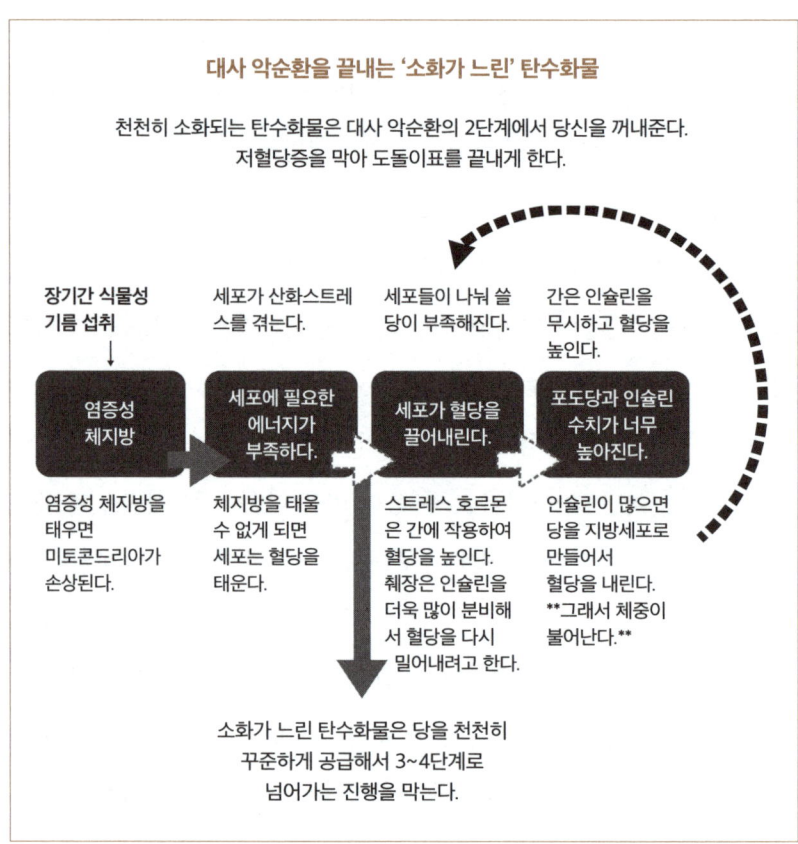

그림표 8-1 인슐린 저항성은 우리의 의지력을 흔든다. 나쁘다는 걸 뻔히 알면서도 건강에 좋지 않은 음식을 탐하게 만든다. 그렇게 건강을 좀먹는 악순환에 갇힌다. **탄수화물을 끊으면 식후 인슐린 수치가 낮아진다.** 원래는 끼니와 끼니 사이인 이때 체지방을 태워야 한다. 하지만 간이 체지방으로 케톤을 만들어낼 만큼 **공복** 인슐린 수치를 충분히 낮추진 못할 것이다. 이제 뇌는 케톤도 당도 공급받지 못하는 처지가 된다. 이때 **사람들은 병적 배고픔을 경험한다. 이른바 '케토 독감'이다.**
설상가상으로 스트레스 호르몬이 작용해서 근육 조직이 당과 케톤으로 분해된다. 말하자면, **케토 식단을 지키는 사람들 중 일부는 단백질을 먹거나 근육 조직을 분해해서 자신들의 에너지원인 당분과 케톤, 혹은 그 둘 중 하나를 얻고 있을 거라는 뜻이다.** 이 또한 바람직하지 않다.
그래도 천천히 소화되는 탄수화물을 먹으면 식후에 인슐린이 급증하는 일 없이 에너지를 얻을 수 있다는 사실은 다행스럽다.

5.9점이었다. 반면, 미국식 일반 식단에서 회복하는 기간으로 12주를 보낸 후 케토 식단 수준으로 탄수화물을 줄인 그룹은 평균 점수가 3.4점으로 대폭 개선됐다.

연구 참여자들은 지중해 식단 단계에서 어떤 종류의 탄수화물과 지방을 먹었을까? 당과 정제 곡물은 포함되지 않았다. 올리브유가 주된 지방 공급원이었다. 그래서 그들이 섭취한 PUFA는 대부분 자연식품에서 온 것이었고, 거기에는 주요 항산화 성분인 비타민 C와 E 등이 들었을 터였다.(참여자들에게 저혈당증이 나타났는지 묻지 않은 점이 아쉽다.) 화제의 케토 식단을 경험해보고 싶은 이들에게 다시 한번 강조하는데, 본격적으로 케토 식단을 실행하기 몇 주 혹은 몇 달 전에 먼저 여러분의 미토콘드리아부터 강화하는 것이 현명하다. 그래야만 PUFA가 많이 든 체지방을 태우는 과정에서 발생하는 산화스트레스에 대항할 수 있게끔 몸이 채비를 갖춘다. 이제 3부에서 그 일을 가장 잘해낼 만한 식단을 알아볼 차례다. 무기한으로 계속 먹을 수 있다. 왜냐하면 앞서 살펴봤듯, 마법은 케톤이 아니라 건강한 체지방과 건강하고 유연한 대사에서 시작되기 때문이다. 여기서 에너지를 효율적으로 만들어낸다. 에너지를 잘 유지할 수 있는(그래서 간식이 필요하지 않을) 삼시 세끼 만드는 법을 익혀보자. 미토콘드리아가 자연의 의도대로 더욱 수월하게 체지방을 연료로 사용할 수 있게끔 해주는 식사다. 나의 식단은 지중해 식단보다 탄수화물이 적다. 내가 생각하기에 탄수화물을 적절히 제한하면 배고픔을 더 효과적으로 조절하고, 에너지를 개선하고, 신진대사를 회복할 수 있다.

콜레스테롤 공포를 떨쳐버리면 얻을 수 있는 것들에 관해 이번 장에선 수박 겉핥기 정도로만 살펴보았다. 이어지는 3부에서는 구체적으로 무얼 먹을지 알아보고, 다양한 방법으로 건강을 개선한 이들의 이야기도 들어본다. 우리는 질병으로부터의 자유를 넘어 의료 체계로부터의 상대적 해방도 얻을 수 있다. 의료계는 환자에게 끊임없이 효과가 의심스러운 약물과 시술을 적극적으로 판매하고 있다. 환자를 약탈하는 행태다. 여기서 이미 많은 사람이 탈출하고 있다. 그 대열에 당신도 합류할 준비가 됐다면, 정확히 무엇을 먹고 어떻게 걸음을 내디뎌야 하는지 알아보자.

3부
건강 되찾기

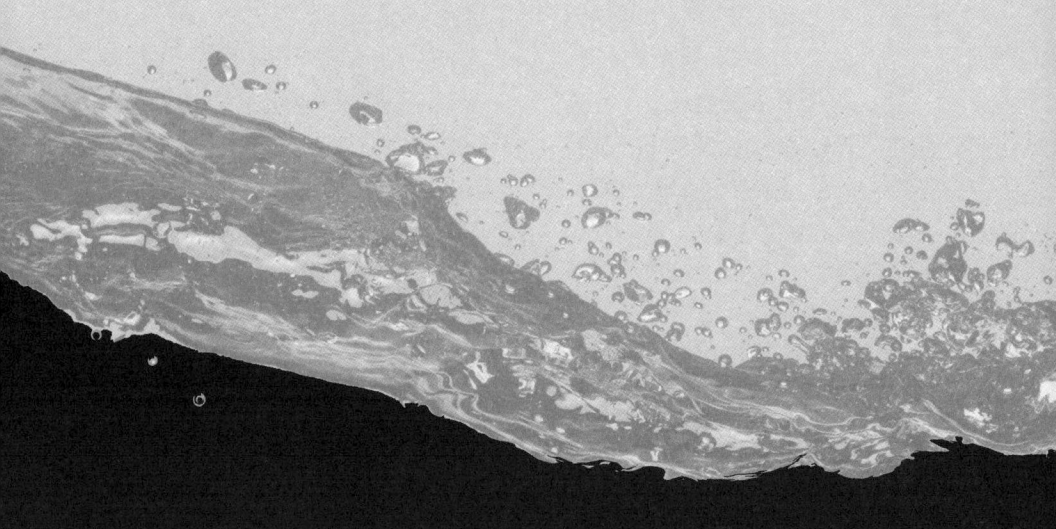

좋은 음식이란 십중팔구, 아니 절대다수가 간단한 음식이다.
- 앤서니 보데인 Anthony Boudain

9장

식물성 기름을 손절하는 법

> **이번 장에서 알아볼 내용**

- 좋은 지방과 나쁜 지방을 어떻게 구분할까.
- 건강에 해로운 또 다른 초가공식품 원재료 범주인 단백질 분말과 정제 탄수화물은 어떻게 찾아낼까.
- 구매하기 전에 '몹쓸 여덟 가지'를 어떻게 구분할 것이며, 또 나쁜 기름은 그 양을 어느 정도까지 눈감아줘야 할까.
- 외식할 때 식물성 기름을 어떻게 피할 것인가.

지금쯤이면 이미 주방의 식물성 기름을 싹 다 모아서 버렸을지도 모르겠다. 잘하셨다! 하지만 식물성 기름은 정말 생각지도 못한 곳에 들어 있기도 하니, 이번 장을 참고해서 완전히 정리하길 바란다. 우리의 건강을 해치는 주요한 초가공식품 원재료의 두 범주도 식물성 기름을 먹지 않으면 자동으로 섭취량이 줄게 되므로 일석이조다. 집 밖에서 식물성 기름을 피하는 요령도 알려주려고 한다. 다양한 장소에서 외식할 때 유용할 것이다.

3부의 나머지 장들에선 무엇을 어떻게 먹는지를 이야기한다. 건강에 좋은 음식으로 치유 과정을 잘 따라갈 수 있는 몸을 만들며 '2주간의 도전'을 시작한다.

먼저 잠시 의욕을 내려놓고 생각해볼 점이 있다. 치워야 할 식품이라고 해서 한꺼번에 싹 다 버리면 감정적으로 (또한 비용 측면에서도) 좀 힘들 수 있다. 차근차근 밟아 나가는 편이 낫다. 냉장고와 주방 선반에 있는 많은 먹거리를 대청소하듯 버리지 말고, 문제가 있는 식품을 더는 사지 않는 방식으로 접근하면 어떨까. 이미 사둔 식물성 기름과 그것이 든 식품을 다 소비하고 나서 더 건강한 대안으로 교체하자는 말이다. 이 책이 안내하는 대로 '2주간의 도전'을 따라간다면 많이 사들이지 않아도 될 것이다. 어떻게 할지는 스스로 결정할 일이다. 생활비 문제와 찜찜한 마음, 가족의 건강 등을 고려해서 옳다 싶은 선택을 하자.

PUFA가 몸에서 깨끗이 청소되려면 몇 년은 걸릴 터다(3장에서 다룬 내용이다). 그래도 좋은 소식이 있다. 식물성 기름을 먹지 않으면 기분 상태는 보통 몇 주 안에 개선된다. 건강한 길을 걸어갈 준비가 되셨을까? 신나게 발을 내딛어보자.

"절망감이 심했어요. 아무리 용을 써도 몸무게는 줄지 않고, 편두통은 낫지도 않은 채 매주 한 번씩 머리를 쪼아댔으니까요. 너무 많은 약을 먹는 건 아닌가 싶었죠. 몸 상태가 거의 환자였어요. '몹쓸 여덟 가지' 씨앗 기름을 먹지 않은 지 일곱 달이 됐네요. 그동안 편두통은 거의 잊고 살았습니다. 딱 두 번 살짝 두통이 오긴 했어요. 몸무게는 18킬로그램이나 뺐고요." - 제니퍼 S.

멋진 요리용 지방 열두 가지

씨앗 기름을 잘 피하고 나면 다행히 더 건강한(더 맛있는!) 선택지가 다채롭게 펼쳐진다. '몹쓸 여덟 가지'는 손절하고 '멋진 열두 가지'와 친하게 지내자.

열두 가지 멋진 지방은 따로 언급이 없다면 모두 조리용으로 쓸 수 있다. 곧 이어지는 설명을 참고해서 요리에 어울리는 기름을 선택하면 된다. 풍미가 없는 식물성 기름과는 다르다. 조금만 생각을 굴리면 정말 맛있는 요리로 보상받을 수 있다. 식물성 기름에 비해 발연점이 낮지는 않냐고 우려하는 사람도 있다. 발연점을 강조하는 건 식물성 기름 업계의 마케팅 전략일 뿐이다. 여기에 관해선 곧 자세히 다룰 것이다(305쪽 '발연점 이해하기' 참조).

기름만 열두 종이라니……, 선택지가 너무 많아 보일 수도 있는데, 이것을 다 쓰라는 뜻은 아니다. '2주간의 도전'을 따라가는 과정에선 서너 종만 있으면 된다. 미국에선 버터와 올리브유, 땅콩기름을 많이 이용한다. 쉽게 구할 수 있고 가격도 상대적으로 저렴한 데다 이런저런 다양한 음식에 다 잘 어울리고 풍미까지 좋다. 동아시아풍 음식을 선호한다면 코코넛오일과 참기름을 추가로 구비해놓으면 좋다. 자신의 기호와 필요에 맞춰 기름을 마련하면 된다.

버터

버터야말로 내가 가장 선호하는 요리용 지방이다. 스테이크(올리브유를 함께 쓴다)와 달걀, 닭 간 같은 음식에 풍미를 더해준다. 팬에서 옅은 갈색으로 변할 때까지 녹이면 맛있는 견과류 풍미가 생긴다. 버터사탕 같은 맛도 살짝 더해진다. 버터는 타기 쉬우므로 조리 중에 연기가 나기 시작하면 팬의 온도를 낮춰야 한다. 그래야 고기와 채소를 멋진 갈색으로 잘 구워낼 수 있다. 진짜 버터에는 유크림이라는 단 한 가지 성분만 들었다.(가염 버터라면 소금도 들었다.) 방목 원유로 만든 버터라면 금상첨화. 이런 버터에는 오메가-3 지방산과 비타민 A가 더 많이 들었다. 봄과 초여름에 생산된 제품에는 비타민 K2도 들었다. 풍미 측면에서도 방목 원유를 쓴 버터가 곡물로 사육한 젖소의 원유로 만든 일반 버터보다 더 복합적이고 나은 것 같다.

엑스트라버진 올리브유와 비여과, 비정제 올리브유

나는 파스타 소스 같은 음식을 만들 때 풍미와 감칠맛을 살리려고 올리브유를 쓴다. 이탈리아와 지중해풍 음식, 멕시코 음식에서 올리브유를 빼놓을 수는 없다. 올리브유는 다용도로 쓸 수 있다. 나는 채소를 구워서 올리브유를 살짝 뿌리기도 하고, 드레싱과 소스, 마요네즈도 만든다. 올리브유를 살 때는 비정제 제품으로 구매한다. EVOO(엑스트라버진 올리브유)면 좋다. 여과하지 않은 비정제 제품이면 더 좋다. 일반 엑스트라버진 올리브유보다 품질이 낫다. 이런 유형의 기름은 저온압착(콜드프레스) 방식으로 착유한다. 영양 가치를 훼손하는 추가 정제 과정도 거치지 않는다.

비정제 땅콩기름

나는 간장이나 된장으로 요리할 때 올리브유 대신 땅콩기름을 쓴다. 정제하지 않은 땅콩기름이 가장 좋다. 풍미가 끝내준다. 누군가는 땅콩기름의 PUFA 함량이 이 목록의 다른 기름보다 더 높다는 점 때문에 사용을 권장하지 않지만, 나는 기꺼이 땅콩기름을 우리의 '멋진 열두 가지'에 끼워넣었다. 인류는 땅콩에서 더 많은 기름을 얻으려고 수천 년간 품종을 개량했고, 그만큼 땅콩기름은 영양가가 높다. 정제 땅콩기름은 단백질을 극미량까지 싹 다 제거하기에 본인이나 가족에게 땅콩 알레르기가 있더라도 실제로 안전하다고 알레르기 전문가는 말할 것이다. 비정제 땅콩기름은 땅콩 알레르기가 있는 사람에겐 안전하지 않다.

비정제 코코넛오일

풍미가 대단한 코코넛오일은 동남아시아와 인도 음식을 만들 때 필요하다. 열 안정성이 매우 뛰어나서 소량만 써도 큰 도움이 된다. 피부에도 좋아서 보습크림처럼 사용할 수 있다. 이때도 소량만으로 충분하다!

비정제 아보카도오일

아보카도오일은 비교적 최근에야 시장에 선보였다. 전통적인 요리용 기름은 아니지만, 지방산 구성이 좋아 주방에서 쓰기에 적합하다. 비정제 아보카도오일은 풍미가 강하고 비싸다. (마트의 PB 상품 같은) 자사 브랜드 제품은 피한다. 아보카도오일에 대한 규제가 아직 마련되지 않아서 그렇다. 이 중 약 70퍼센트는 불순물이 섞였거나 산화된 제품이다.[1] 자사 브랜드가 아니며 믿을 만한 품질의 오일로 나는 초즌푸드 Chosen

Foods나 라투랑겔La Tourangelle의 제품을 추천한다.

기Ghee

인도 전통의 청징淸澄 버터다. 버터를 가열한 다음 응고된 젖 고형물을 제거하는 과정을 거친다. 날씨가 더운 인도에선 예전부터 버터를 이렇게 처리해서 보존성을 높였다. 가열 과정에서 취약한 영양소들, 특히 오메가-3 지방산이 파괴되기에 영양 측면에서는 일반 버터가 더 낫다. 하지만 이만해도 건강한 기름이다. 풍미가 뛰어나서 요리에 쓰기 좋다. 이제는 인도 바깥 세계에서도 인기를 얻고 있다.

참기름

참기름에는 PUFA가 많이 들었다. PUFA라고? 하지만 참기름도 땅콩기름과 마찬가지로 인류가 수천 년간 개량해서 조리용으로 쓰기에 더 적합한 특성을 갖추게끔 만든 전통 기름이다. 게다가 참깨는 이제 많은 요리에 꼭 들어가는 식재료다. 조리 시간이 5~10분을 넘긴다면 참기름을 코코넛오일이나 땅콩기름처럼 열에 더 안정적인 다른 기름과 함께 사용하는 것이 좋다. PUFA 함량이 높아서 늘 조리용으로 쓰기에 좋은 기름은 아니다. 뭐, 그래도 식물성 기름보다는 낫다.

팁: 아시아 요리를 만들 때는 참기름과 땅콩기름을 대략 같은 비율로 함께 쓰면 좋다. 땅콩기름은 코코넛오일로 대체나 병용이 가능하다.

비정제 팜유

팜유(종려유)는 PUFA가 적게 든 전통 기름이다. 하지만 세계 여러 나라에서 자주 쓰이진 않는데, 풍미가 좀 독특해서 그렇다. 흙냄새나 당근을 연상시키는 향이 난다. 수프와 소스를 만들 때 사용하면 좋다. 소테 방식으로 볶을 때 써도 좋다. 향신료를 좋아하거나 아프리카 음식이 입에 맞는다면 걱정할 필요 없다. 붉은색 팜유는 다른 팜유보다 풍미가 더 강하고 다소 쓴맛이 있다. 그래서 잘 보고 사야 한다.(가공식품에 쓰이는 팜유는 대부분 정제된 유형이다. 정제 팜유는 잠시 뒤에 다룰 중간 범주인 '좋지는 않아도 괜찮은' 기름에 들어간다.)

베이컨기름

베이컨기름으로 달걀을 부치거나 스테이크를 구우면 베이컨 향이 난다. 햄버거에 쓰면 딱 좋다. 시금치에 따뜻한 베이컨기름을 뿌리고 사과술 식초나 레몬을 더해주면 맛있고 간단한 샐러드가 된다. 베이컨기름은 이 목록의 다른 지방과는 달리 상점에서 판매하지 않는다. 베이컨을 구우면 나오는 기름을 내열 유리병 같은 곳에 따로 모아서 식힌 다음 냉장고에 보관했다가 필요할 때 꺼내 쓴다.(모아둔 베이컨기름은 딱 한 번만 사용한다. 조리 후 팬에 남은 건 버린다.)

우지(탤로)

말 그대로 쇠기름이다. 가열할 때 안정성이 아주 뛰어나다. 발연점도 높다. 그래서 기름이 높은 온도를 견뎌야 하는 다양한 튀김 요리에는 프라이팬 튀김이든 일반 튀김이든 상관없이 다 적합하다. 그래도 두세 번 튀긴 기름은 버려야 한다.

라드

인도의 기를 만들 때와 비슷한 정제 과정을 거쳐 보존성을 개선한 돼지 비계다. 발연점이 높지만 탤로와 코코넛오일, 버터에 비해 열 안정성은 떨어진다. 빵과 파이 반죽을 만들 때 사용하면 좋다.

닭기름

정제 닭기름은 유대인 음식에 많이 쓰인다. (유럽의 유대인들은) 이 기름을 슈말츠Schmalz라고 부른다. 닭장에 가두어 사육한 닭보다 방목해 기른 닭의 지방으로 만든 제품이 오메가-3 대 오메가-6의 균형이 더 좋을 것이다.

비정제 나무 견과류 기름

모든 견과류로 기름을 짤 수 있다. 그중에서도 가장 인기 있는 원료는 나무 견과류인 아몬드, 헤이즐넛, 피칸이다.(호두기름은 조리용으로 쓰지 않는다. 산화하기 쉬운 오메가-3가 너무 많이 들었다.) 나는 나무 견과류 기름으로 생선과 가금류, 기타 육류를 프라이팬에 구워보았는데, 대체로 다 잘 어울렸다. 비정제 견과류 기름은 가격이 비싸고 구하기 쉽지 않은 특수 품목이다. 그래서 '멋진 열두 가지'에는 넣지 않았다. 영양이 훌륭한 좋은 기름이지만, 조리용으로 흔히 만나지는 못할 것이다. 게다가 본인이나 가족에게 견과류 알레르기가 있으면 쓸 수 없다.

(좋지는 않아도) 괜찮은 정제 유지

정제 과정을 대폭 거친 이 범주의 지방과 기름은 '몹쓸 여덟 가지'보다 화학적으로 더 안정적이다. 정제유는 비정제유보다 가격이 훨씬 저렴한데, 워낙 질이 안 좋은 원유에서 원치 않는 성분을 제거하여 만든 기름이기 때문이다. 정제 과정에서 많은 비타민과 항산화 성분도 제거되기에 풍미와 영양이 덜하고 산화에는 더 취약하다. 그만큼 정제유는 안에 든 것이 적어서 보통 발연점이 높은 편이다. 이것이 영양 측면에서 이점은 아니다(뒤에서 다시 설명하겠다.). 정제유와 경화유는 말하자면 빈 껍데기 기름이다.

이런 기름은 영양 측면에서 좋지는 않아도 '몹쓸 여덟 가지'만큼 건강에 해롭지는 않다. '좋지는 않아도 괜찮은'이라는 중간 범주에 든다. 꼭 외면하지 않아도 되지만, 영양이 나은 더 좋은 대안을 찾는 편이 낫다.

정제 아보카도오일

풍미가 강하지 않아서 이것으로 마요네즈를 만들어도 좋다. 비정제 아보카도오일이나 올리브유로 만든 마요네즈는 강한 풍미 때문에 호불호가 갈린다. (PB 상품 같은) 자사 브랜드 제품은 품질을 믿을 수 없다.

정제 땅콩기름

비정제 땅콩기름보다 풍미가 더 중성적이다. 올리브유와 아보카도오일로 만든 마요네즈가 강한 풍미 탓에 취향에 맞지 않는다면 이 제품으로 시도해보자. 일부 레스토랑에서는 정제 땅콩기름을 조리용 기름으로 쓰기 시작했다. '몹쓸 여덟 가지' 기름보다야 훨씬 낫더라도 최상의 선택은 아니다. 예외가 아니라면 정제 땅콩기름에는 땅콩 알레르기를 일으키는 항원이 들어 있지 않다. 이 점을 감안하더라도 정제 땅콩기름은 '좋지는 않아도 괜찮은' 범주의 기름 중 건강에 좋지 않은 축에 든다.

정제 올리브유

정제 올리브유는 엑스트라버진EVOO 및 비정제 올리브유에 비해 PUFA는 더 많고 비타민과 미네랄은 더 적다. 역시 '좋지는 않아도 괜찮은' 범주의 기름 중 건강에 좋지 않은 축에 든다.

정제 코코넛오일

비정제 코코넛오일보다 약하긴 해도 코코넛 향이 난다. 열 안정성과 항산화 능력이 뛰어나지만, 건강 유익성은 다소 떨어진다. 비정제 코코넛오일과 마찬가지로 피부에 바르는 용도로 써도 좋다.

정제 팜유

정제한 팜유는 제과제빵이나 (땅콩버터 같은) 견과류 버터를 만들 때 많이 쓰인다. 정제 공정에서 발암성 부산물이 생성되는 문제가 2015년무렵까지 있었지만, 현재는 상당히 개선됐다. 비수소화non-hydrogenated 팜유는 '좋지는 않아도 괜찮은' 범주의 정제 팜유일 가능성이 크다.

경화 유지

수소화한 코코넛오일과 팜유, 라드는 페이스트리와 쿠키, 케이크, 도넛 등을 만드는 제과제빵에 많이 쓰인다. 땅콩버터 제조에도 사용된다. 가장 흔한 두 종의 경화 지방은 수소화한 팜유와 라드다. 경화 유지는 대부분 성분이 포화지방이므로 트랜스 지방으로 가득한 부분 경화 유지보다 더 안전하다. 불포화지방을 수소화하면 이중결합이 사라지고 포화지방이 된다. 부분 수소화를 하면 이중결합의 일부만 사라지고, 화학적으로 부자연스러운 왜곡이 일어난 중성지방이 된다. 이 두 수소화 과정이 모두 지방의 항산화성을 개선해 유통기한을 늘린다. 경화 유지로 식품을 만들면 단가를 낮출 수 있다는 얘기다. 식품의 원재료명에 표기된 '경화'라는 말은 완전 수소화를 뜻한다.

"음식물을 잘 삼키지 못하는 증세가 점차 빈번해졌어요. 목구멍이 아니라 식도 하부에 음식물이 걸려서 심하면 한두 시간씩도 안 내려갔거든요. 굉장히 고통스러웠죠. 물 같은 걸 마셔서 음식물을 내려보려고 하면 어김없이 사레가 들렸어요. 질식사, 아니 땅에서 익사할 것만 같았습니다. 이런 병을 호산구성 식도염eosinophilic esophagitis, EE이라고 하더라고요. 여러 의사 선생님 말씀을 들어보니 위산 과다(오메프라졸omeprazole을 처방해주었어요)나 음식 알레르기, 과민증이 원인이더군요. 오메프라졸을 복용하면서 일 년 반 정도에 걸쳐 이런저런 식품을 하나씩 빼보다가, 마침내 진짜 범인을 찾았습니다. 공장제 씨앗 기름이더라고요. 식물성 기름을 가능한 멀리했더니 음식물 삼키는 문제가 깨끗이 사라지더군요! 주치의 선생님에게 EE로 고생하는 다른 환자한테도 제 경험담을 알려주면 좋겠다고 말씀드렸어요. 감사합니다!" - 데니스 V.

나쁜 지방과 나쁜 기름

이제 언급하는 나쁜 지방으로 만든 제품은 그 지방을 소량만 쓴 것이 아니라면 되도록 폐기하자(317쪽 '원재료명 이해하기' 참조). 제품 포장에 적힌 원재료명에서 이런 지방과 기름의 이름을 찾을 수 없다면 유해 씨앗 기름은 들어 있지 않은 것이다. 그렇더라도 산화된 유독성 PUFA로부터 완전히 자유롭지는 않다.

요즘에는 '몹쓸 여덟 가지' 말고도 식품에 첨가하는 씨앗 기름으로 만든 이런저런 성분이 많다. 이를테면 레시틴과 에스테르화유 등이 그런데, 원재료명을 보면 확인할 수 있다. 자세한 내용은 다시 다룰 것이다. 이렇게 씨앗 기름에서 유래한 물질은 나쁜 몹쓸 기름 자체와는 달리 보통 소량만 들어가므로 눈감아줄 만하다.

몹쓸 여덟 가지

1장에서 자세하게 다루었다. 식품 포장에 적힌 원재료명에서 손쉽게 알아볼 수 있으므로 다음과 같은 기름이 들었는지 살펴보자.

- 옥수수기름
- 카놀라유
- 면실유
- 대두유
- 해바라기씨유
- 홍화유

- 포도씨유
- 미강유(쌀겨기름)

'식물성 기름'은 이 '몹쓸 여덟 가지'를 통칭하는 말이니 이것도 멀리한다.

부분경화유

미국에서 트랜스 지방의 사용이 금지된 뒤로 부분 수소화된 지방은 거의 쓰이지 않는다. '몹쓸 여덟 가지' 기름으로만 부분경화유를 만든다. 사람들의 직관과는 다르게 실제로는 부분경화유가 완전경화유보다 몸에 더 해롭다(304쪽 '경화 유지' 참조). 경화유가 PUFA보다 산화에 덜 취약하다고 해도, 트랜스 지방에는 자연에선 거의 만들어지지 않는 일종의 이중결합이 있다. 트랜스 지방을 많이 먹으면 독성이 생길 수 있다.

식물성 레시틴

레시틴은 지방이 물과 섞이게 하는 유화제다. 콩기름이나 해바라기씨유, 혹은 다른 식물성 기름의 레시틴이 들어 있지 않은 초콜릿을 찾기가 점점 힘들어지고 있다(불가능하지는 않다). 식물성 레시틴은 결코 몸에 좋지 않다. 하지만 대부분의 제품에는 극소량만 들어가므로 대체품이 없다면 사도 괜찮다. 마요네즈와 샐러드드레싱은 예외다. 마요네즈는 예전 방식으로 달걀노른자를 쓴 제품을 사야 한다. 아니면 집에서 좋은 기름으로 직접 만들자.

기타 인공 지방

식물성 기반의 인조 지방이 점점 많이 식품에 쓰이고 있다. 건강 관련 간행물을 보면 그 종류와 이름도 참 다양하다. 이를테면 구조지방질 structured lipid, 맞춤형 지방 tailor-made fat, 디자이너 지방질 designer lipid, 가공 유지 modified fat, 재구성 지방 restructured fat, 신종 트라이아실글리세롤 TAGs 등인데, 새로운 유형이 몇 년에 하나씩 등장하는 것 같다. 인공 지방은 식품에 들었어도 모르고 먹기 십상이다. 현재 식품 원재료명에 표기되는 인공 지방은 에스테르화유뿐이다. 지방 분자의 에스테르 결합을 재배열해서 만든 제품이다. 인공 지방이란 아무리 좋게 포장해도 결국 실험실에서 만든 화학물질일 뿐이다. 피할 수 있다면 안 먹는 것이 최선이다. 미국 정부가 (미국심장협회의 주장을 받아들여) 콜레스테롤과 포화지방, 그리고 최근에는 트랜스 지방을 줄이라고 다양한 방식으로 강제하자 식품 제조사들은 화학자들을 동원하여 실험실에서 이런 인공 지방을 개발했다. 가격이 비싸서 (아직은) 대량으로 인공 지방을 첨가하지 않는다는 것이 그나마 반가운 소식이다.

"엉덩이 통증이 심해서 지팡이가 없으면 걷지도 못하고 주저앉아 울곤 했어요. 주로 염증 때문이었을 거예요. 먹는 음식을 바꾸니까 활력이 생기더군요. 체중도 줄고 있고요. 식물성 기름이 얼마나, 어떻게 나쁜지 친구들과 가족에게 얘기해주고 있어요. 다행이에요." - 수 D.

발연점 이해하기

'발연점smoke point'이라는 용어를 들어보았다면, 식물성 기름 업계가 마케팅 측면에서 이 단어를 활용해왔다는 점도 알아야 한다. 발연점은 사실 별 의미가 없는 말이다.

발연점이란 지방이 연기를 내기 시작하는 온도를 가리킨다. 발연점에 도달하면 아지랑이 같은 푸른 연기가 한두 올씩 피어오른다. 여기서 지방을 더 가열하면 매캐한 연기가 마구 발생하며 음식이 탈 수 있다. 발연점이 지방산 산화와 관련한 화학적 안정성을 의미하진 않는다. 연기를 많이 내는 기름은 더 뜨거우니 바쁜 식당 주방이라면 조리가 빨라서 좋겠지만, 이런 기름을 사용해 고열에서 익힌 음식은 그렇지 않은 음식보다 독성이 더 강할 수 있다. 독성이 생기는 까닭을 알면, 연기가 나는 문제도 새롭게 이해할 수 있다.

연기는 단백질과 유리지방산이 타면서 만들어진다. 비정제 기름과 비교하면 '몹쓸 여덟 가지' 기름은 단백질이 전혀 들어 있지 않고 유리지방산도 거의 없으므로 발연점이 더 높은 경향을 보인다. 하지만 발연점이 높기에 기름이 산화될 때까지 온도를 올릴 수 있고, 독성은 더 강해진다.

건강한 지방과 기름은 발연점이 낮아서 산화될 때까지 온도를 올리지 않는다(그만큼 음식에 독성이 생기지 않도록 예방한다). 예외인 경우가 아닌 한, 음식은 초고온에서 조리하면 안 된다. 열이 식품에 든 영양소도 파괴한다. 그래서 음식은 가열할수록 영양가가 떨어지기 마련이다.

발연점이 낮은 기름이나 지방을 쓰면 음식의 맛도 더 좋아진다. 예를 들어 스테이크나 가리비를 갈색으로 잘 굽고 싶을 때 버터를 사용하면 재빨리 그렇게 해낼 수 있다. 좋은 식재료로 좋은 음식을 만든다는 건 결국 정확한 사용법과 적절한 요리법을 배우는 일이다. 기름과 지방이라는 식재료도 다르지 않다.

세간의 통념과는 달리, 집에서도 웍 같은 팬에다 발연점이 낮은 기름으로 얼마든지 맛있게 튀김을 만들 수 있다. 겉이 바삭하고 속은 촉촉한 튀김을 만들려고 그렇게까지 기름 온도를 높일 필요가 없다.(이탈리아 요리사는 적당히 깊은 팬에 올리브유나 땅콩기름을 반쯤 채워서 가지를 튀기곤 한다.)[2] 어쨌거나 기름에서 연기가 나기 시작하면 꼭 지켜보아야 한다. 뜨거운 기름이 팬 밖으로 사방팔방 튀어서 화구 주변을 엉망으로 만들 수 있다.

식물성 기름의 친구들

우리의 식품 공급망에서 단연 최악은 식물성 기름이지만, 피해야 할 식품은 이것만이 아니다. 가공식품의 다른 두 가지 주요 원료도 건강에 무척 좋지 않다. 단백질 분말, 그리고 정제된 밀가루와 당분이다. 밀가루와 당분을 함께 묶은 건 둘 다 당 분자로 구성되며 화학적으로 거의 같기 때문이다. 식물성 기름을 포함한 이 세 가지 원재료가 미국인 평균 식단 구성에서 4분의 3 이상을 차지한다.

가공식품 원재료라면 할 말이 많다. 문제는 이보다 훨씬 더 복잡하지만, 핵심은 이것이다. 우리는 콜레스테롤, 포화지방, 소금이 해롭다고

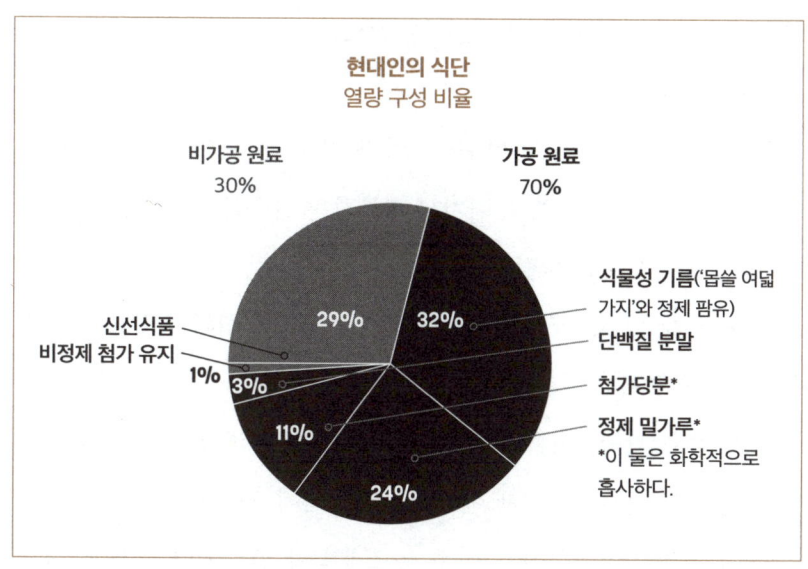

그림표 9-1 이것이 현대인의 식단이다. **건강하게 식사할 수 있도록 돕는다는 마이플레이트, 식품 피라미드, 터프츠대학교의 새로운 '식품 나침반Food Compass'은 우리에게 필요 없다.** 우리가 꼭 알아야 할 건 주요 가공 원재료 3대장인 식물성 기름, 단백질 분말, 정제당(과 하얀 밀가루)이다.
참고: 이 그림표를 작성하는 데 활용한 자료에서는 과일주스, 견과류 음료, 핫도그, 냉동식품까지도 신선식품 범주에 넣은 것 같다. 따라서 미국인은 신선식품을 이보다 덜 먹는다고 보아야 한다. 비정제 지방은 버터, 탤로, 라드, 올리브유, 아보카도오일 등이다. 미국에서 팜유 사용은 2000년 이후 트랜스 지방 금지 조치로 열 배 넘게 증가했다.
그림표 자료의 출처는 미주의 9장 부분을 참고하기 바란다.

믿고 이것들 대신 저 세 가지 산업 생산품을 먹으며 살게 됐다. 이대로 계속 둘 수는 없다. 저 세 가지의 정체를 명확히 밝히고 우리 몸에 이러이러한 해악을 끼친다고 알려야 할 때가 됐다.

정제 탄수화물, 노화를 앞당기는 깡통 칼로리

섬유질, 전분, 당분은 모두 탄수화물이다. 감자, 쌀, 과일 등 많은 자연식품에 탄수화물이 풍부하다. 여기서 거론하는 탄수화물은 이런 게 아니다. 공장에서 정제한 설탕과 하얀 밀가루 같은 것이다. 탄수화물은 원래 용도가 있으므로 식물성 기름처럼 범주 자체를 회피할 필요는 없다. 문제는 섭취량이다.

정제 탄수화물은 이른바 '깡통 칼로리' 식품이다. 열량만 많고 영양은 부족하다는 뜻이다. 정제 탄수화물은 소화에 다소 시간이 걸리는 여타 복합 영양소가 부족해서 아주 빠르게 몸에 흡수된다. 그래서 정제 탄수화물이 많이 든 음식을 먹으면 혈당과 인슐린 수치가 빠르게 오른다. 고혈당은 세포조직에 좋지 않다. 당화$_{glycation}$ 과정이 빨라진다. 당화는 많은 조직, 특히 관절과 피부의 노화를 앞당긴다.

당분과 정제 탄수화물로 만든 식품은 과식하기 쉽다는 단순한 이유로도 문제가 된다. 단 음식과 전분질 탄수화물 음식은 중독성이 있다는 걸 기억하자. 밤톨만큼만 먹자는 원래 계획이 수박만큼 먹고서 후회하는 결과로 바뀌기 쉽다. 이런 나쁜 탄수화물조차 식물성 기름만큼 해롭지는 않다. 당뇨병(또는 당뇨전단계) 환자만 아니라면 가끔 소량으로 즐기는 정도는 괜찮다. 먹는 양을 스스로 통제할 수 있다는 자신감이 중요하다.

단 음식과 음료를 단박에 충전되는 에너지원으로 생각하는 사람이 많다. 실제로는 초단기 동안만 유효한 에너지 폭발이다. 혈당이 치솟으면 인슐린이 급증한다. 인슐린은 혈관의 끈적끈적한 당분을 제거한다.

혈류의 과잉된 당분을 재빨리 지방세포로 보내 체지방으로 바꾸는 것이다. 따라서 당분이란 정확히 말하면 즉석 에너지원이라기보다는 즉석 체지방인 셈이다. 혈당이 치솟으면 인슐린이 홍수처럼 밀려오곤 한다. 인슐린이 혈당을 아래로 마구 찍어 누르면 허기지고 피로해진다. 탄수화물이 가득 든 음식을 먹고 몇 시간 만에 배가 고프거나 피곤해진다면 그건 지방세포에 더 많은 지방이 붙는 느낌이라고 이해하자.

백밀가루와 통밀가루

가장 흔하게 마주치는 정제 곡분은 백밀가루, 즉 하얀 밀가루다. 식품 원재료명에는 그냥 '밀가루'로 표기된다. 영양 정보에 있는 밀가루의 비타민은 원래 있던 것이 아니라 인위로 첨가한 것이다. 많은 소비자가 통밀가루를 더 좋다고 생각할 테지만 실상은 기대와 다르다. 통밀가루도 고도의 제분, 가공 과정을 거쳐 생산된다. 내가 추천하는 종류의 빵이 영양 측면에서 왜 훨씬 우수한지 이제부터 설명해보겠다.

   미국에서는 밀가루를 밀의 배젖으로만 만든다. 전분이 많고 영양은 빈약한 부분이다. 밀알에서 영양소가 많은 배(배아)와 밀기울은 원료 공급 과정에서 따로 분리되어 팔린다. 시장에서 수요가 가장 많은 흰 밀가루를 만드는 데는 배젖만 필요하기 때문이다. 영양이 풍부한 배와 속겨까지 들어가야 하는 소수의 식품을 만들 때는 이 둘을 빻아 배젖으로만 만든 밀가루에 다시 섞는다. 재조합한 밀가루로 만든 제품이라도 식품 원재료명에는 '통밀가루'를 썼다고 표기한다. 이런 방식으로 밀을 가공할 때 생기는 문제는 산화다. 씨앗이 온전한 상태에선 비타민과 지방이 산소로부터 보호된다. 밀 알갱이를 분해했다 다시 조합하면 산소에 노출된다. (보관 환경에 따라) 단 몇 주에서 몇 달 사이에 대부분 영양소가 산화된다. 앞서 살펴본 대로 산화는 영양 가치를 떨어뜨리고 독소를 만들어낸다. 산화된 재조합 통밀가루로 만든 빵에선 쓴맛이 나곤 하는데, 소비자들은 건강한 빵이라서 그렇다고 착각한다.

통밀가루가 건강에 정말 좋으려면 제분한 직후에 먹어야 한다. 빵집에서 제분까지 하지 않으면 쉽지 않은 일이다. 내가 추천하는 빵은 자가 제분 빵집의 빵이나, 가공하지도 산화되지도 않은 온전한 곡물로 만드는 발아곡물 빵이다(다음 장에서 더 자세히 알아본다).

통밀가루는 산화됐고 흰 밀가루는 영양가가 거의 없는 것이 현실이다. 따라서 빵류나 파스타처럼 밀가루가 많이 든 음식은 제한해서 먹는 것이 좋다. 개인적으로 나는 되도록 먹지 않는다. 제한된 섭취 열량을 굳이 깡통 칼로리로 채울 필요는 없다고 생각해서다. 흰 밀가루가 소량만 든 음식이라면 괜찮지만, 나는 파스타, 쿠키, 케이크, 크래커, 프레첼, (감자)칩, 머핀, 시리얼, 파이 크러스트, 도넛, 페이스트리는 물론 평범한 빵도 먹지 않는다(내가 추천하는 빵은 10장을 참조하기 바란다).

이런 식품에는 대개 '몹쓸 여덟 가지' 식물성 기름도 들어 있다. 가끔 즐길 간식거리를 찾고 있다면 이 책 마지막 부분에 있는 '유용한 정보'를 참조하기 바란다. 적어도 식물성 기름을 쓰지 않는 더 나은 제품들을 안내해두었다.

집에서 사용하는 밀가루

흰 밀가루도 그 나름의 용도가 있다는 점을 짚고 싶다. 예를 들어 몸에는 아주 좋은데 입에는 맞지 않는 어떤 식재료가 있다면 밀가루를 살짝 활용한 요리법으로 한결 풍미를 살릴 수도 있다. 뼈 육수에 밀가루 몇 큰술을 넣어 걸쭉한 그레이비소스를 만들어도 좋다. 닭 간을 밀가루에 묻혀 버터에 지지면 맛깔스런 견과류 풍미가 생긴다. 나만의 사워도 빵도 밀가루 없이는 만들 수 없다. 물론, 갓 빻은 통밀가루를 쓴다면 두말할 나위 없이 좋겠지만 말이다(보리나 스펠트spelt, 테프teff 같은 고대 곡물로 만든 빵도 추천한다).

당분 찾아내기

사탕수수로 만든 일반 설탕, 비트 슈거(사탕무당), 꿀, 메이플 시럽, 과일 주스 등의 식품 원재료는 모두 그냥 당분일 뿐이다. 식품 포장에서 찾을 수 있는 다른 당분의 이름이 수십 가지는 더 되지만 다 기억할 필요는 없다. '설탕' 같은 친숙한 표현 말고도 어떤 단어 뒤에 '당'이나 '시럽', '즙' 같은 말이 붙는다면 그냥 당분이라고 생각하면 틀림없다. '맥아당' '콘시럽' '배즙' 등이 다 그렇다. 숨겨진 당분을 찾는 요령을 하나 더 알려주면 '—로스'나 '—오스' 같은 접미사가 붙은 단어가 있는지 살펴보면 된다. '수크로오스(—로오스, 자당)' '프룩토오스(—토오스, 과당)' '자일로스(—로오스, 크실로오스)' '덱스트로스(—로오스, 포도당)' 등처럼 말이다.

"어려서부터 체중 때문에 고생했어요. 학교 자판기에 있는 과자가 너무 먹고 싶어서 동전을 구하려고 나쁜 짓도 했죠. 대학생이 돼서는 하루하루가 나와의 싸움이었어요. 살을 빼려고 다이어트를 하면서 매일 10킬로미터씩 달렸는데, 의지가 흔들리는 순간 바로 체중이 불더라고요. 의대에 진학하고부터는 공부하느라 바빠서 몸무게가 127킬로그램까지 늘었습니다. 씨앗 기름과 가공 탄수화물이 든 음식을 안 먹으니까 곧 27킬로그램이 빠지더군요. 정답을 찾은 거죠."

– 폴 그루얼Paul Grewal, 의사, 《천재의 식단Genius Foods》 저자[3]

단백질 분말, 설탕이나 다름없는 단백질

현대식 식품 가공 공정에선 원재료의 단백질을 추출해 분말로 농축한다. 이 과정에서 단백질의 영양은 줄어든다. 가공 단백질은 아예 걸러내는 것이 좋다. 다음과 같은 예닐곱 가지 이유에서다.

첫째, 온전한 상태의 자연식품이 아니기 때문이다. 가공 단백질은 원재료에서 지방과 탄수화물은 물론, 비타민과 미네랄 및 기타 영양소까지 탈탈 털리듯 제거된 상태다. 한마디로 빈 깡통 단백질에 가깝다. 둘째, 자연식품에서 단백질을 추출하면 아미노산 일부분이 파괴되고 왜곡되기 쉽기 때문이다. 식물성 기름을 추출하고 정제할 때 PUFA가 왜곡되는 방식과 아주 비슷하다고 생각하면 된다.[4] 셋째, 식품에 가공 단백질을 넣으면 원래 있던 다른 성분과 반응해서 산화스트레스 유발 독소가 생길 가능성이 작지 않기 때문이다.[5] 이 문제는 특히 아기에게 심각할 수 있다. 단백질 분말이 창자 세포를 손상시킨다는 사실이 밝혀졌는데도 여전히 유아용 분유 제조에 널리 쓰인다.[6] (미국소아과학회AAP는 부끄러운 줄 알아야 한다. 분유 회사로부터 돈을 받고 분유의 문제 성분을 부모에게 알리지 않거니와, 모유 수유를 할 수 없거나 하지 않는 여성 수백만 명을 위한 대체품도 개발하지 않는다.)[7] 넷째, 단백질 분말에 다른 성분이 섞이거나 오염돼도 소비자가 알 길이 없기 때문이다.[8] 다섯째, 단백질 성분을 허위로 알리거나 과장하기 때문이다.[9] 현재로선 가공 단백질 제조업체가 생산

과정에서 파괴되는 아미노산이나 형성되는 독소의 수준을 평가하거나 공개하지 않아도 된다.[10]

마지막으로, 가공 단백질은 재빠르게 혈류로 들어가 혈중 아미노산 수치를 급증시키곤 한다는 점을 언급하고 싶다. 인간의 몸은 생물학적으로 여기에 대한 준비가 되어 있지 않다. 혈당 스파이크는 당화를 일으켜 생체 조직을 늙게 만든다. 똑같은 일이 아미노산 스파이크 때도 벌어진다. 가공 단백질을 너무 많이 먹으면 그 화학적 특성을 고려할 때 신장 손상이 우려된다. 신장 기능 저하, 고혈압, 신장결석, 통풍 등을 유발할 수 있다.

단백질 분말 찾아내기

헬스장 등에서 '프로틴'으로 불리는 단백질 보충제의 주된 원료가 앞서 설명한 단백질 분말(단백질 파우더)이다. 근력 운동이나 체중 감량 중인 사람에게 근육 강화를 구실로 판매하는 단백질 셰이크나 단백질 스무디가 바로 그런 제품이다. 노인과 유아용 단백질 영양제도 있다. 바쁜 사람들은 걸어 다니면서 식사 대용으로 단백질 바bar를 우물우물 씹는다. 단백질 셰이크와 보조제 등이 사람들의 평균 섭취 열량에서 차지하는 부분은 크지 않아도 그 경제적 가치는 엄청나다. 2022년 판매고가 약 70억 달러에 달했다. 보통 짭짤한 장사가 아니다.[11] (같은 해 미국에서 생산된 대두유 1179만 톤의 판매고가 130억 달러였다.[12])

단백질 분말 없이는 단백질 바를 만들 수 없다. 비건 제품이든, 저탄수화물이나 케토 식단용이든 다 마찬가지다. 채식주의자용 대체육은 주로 대두단백 가공품의 일종인 식물성조직단백TVP으로 만든다. 냉동

식품 제조사는 진짜 고기보다 훨씬 싼 가공 단백질로 제품 속을 채워 단가를 낮추는 요령을 부리곤 한다. 최근에는 고단백질에 저탄수화물인 식품을 찾는 소비자가 많아졌다. 그들을 겨냥해 단백질 분말을 듬뿍 써서 만든 파스타와 빵류, 과자류 간식 제품들이 출시됐다. 단백질 분말을 함유한 이런 식품이 내세우는 영양가는 앞서 설명한 이유로 모두 뻥튀기됐다고 보면 된다. 게다가 더 안 좋은 사실이 있다. 고가공 단백질에는 우리 몸속 장내 미생물군을 망가뜨리는 독성을 얼마간 지닌 성분이 들어 있다.[13] 비록 약한 독성이라 해도 꾸준히 섭취하면 나중에 식품 알레르기와 자가면역질환이 생길 수 있다고 나는 우려한다.

다행히도 이런 성분은 식품 원재료명에 '단백질'이라고 쓰여 있어 알아보기 쉬운 편이다.(우유 단백질의 일종인 카세인casein은 예외다. '카세인'으로 표기된다.) 식품 원재료명에서 자주 보이는 가공 단백질 이름은 우유 단백질, 유청 단백질, 대두 단백질, 난백 단백질, 완두 단백질, 현미 단백질, 식물성조직단백 등이다. 가공도가 가장 낮은 가공 단백질은 단백질 농축물이다. 우유 단백질 농축물이나 대두 단백질 농축물 등이 여기에 속한다. 가장 많이 가공된 형태는 분리 단백질이다. 분리유청 단백질, 분리대두 단백질 등이 있다.

식물성 기름을 회피하는 노력 하나만 열심히 해도 가공식품 섭취가 줄 테고, 그러면 정제 탄수화물이나 단백질 분말을 멀리하려고 딱히 애쓰지 않더라도 이 두 가지 원재료의 섭취를 거의 자동으로 줄일 수 있다. 우리는 이제 식품 공급망에서 나쁜 다른 두 녀석도 알게 됐다. 씨앗 기름을 손절하면 이것들도 더불어 피할 수 있다. 식물성 기름을 생활에서 완전히 지우는 방법을 배워보자.

가공 원재료 3대장의 영양 비교

원재료	열량 대비 영양	잠재 독성
식물성 기름	최소	아주 높음
단백질 분말	그럭저럭	낮음
밀가루, 설탕	최소, 없음	높음

그림표 9-2 현대 식단이 만성질환의 원흉인 까닭을 잘 보여준다. 이 세 가지 초가공 원재료는 자연식품이 원료이지만 원래 함유된 영양소는 사라졌고, 몸에 들어가면 산화스트레스를 일으키는 다양한 독성 작용을 한다. 건강이 나빠지는 건 당연하다. **연구는 더 필요치 않다. 우리에겐 더 나은 음식이 필요하다.**

'몹쓸 여덟 가지' 찾아내기

씨앗 기름을 피해서 식료품을 구입한다든지, 주방 선반과 냉장고에서 씨앗 기름이 든 제품을 찾아 없애는 '주방 디톡스(해독)' 작업을 하고 있다면 식품 포장에 적힌 원재료명을 하나하나 꼼꼼히 읽어볼 수밖에 없다. 사실, 건강해지는 첫 단계이자 가장 쉬운 방법은 어떤 식품이든 구매할 때 영양 정보와 원재료명을 읽는 습관을 들이는 것이라고 말하고 싶다.

식물성 기름이 함유된 뜻밖의 식품이 많으므로 원재료명을 꼭 읽어야 한다. 말린 과일처럼 말이다. 말린 과일에 식물성 기름이 들었다는 사실이 믿기지 않겠지만 정말이다. 땅콩버터에도 들었다. 전자레인지용 팝콘의 이른바 '버터'도 식물성 기름으로 만든다. 이 밖에도 견과류, 회전구이 통닭, 올리브유를 썼다는 마요네즈와 샐러드드레싱, 그래놀라(그것도 '건강한' 고단백 제품에), 참치 통조림, 올리브, 햇볕에 말린 토마토 같은 보존 가공 채소 등도 안심할 수 없다. 심지어 비타민과 혼합 향신료 같은 정말 상상조차 하지 못할 곳에도 식물성 기름의 이름이 보인다. 생수와 주스, 탄산음료, 차 같은 음료만 빼고 모든 식품을 다 의심해 봐야 한다. 그런데 음료 제품에는 식물성 기름만큼이나 건강에 해로운 당분이 꽤 녹아 있을 테니 역시 마시지 않는 편이 좋다.

식품 포장에는 원재료명과 영양 정보가 표기되어 있다. 이 두 정보를 박스 하나로 처리하기도 한다. 포장의 앞면이 아닌 주로 뒷면이나 옆면에 있다. 어디에도 없다면 밑면을 보자. 글씨가 깨알 같다는 점이 안타깝다. 노안이 왔다면 보다가 짜증이 날 수도 있다.

가격으로 짐작하기

건강에 좋은 기름을 찾을 때 가격표를 참고하면 시간을 많이 절약할 수 있다. 상대적으로 가격대가 높은 제품의 원재료명부터 먼저 살펴본다. 안타까운 일이지만 품질은 대체로 가격에 비례한다. 주변의 다른 기름보다 두 배 이상 비싸다면 대개는 건강에 더 좋은 기름이다. 기름 자체가 좋거나 식물성 기름과 섞이지 않은 제품이다. 샐러드드레싱, 마요네즈, 견과류 버터, 해산물 통조림, 파스타 소스 등도 다르지 않다. 그렇더라도 원재료명은 꼭 확인하자!

원재료명 이해하기

식품 포장에 적힌 원재료명에서 몹쓸 여덟 가지 중 하나를 발견했다면 그 양이 얼마나 될지 가늠해본다. 함량이 미미하다면 마음에 드는 제품을 굳이 내려놓지 않아도 될 듯싶다. 하지만 함량이 너무 많으면 어쩔 수 없다. 원재료명의 정보를 정확히 파악하는 요령을 몇 가지 소개한다.

나열 순서

원재료명 목록에서 가장 앞에 나오는 것이 중량 기준으로 가장 많은 성분이다. 두 번째로 적힌 것이 중량 기준으로 그다음 가는 성분이다. 그렇게 차례차례 내려간다. 괄호 안에 나열된 성분에도 같은 원칙이 적용된다. 그래서 해당 제품에 식물성 기름이 얼마나 들었는지 대략 짐작해볼 수 있다.

지방 열량

함유된 지방의 열량이 오롯이 식물성 기름에서만 나오는 제품이 있다. 그러면 식물성 기름의 열량 기여도를 바로 계산할 수 있다(그림표 9-3, 9-4 참조). 지방 공급원이 여러 개라면 계산하기가 좀 까다롭지만, 원재료명에 나열된 순서를 참고하면 어림짐작할 수 있다.

'00% 미만'

빈칸의 숫자는 1이나 1.5 또는 2가 될 것이다. 이런 조건이 붙은 기름은

원재료명 이해하기

나열 순서, 사례①

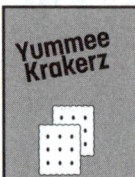

- 원재료명 목록에서 가장 앞에 나오는 것이 중량 기준으로 가장 많이 든 성분이다. 두 번째로 적힌 건 중량 기준으로 그다음 가는 성분이다. 이 규칙은 괄호 안의 하위 목록에도 적용된다.
- 원재료명 목록 중간쯤에서 식물성 기름의 이름이 보이므로, 양이 많지 않겠거니 착각할 수도 있다. 먼저 표기된 성분에 괄호가 길게 달려서 뒤로 밀렸을 뿐, 실제로는 두 번째 성분이다.
- 원재료 1~3위를 보면 짐작할 수 있듯, 이 크래커는 거의 밀가루와 씨앗 기름, 설탕만으로 만들어졌다. 뒤에 있는 콘시럽(액상 과당)과 맥아 가루도 당이다.
- 결론: 먹지 않는다.
  (이 원재료명과 영양 정보 목록은 미국에서 실제로 판매되는 인기 브랜드 제품에서 가져왔다. 제품명은 가명이다.)

원재료명:
비표백 영양 강화 밀가루[밀가루, 니아신, 환원철, 티아민질산염(비타민 B1), 리보플래빈(비타민 B2), 엽산], **식물성 기름**(대두유 및/또는 카놀라유 및/또는 팜유 및/또는 부분수소화 면실유), **설탕**, 소금, 팽창제(베이킹파우더 및/또는 인산칼슘), 고과당 콘시럽, 대두 레시틴, 맥아 가루, 천연 향료.

영양 정보 이해하기

Yummee Krakerz 제품의 지방 열량 비율

영양 정보	
1회 제공량[6개, 20g]	
100칼로리	1일 영양 성분 기준치에 대한 비율(%)
지방 5g	7%
포화 1.0g	5%
트랜스 0g	
탄수화물 12g	
섬유질 0g	0%
당분 4g	2%
단백질 1g	
콜레스테롤 0mg	0%
염분(나트륨) 160mg	7%
칼륨 20mg	0%
칼슘 30mg	2%
철분 0.75mg	4%
*5% 미만은 소량, 15% 이상은 다량	

- 왼쪽 영양 정보에서 식물성 기름은 지방 열량의 유일한 공급원이다.
- 이런 경우라면 식물성 기름의 열량 비율을 쉽게 계산할 수 있다.
- 지방 총량은 5g이다. 지방은 그램당 9cal다. 따라서 크래커 6개(1회분)에는 45cal의 지방 열량이 들었다.
- 100cal 중 45cal면 45%다. 따라서 이 유명 과자는 열량의 절반가량이 식물성 기름에서 나온다.

그림표 9-3

원재료명 이해하기

나열 순서, 사례②

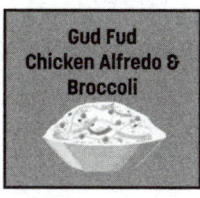

- 대두유가 다른 지방보다 먼저 등장하며, 크림소스 원재료에서 다시 나타난다.
- 다른 지방 공급원: 크림, 치즈
- '2% 이하'라고 표기된 모든 성분은 무시해도 된다.
- 추정: 지방 열량의 절반이 식물성 기름에서 나온다.
- 결론: 먹지 않는다.
  (이 원재료명과 영양 정보 목록은 미국에서 실제로 판매되는 인기 브랜드 제품에서 가져왔다. 제품명은 가명이다.)

원재료명:
자숙 강화 파스타[물, 강화 **밀가루**(듀럼밀 세몰리나, 니아신, 황산제1철{철}, 티아민질산염, 리보플래빈, 엽산), 대두유, 건조 난백], 소스[물, 크림, **대두유**, 파르마산 치즈(저지방 우유, 치즈 균주, 소금, 효소), 우유로 만든 로마노 치즈(배양 저지방유, 소금, 효소), 셰리 와인, 무지방 분유 …… (소스의 나머지 원재료는 모두 '2% 미만')], 뼈 없는 닭가슴살 스트립[뼈 없는 닭가슴살에 갈비살 혼합, 물 …… (치킨 스트립의 나머지 원재료는 2% 미만)], 파르마산 치즈(저온살균 우유, 치즈 균주, 소금, 섬유소 분말, 감자 전분, 효소), 건조 파슬리

영양 정보 이해하기

Gud Fud 간편식 제품의 지방 열량 비율

영양 정보	
용기 하나당 1인분	
제공 규격	한 끼분[369g]
제공량	
열량	440
1일 영양 성분 기준치에 대한 비율(%)	
총지방 18g	23 %
포화지방 6g	30 %
트랜스 지방 0g	0 %
콜레스테롤 60mg	20 %
염분(나트륨) 1040mg	45 %
총탄수화물 43g	16 %
식이섬유 4g	14 %
당분 6g	
첨가당 함량	
1g 미만	1 %
단백질 27g	47 %
칼슘 200mg	15 %
철분 2.8mg	15 %
칼륨 710mg	15 %
비타민 0mcg	0 %

- 왼쪽 영양 정보에서 식물성 기름은 지방 열량의 공급원 중 하나일 뿐이다. 크림과 두 종의 치즈가 나머지 공급원이다.
- 유지방은 대부분 포화지방이고, 대두유는 대부분 PUFA라는 점을 고려하면 지방 열량의 3분의 1이 유지방에서 나온다고 추정할 수 있다.
- 18g의 3분의 2면 12g이다.
- 지방 12g은 108cal다.
- 따라서 전체 열량의 약 4분의 1이 PUFA에서 나온다.

그림표 9-4

뭐든 원칙상 중량 기준으로 해당 수치 미만으로만 제품에 존재할 수 있다. 흔히 화학물질을 녹이는 용매로 쓰이며, 향료, 방부제, 안정제, 보존제, 텍스처화제 등으로 이름이 어렵고 널리 퍼진 식품 첨가물들이다. 수치에 제약을 두는 식물성 기름은 보통 미미한 양이니 걱정하지 않아도 된다.

다른 식품에 포함된 혼합 향신료와 양념

간편식을 제조할 때는 흔히 혼합 향신료와 양념이 뭉치고 굳는 걸 방지하려고 기름에 섞어 개별 포장한다. 이런 양념과 향신료는 보통 중량의 약 1퍼센트가 기름 성분이다. 기름의 용도를 명시해서 "응고 방지용으로 첨가"와 같이 적기도 한다. 때로는 포장의 원재료명에 '혼합 양념'이나 '혼합 향신료' 등으로 표기한 다음, 들어간 온갖 재료를 기름까지 모조리 괄호 안에 적는다.(여기에 기름 이름이 없다면 기름은 들어 있지 않다고 생각해도 된다.) 하지만 때로는 '식물성 기름'이라는 단어가 다양한 향신료와 양념, 소금, 후추 등의 사이에 어지럽게 섞여 있으므로 매의 눈으로 잘 찾아내야 한다. 이렇게 쓰이는 기름은 어떤 경우에도 그 양이 많을 수 없으니 걱정하지 않아도 된다.

말린 과일에 바르는 기름

말린 과일이 서로 엉기고 붙는 걸 방지하려고 표면에 기름을 살짝 바르곤 하는데, 때로는 그 양이 상당하다. 기름의 양을 가늠하려면 포장의 영양 정보에 적힌 총지방 함량을 보면 된다. 수치가 0이라면 무시해도 좋은 정도라는 뜻이다. 하지만 기름은 1그램도 문제가 될 수 있다. 예를 들어, 푸즈투리브Foods to Live라는 브랜드의 말린 블루베리 제품에는 1회 제공량당 해바라기씨유가 1그램씩 들어 있는데, 이는 지방 9칼로리에 해당한다. 제품의 1회 제공분 열량이 90칼로리이므로, 그중 10퍼센트가 기름에서 나온다는 얘기다.

주방 디톡스(해독)

이제 주방에 있는 독성 식품을 정리할 때가 됐다. 소매를 걷어붙이자. 하지만 막상 일을 시작하려고 보면 어디서부터 무얼 어떻게 해야 할지 막막할 수 있다. 다음과 같은 구체적인 정리 목록이 있으면 많은 독자에게 유용할 것 같아 소개한다. 사람에 따라선 필요 없을 수도 있다. '2주간의 도전(11장)'에 나서려고 먹던 음식과 쓰던 식료품을 굳이 다 내다 버리지 않아도 된다. 다음 목록을 실제 정리 작업에 쓰든 안 쓰든, 여하튼 쭉 읽어보면 정리 개념이 더욱 명확해진다. 씨앗 기름이 식생활 요소요소에 얼마나 깊숙이 파고들었는지도 새삼 깨달을 것이다.

평소 즐겨 먹는 수많은 음식에 식물성 기름이 들었다는 사실도 알게 될 것이다. 머핀이나 단백질 바처럼 아침밥 대신 간편하게 먹는 음식에도 많이 들었다. 간식(프레첼, 전자레인지용 팝콘 등)도 예외가 아니다. 간편식(파스타 소스, 냉동식품 등)과 밖에서 포장해온 음식이라면 더 말해 뭐 하겠는가. 그래도 염려할 필요 없다. 답을 찾으면 답이 보인다. 나도 이 책의 '유용한 정보'에 갖가지 대안을 소개해두었다.

인내심이 필요하다. 주방에 있는 온갖 식품을 하나하나 살펴보려면

식물성 기름 정리 목록 사용법

- 주방 싱크대 위아래 수납 공간, 냉장고, 찬장, 팬트리, 다용도실 등에 보관하고 있던 음식과 식재료를 모조리 꺼내 비슷한 부류끼리 분류한다(큰 항목별로 묶어 제목을 붙인다).
- 제품별로 씨앗 기름이 들었는지 확인하고 다음과 같이 표시한다:
  - 씨앗 기름 성분이 없는 제품에는 '√' 표시를 한다.
  - 해당 항목에서 대체품이 필요하면 '대'라고 쓴다.
- 대체품을 찾을 땐 이 책 마지막 부분에 있는 '유용한 정보'의 쇼핑 목록을 참고한다.
- 씨앗 기름이 든 제품은 폐기하거나 기부할 수 있다(많은 사람이 그냥 버린다).

"삶이 바뀌었죠. …… 몹쓸 식물성 기름 여덟 가지를 안 먹었거든요. …… 곡물과 설탕도 줄였어요. 제가 그 일을 해냈다니 믿기지 않네요, 이제는 주방에서 단것을 찾지 않아요. (지방을 태우는) 몸을 만들었으니까요 …… 잠들 때 더는 배가 부대끼지 않아요! 공복에서 편안히 잠자리에 드는 여성이 얼마나 될까요? 우리는 늘 밤에 배가 더부룩했잖아요. 아, 제 얘기에요. 제 나이가 쉰한 살인데, 그동안 늘 밤에는 그랬거든요. 세상에, 다 옛날 일이 됐네요! …… 배가 고프지 않으니, 마치 다른 세상을 사는 기분이랄까요."

- 메긴 켈리Megyn Kelly, 뉴스 앵커[14]

주방 디톡스 목록

조미료, 스프레드, 토핑

_____ ☐ 땅콩버터

_____ ☐ 파스타 소스(마리나라, 알프레도 등)

_____ ☐ 샐러드드레싱
_____ ☐ 마요네즈
_____ ☐ 후무스
_____ ☐ 딥소스
_____ ☐ 시판 과카몰레
_____ ☐ 바비큐 소스
_____ ☐ 핫소스
_____ ☐ 초콜릿 스프레드(누텔라 등)
_____ ☐ 초콜릿 소스
_____ ☐ 휘핑크림, 휘핑 토핑(쿨휩Cool Whip 등)
_____ ☐ 커피 크리머
_____ ☐ 프로스팅(제빵용 아이싱)
_____ ☐ 머스터드 스프레드(일반 겨자에는 기름이 들어가지 않는다)

간식, 디저트

_____ ☐ 견과류 바(트레일 믹스)
_____ ☐ 사탕
_____ ☐ 쿠키
_____ ☐ 도넛, 페이스트리
_____ ☐ 브라우니
_____ ☐ 머핀
_____ ☐ 크래커
_____ ☐ 봉지 과자(채소칩 포함)
_____ ☐ 프레첼
_____ ☐ 전자레인지용 팝콘

유지류

_____ ☐ 식용유, 오일 스프레이

_____ ☐ 쇼트닝(크리스코 등)

_____ ☐ 버터, 스프레드, 마가린(스마트밸런스Smart Balance 등)

냉동식품, 냉장 간편식, 곁들임 음식

_____ ☐ 와플

_____ ☐ 냉동 단품식(린퀴진Lean Cuisine, 마리캘런더스Marie Callender's 등)

_____ ☐ 튀김 간식(치킨너겟, 피시 스틱 등)

_____ ☐ 부리토, 햄버거, 샌드위치

_____ ☐ 만두류, 고기빵류(라비올리, 토르텔리니, 피로시키 등)

_____ ☐ 수프

_____ ☐ 곁들임 음식(감자튀김, 감자볼 튀김, 단품 채소 요리)

_____ ☐ 냉동 피자

_____ ☐ 디저트(케이크, 파이 등)

_____ ☐ 아이스크림(특히 쿠키앤크림처럼 다른 재료가 혼합된 아이스크림)

시리얼, 바bar 형태의 간식

_____ ☐ 상자 시리얼

_____ ☐ 그래놀라

_____ ☐ 아침 식사용 바

_____ ☐ 단백질 바

_____ ☐ 에너지 바

_____ ☐ 페이스트리 토스트(팝 타르트Pop Tarts 등)

통조림, 보존식품

_____ ☐ 참치 및 해산물 통조림

_____ ☐ 수프와 스튜 통조림

_____ ☐ 채소와 콩 통조림

_____ ☐ 말린 과일(건크랜베리, 건포도 등)

_____ ☐ 육포, 어포

_____ ☐ 절임 채소[아티초크하트(속심), 구운 홍고추 등]

_____ ☐ 자연광 건조 토마토

기타 등등

_____ ☐ 맥앤치즈

_____ ☐ 견과류(아몬드, 땅콩 등)

_____ ☐ 씨앗(해바라기씨, 호박씨 등)

_____ ☐ 초콜릿 칩

_____ ☐ 가루 음료(핫초코 등)

_____ ☐ 식사 대용 음료와 단백질 셰이크

_____ ☐ 유아용 분유*

*참고: 유아용 조제 분유에도 식물성 기름이 들어간다. 현재로선 아직 모유 수유 말고는 다른 뾰족한 대안이 없다. 내 홈페이지에 분유 자가 제조법을 올려놓았다. 이 책의 '유용한 정보'를 참고하기 바란다.

제법 긴 시간이 걸린다. 식품 포장에 적힌 원재료명을 더는 확인하지 않아도 되는 확실한 제품에 정착하기까지 몇 차례 시행착오도 겪을 것이다.(제조사가 간혹 원재료를 슬쩍 바꾸기도 하므로 이따금 원재료명을 다시 확인해야 한다.) 복잡한 라벨 읽기도 계속하다 보면 요령이 생긴다. 당신도 조만간 나처럼 매의 눈이 될 것이다.

> **미토콘드리아를 지키는 법**
>
> 우리의 식품 공급망에서 씨앗 기름은 최악의 미토콘드리아 독소다. 씨앗 기름을 피하는 것이야말로 우리가 미토콘드리아를 보호하기 위해 할 수 있는 최선이다. 미토콘드리아의 건강을 유지하기 위한 전략은 명확하고 간단하다. 식물성 기름을 끊으면 된다. 여기에 산화스트레스를 줄이는 전략을 몇 가지 덧붙이면 더 효과적일 것이다.
>
> - 단백질 섭취를 늘린다: 이 책의 '부록 A'에 있는 단백질 섭취량 계산표를 활용해서 단백질 섭취량을 계산해보고 자연식품으로 단백질 섭취를 늘린다. 이 계산표는 단백질 필요량 지침도 제공한다.(단백질 공급원은 10장에서 자세히 설명할 것이다.)
> - 미네랄에 신경 쓴다: 우리 몸속 항산화 효소에는 다양한 미네랄이 필요하다. 철분, 마그네슘, 셀레늄, 망간, 구리 등을 다 음식으로 충분히 섭취할 수 없다면 영양제로 보충해준다. 미네랄 섭취량 평가는 '유용한 정보'를 참고하자.
> - 오메가 과잉을 피한다: 검사한 결과 오메가-3가 심각하게 부족한 경우가 아니라면 나는 생선 기름 보조제를 권하지 않는다.(생선 기름의 산화를 방지하는 방법은 '유용한 정보'를 참고하자.)
> - 환경호르몬을 멀리한다: 미토콘드리아에 영향을 끼치는 환경호르몬은 그야

> 말로 수천 가지나 된다. 그중 가장 강력한 독소만 몇 가지 언급한다. (일부 나라와 주에선 합법적 기호품으로 팔리는) 대마초 등 흡연, 대기오염, (플라스틱 용기에 든 것을 먹거나 마실 때 함께 섭취하게 되는) 프탈레이트, (납, 수은, 비소 등의) 중금속, (선크림에 든) PABA 등이다.
> - 꿀잠과 운동도 미토콘드리아의 건강과 기능 유지에 중요하다.

외식할 때 몹쓸 여덟 가지 기름 피하기

나는 환자들에게 식물성 기름의 독성을 경고하곤 하는데, 그러면 나를 안심시키려고 이렇게 대꾸하는 말을 종종 듣는다. "선생님, 저는 그딴 기름은 먹지 않아요. 우리 집 주방에는 달랑 올리브유만 있는걸요." 건강을 몹시 챙기는 그들이 몸을 해치는 이런 불안정한 기름을 일부러야 물론 먹지 않겠지만, 자신도 모르는 새 섭취하는 양이 상당하다는 사실은 잘 모른다. 회사 식당과 레스토랑과 공항과 호텔에서, 그리고 쇼핑몰과 마트의 포장 음식 코너에선 타인이 당신의 식사를 준비해준다.

음식이 맛있고 주머니 사정에 부담을 덜 주는 식당에는 손님이 몰린다. 이런 처지에서 식당은 올리브유나 버터 같은 전통 유지보다 가격이 훨씬 저렴한 식물성 기름을 써서 수지를 맞출 수밖에 없다. 비단 프랜차이즈 매장만이 아니라 동네 맛집과 큰맘 먹고 가는 최고급 레스토랑에서도 식물성 기름을 사용한다. 미국 내파밸리Napa Valley의 유명한 파인다이닝인 프렌치런드리The French Laundry에서 식물성 기름으로 만든 요리를 먹고 600달러를 낼 수도 있다. 하지만 전통 지방만을 고집하는 동네 작은 이민자 식당에서 16달러를 주고 식사할 수도 있다. 비싸다고 꼭 좋은 음식은 아니라는 얘기다. 전통 지방을 써서 요리하는 식당을 찾는 노력, 그리고 어떤 메뉴를 주문해야 하는지 제대로 아는 안목이 중요하다. 식당 직원조차 어떤 음식에 식물성 기름을 썼는지 아닌지 모를 수 있다.

식당에선 튀겨서 조리하는 사실상 모든 메뉴(튀김면, 양파링, 새우튀김, 치킨너겟, 치킨필레, 일식 덴푸라 등)에 식물성 기름을 쓴다. 튀김옷을 입혔든 아니든, 기름에 푹 담갔든 반만 담갔든 마찬가지다. 식당 주인은 튀김 메뉴를 최대한 많이 넣으려고 한다. 튀김기만 다룰 줄 알면 튀김 조리는 가능하기 때문에 요리사 대신 알바생을 채용해도 문제없다. 튀김기에 재료를 넣고 정해진 시간만큼 기다렸다가 꺼내서 식힌 다음 손님에게 내가면 된다. 이렇게 쉽다 보니, 원래대로라면 기름에 자작하게 굽거나 소테 방식으로 조리해야 할 음식도 그냥 튀김기에 넣고 튀기곤 한다. 닭가슴살 파르미자나 같은 특별한 음식을 주문한 손님은 주방에서 숙련된 요리사가 프라이팬으로 음식을 조리할 거라고 상상하겠지만 말이다. 군만두도 튀김만두로 둔갑한다. 튀김은 최악 중 최악인 음식이다. 식물성 기름은 튀김기 안에서 몇 날 며칠을 계속 가열되며 재사용된다. 미국에선 법적으로 일주일에 한 번은 튀김기 기름을 바꾸도록 규정하고 있지만, 관리 감독이 쉽지 않다 보니 그보다 더 오래 두는 경우도 적지 않다. 내 친구 하나는 (대학에서 경영학을 공부하며) 멋진 프랑스풍 식당에서 일했는데, 주방에서 수년간 튀김기를 다루었지만 기름을 바꾸는 일 같은 건 보지도 듣지도 못했노라고 내게 말해주었다.

레스토랑에선 소스도 식물성 기름으로 만든다. 올랑데즈 소스나 아이올리 소스처럼 전통 방식대로라면 버터나 올리브유로 만들어야 하는 소스도 그렇다. 샐러드드레싱에도 대개 올리브유나 크림 대신 식물성 기름을 쓴다. 또 달걀노른자는 식물성 기름에서 추출한 레시틴이 대신한다.(마요네즈를 활용하는 모든 메뉴에 식물성 기름이 들었다고 보면 된다. 올리브유 마요네즈는 거의 눈에 띄지 않는다.)

식당 주방에선 흔히 채소를 반조리 상태로 준비해놓았다가 나중에 요리에 넣어 완성한다. 이때 대개는 채소를 식물성 기름에 볶는다. 그래서 손님이 음식을 다른 기름이나 지방으로 볶아 달라고 주문해도 식당에선 들어줄 수가 없다. 도넛과 페이스트리, 머핀 등 많은 디저트와 과자를 만들 때도 식물성 기름을 쓴다.

내 환자 중 일부는 종종 긴 휴가를 다녀와서 몸이 되레 편치 않다고 말하곤 한다. 그들은 너무 신나게 놀아서, 아니면 잠이 부족해서 그런 모양이라고 생각했다. 여행에서 돌아온 다음이나 평소보다 외식이 잦은 후에 컨디션 난조를 느낀다면 혹시 식물성 기름을 너무 많이 먹어서 그런 건 아닌지도 고민해볼 만하다.

그렇다고 집밥만 먹기란 또 불가능하다. 누군가와 밖에서 함께하는 식사는 사교 행위이고 사회생활의 일부다. 외식할 때 되도록 독성 지방을 멀리하고 싶다면 꼭 피해야 할 음식들이 있다. 아래에 그 내용을 요약한다. 또한 얼른 끼니를 때워야 하는 상황에서도 건강하게 에너지를 채워주는 지방을 많이 섭취하는 요령도 알려주겠다.

무조건 튀김은 거른다

외식하거나 음식을 포장해오거나 배달을 시킬 때 잊지 말아야 할 중요한 규칙이 있다. '튀긴 음식은 무조건 거른다.' 튀김옷을 입히거나 빵가루를 묻혀서 제대로 튀긴 건 물론, 흥건한 기름에 굽거나 지진 음식도 포함된다. 패스트푸드 매장이나 프랜차이즈, 구내식당 같은 곳에선 보통 본사 공장에서 초벌로 튀겨서 공급한 재료를 현장에서 다시 튀긴다. 두 번 튀기는 것이다. 튀긴 음식은 씨앗 기름에서 나오는 열량이 절반을 웃돌기도 한다. 가열 과정에서 변성된 이런 기름은 심하게 산화되어 몸에 들어가면 질병을 일으킨다고 앞서 언급했다. 조리 과정에서 튀겼는지 어쨌는지 잘 모르겠다면 일단 물어보자. 다음은 대표적인 튀김 음식 목록이다. 입에도 대지 않아야 한다.

- 튀김옷을 입혀서 튀긴 새우, 오징어, 생선 등 해산물
- 빵가루를 묻혀서 튀긴 치킨너겟, 치킨핑거, 커틀릿 등
- 감자칩, 콘칩, 채소칩 등 봉지 과자
- 돈가스, 치킨가스
- 바삭바삭한 타코 셸
- 도넛
- 튀긴 조리빵(추로스, 꽈배기, 고로케 등)
- 감자튀김
- 프라이드치킨
- 해시브라운
- 양파링
- 감자볼 튀김(테이터토츠)
- 일식 덴푸라

굽느냐 찌느냐

앙트레나 곁들임 메뉴는 기름을 쓴 것보다는 기름 없이 굽거나 찐 요리를 선택하는 것이 좋다.

소스와 토핑, 곁들임 메뉴를 선택하는 현명한 방법

마요네즈를 피한다. 마요네즈로 만든 음식(콜슬로, 감자샐러드, 마카로니샐러드, 달걀샐러드, 참치샐러드)도 골라낸다. 타르타르소스, 기름으로 만드는 소스, 찍어 먹는 딥소스, 드레싱(랜치드레싱 같은 하얀색 드레싱을 특히 조심한다), 완성된 음식에 뿌리는 마무리 기름(서브웨이 샌드위치에 뿌려주는 기름과 식초 같은 것) 등도 씨앗 기름으로 만드는 제품이 많으므로 삼간다. 손님이 직접 토핑과 곁들임 메뉴를 고를 수 있게 하는 식당이 많으므로 메뉴를 꼼꼼하게 보거나 직원에게 물어서 건강에 가장 좋은 선택을 한다.(맥도널드에서는 이제 팬케이크가 나오는 맥모닝 메뉴에 버터를 제공한다. 다른 메뉴를 주문할 때도 직원에게 잘 부탁하면 아마 받을 수 있을 것이다.)

외식할 때 풍미를 더하거나 무언가를 조금 곁들이고 싶다면 다음과 같은 것을 요청해보자. [별표(**)는 건강에 좋다는 뜻이다.]

- 아보카도**
- 베이컨
- 버터**
- 코코넛**
- 치즈(슬라이스 치즈, 큐브 치즈, 채 썬 치즈)**
- 크림**
- 크림치즈**
- 과카몰레**
- 핫소스
- 양상추
- 머스터드(갈색 겨자, 디종 머스터

- 드 등)
- 견과류(볶지 않거나 기름 없이 볶은 것)
- 올리브**
- 양파
- 페페론치노 고추
- 고추
- 피클
- 렐리시

- 살사(녹색, 빨간색)
- 씨앗(볶지 않거나 기름 없이 볶은 것)
- 간장
- 사워크림**
- 스리라차소스
- 다마리간장
- 토마토

고단백 식사를 주문한다

햄버거, (빵가루를 묻혀 튀기지 않고) 그릴에 구운 닭고기, 생선 필레(생선튀김이나 참치 통조림 샐러드 말고), 육류 통구이 슬라이스나 햄 조각을 선택한다. 까르니따스carnitas처럼 삶은 고기를 찢어서 만든 요리보다는 스테이크 같은 덩어리 고기를 먹는 편이 낫다.

맛 좋은 재료가 많이 든 샐러드를 주문한다

온갖 재료가 풍성하게 들어간 코브Cobb 샐러드나 특선 샐러드를 고른다. 드레싱은 뿌리지 않는다.('소스와 토핑, 곁들임 메뉴를 선택하는 현명한 방법' 참조)

수프를 먹는다

수프(국)에는 보통 기름이 거의 들어가지 않는다. 크림수프, 일식 된장국, 베트남 쌀국수, 사골국 등이 좋다.(고급 호텔의 치킨수프는 진짜 뼈 육수로 만든다!)

영화관에선 팝콘을 먹지 않는다

팝콘의 '버터'는 진짜 버터가 아니라 버터 맛 기름이다. 팝콘 자체도 카놀라유와 코코넛오일을 섞은 듯한 기름에 튀긴다.

공장제 제과류와 케이크는 외면한다

쿠키와 머핀, 그리고 (동물성 크림이 아닌) 식물성 크림을 쓴 케이크와 디저트는 보통 씨앗 기름으로 만든다.

서둘러 한 끼를 먹어야 한다면?

패스트푸드보다는 다음과 같은 선택지를 찾아본다:

- 포케poke 프랜차이즈
- 한국식 불고기(덮밥이나 빵에 끼워서)
- 초밥
- 아비스Arby's(프랜차이즈이지만 고품질 고기를 쓴다.)
- 회전구이 통닭이나 고기 수프 같은 음식을 함께 파는 식료품점에 들어가본다.

레스토랑을 방문하기 전에 해당 홈페이지에 들어가보는 것도 좋은 생각이다. 식당 직원과 동반인을 신경 쓰지 않고 정보를 얻을 수 있다.

인터넷에서 미리 메뉴를 확인한다

많은 레스토랑이 메뉴 전체를 식당 홈페이지나 포털사이트에 올려놓고 있다. 메뉴를 살펴보다가 식당에서 쓰는 기름이나 특정 요리와 관련해 궁금한 점이 생기면 전화해서 미리 물어봐도 좋다. 다음은 대화하는 요령이다.

대화 요령

레스토랑에서 직원과 얼굴을 마주보고 주문할 때 이것저것 질문해서 말이 길어지는 상황을 싫어하는 사람이 있고, 또 (업무 관련 식사나 첫 데이트처럼) 그래선 안 되는 자리도 있다. 미리 전화해서 궁금증을 풀자. 전화는 식당이 바쁘지 않은 시간이나 브레이크타임에 건다.

전화를 걸어서든 아니면 레스토랑에서 얼굴을 마주보고서든 다음 네 가지 사항을 염두에 두고 잘 소통해보자.

- 씨앗 기름으로 조리한 음식은 먹고 싶지 않다.
- 피하려는 기름의 종류(옥수수기름, 카놀라유, 면실유, 대두유, 해바라기씨유, 홍화유, 포도씨유, 미강유).
- 버터와 유크림, 올리브유는 괜찮다.
- 전화로나 현장에서 응대하는 직원이 주방 사정을 잘 모를 수 있다. 하지만 대신 물어봐줄 수는 있다.

의학적 이유로 씨앗 기름을 피한다고 말할 참이라면 불내증, 알레르기, 섭취 제한 같은 표현을 끼워 넣어도 좋다. 다음은 대화 예시다.

"메뉴 중에 올리브유만 쓴 게 있을까요? 혼합유가 아니라 100퍼센트 올리브 기름이요. 버터도 괜찮아요. 버터 맛 기름이나 마가린 말고 진짜 버터요. 아니면 식물성 기름이나 혼합유가 전혀 들어가지 않은 메뉴가 있으면 그것도 괜찮아요. 혹시 주방에 물어봐주실 수 있을까요?" 식물성 기름이 정확히 뭐냐고 되묻는다면 이렇게 덧붙여야 할 수도 있다. "콩기름, 카놀라유, 옥수수 기름 같은 일반 식용유예요. 제가 불내증이 있어서요."

레스토랑에 이미 누군가와 함께 와서 자리에 앉았고, 사전에 알아본 정보도 없으며, 말이 길어져선 안 될 것 같은 분위기라면 이렇게 짧게 묻는 편이 더 낫다. "주방에서 버터는 뭘로 쓰시나요? 마가린 말고 진짜 버터로 요리한 음식을 먹고 싶은데요, 추천해주시겠어요?"

직원이 손님의 요청을 어떻게든 들어주려고 애썼거나, 전화를 받은 담당자가 시간을 들여서 성의껏 응대해주었다면 더할 나위 없겠지만, 설령 그렇지 않았더라도 반드시 감사 인사를 건넨다. "애써주셔서 정말 감사합니다. 많은 도움이 됐어요." 칭찬은 고래도 춤추게 한다는 걸 기억하자. 이런 감사 표현은 식사 분위기를 북돋우는 데도 도움이 된다. 만약 씨앗 기름이 없는 메뉴를 따로 마련해둔 레스토랑을 발견한다면 셰프에게 특별한 감사를 전하자. 건강한 기름과 지방을 추구하는 당신의 노력과 센스를 인정한다고 말이다.

이런 대화를 유난 떠는 것 같아 민망해하기보다는 씨앗 기름을 몰아내는 운동으로 생각한다면 좀 더 용기를 낼 수 있을 것이다. 식당 쪽에서도 식물성 기름을 피하는 사람이 있다는 사실을 알게 되고, 또 그런 사람이 점점 많아진다면 한결 신경 쓸 수밖에 없다.

10장

치유 식단

이번 장에서 알아볼 내용

- 포화지방과 콜레스테롤, 소금이 풍부한 음식은 건강 개선에 도움이 된다.
- 육류와 유제품은 수천 년간 전 세계에서 인류의 건강한 식단의 근간이 되어왔다.
- 유제품, 동물성 식품, 소금이 건강을 망친다는 주장은 면밀하게 연구해서 얻은 결과가 아니다.
- 당신의 식단을 이런 음식과 영양소로 채우는 방법
- 내 몸을 망가뜨리고 기운을 빼앗는 다른 가공된 정제 성분을 어떻게 피하면 좋을까.
- 병적 배고픔을 첫날부터 해결할 수 있는 식품은?

여기까지 잘 따라와주셨다. 여러분의 식생활도 이젠 새로워질 때가 됐다. 이번 장에서는 사람의 몸에 정말로 필요한 진짜 음식과 만난다.

현대 영양학의 주류 패러다임은 속 빈 강정과도 같다. 무엇을 먹으라고 하지 않고, 무엇을 먹지 말라고 한다. 알맹이가 없는 오늘날의 영양 상식을 따르자면 먹을 수 있는 것이 별로 없다. 이 음식이 이래서 해롭다는 말을 듣고 돌아서면, 저 음식은 저래서 해롭다는 얘기가 들린다. 어떤 의사는 소금, 지방, 콜레스테롤을 먹지 말라고 하는가 하면, 다른 전문가는 달걀, 육류, 효모, 까마중, 콩류, 유제품, 곡물, 밀, 설탕 등을 삼가라고 말한다. 몸에 좋지 않다는 식품의 목록은 한없이 늘어만 간다. 이것저것 다 빼고 나면 안심하고 먹을 수 있는 음식이 한 줌가량 남는다. 건강해지기는커녕 영양실조에 걸릴 지경이다. 물론, 의사와 전문가는 사람들을 도우려고 그렇게 조언한다. 하지만 그들은 우리가 방금 9장에서 살펴본 식물성 기름의 문제를 잘 모른다. 그래서 본의 아니게 식물성 기름이 일으킨 문제를 다른 식품 탓으로 돌렸을 수 있다. 그들도 진실을 안다면 생각이 달라질 것이다. 그들이 비난한 식품은 실로 비난받을 이유가 없다. 소화기 계통의 희귀병이 있거나 명확하게 알레르기를 진단받은 환자 정도만 그런 음식을 가려 먹으면 된다. 그런데 보통 사람들이 이런 음식을 절대로 먹으면 안 된다며 괜한 공포에 떤다. 내가 만난 여러 환자도 원래는 비슷한 압박감에 시달렸다. 먹지 말라는 음식을 못 참고 먹는 바람에 건강이 더 나빠졌다고 믿으며 스스로를 탓했다. 더 안 좋은 사례도 있었다. 영양가 있는 음식이 건강에 좋지 않다고 믿고 먹지 않는 바람에 단백질이나 미네랄 결핍으로 질병이 생겨 몸에 돌이킬 수 없는 손상을 입은 것이다.

이번 장에서 나는 영양과 맛이라는 두 마리 토끼를 다 잡는 식단을 기쁜 마음으로 소개하고자 한다. 마음 졸이지 않고 편히 즐길 수 있는 좋은 음식들이다. 이런 식품은 미토콘드리아와 호르몬의 기능을 원활하게 한다. 또한 몸의 균형을 회복하고 염증을 가라앉히는 데도 도움이 된다.

소금, 지방, 콜레스테롤, 유제품, 육류는 생물학적 측면에서 사람이 꼭 먹어야 하는 식품이다. 하지만 많은 의사가 이런 식품은 건강에 좋지 않다며 먹지 말라고 선의로 권고한다. 음식을 둘러싼 이런 불필요한 공포를 나는 깨뜨리고 싶다. 이번 장이 끝날 때쯤이면 우리 몸을 망치는 공장 식품과 우리 몸에 필요한 진짜 식품의 차이를 정확히 알게 될 것이다.

인류는 원래 무얼 먹고 살았나?

식물성 기름과 그 두 친구인 정제 탄수화물, 단백질 분말을 식단에서 치웠다면 최악의 성분은 없앤 것이다. 이제 건강한 음식으로 채울 수 있는 '열량 공간'이 대거 확보됐다. 이 빈터에 무엇을 채워 넣어야 할까? 골고루 적당히? 우리의 건강한 조상님은 더 나은 식단을 먹었다. 참고할 만하지 않을까?

내가 권장하는 식단은 여느 다이어트 책 내용과는 완전히 다르다. 그렇다고 내가 짠 건 아니다. 아주 건강하게 살다 가신 조상님들로부터 빌려온 식단이다. 그래서 최신 트렌드나 끊임없이 바뀌는 유행과는 거리가 멀다. 가장 오래됐고, 효과가 입증된 건강식이다.

이른바 '조상님 식단'은 과거의 지혜를 존중하는 정신에서 탄생했다. 특히, 온 세계에 걸쳐 인류를 번성하게 해준 먼 옛날의 식생활 원리와 관행에 주목한다. 건강하길 바란다면 조상들이 무엇을 어떻게 먹었는지 알아야 한다는 발상이다. 인류는 특정 방식으로 먹도록 진화했으므로, 그에 걸맞도록 식생활을 지키면 건강해진다는 것이다. 이런 철학은 직관적일뿐더러 과학(유전학의 한 분과인 후성유전학)이 뒷받침해준다. 우리 조상님이 정착 농업 생활을 했건 유목 생활을 했건, 아니면 수렵채집 생활을 했건 오늘날 우리가 존재하는 건 다 그들 덕분이다. 과거에는 인간 수명이 더 짧지 않았냐고 반론을 제기할 수도 있다. 하지만 그건 식단 때문이라기보다는 당시 삶이 물리적으로 훨씬 더 힘들고, 폭력이 난무해서였을 테다. 오늘날 우리가 구축한 기본 의료 자원(감염을 막아줄 항생제와 수술에 필요한 마취제 같은 것들)도 그때는 없었다. 연구를 종합해보면 우리 조상들은 오늘날 우리보다 훨씬 더 긴 '건강 수명'을 누렸고, 70대까지도 독립적이고 활동적인 삶을 살았다.[1] 건강 수명은 일반적인 수명과는 다른 개념이다. 수명은 사람(이나 동물)이 생존하는 기간 전체를 의미하지만, 건강 수명은 한 사람이 대체로 건강한 상태에서 보내는 삶의 기간을 가리킨다. 미국인의 평균 건강 수명은 66년으로, 수명보다 20년 짧다. 오늘날에는 세대를 거칠수록 건강 수명이 더 짧아지고 있다.

  조상님 식생활 철학이 반영된 인기 있는 식단이 두 가지 있는데, 바로 구석기 식단paleo diet과 육식 식단이다. 두 식단이 다 고대인의 식생활을 모방하는 것이 목표다. 특히, 약 1만 년 전에 끝난 구석기 시대의 수렵채집인 식단을 지향한다. 물론, 이런 식단을 뒷받침하는 고고학적 증거는 빈약하다. 인류학자들이 남극대륙을 제외한 모든 대륙에 흩어져 있는 유물을 수천 종 찾아내긴 했지만, 고대인들이 실제로 무엇을 먹었는지 추측하기란 여전히 매우 어렵다. 하물며 구석기 식단을 옹호하는 이들은 구석기 시대 말기부터 (농업을 하면서) 인류의 건강이 나빠졌다고 추정하는데, 그건 사실이 아닐 수도 있다.

나는 또 다른 조상님 식단으로 더 실용적인 것을 선호한다. 구석기 식단보다 나은 장점이 있다고 보기 때문이다. 바로, 비교적 최근에 살았던 조상의 식생활을 모방하는 방식이다. 만성병을 없애주는 식단을 찾으려고 그렇게 멀리까지 역사를 거슬러 올라갈 필요는 없을 듯싶다. 대신, 만성질환이 유행병처럼 번지기 전인 산업화 이전 시대를 산 조상들의 식생활을 따를 만하다. 나는 경력을 쌓는 내내 전 세계의 산업화 이전 음식을 연구했고, 그중 80종의 공통점을 알게 됐다. 그 내용을 인류 식단의 네 기둥으로 정리했다:

1. 조리하지 않은 신선식품을 먹는다.
2. 고기를 먹는다. 껍질, 힘줄, 뼈를 천천히 익혀서 콜라겐 조직의 특별한 영양소를 추출하는 조리법을 포함한다(뼈 육수 등).
3. 발효 식품과 발아 식품을 먹는다. 요구르트, 케피르 발효유, 콤부차, 김치, 발아 견과류, 씨앗, 콩 등이 여기에 속한다.
4. 코부터 꼬리까지 다 먹는다. 동물의 내장도 모두 먹는다.

우리 조상들이 동물을 먹었다는 사실을 기억하자. 동물은 저마다 자기 종에 적합한 먹이를 먹었고, 야외에서 햇볕을 쬐며 시간을 보냈다. 인류는 자신이 마주한 자연환경에서 최대한 영양소를 뽑아먹으며 살았다. 가능하면 모든 것을 먹었다. 동물, 채소, 광물질(미네랄) 등을 가리지 않았다. 그것이 바로 인류가 수십만 년 동안 해온 일이다. 건강한 몸을 만들어서 잘 돌보려는 우리가 여전히 해야 할 일이다.

"선생님 [조언]이 정말로 저를 바꾸었어요. 몸무게가 주니까 기분도 나아지네요. 요즘은 좋은 제품으로 잘 골라서 사요. 예전에는 그러지 않았거든요. 아침에는 달걀, 과일, 채소를 배불리 먹고 신선한 통밀 사워도 토스트를 곁들여요. 점심으로는 수프와 가끔씩 샐러드나 단백질을 먹기도 하고요. 저녁에는 꽃등심과 램찹과 폭찹과 닭고기와 가자미와 브란지노(이탈리아식 농어 소금구이)를 먹죠. …… 감자와 브로콜리랑 함께요. 내키면 파스타도요. 고급 초콜릿과 디저트도 그렇고요. 조금씩이지만요. 간에 닭기름을 발라서 밀가루에 살짝 굴린 다음 바싹 구우면 진짜 맛있어요. 만들기 쉬워서 요리하기도 즐겁답니다. 가끔 걷는 것 말고는 운동을 정말 1분도 하지 않아요. 그런데도 몸무게를 3~4킬로그램 뺐어요. 이렇게 해도 말이 되나 싶다니까요. 정말 식단이 핵심인 걸까요?"

- 제시 와터스Jesse Watters, 미국 폭스뉴스 앵커(휴대폰 문자 내용, 그의 질문에 내가 보낸 답장은 "100퍼센트 그렇죠"였다.)

다량영양소별 섭취량 범위

하루치 열량에서 다량영양소인 지방, 탄수화물, 단백질을 각각 얼마의 비중으로 채워야 하느냐는 질문을 받곤 한다. 이 문제에서도 조상님의 지혜를 지침으로 참고할 만하다. 질문에 답변하자면 개인의 대사 건강에 따라 다르다. 신진대사가 건강하다면 다량영양소별 섭취량의 변화폭이 다소 크더라도 감당할 수 있다. 건강하지 않다면 탄수화물을 더 엄격하게 섭취해야 한다. 상황별 권고치는 다음과 같다:

- **지방 열량**: 하루치 열량의 50~80퍼센트
- **탄수화물 열량**:
  - 인슐린 저항성이 중등도인 경우(HOMA-IR 점수 2.5점 이상): 하루치 열량의 15~20퍼센트(약 50~100그램). 한 끼에 몰아 먹지 말고 적어도 두 끼 이상 나눠 먹는 것이 중요하다.
  - 인슐린 저항성이 경도이거나 없는 경우(HOMA-IR 점수 2.4점 이하): 하루치 열량의 0~40퍼센트(약 0~150그램).
- **단백질 열량**: 하루치 열량의 15~25퍼센트(약 60~150그램).

참고: HOMA-IR 검사에 관한 사항은 이 책의 '유용한 정보'를 찾아본다.

이 분석은 조상님들의 식습관에 근거한 것이다. 조상님 식단에서는 탄수화물 섭취량의 범위가 가장 넓다. 그래서 어떤 영양소보다도 탄수화물을 많이 먹어야 하느냐 아니냐를 두고 논쟁이 치열하다. 인류는 늘 자신이 마주한 자연환경에서 구할 수 있는 음식을 먹었다는 사실을 기억하자. 단백질과 지방이 풍부한 동물은 보통 연중 아무 때나 돌아다녔다. 식물은 그렇지 않다. 그만큼 식물에서 얻는 다량영양소, 즉 탄수화물은 공급이 한없이 들쭉날쭉했다. 탄수화물을 먹으면서도 마음이 편치 않은 사람이 많을 줄로 안다. 하지만 진실은 이렇다. 신진대사를 회복할 때 중요한 과제는 병적 배고픔을 예방하기 위한 식단을 따르는 것인데, 그러자면 탄수화물 섭취량의 범위를 넓게 잡아두는 편이 좋다. 차라리 더 중요한 문제는 어떤 종류의 탄수화물을 먹느냐이다. 이 이야기는 잠시 뒤에 다시 하겠다. 여기서는 여태 짚어본 건강한 지방부터 살펴보자.

지방은 건강한 전통 식재료

내가 먹지 말아야 한다고 말하는 지방은 단 하나, 식물성 기름뿐이다. 다른 지방으로는 얼마든지 건강한 식단을 꾸릴 수 있다.(좋은 지방과 나쁜 지방의 목록은 9장을 참고하기 바란다. 조리 시 유의할 점 등에 관한 내용도 있다.)

1980~1990년대를 산 사람들은 지방에 대한 공포가 뿌리 깊다. 지방을 먹으면 그 지방이 몸에 쌓일 거라고, 또는 지방이 혈관에 껴서 심장 동맥을 막을 거라고 염려해서 그 오랜 세월 동안 지방 섭취를 피했다. 그들에게 지방은 기피해야 할 식재료였다. 지방은 열량이 실제로 당분보다 높다. 일대일로 놓고 보면 당분보다 더 살을 찌우는 것이 맞다. 하지만 지방을 먹으면 당분보다 쉽게 포만감이 인다. 그래서 섭취량이 많지 않기 마련이다. 게다가 앞서 5장에서 살펴보았듯, 섭취한 지방은 혈관 벽에 끼지도 동맥을 막지도 않는다.

현대 주류 영양학은 생명의 근간인 이 영양소에 누명을 씌웠다. 지방을 온갖 질병의 원흉으로 매도했고, 그렇게 해서 사람들이 인류 문화의 지혜를 스스로 버리도록 만들었다. 한마디로 비극이다. 전통 조리법은 인류가 전 세계 구석구석에서 살아남을 수 있도록 해준 영양학적 지혜를 반영한다. 전 세계에서 식생활의 중심은 동물성 지방이었다. 이처럼 중요한 식재료인 지방을 먹지 않는 일이 무슨 의무처럼 자리 잡으면서 우리는 조상들이 즐겨 먹던 많은 음식도 즐길 수 없게 됐다. 지금껏 인류는 이런 음식을 먹고서 건강하고 회복력 있는 아름다운 몸을 유지했고 건강한 자녀를 낳았는데 말이다.

지방은 공업용 기름이 아니다

자연의 섭리는 왜 우리가 기름진 음식을 좋아하게 했을까? 동맥에 지방이 쌓이면 어쩌려고 말이다. 물론 그렇지 않아서다. 하지만 앤설 키스는 정반대 주장을 했다. 그는 이런 말로 사람들을 현혹했다. "뜨끈한 그리스 기름(끈적끈적한 윤활유)이 차가운 파이프 안에선 굳어버리죠? 우리 동맥에도 지방이 그렇게 낍니다." 우리 몸은 그렇게 작동하지 않는다.

5장에서 나는 우리 몸을 도는 지방단백질을 짧게 다루었다. 지방 운송체인 이것은 신체 조직 전반에 쓰이도록 콜레스테롤을 전달한다. 하지만 산화로 파괴된다. 흡연과 씨앗 기름이 모두 지방단백질을 산화시키고 동맥에 반(플라크)을 형성한다. 앞서 살펴본 내용이다. 이 두 가지를 예방하면 동맥은 치유될 수 있다.

지방 섭취를 끊어서 동맥의 지방을 줄여야 한다고 생각할 수도 있다. 그 지방이 식물성 기름이라면 맞다. 하지만 건강한 지방을 섭취하지 않으면 혈액에 중성지방이 늘어나기 쉽다. 식물성 기름과 탄수화물(특히 과당)은 모두 혈중 중성지방 수치를 확실하게 높인다. 높은 중성지방 수치는 동맥 지방과 심장발작하고 연관성이 있으므로 좋지 않다.

건강한 지방의 유익성

에너지

포화지방과 단일불포화지방이 풍부한 식품은 미토콘드리아의 연료로 이상향이다. 저혈당증을 예방해서 두뇌 기능을 원활하게 유지하고, 사람들이 간식을 찾지 않게끔 한다. 건강한 지방이 든 식사는 미토콘드리아를 치유한다.

신진대사를 치유한다

미토콘드리아를 치유하는 연료가 공급되면 혈당 설정점이 정상으로 되돌아가기 시작한다. 이것이 대사 건강의 핵심이다. 더불어 탄수화물을 적절히 섭취하면(잠시 뒤에 설명할 것이다) 당뇨병과 인슐린 저항성을 다스릴 수 있다.

맛

진짜 요리사는 지방을 풍미 있는 식재료로 여긴다. 깨어 있는 요리사라면 그 지방에서 식물성 기름은 제외할 것이다. 식물성 기름은 풍미를 죽인다. 물론, 감자튀김이나 새우튀김같이 전분이 있는 재료를 식물성 기름에 튀기면 뜨거운 상태에서 바삭바삭한 만족스러운 식감을 선사한다. 하지만 같은 재료를 요리에 적합한 지방인 우지 등에 튀기거나 프라이팬에서 버터로 지진다면 맛이 더욱 좋다고 장담한다.

건강한 지방이 든 식사를 준비하는 법

- 건강한 지방으로 요리한다(9장에서 '멋진 열두 가지'의 명단을 확인한다.)
- 버터, 크림, 치즈, 유지방(무지방이나 저지방이 아닌 우유와 요구르트)을 사용한다. 음식은 버터로 조리한다. 땅콩버터 샌드위치에는 잼 대신 크림치즈를 더한다. 커피에는 가짜 커피 크리머나 우유를 섞는 대신 크림을 올린다. 생선과 닭고기 같은 살코기 요리를 치즈나 코티지치즈, 요구르트로 마무리하면 훌륭하다. 크림이 듬뿍 든 치즈와 요구르트는 디저트로도 그만이다.
- 아보카도, 코코넛, 견과류를 사용한다. 특히 아몬드와 피칸, 헤이즐넛, 땅

콩이 좋다.

- 어떤 동물성 지방의 품질이 가장 좋은지 알아보자. 상대적으로 PUFA가 많이 든 동물성 지방이 있는데, 이런 지방을 먹으면 우리 몸을 PUFA 과잉으로 만들 수 있어 썩 좋지는 않다. PUFA 함량이 상대적으로 낮은 사료를 먹여서 키운 동물의 지방이라면 가장 좋기야 할 것이다. 안타깝게도 축사에서 사육된 돼지와 가금류, 양식된 생선은 PUFA 함량이 높은 옥수수와 대두박 사료를 먹는다. 이제부터 설명할 육류는 따로 언급하지 않는 한 PUFA 함량이 높은 순서다. 목록 아래에 있을수록 PUFA가 적다. 일반적인 사육 환경이라고 전제한다.(자세한 내용은 356쪽 '좋은 단백질: 육류 자연식품과 식물성 단백질' 참조)
    - **기름진 양식 물고기**: 양식 연어 같은 기름진 생선의 지방산 구성은 대중없다. 먹이가 대중없어 그렇다. 구태여 이런 생선을 먹을 필요는 없다.(지방이 적은 생선은 적어도 이 문제에선 괜찮다.)
    - **닭고기**: 붉은 고기보다 닭고기에 PUFA가 더 많다. 자유 방목한 육계라면 상대적으로 괜찮을 것이다.
    - **돼지고기**: 축사에서 사료를 먹은 돼지와 자연의 먹이를 먹은 돼지는 큰 차이가 있다. 야생 돼지는 신선한 채소 말고도 벌레와 버섯, 도토리 같은 견과류를 먹는다. 돼지고기의 맛은 먹이에 따라 달라진다. 축사에서 옥수수와 대두박을 먹고 자란 돼지도 맛이 좋을 수 있지만, 제대로 키운 돼지의 고기 맛엔 비할 수 없다. 돈을 좀 쓰더라도 숲에서 기른 돼지나 이베리코 돼지(이베리아반도가 원산지인 전통 품종)를 맛보는 경험을 누려보면 좋겠다. 이런 돼지고기는 PUFA 함량도 훨씬 낮다. 안심 등 살코기 부위야 맛 차이가 크지 않을지 몰라도, 베이컨을 만드는 삼겹살 같은

부위는 맛이 하늘과 땅 차이다.
- **소고기**: 사육되는 소는 PUFA가 비교적 많은 사료를 먹는다. 하지만 체지방의 PUFA 함량은 낮은 편이다. 풀과 천연 여물을 먹고 자란 소는 개체도 건강하고 고기의 영양가도 높다.
- **양고기**: 양은 곡물을 먹여서도, 실내 축사에서도 키울 수 없다. 그래서 축산업 테두리 안에 있는 양고기는 모두 목초지에서 풀을 먹고 자란 양의 고기이며, 그런 만큼 PUFA 함량이 상대적으로 낮다. 미량 영양소도 상대적으로 많이 들었다.

콜레스테롤이 풍부한 식품의 유익성: 호르몬이 젊어지고 병적 배고픔에서 해방된다

콜레스테롤을 낮추는 씨앗 기름을 장기간 먹으면 몸 전체의 콜레스테롤 수치가 내려간다. 그 정도가 지나치면 성호르몬과 코르티솔, 심지어 DHEA(디하이드로에피안드로스테론, 노화 방지 보조제로 많이 팔리는 에스트로겐과 테스토스테론 같은 호르몬의 전구체)까지도 억제된다. 우리 몸은 콜레스테롤을 만들 수 있지만, 그 기능이 장기간 억눌리면 되살아나는 데 시간이 걸릴 수 있다. 콜레스테롤이 풍부한 음식을 먹으면 호르몬 수치가 더 젊었을 때로 돌아간다. 신진대사를 회복하는 데도 도움이 된다. 나는 50~60대 남성의 테스토스테론 수치가 세 배 증가하고, 여성은 다양한 연령대에서 생리 주기가 정상으로 돌아가거나 기분 변화와 열감 같은 완경 전후 갱년기 증상이 극적으로 감소하는 결과를 지켜보았다.

콜레스테롤은 지방이 아니다. 우리 몸은 콜레스테롤을 에너지원으로 쓸 수 없다. 그런데도 콜레스테롤은 두 가지 중요한 메커니즘으로 병적 배고픔을 가라앉힌다.

콜레스테롤이 풍부한 음식은 어떻게 배고픔을 막아주나?

콜레스테롤은 아주 중요한 영양소다. 그래서 자연의 섭리는 콜레스테롤을 인간의 섭식 과정에서 커다란 포만감을 주는 화학물질 중 하나가 되게끔 했다. 스테로이드에 반응하는 포만감이라 할 수 있다. 그래서 달걀은 서너 개만 먹어도 속이 든든한 반면, 오트밀과 머핀, 도넛, 과일처럼 당분이 많은 고탄수화물 식품은 더 많은 양을 먹어야만 비슷한 포만감에 젖는다. 달걀 세 개는 180칼로리에 불과해도 콜레스테롤이 561밀리그램이나 들었다. 아침에 달걀 세 개만 먹어도 오전을 충분히 견딘다. 던킨의 '애플 앤 스파이스' 도넛은 230칼로리에 콜레스테롤은 전혀 없다. 이것을 먹고 한 시간쯤 지나면 다시 출출해진다. 덧붙이자면, 매주 달걀을 여섯 개 이상 먹는 사람이 달걀을 먹지 않는 사람보다 더 오래 살고 심장발작도 적은 것으로 밝혀졌다. 수만 명을 대상으로 수행한 최소 12건의 대규모 역학 연구와 임상 개입에서 나온 결론이다.[2]

케톤

콜레스테롤이 풍부한 음식은 우리 몸이 케톤을 생성할 수 있도록 뒷받침한다. 콜레스테롤과 케톤은 둘 다 주로 간에서 만들어진다. 하지만 간이 이 두 가지를 동시에 만들진 못한다.[3] 케톤은 체지방을 쓸 수 없는 뇌에 공급하려고 특별히 만드는 연료임을 기억하자. 연구에 따르면 당분을 태우는 것보다 케톤이 더 우수한 연료다.[4] 케톤은 배고픔, 특히 병적 배고픔을 강력하게 억제한다. 간식을 찾아 먹을 생각으로 집중력을 잃고 산만해지지 않게끔 한다. 저콜레스테롤 식단을 먹으면 간은 콜레스테롤 만들기에 바빠서 케톤을 만들 여력이 없다. 그러면 케톤의 좋은 역할도 기대할 수 없게 된다.

콜레스테롤이 풍부한 식사를 준비하는 법

- **달걀**: 원하는 만큼 먹어도 좋다. 달걀을 건강하게 먹는 방법은 노른자가 뻑뻑해지지 않을 정도로 살짝 삶거나 수란으로 반숙하는 것이다. 달걀부침 역시 반숙한다. 버터로 부치면 풍미가 그만이다.
- **간(닭 간, 쇠간 등)**: 일주일에 간을 100~200그램 먹어주면 좋다. 어느 동물의 간이냐보다 건강한 간이냐가 더 중요하다. 간의 색깔을 보면 짐작할 수 있다. 짙은 적갈색이 옅거나 칙칙한 갈색보다 낫다.
- **갑각류(랍스터, 새우, 게)**: 건강한 조리법은 찌거나 건강한 지방으로 (빠르게) 달달 볶는 것이다.
- **유지방과 동물성 지방**: 이런 지방은 9장에서 다룬 건강한 지방일뿐더러 훌륭한 콜레스테롤 공급원이다.

"지금 저는 기쁨의 눈물을 흘리면서 감사 메일을 씁니다. 선생님을 만나고 제 건강, 아니 제 인생이 완전히 바뀌었습니다. 제가 살아온 이야기를 구구절절 다 하지는 않겠습니다. 간단히 말해 저는 이제 음식과 술에 짓밟혀 고통받는 강박적 과식 중독자가 아닙니다. 더는 음식과 술이 저를 지배할 수 없습니다. 저는 이제 건강합니다. 몸에선 힘이 납니다.

그 이유를 압니다!! 선생님의 프로그램은 효과가 있습니다. 제가 성공 사례입니다!" - 폴리 W.

나에게 필요한 단백질

단백질은 근육 형성에만 필요한 영양소가 아니다. 몸속 모든 기관의 모든 세포가 단백질을 요구한다. 미토콘드리아는 단백질로 산화스트레스를 막아줄 항산화 효소를 만든다. 단백질은 건강에 중요한 역할을 한다. 대사 회복에 없어선 안 된다.

하지만 2005~2016년 미국 국민건강영양조사NHANES에 따르면 50세 이상 성인 중 3분의 1이 단백질을 충분히 섭취하지 못하며, 당뇨병 환자의 약 절반은 심각한 단백질 결핍 상태에 있다.[5] 의사들은 단백질 결핍 진단하는 법을 잘 모른다. 단백질 결핍은 통념과는 달리 굉장히 흔하다. 영양실조의 징후인 탈모, 손발톱 부러짐, 백혈구 감소 등을 겪는 환자에게 단백질을 추가로 섭취하게 하면 문제가 해결되는 사례를 나는 많이 보았다. 어려서 단백질을 충분히 먹지 못한 사람은 평생을 작은 키로 살게 된다. 그들은 최대 뼈 밀도가 낮고(골감소증과 골다공증으로 이어진다), 근육량도 적다. 단백질 섭취량이 적은 남성은 키가 작은 것으로 105개국 연구에서 드러났다.[6] 단백질 섭취량이 적으면 또 2형 당뇨병에도 취약해진다. 발병률과 사망률이 모두 올라간다. 사망률은 특히 60세 이상에서 높아진다.[7]

단백질 섭취량을 둘러싼 논의에서 가장 우려되는 부분은 미국 농무부의 영양섭취기준DRI이 너무 부족하게, 무려 40~50퍼센트나 더 낮게 제시되어 있다는 점이다.[8] 정부의 일일권장량RDA 지침은 지금처럼 단백질 대사 연구가 상대적으로 덜 진척됐던 과거 1940년대에 마련된 것이다. 새로운 연구에 따르면 당시 기술로 계산한 단백질 요구량은 "상당히 과소평가된 수준"이라고 한다. 질소평형 계산의 오류로 터무니없이 낮은 수치가 나왔다. 과학자들이 계산을 정정한 다음에도 정부 기관은 권고치를 조정하지 않았다.

사람은 하루에 보통 최소 60~100그램의 단백질이 필요하다. 단백질 필요량과 섭취량을 더 정확히 가늠해보고 싶다면 '부록 A'의 계산표를 참조하자. 이런 수치가 낮게 느껴질 수도 있을 것이다. 인터넷에서 단백질 폭탄 섭취를 주장하는 내용은 다 보디빌더를 대상으로 한다는 점을 알아두자. 원하는 형태로 근육을 불리려고 몸에 일종의 생물학적 편법을 쓰는 것이다. 건강을 좇는 것과는 다른 얘기다.

단백질과 정치

건강에 좋은 고단백 식품을 살펴보기 전에 단백질 섭취와 관련해 종종 제기되는 주장들, 특히 동물을 먹는 것이 환경에 나쁘고 고기가 암을 유발한다는 발상에 대해 좀 이야기해볼까 한다.

환경을 우려하는 목소리부터 다뤄보자. 요즘은 많은 사람이 '식품 사슬 아래에 있는' 식품을 먹는 것이 옳다고 생각한다. 그들은 특히 소를 사육하는 활동이 지구 온난화를 촉진하므로 소고기를 먹지 말자고 말한다. 이런 주장은 한마디로 구더기가 무서워 장을 담그지 않겠다는 얘기다. 단백질의 영양학적 필요성을 먼저 명확히 인지해야 한다. 단백질 섭취량이 정부의 현재 권장치보다 더 늘어야만 하는 상황에서 붉은 고기가 아주 몸에 좋은 식품인데도 먹지 않는다면, 건강상의 후과가 밀려들 것이다. 이런 문제를 다룰 때는 건강 문제도 함께 고려하고 논의해야 한다.

환경을 생각해서 소고기를 먹지 말자는 주장에는 우리가 이미 단백질을 넘치게 많이 먹고 있으므로 섭취량을 줄여도 괜찮다는 전제가 깔려 있다. 그렇지 않다. 인구의 상당수가 단백질을 충분히 먹지 못한다. 특히 (마른 어린이와 임산부를 포함한) 마른 사람들이 그렇다. 건강에 신경 쓰는 이들, 살을 빼려는 사람들, 쉰 살을 넘긴 인구도 마찬가지다. 단백질이 부족한 그들은 건강이 좋지 않다.

보건 당국이 사람들을 잘못 이끌고 있다. 단일 작물 몇 종(주로 밀과 옥수수, 대두, 쌀, 감자)을 고도로 가공해 만든 기이한 인공 식단에 신선한 과일과 채소 몇 가지만 얹으면 모두가 건강하게 잘 살 수 있다고 믿게끔 했다. 우리는 실제로 지난 수십 년을 그렇게 살아왔고, 건강이 다 무너졌다. 기후 쟁점이나 동물 복지 문제를 해결하려면 큰 틀에서 정직하게 논의해야 한다. 식량과 건강 문제에서 지금까지 해오던 대로 계속 밀고 나간다면 둘 다 무너진다. 이것이 진실이다.

산업 규모의 농축업은 모두 토양을 파괴한다. 땅에서 소를 키우건 밀을 키우건 마찬가지라고 생태학자들은 경고한다. 우리가 계속 여기에 의존해 산다면 생명을 지탱하는 체계의 기반이 흔들릴 수 있다. 인류의 건강을 가장 아래에서 밑받침해준 건 언제나 건강한 땅이었다. 그런 토양은 지구의 다양한 요소가 서로 얽혀 작용한 결과다. 생태학계가 그 실타래를 푼다. 현재 많은 생태학자가 기후 위기를 해결하는 데 동물이 기여할 수 있다고 말한다. 토양에 실제로 탄소를 넣어주는 방식의 농축업 활동이 지금껏 알려진 어떤 기법보다도 효율적으로 보인다는 것이 전문가의 견해다. 이런 방식은 토양의 생산성과 생태계 다양성을 증진할뿐더러 동물의 건강과 복지도 개선할 수 있다.[9] 따라서 인간의 건강에도 유익한 해결책일 터다. 단순히 동물성 식품을 외면하고 완전한 채식으로 전향한다고 해서 거대한 공장형 농축산업이 일으키는 문제를 해결할 수는 없다.

동물성 단백질은 공교롭게도 콜레스테롤의 발자취를 밟아왔다. 보건 당국은 동물성 단백질을 겨냥해 우려를 표명하며 마치 콜레스테롤처럼 악마화했다. 그들의 주장은 과연 얼마나 타당할까?

육류가 암을 유발한다는 우려의 목소리를 살펴보자. 2010년대 초반, WHO는 육류 섭취와 암 사이의 연관성이 있을 가능성을 뒷받침하는 증거들을 살피고자 10개국 전문가 22명으로 구성된 특별조사위원회를 구성했다(위원회는 신선육과 가공육을 모두 조사했다. 신선육은 소고기, 송아지 고기, 돼지고기, 새끼 양 고기, 양고기, 말고기, 염소 고기 등 포유류 근육으로 된 고기였다. 가공육은 붉은 고기뿐 아니라 가금류와 어류, 조개류 등 모든 동물의 고기를 가리키며, "풍미를 살리거나 보존성을 개선하기 위해 염장, 염지, 발효, 훈연 또는 기타 가공을 거친 것"이었다.)

2015년에 위원회는 붉은 고기가 암을 유발할 수 있다는 결과를 내놓았다. 확실한 결론이 아니라 가능성을 제기한 정도였다. "사람에게 암을 일으킬 개연성이 있다"고 정의되는 2A군 발암물질의 짧은 목록에 붉은 고기가 추가됐다.[10] WHO는 붉은 고기가 사람에게 암을 일으킨다고 확인한 것이 아니다. 그런 증거는 없다. 위원회는 고기 섭취와 암 사이에 희미하게 나타난 통계상 연관성을 발견했고, 그래서 동물 연구로 붉은 고기가 암을 유발하는 그럴듯한 메커니즘이 있는지 알아보았다. 연구팀은 그런 것이 있었다고 주장했다. 이런 결정을 내리게끔 한 주요 세부 사항을 몇 가지 살펴보자.

이 보고서 관련 부분에는 동물 연구가 수십 건 언급된다. 일부 연구에선 샘종이라는 일종의 양성종양이 발생하기 쉬운 유전자를 지닌 쥐를 사용했다. 해당 연구에서 소고기가 샘종의 수를 늘렸다.[11] 하지만 샘종은 암이 아니며, 소고기를 먹고 샘종이 늘어난 쥐들은 암에 걸리지 않았다.(샘종이 생기기 쉽도록 개량된 쥐를 대상으로 실험한 연구 결과를 인간에게 바로 대입해서 언급하는 것 자체가 무리다.) 보고서는 종양 경향성 쥐를 대상으로 삼은 많은 연구도 인용하는데, 이런 연구에서 붉은 고기는 다른 식품과 섞지 않으면 암을 일으키지 못했다.[12] 섞은 음식이 마가린과 옥수수기름이었다! 붉은 고기가 암을 유발하려면 어떤 종류의 씨앗 기름 기반 음식과 섞여야만 한다는 점을 언급했어야 한다고 나는 생각한다.

또한 WHO는 직화로 굽는 과정에서 불에 탄 붉은 고기가 어쩌면 진짜 문제일 거라고 말했다. 타지 않게 조리한 붉은 고기는 괜찮다는 뜻이다. 직화 구이 고기의 표면에는 (그릴 자국 같은) 검게 탄 부분이 생긴다. 이 검댕에 발암성 화학 성분이 들었을 수 있다는 우려다. 콕 집어 말하자면 헤테로사이클릭아민heterocyclic amine류와 다환방향족탄화수소polycyclic aromatic hydrocarbon류 화합물이다. 하지만 미국 국립암연구소 등에 따르면 해당 연구에 쓰인 물질의 용량은 "사람이 정상적인 식사로 섭취하는 양의 수천 배에 달한다".[13] 다시 말해, 이런 '발암성' 화학물질이 실제로 동물에게 암을 일으키려면 수천 배에 달하는 농도를 먹어야만 할 터라는 뜻이다. 설령 삼시 세끼 숯검정이 된 고기만 먹고 산다고 해도 그만큼 먹을 수는 없다.

마지막으로 한 가지 짚고 싶다. 고기는 왜 검게 타는가? 산화 때문이다. 붉은 고기와 같은 동물성 식품의 산화가 건강에 미치는 영향이 신경 쓰인다면, 식물 유래 씨앗 기름의 산화가 건강에 미치는 영향에도 신경을 써야 한다.

다음으로, WHO 보고서에 있는 가공육과 암의 연관성에 관한 내용을 살펴보자. 위원회는 가공육을 1군 발암물질로 규정했다. "해당 물질이 사람에게 암을 유발한다고 알려져 있다"라는 의미다. 그렇다면 자료를 한번 보자.

첫째, 가공육과 암 사이의 통계적 연관성은 거의 없다. 있다면 단 한 가지 유형의 암에서뿐이다. 대장암이다. 식도암, 위암, 구강암 등은 모두 관련이 없다. 어떤 발암 추정 물질이 특정 아형의 암하고만 연관될 때 나는 아주 의심스럽다. 정말로 발암성이 있는 화합물이라면 극소수 조직이 아닌 대다수 조직에서 암을 유발하기 때문이다.

둘째, 핫도그 소시지 같은 가공육을 사시사철 매일 먹더라도(대부분의 사람은 그러지 않는다) 결장암의 위험 수준은 약간만 상승하는 것으로 나타난다.[14] 평균 위험률이 5퍼센트인 남성이 매일 핫도그를 먹어도 위험률은 5.8퍼센트로 증가한다. 게다가 중요한 세부 사항 몇 가지를 자세히 들여다보면 여성은 가공육을 아무리 많이 먹어도 암이 생기지 않는다고 나온다. 얼마나 먹든지 간에 말이다. 또, 암에 걸린 남성 중에는 그렇지 않은 남성보다 흡연자가 더 많았다. 진짜 문제는 산화라는 것을 다시금 시사하는 대목이다.[15] 또 다른 연구에서는 가공육 섭취와 초가

공식품 섭취, 그리고 다시 한번 흡연 사이에 강한 연관성이 있음을 밝혀냈다.[16]

요약해보자. 고기와 암은 관련이 없다. 하지만 산화와 씨앗 기름의 암 연관성은 제대로 드러나지 않은 것으로 보인다.

WHO도 붉은 고기를 어린이와 임산부에게 좋은 식품으로 꼽고 있다는 사실을 언급하며 이 논의를 마무리하고자 한다. 붉은 고기가 단백질과 철분, 아연의 좋은 공급원이라는 얘기다. 붉은 고기를 먹지 않는 어린이와 임산부는 이들 주요 영양소 중 하나 이상이 결핍될 가능성이 크다.[17] 그래서 WHO는 6개월짜리 젖먹이 때부터 붉은 고기를 먹이라고 권장한다.[18]

다시 말해 WHO는 영유아와 임산부에게는 붉은 고기를 권장하면서 다른 모든 사람에게는 암을 유발할 수 있으니 먹지 말라고 경고한다. 붉은 고기가 삶의 특정 단계에만 꼭 필요하고, 그때를 벗어나면 해롭다는 뜻일까? 물론, 그렇지 않다. 곤충이라면 사는 동안 필요한 영양소가 바뀔 만도 하다. 애벌레로 시작해 다리와 날개를 가진 생물로 탈바꿈하니 말이다. 하지만 인간은 그렇지 않다. 우리는 똑같은 기관을 지니고 평생을 산다. 영양을 요구하는 사항이 변함없거나 비슷비슷하다.

우려 섞인 통념을 짚어 설명했으니, 이제 좋은 단백질을 충분히 섭취하는 방법을 알아보자.

좋은 단백질: 육류 자연식품과 식물성 단백질

단백질은 자연식품으로 섭취하는 것이 가장 좋다. 그중 최고는 동물성 단백질이다. 뭍과 물에 사는 동물의 근육과 내장 고기 말이다. 동물성 단백질이 식물성 단백질보다 우수하다. 신체의 구성 성분과 기본 단위에서 우리와 포유류 및 물고기가 동일하다는 단순한 사실 때문에 그렇다. 식물은 그렇지 않다. 그래서 식물로 충분한 단백질을 얻으려면 더욱 신중한 식이 계획과 훨씬 까다로운 식이 제한이 필요하다. 게다가 뒤에서 다시 설명하겠지만, 고단백 식물성 식품은 대부분 PUFA가 많이 든 씨앗이라서 식물성 식단을 따르면 PUFA를 피하기 더 어려워진다.

동물성 단백질

소고기

소고기는 어느 부위든 다 훌륭하다. 소고기 다짐육, 스테이크, 국거리, 갈비, 꼬리, 우설은 물론, 양이나 간, 심장 같은 내장 고기도 좋다. 소뼈의 기름진 골수에는 단백질이 적게 들었다. 가장 좋은 소고기는 도축하기 전에 일정 기간 풀을 먹인 소의 고기다. 100퍼센트 목초로 사육한 소고기는 곡물 비육 소고기와는 맛이 꽤 다르므로 원하는 풍미를 내려면 조리법을 약간 바꿔야 할 수도 있다. 인터넷에 관련 내용이 많으므로 참고하기 바란다. 이 책 '유용한 정보'에도 내가 즐겨 찾는 웹사이트를 몇 곳 소개해두었다.

닭고기

닭고기도 모든 부위가 다 훌륭하다. 가슴살, 넓적다리살, 다리, 날개, 닭봉 등이 다 그렇다. 회전구이 통닭도 좋다. 초지에 자유 방목해서 벌레를 잡아먹고 햇볕을 쬔 닭의 고기가 가장 좋다. 껍질과 뼈를 버리지 말고 함께 요리해야 맛도 좋고 영양가도 높다.

갑각류, 조개류, 연체동물

생선가게에서 파는 갑각류와 조개류, 연체동물도 모두 훌륭하다. 게, 가재, 랍스터, 대하, 새우, 오징어, 대합, 굴, 가리비 등인데, 콜레스테롤 공급원으로 아주 그만이다. 콜레스테롤이 많아서 쉽게 포만감을 느낀다. 찌거나, 건강한 지방을 사용해 낮은 온도에서 (살짝) 볶으면 좋다.

유제품

고단백 유제품으로는 우유, 요구르트, 치즈, 코티지치즈 등이 있다(다음 상자 참조).

오리고기

앞서 닭고기를 두고 설명한 내용은 모두 오리고기에도 해당한다.

달걀

달걀은 '완전식품'으로 칭송받는다. 단백질과 콜레스테롤의 훌륭한 공급원이며, 쉽사리 포만감을 안겨준다. 자유 방목해서 맑은 공기를 마시며 자연의 먹이를 쪼아먹은 닭이 낳은 달걀이면 금상첨화다. 달걀뿐 아니라 오리알 등도 좋다.

생선

모든 생선이 훌륭하다. 생선의 모든 (먹을 수 있는) 부위도 훌륭하다. 인기 있는 생선은 연어, 메기, 대구, 가자미, 넙치, 참치(다랑어), 고등어, 농어, 송어, 명태, 만새기 등이다. 양식보다 자연산이 좋다. 틸라피아도 자연산은 건강에 좋다. 양식 생선은 안타깝게도 산업 오염물이 체내에 가득할 수 있다.

양고기
소고기와 마찬가지로 양고기의 모든 부위가 훌륭하다.

돼지고기
소고기나 양고기와 마찬가지로 돼지고기의 모든 부위가 훌륭하다.

칠면조 고기
닭고기와 오리고기에 해당하는 내용은 다 칠면조 고기에도 적용된다.

기타
사슴, 거위, 장어, 물소, 타조, 토끼, 기니피그, 메추라기 등의 고기도 건강에 참 좋은 고단백 동물성 식품이다. 먹을 기회가 많지 않다는 점이 안타깝다.

유제품: 영양 공급이 목적인 자연식품

자연식품 중에서 오로지 영양 공급이 목적인 단 하나의 식품이 바로 젖(우유, 양유 등)이다. 유제품은 이른바 '슈퍼푸드'다. 뼈와 치아를 건강하게 지켜주고, 근육 발달에도 도움이 된다. 비타민 B12와 건강한 오메가-3 지방산을 채워주는 천연 공급원이다. 또한 유제품은 복합 식품이기도 하다. 그 안에 여러 가지가 많이 들었다는 얘기다. 그 다양한 성분 중 하나에 알레르기나 과민반응을 보이는 사람도 당연히 있을 테고, 그래서 우유를 아예 먹지 말자는 주장이 일기도 한다. 하지만 구더기가 무섭다고 장을 못 담그겠는가. 생선, 달걀, 밀, 콩 등에 알레르기가 있는 사람도 있지만 그보다 훨씬 많은 인구가 개의치 않는다. 우유도 마찬가지다. 다만, 우리의 식품 공급망에 가공식품이 많이 유입될수록 우유가 포함된 가공식품 성분에 알레르기를 일으키는 사람이 점차 늘고 있다는 점에는 주목해야 한다.

우유 섭취를 가로막는 문제가 또 있는데, 바로 유당 불내증이다. 알레르기와는 관련이 없는 증상이다. 유당(젖당)은 젖의 주된 당분인데, 유당 불내증이 있으면 유당이 혈류로 흡수되지 않고 장에 남아서 속을 더부룩하게 한다. 그래서 장이 꼬이는듯 아프거나 설사가 나오기도 한다. 갓 태어난 아기의 몸에는 유당을 분해해서 흡수하는 특별한 효소인 락타아제lactase가 있다. 수유 기간이 끝나면 이 효소는 사라진다. 그때가 보통 다섯 살이다. 다섯 살을 넘겨서 유당 불내증이 생긴다면 정상이다. 세계 인구의 대다수가 그렇다. 그런데도 모든 대륙에서 사람들이 다양한 유제품을 즐긴다. 대부분이 발효 유제품이어서 그렇다. 요구르트, 치즈, 사워크림 등이 모두 발효 유제품이다. 중동의 라브네labneh나 동유럽의 케피르 같은 지역 전통 유제품을 찾아 먹어보는 것은 좋은 경험이다. 발효 과정에서 미생물이 배양된다. 미생물은 당분인 유당을 먹고 젖을 발효시킨다. 발효 기간이 길수록 미생물이 먹어 치우는 유당이 많으므로 젖에 남는 유당은 그만큼 줄어든다. 유당 함량이 매우 낮은 체더치즈, 파르마산 치즈, 스위스 치즈 등은 유당 불내증이 있는 사람도 부담 없이 즐길 수 있다. 발효 유제품은 적절한 단백질 섭취를 보장한다.

식물성 단백질

가장 좋은 식물성 단백질 공급원은 씨앗이다.(자세한 내용은 366쪽 '나에게 필요한 탄수화물' 참조.) '씨앗' 하면 우리 머릿속에 자연스레 떠오르는 그 씨앗만이 아니라 견과류, 콩, 곡물 등 다양한 범주의 식품이 모두 식물학적으로 씨앗이다.

다음은 단백질 함량이 높은 식물성 식품이다(총열량에서 단백질이 차지하는 비율 순으로 나열):

- **세이탄(밀고기)**: 단백질 80퍼센트
- **템페**tempeh: 단백질 45퍼센트
- **단단한 두부**: 단백질 40퍼센트
- **루핀 콩(건조)**: 단백질 39퍼센트
- **일본 풋콩(에다마메, 조리)**: 단백질 36퍼센트
- **일본 흑태(구로마메, 건조)**: 단백질 33퍼센트
- **쪼갠 완두콩(건조)**: 단백질 29퍼센트
- **귀리 겨(건조)**: 단백질 27퍼센트
- **라이머**lima **콩(건조)**: 단백질 25퍼센트
- **검은 렌틸콩(건조)**: 단백질 25퍼센트
- **호박씨(건조)**: 단백질 22퍼센트
- **햄프씨드(생것)**: 단백질 22퍼센트
- **일본식 소바(메밀) 면(건조)**: 단백질 21퍼센트
- **스펠트(통곡물, 생것)**: 단백질 17퍼센트
- **밀알(생것)**: 단백질 17퍼센트
- **야생 쌀(줄풀 열매, 건조)**: 단백질 17퍼센트
- **아마란스(건조)**: 단백질 17퍼센트
- **땅콩(기름 없이 볶음)**: 단백질 16퍼센트

- **메밀쌀(생것)**: 단백질 16퍼센트
- **피스타치오(기름 없이 볶음)**: 단백질 15퍼센트
- **퀴노아(생것)**: 단백질 15퍼센트
- **아몬드(생것)**: 단백질 15퍼센트
- **해바라기씨(생것)**: 단백질 15퍼센트
- **불구르bulgur(통곡물, 생것)**: 단백질 14퍼센트
- **테프(생것)**: 단백질 14퍼센트
- **캐슈너트(생것)**: 단백질 13퍼센트
- **헤이즐넛(개암, 생것)**: 단백질 10퍼센트
- **브라질너트(생것)**: 단백질 9퍼센트
- **호두(생것)**: 단백질 9퍼센트

이 목록에서 단백질이 대단히 많은 식물성 식품은 세이탄, 템페, 두부 등으로, 모두 전통 식품이다. 우리 조상님들은 재료의 영양소를 농축하는 방식으로 식품을 가공했다. 현대식 식품과는 다른 가공법이다. 이런 전통 방식이 '단백질'이라는 용어가 생기기도 전에 수천 년 앞서 개발됐다는 점에서 특히 주목할 만하다!

나에게 필요한 탄수화물

탄수화물은 대사가 회복되는 과정에서 중요한 역할을 한다. 몸에 인슐린 저항성이 생기면 정상일 때보다 더 많은 당분이 필요하다. 근육 단

백질이 에너지로 태워지는 상황을 막아야 하기 때문이다. 하지만 그렇게 되면 혈당이 쉽게 치솟고, 생체 조직은 더 빨리 늙는다. 이는 정말로 섬세하게 균형을 맞추는 작용이다. 적절한 유형의 탄수화물을 적기에 섭취하면 혈당이 안정적으로 유지되고, 뇌 기능이 원활해지며, 근육과 먹어서 섭취한 단백질의 낭비를 줄일 수 있다.(다이어트 중이라면 탄수화물을 입에도 대지 않으려고 할 만도 하다. 하지만 탄수화물 단식도 탄수화물 폭식만큼 좋지 않다. 전체 탄수화물이 아닌 정제 탄수화물을 끊는 것이 옳다. 이제 자세한 내용을 설명하겠다.)

(인슐린 대신) '소화가 느린' 탄수화물

'소화가 느린' 탄수화물은 정제 탄수화물보다 영양가가 높고, 소화하려면 더 오랜 시간이 걸린다.(영양학자들은 '저혈당 탄수화물'이라고 하는데, 나는 '저속-소화 탄수화물'이라는 용어를 선호한다. 결과가 아닌 과정을 말해주기 때문이다.) 소화가 느린 탄수화물은 소화계에 장시간 머물면서 혈류에 당분을 조금씩 넣어준다. 당에 의존하는 세포에 안정적으로 당을 공급해서 혈당과 인슐린의 급증을 막는다. 또한, 인슐린이 급증해서 혈당이 감소하는 상황을 방지하여 몇 시간 후에 배고픔과 피곤함을 안기지 않는다.

'소화가 느린' 탄수화물

천천히 소화되는 저속-소화 탄수화물 식품은 크게 다섯 가지 범주로 나뉜다.

- 통곡물
- 콩류
- **견과류와 씨앗**
- **반(半)전분 채소**
- 일부 과일

'소화가 대단히 느린' 탄수화물 식품은 굵은 글씨로 한 번 더 강조했다.

정제 밀가루와 당분이 인슐린을 자극해서 에너지 붕괴를 몰고 온다는 점은 앞서 언급했다. 인스턴트 오트밀 같은 고가공 곡물도 똑같은 작용을 한다. 쌀, 감자, 그리고 과일 대부분도 마찬가지다. 이런 식품은 인간의 열량 공급원으로 쓰이게끔 수천 년간 개량된 탄수화물 폭탄인 셈이다. 다른 자연식품에 비해 영양이 몹시 빈약하다. 따라서 인슐린 저항성을 개선하려고 애쓰는 중이라면 먹지 않는 편이 좋다. '2주간의 도전'을 위한 과정에 이런 식품이 완전히 빠지는 건 아니지만, 그렇다고 많지도 않다. 게다가 메뉴로 올라갈 때는 반드시 지방, 단백질, 섬유질이 든 식품과 짝을 이룬다.

땅콩 같은 식품의 섬유질과 지방, 단백질은 함께 든 탄수화물 성분의 흡수를 늦춘다. 밥을 먹을 때도 같은 원리가 적용된다. 예를 들어, 사과 한 알만 먹어도 혈당이 30포인트 정도(당뇨가 있다면 더) 상승하지만, 사과를 반으로 갈라 땅콩버터를 발라 먹는다면 혈당 상승폭이 절반으로 준다. 볶음밥 재료인 쌀의 소화 흡수를 늦추고 싶다면 밥을 볶을 때 청경채, 셀러리, 완두콩, 달걀, 새우, 땅콩 같은 부재료를 잔뜩 넣으면 된다. 달랑 토스트 한 조각으로 혈당치를 35포인트나 더 올릴 수 있는데, 여기에 스크램블드에그를 얹으면 이 수치가 절반으로 준다. 이렇게 음식을 결합하는 요령은 심지어 탄산음료나 사탕 같은 정크푸드에도 효과를 보인다. 물론, 효과가 썩 좋지는 않다. 결합 효과를 최대한 높이려면 통곡물, 콩, 그리고 곧 추천하는 종류의 빵과 과일 같은 식품에 적용해보자. 제대로 들어맞으면 혈당 스파이크를 완전히 막아주기까지 한다.

    탄수화물 반응, 그리고 탄수화물과 다른 음식을 조합해서 얻는 반응은 사람마다 조금씩 다르다. 우리의 목표는 끼니와 끼니 사이의 병적 배고픔을 가라앉히고 저혈당증을 예방하는 것일 뿐, 혈당 수치를 정확히 예측하는 것은 아니라는 점을 잊지 말자. 당뇨전단계나 2형 당뇨병이 있는 사람이라면 탄수화물 음식을 섭취한 후에 혈당을 검사해서 수치가 급상승하지 않는지 확인하는 방법도 도움이 될 수 있다. 만일 혈당치가 급상승한다면 다음부터는 다른 음식을 먹거나 해당 음식의 양을 줄여야 할 것이다(429쪽 부록 B '간단한 탄수화물 계산법' 참조). 이런 측면에서 연속혈당측정기CGM라는 새로운 장치는 무척 흥미롭다. 다양한 음식이 자신의 혈당에 어떤 영향을 끼치는지 손쉽게 알 수 있다. 미국에서 CGM을 구매하려면 보통 의사의 처방이 필요하지만, 몇몇 기술 회사가 우회하는 길을 제공한다.

침수법

곡물을 포함한 모든 씨앗은 물에 담가 싹을 틔우면 영양이 개선된다. 이런 방식으로 미리 '활성화'해둔 견과류와 씨앗을 살 수 있다. 생것이나 구운 제품에 비해 가격은 다소 비싸지만, 맛도 좋고 몸에는 더 좋다.

말린 콩을 하룻밤 이상 물에 담가두었다가 통조림 콩 대신 사용한다. 물에서 건져 만 하루쯤 더 놓아두고 발아시키면 영양이 더욱 좋아진다.

'소화가 느린' 탄수화물을 먹으려면?

발아곡물 빵

싹을 틔우면 씨앗의 효소가 깨어난다. 저장된 포도당이 비타민과 섬유질, 아미노산 등으로 바뀐다. 발아곡물로 만든 빵이 가장 건강한 빵이다. 보존제를 쓰지 않은 빵이라서 곰팡이가 금세 피기 때문에 냉동해서 판다. 풍미가 뛰어나고 식감이 거칠다. 푹신한 빵만 먹어온 사람은 익숙해지는 데 시간이 걸릴 수 있다. 토스트로 구워 먹으며 적응해보자.

노란색 옥수수 토르티야

멕시코 전통 식품인 토르티야는 옥수수로 만든 노란색과 밀가루로 만든 하얀색이 있는데, 노란색 토르티야가 가공도는 더 낮다. 그만큼 옥수수 반죽masa으로 만든 이 토르티야가 약간 더 건강하며, 혈당 스파이크도 덜 일어난다. 크기 또한 보통 밀가루 토르티야보다 작아서 탄수화물 섭취도 줄일 수 있다. 상자에 담아 파는 바삭바삭한 타코 셸은 식물성 기름으로 만드는 제품이니 헷갈리지 않도록 주의한다.

콩류

콩은 모두 다 건강한 식품이다. 많이 먹는 콩 종류로는 라이머 콩, 강낭콩, 흑태, 핀토pinto 콩, 쪼갠 완두콩, 카넬리니 콩cannellini(흰강낭콩), 병아리콩 등을 들 수 있다. 하지만 요즘 유행하는 콩가루 파스타를 나는 추천하지 않는다. 가공도가 높은 제품이 많은 데다 이상하리만치 풍미가 없다.

통곡물
밀, 귀리, 호밀, 보리, 메밀, 퀴노아, 야생 쌀(줄풀 열매) 등이다.

견과류
땅콩을 비롯해 나무 견과류인 아몬드, 피칸, 캐슈너트, 호두, 마카다미아, 브라질너트, 피스타치오, 헤이즐넛 등이 인기 있다.

견과류 버터
견과류로 만든 버터는 모두 좋은 식품이다. 땅콩버터와 아몬드 버터를 포함해 다양한 견과류 버터가 있다. 매장에서 주문을 받은 즉시 갈아서 만들어주는 땅콩버터라면 가장 좋다. 그다음으로 좋은 땅콩버터는 기름이나 당을 첨가하지 않고 천연 원료로만 만든 제품인데, 천연 기름이 땅콩 고형 성분과 분리된 채 위에 떠서 (먹을 때마다 섞어주어야 하니) 다소 성가시다. 스키피Skippy와 지프Jiff 상표의 땅콩버터 중에는 팜유를 사용해서 기름 분리를 막은 무가당 제품이 있다.

씨앗류
오메가-3 함량이 높아도 PUFA 역시 가득할 것이다. 가장 좋은 씨앗은 호박씨다. 해바라기씨나 치아chia 씨 등 다른 씨앗은 씨앗 기름을 오랜 기간 충분히 끊어서 생체지표를 개선한 다음에 먹을 것을 권한다.

반전분 채소

채소에는 보통 탄수화물이 거의 없다. 그래서 채소만 먹어서는 신체 에너지를 유지하지 못한다. 반면 감자와 옥수수에는 탄수화물이 잔뜩 들었다. 이렇게 전분이 많은 채소를 늘 밥상에 올리는 건 좋지 않다. 채소만 먹어도 에너지를 유지할 수 있되 혈당을 올리지 않는 중간 범주의 채소로는 완두콩, 호박, 익힌 당근, 그리고 땅콩호박butternut squash이나 도토리호박acorn squash 같은 겨울 호박류가 있다. 건강한 지방으로 요리하면 더 좋다.

"다이어트 식단을 따르면서 기분까지 좋아진 건 이번이 처음이에요. 활기가 넘친달까요. 애쓴 것도 없는데 7킬로그램이 그냥 빠졌어요. 제 보디라인이 요즘 끝내줍니다. 다이어트 하는 것 같지 않아요. 저는 이스라엘에서 군대를 제대하고 수십 년을 PTSD로 고생했는데 이제는 거의 다 사라졌어요! 모든 음식이 예전보다 더 맛있다는 게 가장 놀라워요. 가장 좋은 점이기도 하고요. 식단이 효과가 있네요. 아니, 그냥 효과 있는 정도가 아니에요. 사는 게 행복할 만큼 기분이 좋아집니다." - 이선 G.

과일만 못하기는커녕 더 나은 채소

탄수화물 함량이 원래 낮은데 영양이 풍부한 채소는 방금 다룬 반半전분 채소 말고도 많은 종류가 있다. 채소를 선택해서 먹으면 마음이 더 편할 것이다.(감자는 내가 조건부로 권하는 채소다. '반전분 채소' 항목을 참조하자.) 다만, 이런 식물성 식품은 염두에 둬야 할 점이 몇 가지 있다.

달콤한 과일은 조금만 먹는다

요즘 과일은 당도가 참 높다. 비타민과 미네랄을 과일로 섭취한다면 동량의 비타민과 미네랄을 채소로 섭취할 때보다 열량 수백 칼로리를 더 먹게 된다. 신진대사를 회복하는 데 좋은 과일은 달지 않은 과일이다. 덜 달수록 더 좋다. 아보카도, 크랜베리, 커런트(까치밥나무 열매), 코코넛 등이 가장 좋다. 베리류와 멜론도 당 함량이 낮다. 블루베리, 라즈베리, 딸기, 캔털루프 멜론, 감로멜론, 수박도 괜찮다. 과일은 달랑 그것만 먹기보다는 더 영양가 있는 다른 식품에 풍미를 더해주는 용도로 쓰는 편이 좋다. 나는 오래전부터 환자들에게 과일 섭취량을 당분 함량에 따라 제한하자고 권해왔다. 당분 20그램 정도면 섭취 상한선으로 적절한데, 매일 그만큼씩이나 먹으라는 얘기는 아니다. 이 양이 얼마나 되는지 실제 과일을 예로 들어보자. 바나나, 오렌지, 자몽, 사과, 복숭아, 배는 한 개 분량이다. 망고나 파파야는 약 절반이다. 포도는 ¾컵이고, 수박이나 캔털루프 멜론은 약 2컵이다. 건포도, 바나나칩, 말린 체리 같은 건과일은 단 30그램 정도다.

나는 과일을 향신료 같은 보조 식재료로 여기라고 조언한다. 요리에 단맛을 낼 때 과일을 사용하면 근사한 내음과 풍미까지 더해진다. 과일을 디저트로 먹어도 좋다. 하지만 과일을 식사 대용으로 다른 음식을 곁들이지 않고 먹는다면 대개는 금방 다시 배가 고파온다.

저탄수화물 채소는 지방과 단백질하고도 짝을 맞춘다

저탄수화물 채소는 대개 영양가가 매우 높다. 하지만 열량이 턱없이 낮아서 이것만 먹고는 신체 에너지를 유지하기 어렵다는 점을 명심하기 바란다. 이런 채소는 반찬으로 곁들이거나 건강에 좋은 지방이며 단백질(둘 중 하나나 둘 다)과 함께 섭취해야 한다. 저탄수화물 채소로는 양상추, 샐러드용 잎채소 전체, 셀러리, 시금치, 무, 케일, 고추(피망), 토마토, 브로콜리, 콜리플라워, (콩깍지째 먹는) 그린빈(풋강낭콩), 아스파라거스, 생허브 등이 있다.

채소를 살 때는 채소가 냉장실에서 일주일을 버티지 못한다는 점을 고려해야 한다. 일주일에 적어도 한 번 장을 보지 않는다면 차라리 냉동 채소를 쟁이거나 당근, 양파, 셀러리처럼 오래 두고 먹을 수 있는 채소를 산다. 양상추, 루꼴라, 어린순, 케일 같은 잎채소는 금방 물러서 썩으므로 언제 먹을지 계획을 세워야 한다. 피망은 비타민 C가 오렌지주스보다 더 많다. 매일 먹으면 좋다.

유기농 마크보다 (어쩌면) 더 중요한 것

유기농 인증을 받은 과일과 채소는 보통 독성 살충제 및 제초제 잔류물과 기타 환경호르몬이 더 적다는 시험 결과가 있다. 소비자의 기대를 잘 맞춰준다. 하지만 더 중요한 사실이 있다. 농축산물이 신선하고 원래 나야 하는 맛을 내느냐 하는 점이다.

탄수화물은 얼마나 먹어야 할까?

전분질 탄수화물 음식 위주로 밥상을 차리는 건 좋은 생각이 아니다. 파스타 한 접시로 식사를 하지 말고, 파스타를 반찬처럼 먹자. 으깬 감자도 대접에 수북이 담지 말고 반찬 접시에 조금씩 던다. 쌀, 옥수수, 감자는 비교적 영양이 부족하고 열량만 많은 식품에 속하는데, 하필 버터와 소금을 섞으면 정말 맛있어서 과식하기 십상이다. 현미라고 백미보다 영양가가 훨씬 높지는 않다. 고구마가 감자보다 건강에 더 좋다는 통설이 있지만 실제로는 그렇지 않다.

체중 걱정이 없고, 당뇨전단계나 당뇨병 진단을 받지 않았다면 이런 음식을 더 즐겨도 좋다. 다만, 지나치게 많이 먹지 않도록만 신경 쓰자. 몸에 실제로 필요한 영양가 많은 음식도 먹어야 하므로.

인슐린 저항성이 중등도이거나 당뇨병이 있다면 음식이나 음료에 당을 넣는 건 최대한 자제하는 편이 좋다. 설탕은 하루에 티스푼 하나를 넘기지 않아야 한다.

밀가루는 보조 식재료 용도로만 사용한다. 건강한 뼈 육수로 그레이비소스를 만들 때 밀가루를 풀어서 걸쭉하게 한다거나, 간 같은 건강한 식재료에 밀가루를 묻혀서 프라이팬에 지질 때처럼 쓴다. 설탕도 후추 같은 향신료처럼 생각해야 한다. 영양가 있는 음식의 풍미를 살리는 용도로만 사용한다.

아침에 먹는 당분과 탄수화물

달달한 음식이 몸에 가장 해로운 시간대는 바로 아침이다. 단맛은 아침에 중독성이 더 강하다. 게다가 이때 신진대사를 더 엉망으로 헝클어뜨린다. 왜일까? 생체리듬과 호르몬하고 관련이 있다. 사람들이 아침에 많이 먹는 빵, 베이글, 인스턴트 오트밀 등 달지 않은 전분 음식도 사실상 당분이다. 오전 중에 배고픔과 저혈당증을 느낀다면 아침에 이런 음식을 먹었기 때문일 수 있다. 스스로 조절이 안 된다고 느끼면 아예 치워버리는 것이 정답이다.

(적은 양이어도 중요하게 쓰이는) 소금, 허브, 향신료

다량영양소인 건강한 지방, 단백질, 탄수화물에 관한 이야기는 마쳤다. 마지막으로 식탁 주변을 돌아보자. 식탁의 주연은 아니지만, 우리가 더 맛있고 건강한 식사를 할 수 있도록 도와주는 조연들이 있다. 바로 소금과 허브, 향신료다.

소금은 항산화 물질

사람들은 짠맛을 좋아한다. 짠맛은 광물질(미네랄)과 항산화 물질이 있다는 표식이다. 염화나트륨(식용 소금)에 관해 사람들이 잘 모르는 사실이 하나 있다. 강력한 항산화 물질인 소금은 음식뿐 아니라 혈류에서도 효과적으로 산화를 방지한다. 우리 혈액은 아주 짜다. 동맥이 산화작용으로 손상되지 않게끔 혈액에 소금을 넣은 자연의 섭리다.

붉은 고기와 마찬가지로 소금도 누명을 써왔다. 짜게 먹으면 몸에 좋지 않다는 말을 종종 듣는다. 하지만 우리 몸은 혈액의 염분 농도를 조절한다. 너무 짜게 먹으면 갈증이 나서 물을 벌컥벌컥 들이켜고, 신장은 잉여 염분을 소변으로 배출한다.(사실, 소금을 원체 많이 먹기란 쉽지 않다. 너무 짠 음식을 입에 넣으면 삼키지 않고 뱉게 된다.) 반면, 카페인 음료를 너무 많이 마시거나 특정 약물을 복용하면 만성적인 염분 결핍이 일어나서 몸속 나트륨 수치를 끔찍하게 고통스러울 정도로까지 낮출 수 있다. 불필요하게 소금 섭취를 제한하면 불필요한 고통을 어마어마하게 겪게 된다. 혈중 나트륨 수치가 낮아서 병원을 찾는 환자가 매년 300만 명에서 600만 명이며, 그중 약 100만 명이 입원한다.[19] 혈중 나트륨 수치가 높아서 입원하는 사람은 염분 과다로 극심한 탈수나 신부전 같은 심각한 문제가 생기지 않는 한 사실상 없다.

염분과 혈압

소금 섭취를 고혈압과 연관 지어 살펴보는 식이 연구 조사들이 있다. 하지만 이런 분석을 내놓은 연구진은 소금의 양만 집계했을 뿐, 소금과 더불어 다른 무엇을 먹었는지에는 별다른 관심을 기울이지 않은 것 같다.[20] 가공식품에는 소금과 함께 씨앗 기름도 많이 들었다. 그래서 가공식품으로 염분을 섭취할 때는 독성 기름과 정제 탄수화물도 한껏 먹게 된다. 더 나아가, 건강에 신경 쓰는 사람은 염분 섭취를 기피하는 (불필요한) 경향이 있기 때문에 그들과는 달리 섭식 상태가 전반적으로 엉망인 사람이 대개는 소금을 가장 많이 먹게 된다. 이런 방법론적 결함이 조사 결과를 온통 뒤죽박죽으로 만들어서 실제 문제는 가공식품인데도 마치 소금이 원인인 양 보이게 한다.

전문가들의 발언을 꼼꼼히 따져보면 그들도 소금이 실제로 고혈압을 유발한다고는 잘 언급하지 않는다는 점을 알 수 있다. 증거가 없기 때문이다. 미국심장협회 홈페이지에도 소금이 "고혈압을 악화할 '가능성'이 있다"고 쓰여 있다(작은 따옴표는 내가 넣었다). 악화한다가 아니라 악화할 수도 있다는 것이다. 그마저도 고혈압이 있는 경우라는 전제가 붙는다. 다시 말해, 고혈압 환자가 아닌 사람에게 소금을 먹지 않으면 건강상 유익함이 있다고는 주장할 수 없다.

소금이 "고혈압을 악화할 수도 있다"는 말조차 나는 의문스럽다. 소금 섭취를 줄이면 혈압이 정말로 개선되는지를 확인한 임상시험들이 있다. 소수에겐 효과가 있었고, 다수에겐 그렇지 않았다. 저염식 식단이 유익하다는 연구도 다시금 잘 들여다보아야 한다. 연구 참여자들은 소금만 덜 먹었던 것이 아니다. 그들에게 소금 대신 먹으라고 건네준 미네랄 대체제에는 사람들이 평소 충분히 섭취하지 못하는 황산마그네슘이나 염화칼륨 등이 들어 있었다. 이것 때문에 좋은 결

> 과가 나왔다고 해석해야 더 그럴듯하다. 또한 연구 참여자들은 매주 영양 전문
> 가를 만나서 정크푸드를 덜 먹으라는 권고도 들었다. 이런 연구에서 초점은 소
> 금에 맞춰졌지만, 건강이 개선된 진짜 이유는 어쩌면 관심을 덜 받은 다른 변수
> 에 있었을 것이다.[21]
>
> 참고: 심장기능상실이나 신부전이 심하다면 소금 섭취를 제한해야 한다. 심장
> 과 신장은 소금과 물, 그리고 미네랄의 균형을 조절하는 장기다. 이런 기관이 제
> 기능을 하지 못한다면 단지 소금만이 아니라 물, 칼륨, 인산염을 비롯한 모든 성
> 분을 계산해서 섭취하고 몸 상태의 변화를 잘 관찰해야 한다.

많은 요리사가 본인 음식의 특급 비밀이 실은 소금을 원하는 만큼 넣는 것이라고 말한다. 정크푸드 업체들은 입에 착 달라붙는 제품을 만들려고 지방과 소금, 감칠맛 양념을 쓴다는 비난을 듣는다.(감칠맛이란 입에 감기는 맛이다. 간장, 피시소스, 일본 된장, 익힌 버섯, 갈색이 날 때까지 볶은 버터, 우스터소스 등에서 감칠맛이 난다.) 소금과 감칠맛, 인공 향미 증진제가 가공식품의 맛을 한없이 살리는 바람에 먹는 행동을 멈출 수 없게 된다고 비만 전문가들은 한탄한다. 하지만 정크푸드를 끝없이 먹게 되는 까닭은 인공 지방과 가짜 단백질이 진짜 포만감을 안겨주지 못해서일 테다.

이렇게 '풍미를 돋우는' 기술을 건강한 식품에 활용하면 어떨까? 건강한 지방, 소금, 진짜 단백질(또는 진짜 감칠맛)을 결합한다면 가공식품 업계가 만든 정크푸드만큼 자꾸자꾸 먹고 싶어지는 건강식을 스스로 만들 수 있다. 맛도 좋고 진짜 포만감(특히 콜레스테롤이 포만감에 젖게 해준다)도 선사하기에 과식할 일도 그다지 없다. 건강한 식품에는 소금을

마음 편히 사용하자. 비단 식사만이 아니다. 디저트도 그렇게 할 수 있다. 여기에 허브와 향신료를 더하면 호사로운 풍미까지 즐길 수 있다.

허브와 향신료

향채香菜인 허브는 '슈퍼 채소'다. 여타 일반 채소에 비해 중량 대비 영양소 함량이 엄청나다. 하지만 쉽게 무르고 썩는다. 신선한 허브가 음식물 쓰레기로 변하기 전에 빨리 먹어야 한다는 압박감이 밀려온다. 이런 문제를 해결할 묘책이 있다. 허브 모종을 사서 직접 기르는 것이다. 실내에서도 잘 자라는 허브로는 박하(민트), 로즈메리, 타임, 바질, 오레가노, 차이브, 세이지 등이 있다. 화분에서 허브를 키우다가 재미를 붙여 아예 텃밭을 가꾸게 되기도 한다. 한번 시도해보자!

허브 재배까지는 엄두가 나지 않는다면 말린 허브를 사서 써도 좋다. 이탈리아 요리를 준비할 때 허브를 몇 가지만 더해도 굳이 시판 소스를 쓸 이유가 사라진다. 말린 허브의 미네랄 성분은 시간이 흘러도 유지되지만, 비타민은 변질하니 유의하자.

향신료(스파이스)도 허브와 마찬가지로 '슈퍼푸드'다. 향신료에는 보통 미네랄이 잔뜩 들었다. 식재료로 육류나 채소 몇 가지만 있어도 향신료로 다양하게 응용할 수 있다. 예를 들어 닭고기와 양파, 당근, 버섯, 셀러리가 있다면 멕시코풍 향신료를 써서 '텍스멕스'라는 미국식 멕시코 요리를 만들거나, 아니면 중국풍 향신료를 활용해서 매콤한 사천요리 한 접시를 내놓을 수도 있다. 생소한 향신료를 쓰기가 꺼려진다면 익숙한 커리(카레) 같은 것부터 시작해보자. 레바논식 7종 혼합 커리를 갈비에 발라 오븐에 굽거나, 미국 남부식 케이준 양념 믹스로 생선구이를 해본다. 페이스트나 분말 형태로 포장해서 파는 혼합 향신료에는 이산화규소나 말토덱스트린 같은 비영양소 성분이 들어가 있기도 한다. 좋은 성분은 분명 아니지만, 이것 때문에 구매를 포기할 필요까지는 없다. 식료품점 향신료 선반에 있는 병에 담긴 혼합 향신료 정도면 대개 훌륭하다. 음식에 한두 번만 톡톡 뿌려도 한결 맛이 고급스러워진다.

지금까지 좋은 식품과 그렇지 않은 식품에 관해 살펴보았다. 마지막인 다음 장에선 좋은 식품으로 빠르고 간편하게 식사하는 방법을 알아본다. 대사 건강을 위한 길로 들어서는 입구다.

11장

2주간의 도전: 식단 짜기와 간소한 식사

> **이번 장에서 알아볼 내용**

- 2주간 씨앗 기름을 먹지 않는 방법
- 에너지-바, 견과류-바 같은 식사 대용품과 간식, 정크푸드에 의존하지 않고 건강한 식품으로 빠르게 식사하는 법
- 냉장고와 주방 선반에 쟁여놓은 씨앗 기름 식품을 치우는 법
- 병적 배고픔을 예방하며 에너지와 집중력을 올리고 싶다면 무얼 먹어야 할까.
- 병적 배고픔을 꾸준히 예방하면 대사성 당 중독이 차차 치유되며, 게걸스런 식탐이 건강한 식욕으로 바뀐다.
- 진짜 음식에 대한 잘못된 공포를 버려야 가공식품과 병원에 의존하는 삶에서 벗어날 수 있다.

'2주간의 도전'에 여러분을 초대한다. 식물성 기름을 정말로 먹지 않게 될 수 있다는 것을 확인하는 시간이자, 내 몸을 해독하는 첫걸음이다. 이번 장에서는 요리에 서툰 사람도 거뜬히 만들 수 있는 간단한 기본

음식으로 차린 식탁을 만나게 된다. 아침, 점심, 저녁 세끼 식사와 건강한 디저트를 손쉽게 준비해서 즐기는 방법과 팁을 제공한다.

2주라는 짧은 기간이지만 몸의 원기가 회복된다는 느낌을 받을 것이다. 더부룩한 속과 염증이 진정된다. 혈당을 재보면 나아진 수치를 확인할 수 있다. 인슐린 저항성이 개선되기 시작한다는 뜻이다. 2주를 넘겨서도 계속 도전을 이어간다면 좋지 않던 몸 상태가 회복된다. 노화 속도도 늦춰진다. 가공식품에 의존하는 습관에서 먼저 벗어나야 의료 산업에 의존하는 신세에서도 벗어날 수 있다. 힘들여 번 돈을 병원비로 쏟아붓지 말고 진짜 식품을 사는 데 쓰자. 내 몸에 좋은 식품을 마련해 준 생산자에게 내 돈이 간다면 덜 아깝고 더 흐뭇하지 않겠는가.

씨앗 기름을 멀리하기란 쉽지 않다. 작은 발걸음이나마 일단 내딛는 게 중요하다. 씨앗 기름으로 범벅이 된 최악의 식품부터 일단 걷어낸 뒤에, 씨앗 기름이 상대적으로 적게 든 나머지 식품으로 차차 범위를 넓혀간다. 씨앗 기름을 회피하는 건 모 아니면 도의 문제가 아니다. 실제로 나는 상담 과정에서 환자에게 현재 얼마나 씨앗 기름을 멀리하는지, 그 정도를 1~10으로 환산해서 말해 달라고 요청한다. 1이면 전혀 신경 쓰지 않고 먹는다는 것을, 10이면 절대로 먹지 않는다는 것을 뜻한다. '2주간의 도전'은 이 한정된 기간에만이라도 10이 되게 하자는 것이 목표다. 씨앗 기름을 끊었더니 몸과 기분이 모두 훨씬 좋아져서 평생토록 10을 유지하게 되길 바란다.

'2주간의 도전'은 마중물이다. 아침과 점심 식탁의 예시는 진짜 식품으로 얼마나 쉽고 빠르게 식사를 준비할 수 있는지 보여주려는 의도로 마련했다. 이 예시를 참고하면 반조리 식품 봉지를 뜯거나 냉동식품 상자를 여는 대신 직접 식사를 챙기는 습관을 들일 수 있다. 저녁 식탁의 예시에는 일부러 기초 내용만 넣었다. 이렇게 식단 구성의 사례를 제시하는 목적이 근사한 음식의 조리법보다는 <u>스스로 잘 챙겨 먹는 전략</u>을 습득하는 데 도움을 주려는 것이기 때문이다. 물리지 않고 계속 먹으려면 다양하게 응용할 수 있어야 한다. 이 책에서 배운 개념을 토대로 인터넷에 넘쳐나는 수많은 조리법을 잘 선별할 수 있으리라 확신한다.

식탁에선 독성 기름인 '몹쓸 여덟 가지'를 2주 안에도 당장 몰아낼 수 있다. 하지만 체지방에는 여전히 남는다. 체지방 해독에는 훨씬 더 긴 시간이 걸린다. 몸속 지방 18킬로그램 정도당 대략 2년이다. 나쁜 소식이지만, 좋은 소식도 있다. 앞으로 다가올 여러 달, 여러 해 동안 몸이 꾸준히 좋아지는 느낌을 받게 될 것이다. 정신적 능력도 개선된다. 일터에서는 물론 집에서도 머리가 잘 돌아가고 더 맑아질 것이다.

"비행기 조종사인 저는 항상 건강을 챙깁니다. 하지만 체중이 계속 늘고 혈압도 상승하더군요. 선생님 조언은 효과 만점이었습니다. 다섯 달 동안 13킬로그램을 뺐으니까요. 기운이 나니 운동하러 나가는 게 즐거워요. 아내한테도 '함께 외출해서 뭘 좀 할까?'라고 물었더니 아내가 당신 웬일이냐고 합니다. 헬스장에서 함께 운동하는 친구들도 대체 무슨 보약을 먹었느냐고 물어요. 그러면 저는 아마 말해도 못 믿을 거야, 그러죠. 식물성 기름하고 설탕만 끊으면 되는데 말입니다." - 거하드 M.

간식을 찾아 헤매는 사람들을 위해

간식을 찾는 사람은 점점 늘고 하루 세끼를 챙겨 먹는 사람은 더 줄어드는 추세다. 한 조사에 따르면 인구의 60퍼센트 이상이 그래도 여전히 하루 세 끼를 먹는데, 그중 대부분이 세 끼 식사에 간식까지 추가한다고 한다. 내가 진료한 경험을 돌아보면 간식을 먹는 이유 중 하나는 앉아서 차분히 식사할 시간이 없을 만큼 사는 게 바쁘기 때문이다. 이 문제는 간단히 해결할 수 있다. 자리를 잡고 앉아서 먹지 않아도 되는 식사를 마련하면 된다. 이런 현실을 반영해서 '2주간의 도전'에 '간편식 식사' 범주를 마련하여 바쁠 때나 밖에서 다니며 먹을 수 있는 식사를 몇 가지 챙겨 넣었다. 점심 목록 다음에 있다.

간식을 찾는 흔한 이유로 또 한 가지는 병적 배고픔 때문이다. 바빠서 식사 시간을 놓쳤더니 병적 배고픔이 나타난 것이다. 이번 장이 이 같은 문제 해결에도 도움이 될 것이다. 간식을 들고 다니기보다는 간식에 의존하지 않아도 되게끔 배고픔을 예방하는 식단을 따르는 편이 훨씬 낫다. 건강한 간식 같은 건 없다. 이번 장에도 간식에 관한 내용은 없다. 하나 덧붙이자면, 좋은 지방을 먹고 그 유익성을 직접 경험해보길 바란다. 좋은 지방은 에너지와 포만감을 안겨준다. 간식을 먹게 되면 이런 효과는 다 흐지부지된다. 도전의 성과를 최대한 높이려면 다디단 음료와 술도 삼가야 한다.

"선생님 덕분에 인생이 바뀌었어요. (미국 HBO의 TV 토크쇼인) 〈빌 마허의 리얼타임 *Real Time with Bill Maher*〉에 출연하신 걸 보고 곧장 말씀하신

대로 변화를 시도했죠. 석 주가 지나니까 더는 탄수화물이 당기지 않더군요. [1년이 지난 지금은] 몸에서 기력이 넘쳐요. 살이 그냥 쭉쭉 빠지고요. 아무런 노력도 안 했는데 그래요. 오랫동안 궁금했던 인생의 비밀을 발견한 것만 같달까요. 저는 지금처럼 계속 먹고 싶은데, 요즘 제 주치의는 제 콜레스테롤 수치가 높다고 걱정합니다. 그렇다고 주치의 선생님을 바꾸고 싶진 않은데, 어쩌죠?" - 매리사 M.

병적 배고픔을 예방하는 법

완전한 대사 건강으로 향하는 여정은 병적 배고픔을 고치고 나서야 시작된다. 병적 배고픔은 결국 소화가 느린 음식, 즉 소화에 걸리는 시간이 더 긴 음식을 먹어서 에너지를 더 오래 유지해야 해결할 수 있다. 이러면 혈당과 인슐린의 급증, 혈당 강하를 막고 뇌 에너지를 일정하게 유지할 수 있다. 이번 장에선 병적 배고픔을 예방하는 아침, 점심, 저녁 식사 메뉴를 몇 가지 확인할 수 있는데, 이는 단지 예시일 뿐이다. 다음과 같은 원칙에 따라 스스로 식탁을 구성해보자.

1. 에너지 영양소인 지방을 매끼 먹는다(활력을 주는 지방의 목록은 '유용한 정보'를 참조할 것). 매끼 지방을 100~400칼로리 섭취해야 한다.
2. 소화가 느린 탄수화물을 하루에 두 번 이상 먹는다. 달콤한 음식은 되도록 먹지 않는다. 인슐린 저항성을 개선하려면 하루에 이런 음식으로 섭취하는 열량을 160~400칼로리로 제한한다(10장과 '유용한 정보'에서 소화

가 느린 탄수화물 목록 참조). 당분 섭취 열량을 하루 40칼로리 이하로 낮출 수 있다면 인슐린 저항성의 빠른 개선을 기대할 만하다. 단맛을 내는 식품은 뭐든 저녁 식사를 마친 후에 먹는 것이 가장 좋다. 낮 동안에는 우리 몸속 자그마한 탄수화물 저장 가방을 비워서 혈당이 바로 유입될 수 있도록 공간을 확보해둔다. 최악의 시간대는 아침 식사 때이지만, 이 2주 동안은 식단에 흥미를 잃지 않는 것이 더 중요하기에 아침과 점심 식사에도 천연당이 들어간 음식을 선택할 수 있게끔 조치했다.

3. 단백질은 진짜 음식 단백질을 먹는다. 단백질 분말, 단백수해물, 분리 단백질, 가짜 음식 단백질 형태로 단백질을 섭취하지 않는다. '부록 A'의 단백질 계산표를 참고해서 하루에 필요한 섭취량을 확인한다. 하루치 단백질은 한 끼에 몰아서 먹든 두 끼나 세 끼로 나눠서 먹든 상관없다.

4. 간식을 먹지 않는다. 우리 전략의 핵심은 병적 배고픔을 예방하는 식사를 스스로 구성하고 조정할 수 있게 되는 것이다. 끼니 사이사이에 열량이 있는 음식이나 음료를 입에 대면 이런 식사의 효과가 있는지 없는지 결코 알 수 없다. 아침, 점심, 저녁에 건강한 한 끼씩 다 챙겨 먹었는데도 끼니 사이사이에 병적 배고픔을 느낀다면 이튿날에는 지방이나 탄수화물을 더 보태는 방식으로 식사 내용을 수정해야 한다. 음료는 생수나 블랙커피, 차만 마신다.(자세한 전략은 내가 쓴 또 다른 책인《지방연소요법 The Fatburn Fix》을 참고하자.)

> **팁**: 견과류, 큐브 치즈, 케일칩 등 간식으로 먹던 건강한 식품 중 꼭 먹고 싶은 것이 있으면 식사에 곁들여보자.

끼니와 끼니 사이에 배고픔을 해결하는 법

병적인 배고픔만 아니라면 배고픔은 무시해도 괜찮다.(긴가민가하다면 〈그림표 4-1〉을 확인하자.)

병적 배고픔은 사라지지 않으므로 해결해야 한다. 전분질 음식을 얼른 입 속으로 집어넣는다. 프레첼 한두 개면 족하다. 도를 넘지 않는다. 프레첼 두 개만 먹어도 빠르게 분해되고 흡수되어 다음 식사 전까지 혈당을 충분히 유지할 수 있다. 식사 때까지 비교적 긴 시간이 남았다면 더 지속력 있는 음식을 먹어서 에너지 수치를 뒷받침한다. 아몬드 같은 견과류 한 줌(작은 한 줌)은 좋은 선택이다.

간식은 습관적으로 우물거려도 규칙적인 식사는 습관을 들이지 못한 사람이 많다. 이들은 공복으로 보내는 시간을 갑자기 길게 늘이는 일이 몹시 힘들 수 있다. 바로 내 얘기라는 생각이 든다면, 첫 한 주 동안은 씨앗 기름과 다디단 음식을 삼가는 일에만 집중한다. 간식까지 끊는 건 한 주 미룬다. 다시 말해, 앞서 제시한 1~3번 원칙을 일주일간 지킨 다음 4번에 도전한다.

'2주간의 도전' 식사 메뉴 짜기

'2주간의 도전'이라고 하면 아주 도전적으로 들리겠지만, 외려 아주 쉬울 수도 있다. 첫 번째 목표는 자신이 가공식품과 갈라설 준비가 됐음을 증명하는 것이다. 식사 대용인 영양-바, 배달 음식, 즉석식품, 냉동식품, 과자나 정크푸드를 내 인생에서 손절한다. 두 번째 목표는 식단에서 이런 독성 기름을 치우고 나니 얼마나 기분이 좋아지는지를 살피는 것이다. 첫 주에는 속이 편하고 집중력이 좋아졌다고 느낄 것이다. 계속 이어가면 훨씬 더 많은 측면이 개선된다.

내가 알려주려고 하는 건 식사 구상안이지 조리법이 아니다. 단순하고 소박한 식사라서 레서피도 딱히 필요 없다. 또한 이것저것 세세하게 정하지 않고 직접 다양하게 응용해서 즐겁게 먹을 수 있도록 조리법을 열어놓았다. 아보카도 토스트를 예로 들어보자. 10년 전쯤에 꽤나 인기를 끌었던 음식이다. 그래서 인터넷을 찾아보면 아보카도 토스트를 더 맛있고 물리지 않게 만들어 먹는 아이디어가 수백 가지 있다. 식사 구상안에 햄버거 같은 음식도 넣었다. 많은 사람이 햄버거를 만들 줄 알겠지만, 건강에 나쁘다고 생각해서 그동안 외면했을 것이다. 실은 건강에 좋은 음식이니 먹어도 좋다는 것을 알리려는 의도에서 함께 넣었다. '2주간의 도전'을 진행하면서 이 책의 식사 구상안을 따른다면 탄수화물이나 다량영양소를 귀찮게 계산할 필요도 없다. 내가 이미 계산을 마쳤다.

장보기 목록을 짧게 줄이고 싶다면 각 식사 범주에서 음식을 3가지 이하로 고르고, 해당 음식을 한 주 동안 반복해서 먹을 수 있도록 충분한 양을 산다.(2주 치 식품 구매를 한 번에 끝내도 된다. 단, 선택한 식품이 2주를 버틸 수 있는지 확인해야 한다. 냉동육은 가능하지만 냉장육은 안 된다.)

각각의 식사 아이디어 아래에 장보기 목록을 붙여놓았다. 워낙 간소한 음식들이어서 이런 건 필요 없다고 생각할 독자가 많을 줄로 안다. 하지만 직접 장을 봐서 음식을 만들어본 경험이 별로 없는 사람은 뭘 사야 할지도 모를 수 있다. '2주간의 도전'에 성공하려면 간단한 음식을 몇 가지 직접 만들 수 있어야 하는데, 장보기 단계에서 벌써 실패하는 일이 벌어져서는 안 되니 말이다.

우리의 도전은 그저 씨앗 기름을 먹지 않고 2주를 잘 보내는 것이 목표다. 평생 씨앗 기름을 먹지 않게 되면 어떤 삶이 기다리고 있을지 맛보기로 경험하는 2주인 셈이다. 이 기간에는 복잡한 식사 계획이나 새로운 조리법을 추구하지 않는다. 매일 아침마다 계속 똑같은 음식을 먹어도 괜찮다면 그렇게 밀고 나간다. 내 환자 중에 요리라면 소질이 하나도 없다고 고백한 사람이 있었다. 결혼식을 앞두고 살을 빼고 싶었던 그는 석 달 내내 아몬드와 삶아서 파는 깐 달걀만 먹었다. 그리고 우유를 많이 마셨다. 결국 그는 27킬로그램을 뺐다. 정말로 만족스럽고 기분이 좋았던지 몇 가지 요리법을 배우기 시작했다. 8년이 지나니 다양한 요리를 할 수 있게 됐고, 이틀에 한 번꼴로 가족 식사를 준비한다. 요리에 쓰는 육수도 뼈를 직접 고아서 만든다(고대하던 대로 36킬로그램을 더 감량했다).

치유의 길로 들어설 마음을 먹었다면 그 첫걸음을 내디뎌보자. 건강하고 쉽고 빠른 인기 만점의 식물성 기름 탈출 식단을 소개한다.

아침 식사

달걀

달걀 2~3알을 원하는 방식으로 조리해 먹는다. 삶은 달걀이 좋은데 물을 끓여서 삶고 껍질 벗기기가 귀찮다면 마트에서 파는 깐 달걀을 사서 먹어도 된다. 녹인 버터와 소금을 곁들이면 맛이 훌륭하다. 조금 특별하게 먹고 싶다면 간장을 살짝 뿌려본다. 영국에서는 삶은 달걀에 향신료를 뿌리고 렐리시 양념이나 올리브 슬라이스를 얹어서 먹는다. 발아 곡물 빵 한 조각을 곁들여도 좋다.

장보기 목록

- 달걀
  - 선택 사항: 버터, 올리브, 렐리시, 발아곡물 빵(에스겔 빵Ezekiel Bread 등)이나 사워도 빵(혹은 다른 건강한 빵들)

> 팁: 요즘은 슈퍼마켓에서 삶아서 껍질을 깐 달걀을 판다. 바쁠 때 시간을 절약할 수 있다.

아보카도 토스트

건강한 유형의 빵 한두 조각을 사용한다. 아보카도 과육을 슬라이스로 썰어서 얹는다. 통깨 같은 이런저런 멋진 고명을 뿌려본다. 간단히 소금, 후추만 쳐도 좋다. 코코넛 슬라이스, 코코넛 크림도 잘 어울린다.

장보기 목록

- 발아곡물 빵이나 사워도 빵 같은 건강한 유형의 빵
- 아보카도
  - 선택 사항: 통깨 등 시즈닝이나 코코넛 플레이크

> 팁: 발아곡물 빵은 마트의 냉동 코너에서 찾을 수 있다.

계피 버터 토스트

건강한 유형의 빵 한두 조각을 사용한다. 버터와 땅콩버터(아몬드 버터)를 각각 1~2큰술씩 얹고 계피 가루를 뿌린다. 건포도 등 좋아하는 건과일을 뿌린다.

장보기 목록

- 빵
- 땅콩버터나 아몬드 버터
    - 선택 사항: 계피 가루, 건포도 등 말린 과일

연어 크림치즈 토스트

건강한 유형의 빵 한두 조각을 사용한다. 진짜 크림치즈를 펴 바르고 훈제 연어를 얹는다. 허브가 섞인 크림치즈도 괜찮다.

장보기 목록

- 빵
- 크림치즈
- 훈제 연어
    - [참고] 훈제 연어를 좋아하지 않는다면 생략해도 된다.

요구르트

무지방이나 저지방이 아닌 일반 요구르트 1~1.5컵에 신선한 멜론이나 베리류 과일 ¼컵을 섞고 견과류를 뿌린다.(단맛이 필요하면 잼이나 꿀, 건과

일을 사용한다.)

장보기 목록

- 요구르트(일반 요구르트의 맛이 너무 시다면 그릭 요구르트를 사본다. 단맛이 들어가지 않은 플레인 제품, 무지방이나 저지방 제품이 아닌 일반 제품을 산다.)
- 신선한 과일, 잼, 꿀, 말린 과일
- 견과류

> **팁**: 말린 코코넛, 아몬드, 바닐라 추출물도 요구르트와 잘 어울린다. 굳이 설탕을 넣을 필요는 없다.

코티지치즈

요구르트를 좋아하지 않는다면 코티지치즈로 대체해도 좋다. 요구르트와 마찬가지로 무지방이나 저지방이 아닌 일반 제품을 산다. 토핑도 요구르트 항목의 내용과 똑같다.

장보기 목록

- 코티지치즈와 요구르트 항목의 토핑들

트레일 믹스(하루 견과, 한줌 견과)

씨앗 기름으로 볶지 않은 견과류와 말린 과일로 나만의 조합을 만들어본다. 배합 비율은 견과류가 건과일의 세 배를 넘어야 한다.

장보기 목록

- 견과류 1~3종(생 견과류나 발아 견과류, 씨앗 기름 없이 볶은 것)
- 말린 과일 한두 종

> **팁**: 말린 열대과일과 살구가 건베리류와 건포도에 비해 식물성 기름을 겉에 발랐을 가능성이 작다.

(흔들어 섞지 않은) 밀크셰이크

우유에 크림을 한두 큰술 넣는다. 우유와 크림이 반반씩 든 '하프앤드하프half-and-half' 제품을 사서 써도 된다. 여기에 커피, 차 또는 가향 스테비아를 소량 첨가해서 맛을 낸다.(하프앤드하프 한 컵의 열량은 285칼로리지만, 300칼로리짜리 플레인 베이글 한 개를 먹는 것보다 포만감이 더 오래간다.)

장보기 목록

- 우유, 크림, 하프앤드하프 크림우유
  - 선택 사항: 향료(커피, 차, 가향 스테비아)

커피

커피 크리머에는 보통 씨앗 기름이 들어간다. 진짜 유크림을 사용한다. 아니면 크림을 넣지 않고 블랙으로 마신다. 일단은 단 2주 만이다!

> **아침 식사를 굶는 것도 한 가지 방법**
>
> 평소 아침밥을 잘 먹지 않았다면 굳이 챙겨 먹을 필요는 없다. 하지만 점심시간이 되기 전에 오전 공복 상태에서 간식을 먹는다면, 결국 늦은 아침밥을 먹는 것이나 다름없다. 그렇더라도 기왕이면 씨앗 기름이 없는 것으로 먹는다. 삶은 달걀과 트레일 믹스가 직장에 가져가서 먹기 좋다.

점심 식사

샌드위치

건강한 유형의 빵(발아곡물 빵, 사워도 빵)에 샌드위치용 햄을 잔뜩 올리고 좋아하는 종류의 치즈를 얹어 샌드위치를 만들어보자. 아보카도오일을 뿌리거나 올리브유 마요네즈를 바른다. 풍미를 더 올리고 싶다면 겨자나 렐리시로 마무리한다. 고기와 치즈를 많이 넣을수록 속이 더 든든하다. 저탄수화물 샌드위치로 만들고 싶다면 빵을 빼고 햄과 치즈로만 조합한다. 햄과 스위스 치즈, 구운 칠면조와 스위스 치즈, 로스트비프와 프로볼로네 치즈, 구운 닭고기와 프로볼로네 치즈의 조합이 좋다.

    [참고] 샌드위치용 햄은 염분 함량이 높다는 오명을 쓰고 있다. 하지만 앞서 살펴보았듯 소금은 문제가 되지 않는다. 아질산염(아질산나트륨)이 들었다는 지적도 받는데, 이것은 타당한 문제의식이다. 아질산염 nitrites은 질산염 nitrates보다 화학적 반응성이 높고 위험하다. 그래서 샌드위치용 햄은 아질산염이 없는 제품을 산다. 아질산염 무첨가 가공육에는 아질산염 대신 셀러리 소금 같은 천연 원료의 질산염이 들었는데, 이것은 아질산염처럼 해롭지 않다.

장보기 목록

- 건강한 유형의 빵(발아곡물 빵, 사워도 빵 등)
- 아질산염(발색제) 무첨가 샌드위치용 햄(일주일 내내 먹을 요량이면 900그램 정도를 산다.)
- 샌드위치용 슬라이스 치즈(덩어리 치즈를 사서 직접 잘라도 된다.)
- 아보카도오일이나 올리브유 마요네즈
- 머스터드소스나 렐리시(풍미를 살리는 용도)

> **팁**: (기계 발골 같은) 기계 가공 과정을 거치지 않고 만든 샌드위치 속재료용 햄(고기)은 로스트비프, 파스트라미, 프로슈토 등이다.

땅콩버터와 잼

건강한 빵에 땅콩버터를 듬뿍 바르고 잼이나 신선한 사과 한 조각을 얹는다. 우유 작은 것 한 팩을 같이 먹으면 좋다.

장보기 목록

- 건강한 유형의 빵(발아곡물 빵, 사워도 빵 등)
- 당분이나 기름을 추가로 넣지 않은 땅콩버터
- (무지방이나 저지방이 아닌) 일반 우유

> **팁**: 땅콩버터는 매장에서 주문을 받은 즉시 갈아서 만들어주는 것이라야 가장 맛있다. 그러면 기름이 잘 분리되지 않는다. 아몬드 버터와 캐슈너트 버터도 훌륭한 선택이다. 이런 버터에는 보통 첨가유가 없다.

셀러리 보트

셀러리 줄기 두세 개를 적당한 크기로 자른 다음 반으로 갈라서 절단면에 땅콩버터나 좋아하는 견과류 버터를 양껏 바른다. 토핑으로 해바라기씨나 통깨, 건포도 등을 올려도 좋다.

장보기 목록

- 셀러리
- 땅콩버터나 다른 견과류 버터
    - 선택 사항: 토핑(해바라기씨, 통깨, 건포도 등의 고명이나 시즈닝 양념)

피타 후무스

피타 빵에 칼집을 내고 안을 후무스와 입맛에 맞는 다른 부재료로 채운다. 부재료로는 염소젖 치즈, 아보카도, 올리브, 어린순, 새싹 채소, 잘게 썬 당근, 다진 셀러리 등을 추천한다.

장보기 목록

- 씨앗 기름을 쓰지 않은 피타 빵
- 올리브유로 만든 후무스
- 염소 치즈, 올리브, 잘게 썬 당근, 다진 셀러리, 잎채소나 기타 채소 등은 선택 사항

> **팁**: 요즘은 식품 원재료 목록을 인터넷으로 확인할 수 있어 편리하다. 상점에서 시간을 절약할 수 있다.(업체 홈페이지에서 보통 원재료 정보를 제공한다. 인스타카트 Instacart 같은 장보기 대행 서비스의 앱이나 웹사이트도 이런 용도로 편리하다. 물론, 구매하지 않아도 된다.)

평평한 타코

'평평한 타코'가 뭔가 하면, 사실 내가 만들어낸 음식이다. 멕시코 요리인 토스타다tostada의 우리 집 간단 버전이다. 옥수수 토르티야를 봉지에서 한 장 꺼내 체더치즈나 몬테레이잭 치즈를 올린다. 치즈가 녹도록 30~40초간 전자레인지에 넣고 돌린다. 빨간색 또는 초록색 살사소스를 얹어서 먹는다.

장보기 목록

- 노란색 옥수수 토르티야
- 일주일 내내 먹는다면 치즈가 적어도 400~500그램은 필요하다(덩어리 치즈를 사서 직접 얇게 자르는 편이 싸게 먹힌다).
- 빨간색 또는 초록색 살사소스

> **팁**: 초록색 살사가 당을 첨가하지 않아서 덜 단 편이다.

평평한 핫도그

'평평한 타코'에 햄을 더 넣는다고 생각하면 된다. 옥수수 토르티야에 치즈를 얹어 전자레인지에 넣고 돌리다가 도중에 잠시 끄고 햄을 더 올려서 따뜻하게 데운다. 살사소스 대신 겨자나 자우어크라우트를 얹어 먹는다.

장보기 목록

- 노란색 옥수수 토르티야

- 일주일 분량의 치즈(500그램)

- 아질산염(발색제) 무첨가 햄(500그램)

- 머스터드소스, 자우어크라우트(선택 사항)

> **팁**: 자우어크라우트는 발효된 제품이 좋다. 미국 전역에서 파는 버비스Bubbies 브랜드 제품을 추천한다.

간편식 식사

어린이 점심

땅콩버터-잼 샌드위치를 만든다. 빵 두 쪽에 모두 땅콩버터를 발라서 (잼 때문에) 빵이 흐물거리지 않게 고정한다. 보온병에 우유(무지방이나 저지방이 아닌 일반 우유)를 담는다.

장보기 목록

- 건강한 유형의 빵(발아곡물 빵, 사워도 빵 등)

- 기름이 분리되지 않는 천연 땅콩버터

- 저당 잼(당 함량이 가장 적은 제품). 잼 대신 신선한 베리류 과일을 쓰면 더 좋다. 냉동 베리도 괜찮다.

- 우유

> **팁**: 월마트 등에서 상온 보관이 가능한 멸균 유기농 우유(237밀리리터짜리 팩)를 살 수 있다. 냉장 유통되는 신선 우유보다는 건강 측면에서 못하지만, 단백질 셰이크나 탄산음료보다는 백번 낫다.

소풍 도시락

플라스틱 밀폐 용기에 깍둑썰기한 치즈와 햄, 견과류 몇 종, 포도알 등을 넣는다. 보랭가방에 아이스팩과 함께 담는다. 보랭가방이 없다면 도시락을 아이스팩과 함께 수건에 싸서 일반 천 가방에 넣어도 된다. 포크 용도의 이쑤시개도 잊지 말고 챙긴다. 흐물흐물한 연질 치즈보다는 단단한 경질 치즈가 좋다. 에스파냐 햄인 초리소나 이탈리아 햄인 프로슈토도 괜찮다. 육가공품은 되도록 아질산염이 없는 제품을 고른다.

장보기 목록

- 치즈: 만체고, 모차렐라, 스위스 치즈, 체더, 파르마산, 고다, 에담 등
- 고기: 살라미, 페퍼로니, 초리소, 프로슈토 등 좋아하는 염지육
- 씨 없는 청포도
- 올리브
- 가염 아몬드

직접 만든 샌드위치

샌드위치를 만들어서 플라스틱 밀폐 용기나 샌드위치 봉지에 담는다. 보랭가방에 아이스팩과 함께 넣는다(보랭가방이 없다면 '소풍 도시락' 항목을 참고하자). 딜 피클을 넣으면 상큼하다.

장보기 목록

- 건강한 유형의 빵(발아곡물 빵, 사워도 빵 등)
- 아질산염(발색제)이 없는 훈제 칠면조 슬라이스(혹은 다른 샌드위치용 햄)

- 스위스 치즈나 여타 좋아하는 치즈 슬라이스
- 겨자나 아보카도오일, 올리브유 마요네즈(선택 사항)
- 좋아하는 상표의 딜 피클

> **팁**: 자연 발효된 피클이 가장 좋다. 버비스 브랜드 제품은 미국 전역에서 살 수 있다.

트레일 믹스

그래놀라가 들어간 트레일 믹스를 조합해보자. 그래놀라는 씨앗 기름이 아닌 기름으로 만든 제품인지 확인한다. 코코넛오일은 좋다. 그래놀라 대신 팝콘 알을 넣어도 된다. 그래놀라(팝콘) ⅓~½컵에 본인이 좋아하는 견과류 한두 줌, 여기에 내키면 코코넛 슬라이스나 건과일 한 줌을 혼합해 지퍼백에 담는다. 우유를 보온병에 담아 가져간다.

장보기 목록

- 건강한 그래놀라(밥스레드밀Bob's Red Mill 브랜드의 그래놀라 등)
- 견과류(생것, 발아된 것, 씨앗 기름을 쓰지 않고 볶은 것). 피스타치오, 마카다미아, 아몬드, 호두, 피칸 등의 선택지가 있다.
- 우유
  - 선택 사항: 그래놀라 대신 팝콘을 써도 된다.

식사용 건강 간식

좋아하는 간식이 있는데, 만약 거기에 병적 배고픔을 가라앉히는 온갖 영양소('병적 배고픔을 예방하는 법' 참조)가 들어 있다면 식사로 먹어도 좋다! 케일칩, 견과류(향신료를 뿌린 제품과 껍질을 벗겨 가염한 피스타치오 포함), 스트링치즈, 고기-바(에픽Epic 바 같은 제품), 일부 견과류-바(비카인드 Be-Kind 등의 제품) 중에서 원재료명을 꼼꼼히 살펴보고 '몹쓸 여덟 가지' 기름이 없으면 된다.

장보기 목록

- 선호하는 건강한 간식

초밥, 김밥 도시락

배고플 때는 용기에 담아 파는 초밥이나 김밥 도시락을 사서 먹는 것도 좋은 방법이다. '빈 깡통 칼로리' 문제를 피하고 싶다면 밥의 양이 적은 제품을 고른다.

장보기 목록

- 초밥, 김밥 도시락

> **팁**: 초밥과 김밥은 반드시 당일에 만든 것만 먹는다. 전날 사둔 것도 안 된다. 따라서 1~2주일 치 장을 한 번에 봐도 된다고 한 내 조언에서 초밥과 김밥은 예외다.

저녁 식사

누구나 짧은 시간에 손쉽게 준비해서 먹을 수 있는 저녁밥 아이디어를 몇 가지 나눈다. 준비와 조리에 특별한 기술과 기구, 이국적 재료가 필요하지 않다. 그래도 저녁인데 좀 근사한 음식을 먹고 싶다면 이 책의

'더 맛있는 요리' 항목을 참고하자. 내가 좋아하는 음식의 조리법을 몇 가지 소개했다. 내 홈페이지를 방문하면 더 많은 레서피를 볼 수 있다. 홈페이지 주소는 https://drcate.com/recipes다.

내가 제안하는 저녁밥 메뉴는 전부 집에서 후딱 준비해 먹을 수 있는 간소한 가정 요리들이다. 별다른 건 하나도 없다. 대다수 사람처럼 당신도 저녁을 챙겨 먹는다면 집에서 차려 먹는 습관을 들여보자. 씨앗 기름을 끊는 것이 최우선 원칙임을 잊어서는 안 된다. 두 번째 원칙은 전분질 탄수화물 음식을 주요리가 아닌 반찬으로 먹는 것이다(안 먹으면 더 좋다). 소스에 버무린 파스타나 밥, 감자 등을 조금씩 먹는 건 괜찮다. 단백질 음식과 채소, 허브, 향신료는 다 건강에 아주 좋다.

내가 관찰해보니 사람들이 저녁 식사 계획을 짤 때 저지르는 가장 큰 실수는 저녁에 녹초가 되어 집에 들어온다는 사실을 감안하지 않는다는 것이다. 원래 계획한 대로 정성 들여 식사를 준비할 여력이 있을 리가 없다. 신선한 채소를 욕심껏 사서 다 먹지 못하고 버리는 실수도 많이들 한다. 저녁에 피로한 몸을 이끌고도 뚝딱 차릴 수 있게끔 궁리한 단백질과 채소 위주의 저녁 밥상 음식들을 만나보자.

단백질 위주의 저녁 식탁

음식을 얼마나 만들어야 할까? 그날 낮에 무엇을 먹었느냐와 단백질 필요량에 따라 달라진다. 단백질 필요량을 계산해준다는 공식들이 있기는 한데, 엉터리가 적지 않다. 필요량을 과소평가하거나 반대로 과대평가한다. 내가 볼 때 가장 합리적이라고 생각되는 자료를 바탕으로 만든 단백질 계산표를 제공한다('부록 A' 참조).

단백질 음식에 채소 음식을 곁들인다. 썩 어울릴 만한 채소 메뉴를 스스로 생각해도 좋고, 이 책에서 하나를 골라도 된다.

회전구이 통닭

퇴근길에 동네에서 회전구이 통닭을 어렵지 않게 살 수 있다. 그러면 된다. 단, 사기 전에 씨앗 기름을 썼는지만 확인하자. 닭 뼈를 잘 발라서 모은 다음 뼈 국물을 끓여두었다가 다른 음식을 조리할 때 육수로 써도 좋다.

장보기 목록

- 회전구이 통닭

> **팁:** '○○맛'은 해당 맛의 착향료를 씨앗 기름에 녹여서 닭 껍질에 발랐을 가능성이 크므로 '오리지널 맛'을 선택한다.

새우 칵테일

즉석 조리 식품점이나 슈퍼마켓 등에서 미리 만들어놓은 것을 사면 된다. 소스에 씨앗 기름을 썼는지만 확인하면 된다.

장보기 목록

- 칵테일 소스를 곁들인 자숙 새우

참치 멜트

올리브유 참치 통조림 한 캔을 따고, 셀러리 줄기와 당근을 다져서 아보카도오일이나 올리브유 마요네즈 1~2큰술과 함께 버무린다(캔에 남은 올리브유를 사용하면 비싼 올리브유 마요네즈를 아낄 수 있다). 양파 가루, 마늘 가루, 소금을 한 꼬집 뿌린다. 노란색 옥수수 토르티야에 체더치즈나 몬테레이잭 치즈 50~100그램을 얹어서 전자레인지에 넣고 30~40초간 녹인 다음, 그 위에 버무려둔 참치와 채소를 올려서 먹는다.

장보기 목록

- 올리브유 참치 통조림
- 당근, 셀러리
- 마늘 가루, 양파 가루(선택)
- 아보카도오일이나 올리브유 마요네즈
- 체더치즈나 몬테레이잭 치즈
- 노란색 옥수수 토르티야

> **팁**: 멕시코풍 혼합 향신료 제품을 사서 쓰면 안성맞춤이다. 구매할 때는 향신료와 소금만 들었는지 확인하자.

스테이크

스테이크 고기를 잘 재우는 것이 맛있는 스테이크의 비결이다. 스테이크 고기 양면에 소금과 후추를 넉넉히 뿌린 다음 한쪽 면에만 우스터소스를 몇 방울 떨어뜨려서 냉장실에 넣고 최소 20분에서 최대 24시간 재운다. 스테이크를 굽는 정도는 '레어'가 가장 건강하다.

장보기 목록
- 스테이크 고기
- 우스터소스

치즈버거와 양고기 버거

소고기 살코기 70~80퍼센트 함량의 다짐육이나 양고기 다짐육이 (천연 지방이 많아) 햄버거 패티 재료로 더 적합하다. 준비하고 조리하는 시간이 빨라진다. 살코기 100퍼센트 다짐육은 적합하지 않다. 패티를 만들 때 살코기만 쓰면 부족한 점착성(고기가 차지지 않아 패티 형태가 유지되지 않는다)과 육즙을 보완하기 위해 달걀, 귀리 가루 등의 부재료를 이것저것 넣어야 한다. 패티에 우스터소스 몇 방울과 소금을 양껏 넣으면 맛을 쭉 끌어올릴 수 있다. '깡통 칼로리'인 빵을 먹고 싶지 않다면 사워도 빵을 토스트 해서 쓰자. 아니면 빵 없이 패티만 먹어도 된다. 내가 그런다. 한 주에 버거를 여러 번 먹을 생각이라면 다양한 치즈를 조합해본다.

장보기 목록
- 소고기 다짐육(목초지에서 방목 사육한 소고기의 살코기 70~80퍼센트 함량). 살코기 함량이 더 많은 다짐육만 있다면 고기 400~500그램당 달걀 1개를 섞어서 패티가 부서지는 걸 막는다.
- 우스터소스
  - [참고] 양고기에는 지방이 많다. 그리고 로즈메리와 잘 어울리므로 로즈메리 가

루를 패티에 섞으면 좋다.

> **팁**: 목초를 먹인 소고기 다짐육 중에서 지방이 적당히 섞인 살코기를 찾을 수 없다면 돼지고기를 섞는 것도 한 가지 방법이다. 소고기에 돼지고기를 4:1이나 3:1 비율로 섞는다.

생선 필레

프라이팬에 버터나 올리브유, 코코넛오일을 넉넉하게 두르고 구우면 맛이 좋다. 연어, 넙치, 대구 등 대부분의 생선 살은 양면을 각각 몇 분씩만 지지면 다 익는다. 만새기와 황다랑어는 생선 토막 겉면에 참깨를 묻힌 다음 프라이팬에 참기름, 땅콩기름, 코코넛오일 등을 두르고 겉만 살짝 구워서 잘라 접시에 담고 간장소스를 찍어 먹어보자(일식당에서 파는 '참치 다타키'가 이것이다). 물론, 원하는 다른 방식으로 조리해도 된다. 소금은 뿌려야 한다.

장보기 목록

- 냉장 또는 냉동 생선 필레
- 버터나 건강한 조리용 기름
  - 선택 사항: 간장, 참깨

> **팁**: '2주간의 도전'을 따라가는 동안 장을 한 번만 볼 생각이라면 냉동 제품을 산다. 냉장 생선 살은 곧 사용할 게 아니라면 얼린다.

닭 염통 구이

슈퍼마켓 닭고기 코너에서 살 수 있는 가장 건강한 부위가 바로 염통과 간이다. 닭 염통은 정말 맛있는데 값도 저렴하다. 적당히 달군 프라이팬에 버터를 녹인다. 닭 염통 200~250그램당 버터 한두 큰술이다. 염통 각 면을 3~4분간 익힌다. 골고루 잘 익도록 섞어준다. 소금은 넉넉히 뿌린다. 회향(감초사탕 같은 맛이 나는 허브)과 세이지를 좋아한다면 바로 으깨서 조리가 끝나기 3분 전에 반 작은술씩 넣는다.

장보기 목록

- 닭 염통
- 버터
  - 선택 사항: 회향, 세이지(가루도 괜찮다.)

닭 간 구이

닭 간 요리에 익숙하지 않다면 구이부터 시작해서 맛을 들여보자. 제대로 구우면 치킨너겟보다도 맛있다. 닭 간은 보통 500그램 정도씩부터 살 수 있다. 작은 간을 모두 밀가루에 충분히 굴려서 표면의 수분을 없앤다. 손으로 살짝 쥐어가며 밀가루를 골고루 묻힌다. 팬에서 지글지글 끓는 버터에 간을 넣는다. 간이 단단해질 때까지 양면을 몇 분씩 익힌다. 조리 중에 소금을 넉넉히 뿌린다. 속이 다 익어서 분홍빛이 가시고, 겉은 살짝 퍽퍽해서 부서질 정도가 되면 완성이다. 후추를 뿌려 맛을 낸다.

장보기 목록

- 닭 간

- 버터
- 다용도 밀가루(이탈리아산 연질밀인 '○○밀가루'를 쓰면 겉이 더 부드럽다.)
- 후추

금방 준비할 수 있는 채소 곁들임

냉장고에 채소가 차고 넘쳐도 고민할 필요가 없다. 채소는 찌거나 볶기만 해도 맛있다. 오븐에 구워도 좋다.

버터 채소 찜

채소는 대개 그냥 찌기만 한 다음 녹인 버터나 마늘버터를 붓고, 향신료나 허브, 소금만 뿌려도 맛이 좋다. 나는 브로콜리와 당근, 홍피망의 조합을 좋아한다. 먼저 채소를 쪄낸 다음 녹인 버터를 붓고 소금을 넉넉히 뿌린다. 브로콜리와 방울양배추에는 육두구(너트메그) 가루를 더하면 잘 어울린다. 콜리플라워에는 카레 가루가 좋다. 마늘버터를 만들려면 버터를 녹일 때 다진 마늘을 넣는다.

장보기 목록

- 신선한 채소
- 버터
  - 선택 사항: 통마늘

> **팁**: '2주간의 도전'을 따라가는 동안 장을 한 번만 볼 생각이라면 신선한 채소와 냉동 채소를 반반씩 산다. 신선한 채소는 일주일을 넘기지 말고 소비하는 것이 좋다. 냉동 채소 조리법은 이어지는 '냉동 채소' 항목을 참조하자.

채소 구이

오븐에 구워 먹으면 맛있는 채소가 진짜 많다. 버섯과 피망은 물론, 당근과 비트 같은 뿌리채소도 구이에 적합하다. 나는 구운 방울양배추와 풋강낭콩(그린빈)을 좋아한다. 다양한 채소를 섞어서 오븐용 그릇이나 트레이에 담고 올리브유(나 건강에 좋은 다른 기름)와 소금, 후추를 넉넉하게 뿌린다. 거기에 신선한 허브와 향신료로 즐거움을 더해본다. 오븐 온도를 220도 정도로 맞추고 20~25분간 굽는다. 중간에 한두 번 아래위를 섞어준다.

장보기 목록

- 신선한 야채
- 건강한 기름
  - 선택 사항: 신선한 허브나 향신료

냉동 채소: 채소 버터 볶음

봉지에 든 냉동 채소는 반쯤 익혀서 급속 냉동한 제품이 많다. 이런 냉동 채소라면 따뜻하게 데우기만 하면 되므로 생채소를 찔 때보다 준비하는 데 시간이 덜 걸린다. 내가 좋아하는 냉동 채소는 완두콩과 라이머 콩이다. 프라이팬에 냉동 채소를 담고 버터를 듬뿍 넣는다. 버터가 다 녹고 채소가 따뜻해질 때까지 가열한다. 소금을 친다. 볶는 정도는 입맛에 맞춰 조절한다. 라이머 콩은 조금만 익혀야 더 맛있는데 완두콩은 그 반대이므로, 이 두 종을 처음부터 함께 넣고 볶는 건 좋은 생각이 아니다. 냉동 시금치 볶음에는 신선한 마늘을 다져 넣은 마늘버터가 잘 어울린다. 냉동 주키니 호박과 애호박은 먼저 버터로 달달 볶고 나서 불을 끄기 몇 분 전에 간 마늘을 넣는다. 소금은 넉넉히 뿌린다.

장보기 목록

- 냉동 채소
- 버터
    - 선택 사항: 마늘

샐러드

곁들임 샐러드에서 채소의 양은 그날 기분에 따라 정한다. 작은 그릇도 좋고, 큰 그릇도 괜찮다. 문제는 주로 드레싱에 있다. 시판 드레싱에는 대개 씨앗 기름이 들었다. 고급 올리브유에 식초와 소금을 넣고 직접 드레싱을 만들면 가장 좋다. 마늘 양념이나 겨자분도 넣어보자. 드레싱 배합 비율은 기름 2~3에 식초 1이고, 소금을 조금 넣는다.

장보기 목록

- 샐러드용 채소
- 올리브유
- 식초(발사믹식초와 사과식초는 모두 맛이 좋고, 다용도로 쓸 수 있다.)
    - 선택 사항: 마늘이나 겨자 과립

> **팁**: 샐러드용 채소는 금방 시들고 무르므로 유통기한이 가장 많이 남은 것으로 골라 구매한다.

익힌 채소

샐러드용 시금치나 케일 순이 너무 많이 남으면 그것만 웍에 넣고 익혀서 먹는다. 웍 하나로 2인분을 만들 수 있다. 마늘버터와 소금을 듬뿍 넣어서 맛을 낸다.

장보기 목록

- 시금치나 케일 순
- 버터
    - 선택 사항: 신선한 마늘

추천 디저트

디저트 배는 따로 있다고 했다. 간단하면서도 건강한 디저트를 몇 가지 소개한다.

[참고] 이것저것 음식을 먹고 나서 1시간 이내에 디저트를 곁들여야 혈당 스파이크를 최소화할 수 있다.

팝콘

팝콘용 옥수수알을 가정용 팝콘기에 넣고 튀기거나 실리콘 팝콘 용기에 담아 전자레인지에 돌린다(전자레인지용 봉지 팝콘에는 보통 식물성 기름이 그득하다). 녹인 버터, 소금, 일본풍 후리카케, 영양효모 등을 기호에 따라 뿌려 먹는다. 후리카케는 가쓰오부시, 볶은 참깨, 김 등을 섞은 조미료다(씨앗 기름이 없는 팝콘은 '유용한 정보'의 쇼핑 목록 링크를 참조하자).

코코넛 마카롱

코코넛은 우리 몸의 에너지를 각별히 잘 받쳐주는 식품이다. 식사 계획만으로는 병적 배고픔을 다스리지 못하는 (안타까운) 이들에게 코코넛 마카롱은 훌륭한 선택이다. 설탕이 가장 적게 든 제품으로 구매한다('유용한 정보'의 쇼핑 목록 링크를 참조할 것).

아이스크림

제품 원재료명을 살펴서 크림 함량이 가장 높고 여타 성분이 가장 적은 제품으로 고른다('유용한 정보'의 쇼핑 목록 링크를 참조할 것).

크레이프

이 책의 '더 맛있는 요리' 항목을 참고한다. 크림이나 과일과 함께 낸다.

도전을 행동으로

계획을 꼼꼼하게 세워서 장보기만 잘해도 절반은 성공한 셈이다. 장을 볼 때는 계획한 목록에 있는 품목만 정확한 분량으로 구매한다.(예를 들어 소고기 다짐육 900그램이면 저녁 식사로 햄버거를 두 명이서 이틀, 그러니까 총 네 끼를 준비할 수 있는 분량이다. 요구르트 900밀리리터짜리 두 통과 블루베리 잼 작은 병 하나는 일주일 치 아침밥이다.) 계획한 대로 준비를 잘 마쳐두면 녹초가 되어 귀가한 저녁에 식사 고민으로 머리를 굴리지 않아도 되고, 아침에 허둥댈 일도 없다.

앞서 살펴본 삼시 세끼 메뉴 예시에서 아침, 점심, 저녁에 먹을 음식을 종류별로 서너 가지 고르고, 그것을 정리해 장보기 목록을 작성한다.(내가 추천하는 제품이 궁금하면 이 책의 '유용한 정보'와 다음 링크를 참조하자. https://drcate.com/shopping-list) '2주간의 도전'을 따라가는 기간에 장은 한 번이나 두 번 보게 된다. 2주간 먹을거리를 단 한 번 장보기로 쟁이고 싶다면 보존 기간이 상대적으로 긴 식품 위주로 구매 계획을 짠다. 냉장육과 신선한 채소는 일주일 안에 소비하는 것이 원칙이다. 얼린 고기는 먹기 전날쯤 잊지 말고 냉장실로 옮겨 해동한다.

그다음에 할 일은 (이미 하지 않았다면!) 주방에서 씨앗 기름을 몰아내는 것이다. 9장의 '주방 디톡스 목록'을 다시 들여다보자. 주방에 있는 식물성 기름과 식물성 기름이 든 식품은 죄다 버리거나 기부한다. 설마 아직 마음의 준비가 안 됐다면 이런 식품을 다 몰아내기 전에 2주 동안만이라도 상자에 따로 담아 보관해두면 어떨까. 냉장고에 있던 것들에는 눈에 띄지 않게 종이봉투를 씌워두자. 그러면 자신도 모르게 손으로 집어 드는 행동을 방지할 수 있다.

2주 동안은 조바심치지 않는다. 앞서 4장에서 언급했다시피, 평소 간식을 먹는 버릇이 있었다면 군더더기 없이 하루 세끼만 먹는 식생활로 돌아서는 과정이 다소 힘들 수 있다. 평소 습관은 물론 대사 활동도 아직은 당신의 반대편에 서 있다. 만약 병적 배고픔이 나타난다면 다음 끼니 때까지 버틸 수 있도록 조금씩 간식을 먹는다. 이럴 때는 충분히 합리적인 결정이다. 씨앗 기름이 없는 작은 프레첼 두어 개나 견과류 등을 먹으면 된다.

2주간 매일 그날의 기분을 기록해보자(매일 여러 차례 기록하면 더 좋다).

배고픔이 안기는 고충이나 갈망, 전반적인 기분과 활력 상태를 기록한다. 특히 병적 배고픔이 찾아왔는지 착실하게 기록해두는 것이 중요하다. 만약 병적 배고픔을 느꼈다면 이전 식사에서 무언가를 챙기지 못했다는 의미일 것이다. 이때는 381쪽 '병적 배고픔을 예방하는 법'을 다시 확인하자. 내 홈페이지를 방문하면 병적 배고픔과 관련된 다양한 일상적 난관을 극복하는 정보를 얻을 수 있다. 병적 배고픔을 기록하는 도구도 무료로 제공한다.

내가 그동안 진료하고 상담한 수천 명 중 대부분이 도전에 나선 첫 날부터, 말 그대로 도전을 시작하고 단 몇 시간 만에 차오르는 활력을 느꼈다고 말해주었다. 아침밥에 건강한 지방만 포함해도 오전 내내 기운이 난다. 예스럽게 스크램블드에그와 토스트로 간단한 아침을 먹어도 하루를 제대로 시작할 수 있다.

'2주간의 도전'이 끝나면 그동안 어떤 기분을 느꼈는지 찬찬히 돌이켜보자.(자신이 느끼는 기분에 세심한 주의를 기울이는 것이 장기적인 성공에 무척 중요하다는 사실을 알게 됐다. 빠른 체중 감량보다 기분 관리가 훨씬 중요하다.) 만약 2주 전보다 더 활기찬지 스스로에게 물었을 때 고개를 갸웃거리게 된다면 염증성 질환의 목록을 다시 살펴보고, 혹시 그런 문제 때문은 아닌지 생각해본다(그림표 2-3 참조).

물론, 씨앗 기름을 끊는 데 실패해서 몸에 변화가 없는 것일 수도 있다. 그동안 씨앗 기름을 얼마나 잘 걸렀는지 1~10까지 점수로 다시 평가한다.(자신에게 낮은 점수를 주게 됐더라도 낙담하지 말자. 씨앗 기름에 담긴 문제 자체를 모르는 99퍼센트 대중보다는 어쨌거나 낫다.) 원래 계획만큼 잘해내지 못했다면 다음의 질문에 답해보자.

- 어떤 어려움이 있었나?
- 앞으로 얼마나 진지하게 노력할 수 있는가?
- 이 문제로 이야기를 나눌 사람이 필요한가?(꼭 씨앗 기름을 멀리하는 사람이 아니어도 괜찮다. 누구든 상관없지만, 주방에서 편하게 이야기를 나눌 수 있는 상대라면 더 좋다.)

'2주간의 도전'만 잘 끝내도 획기적인 변화를 경험한다고 많이들 얘기해준다. 하지만 사람에 따라서는 시간이 조금 더 필요할 수 있으니, 아직 변화를 느끼지 못했더라도 낙담하지 말자. 3~6개월간 이런 식생활을 유지하면 환골탈태 수준으로 기분이 나아질 것이다. 산화스트레스를 일으키는 기름이 신체에 안기는 부담을 향후 몇 년에 걸쳐 차근차근 줄여 나간다면 건강이 꾸준히 개선되는 효과를 알아차릴 수 있다. 특히 뇌 건강이 좋아진다.

나도 이런 변화를 직접 경험했다. 기분이 더 경쾌해지고 집중력은 날카로워졌다. 지루하기만 한 단순 작업을 하면서도 콧노래를 부르게 됐다. '오늘 기분이 좋네'라고 느끼는 날이 많아졌다. 이런 변화는 뇌 건강이 좋아지고 뇌 기능이 향상되면서 따라왔다. 삶의 30퍼센트를 매일 덤으로 얻은 것 같았다. 이런 결과를 얻는 데 들인 시간과 노력은 상대적으로 미미했다. 건강한 식품을 구매해서 건강한 음식을 만들어 먹기만 하면 됐다.

씨앗 기름을 골라내는 건 귀찮은 일이다. 하지만 거기에 들인 시간의 수천 배로 보상을 받는다.

결론

이 책을 읽는 동안 마음이 움직였다면, 그래서 씨앗 기름을 끊어야겠다는 생각이 들었다면 알아두어야 할 점이 한 가지 더 있다. 앞으로 어떤 어려움을 겪더라도 당신은 혼자가 아니다. 점점 많은 이가 우리 대열에 합류하고 있다. 요리사, 영양사, 자연요법 전문가, 정형외과 의사, 영양학자, 의사, 지압사, 물리치료사, 호흡치료사, 운동 트레이너, 운동선수, 사회복지사, 바이오 해커, 팟캐스트 방송인, 언론인, 교육자, 엄마, 군인, 공무원 등등이 진실을 알게 되면서 변화하고 있다. 우리의 바람은 단순하다. 진짜 음식을 원할 뿐이다. 내 몸에 에너지를 채워주어 내가 건강하다고 느끼게 되는 음식 말이다. 이런 음식은 우리가 하고 싶은 일을 하며 이 세상에서 소중한 시간을 행복하게 보낼 수 있도록 해준다. 식물성 기름은 행복한 이야기 속 악당이다. 악당의 정체가 드러났다.

식물성 기름을 끊기만 해도 기분이 나아진다. 손절했지만 여전히 내 주변을 어슬렁거리는 식물성 기름을 항상 경계하며 다가오지 못하게

만 하면 된다. 하지만 한 걸음 더 나아갈 수도 있다. 우리 몸은 대자연과 이어지기를 갈망한다. 건강한 땅에서 자란 신선하고 풍미가 좋은 식품을 먹는다면 자연과 다시 끈끈하게 연결될 수 있다. 좋은 음식을 좇는다는 건 건강을 추구한다는 뜻이다. 이 사실을 잊어선 안 된다. 이것이 진실이다.

변화에 성공한 후 기분이 나아졌다면 그 사실을 알려보자. 식물성 기름을 손절하고서 병원 약도 끊게 됐다는 사실을, 활력이 생기고 더 젊어진 기분에 젖는 경험을 나만의 비밀로 남겨두지 말자. 여러분의 친구, 이웃, 직장 동료, 처가와 시댁 식구들 또한 자신도 모르는 새 악당인 씨앗 기름에게 괴롭힘을 당하고 있을 수 있다. 그들에게 범인의 정체를 알려주어야 한다. 씨앗 기름을 둘러싼 진실을 말해줄 사람이 어쩌면 당신 말고는 없을 것이다.

진짜 음식을 맘껏 즐기고 나누자. 진짜 식품을 생산하는 농부와 진짜 음식을 만드는 요리사는 아직 소수다. 그들의 노고에 감사하고, 그들이 신념을 계속 지킬 수 있도록 뒤에서 돕자. 집에서도 양질의 음식을 챙겨 먹고, 자녀에게도 먹여서 우리 대열에 합류하게끔 이끌자. 모두의 삶이 나아지는 길이다.

이런 변화에 정부 기관과 식품 공급망의 큰손들까지 동참하게 되려면 아마도 오랜 세월이 걸릴 테다. 하지만 각자의 주방에서는 오늘부터 당장 달라질 수 있다.

내가 수년에 걸쳐 깨달은 사실이 하나 있다. 긍정적인 변화를 일구는 데 가장 어려운 부분은 변화하고 싶다는 마음을 실제로 굳게 먹는 것이다. 식물성 기름이 넘쳐나는 세상에서 식물성 기름을 가려내며 산다는 건 쉽지 않은 일이다. 내 의지와 습관도 내 맘대로 따라와주지만은 않을 것이다. 하지만 변화란 결국 마음먹기에 달린 일이다. 정말로 마음을 먹는다면 어떻게든 방법은 찾아진다.

할 수 있다고 믿어야 할 수 있게 된다. 끝까지 해보자.

식물성 기름으로 망가진 건강, 그 빠른 회복을 돕는……

이 책의 독자에게 제공하는 일곱 가지 무료 건강 개선 도구

- **단백질 계산표**를 활용해서 단백질을 충분히 섭취하고 있는지 확인한다.
- **좋은 기름 나쁜 기름 커닝 페이퍼**로 나쁜 기름을 간단히 식별해서 걸러낸다.
- **주방 디톡스 도우미**로 나쁜 지방을 주방에서 몰아낼 계획을 세운다.
- **2형 당뇨병 대사 악순환 팸플릿**을 사랑하는 사람에게 보내준다.
- **탄수화물 계산표**로 탄수화물 섭취량을 파악하고, 더 나은 유형의 탄수화물을 알아보자.
- **일주일 식단 플래너와 장보기 목록**으로 계획을 세우는 과정의 번거로움을 줄인다.
- **병적 배고픔 기록장**에 나날의 대사 변화를 기록하고 개선한다.

다음 링크(QR코드)를 타고 들어가면 즉시 제공받을 수 있다:
https://drcate.com/darkcaloriesdownloads/

유용한 정보

(장을 볼 때 유용한) 좋은 지방 나쁜 지방 정리표

해당 목록을 내 웹사이트 링크(https://drcate.com/darkcaloriesdownloads)에서 내려받을 수 있다. 다양한 추가 자료도 함께 받을 수 있다. 이 책의 '부록 A'는 단백질 계산표다. 다양한 식품의 단백질 함량을 대략 정리해놓았다. 이어지는 '부록 B'를 참고하면 다양한 식품의 탄수화물 함량을 쉽게 파악할 수 있다. '소화가 느린 탄수화물'을 골라낼 때 편리하다.

좋은 지방을 주방에 챙겨놓는다. 건강한 집밥을 먹으려면 적어도 한두 가지, 보통은 서너 종의 좋은 지방이 필요하다. 베이컨기름처럼 직접 마련해야 하는 기름도 있다. 어렵진 않다. 베이컨을 굽고 팬에 남은 기름을 용기에 모아 보관하면 된다. 나는 버터와 더불어 올리브유, 땅콩기름, 코코넛오일, 참기름 등을 애용한다.

미네랄 섭취량 평가하기

미네랄 섭취량이 적절한지 알려준다는 검사들이 있는데, 혈액검사로는 그것을 알 수 없다. 음식으로 섭취하는 양이 부족해도 신체가 혈중 농도를 조절하기에 정상으로 보일 수 있다. 미네랄을 충분히 먹고 있는지 확인하는 가장 좋은 방법은 섭취량을 추적하는 것이다. cronometer.com 등에서 무료로 영양소 섭취량을 추적해볼 수 있다.

좋은 지방인 '멋진 열두 가지' (그리고 하나 더)

- 버터
- 비정제 땅콩기름
- 엑스트라버진 올리브유, 비여과 비정제 올리브유

- 비정제 코코넛오일
- 비정제 아보카도오일
- 기 ghee
- 참기름
- 비정제 팜유
- 베이컨 지방
- 우지(탤로, 쇠기름)
- 라드(돼지기름)
- 닭기름
- 비정제 나무 견과류 기름(아몬드, 헤이즐넛, 피칸 등)

다음의 두 가지 지방 목록도 가지고 있으면 장을 볼 때 요긴하다. 어떤 지방을 골라야 하고, 어떤 지방은 피해야 하는지 손쉽게 판단할 수 있다. 스마트폰으로 사진을 찍어서 사진 보관함에 잘 넣어두자.(가공식품 원재료명에서 '멋진 열두 가지'의 이름을 발견하기란 쉽지 않다.)

좋지는 않아도 괜찮은 정제 지방과 기름
- 정제 아보카도오일
- 정제 땅콩기름
- 정제 올리브유
- 정제 코코넛오일
- 정제 팜유
- 수소화한 지방과 기름(코코넛오일, 팜유, 라드)

나쁜 지방과 기름인 '몹쓸 여덟 가지'와 그 무리
- 옥수수기름
- 카놀라유
- 면실유
- 대두유
- 해바라기씨유
- 홍화유
- 포도씨유
- 미강유
- 식물성 기름(앞의 여덟 종을 포괄한 명칭)
- 부분경화유
- 식물성 레시틴
- 에스테르화유

활력을 채워주는 지방

포화지방과 단일불포화지방이 많이 든 식품은 병적 배고픔을 예방하는 데 도움이 된다. 예시를 다음의 두 범주로 나누었다.

저지방 식품과 함께 먹으면 에너지 지속성을 높일 수 있는 지방:

- 아보카도
- 베이컨 지방
- 버터
- 크림
- 크림치즈
- 코코넛오일, 코코넛 크림
- 코코넛 슬라이스(플레이크)
- 다크초콜릿
- 라드
- 마카다미아 너츠
- 올리브유
- 우지(텔로)

충분한 단백질 섭취를 보장하는 고단백 고지방 식품:

- 베이컨
- 탈지하지 않은 지방 함량 4퍼센트 이상의 코티지치즈
- 달걀
- 소시지, 페퍼로니
- 아몬드, 땅콩
- 살코기 70퍼센트 비율의 소고기 다짐육

HOMA-IR 검사를 하는 방법

HOMA-IR 검사를 해주는 병원이 일부 있으니 문의해보자. 하지만 대다수 의사가 HOMA-IR 검사를 모르므로 병원을 방문하기 전에 내 홈페이지에서 'HOMA-IR 를 통한 인슐린 저항성과 대사 건강 검사' 링크(https://drcate.com/insulin-resistance-and-metabolic-health)를 참조하여 내용을 숙지하기 바란다. 웹페이지 하단에는 온라인에서 HOMA-IR 혈액검사를 신청할 수 있는 업체 정보도 있다.

추천 영양제 및 어유(생선 기름) 성분 보조제 바로 알기

우리 몸속 항산화 효소를 돕는 영양 보조제에 관한 내용은 내 홈페이지의 링크(https://drcate.com/recommended-supplements)를 참조한다. 생선 기름 성분 보조제에 관한 정보는 다음 링크(https://drcate.com/should-i-take-fish-oil-supplements-benefits-and-harms)에 적어두었다.

목초 사육 소고기

도축하기 전까지 풀만 먹여서 키운 소의 고기를 온라인으로 구매하고 싶다면 다음을 참조한다. 스테이크 양념을 설명하는 대목도 참고할 만하다.

- **Primal Pastures**: https://primalpastures.com/blog/sprimal-blog5-tips-for-cooking-grass-fed-beef
- **Butcher Box**: https://justcook.butcherbox.com/grass-fed-beef/
- **True Organic Beef**: https://truorganicbeef.com/blogs/beef-wiki/how-to-cook-grass-fed-steaks-the-right-way
- **Grassroots Foods**: https://grassrootsfoods.biz/cooking-instructions
- **Alderspring**: https://alderspring.com/faqs/cooking-grassfed-beef
- 내가 풀 먹인 소고기를 요리하는 방법도 홈페이지에 정리해두었다: https://drcate.com/heres-how-to-cook-grass-fed-aka-pasture-raised-steak

오메가-3 보조제

산화 방지 처리를 했다고 광고하는 제품만 구매한다. 자세한 내용은 다음을 참조하자. https://drcate.com/should-i-take-fish-oil-supplements-benefits-and-harms

유아용 분유

이 주제에 관한 자세한 내용과 자가 분유 제조법은 내 홈페이지의 다음 링크에서 확인한다. https://drcate.com/infant-formula-how-and-why-to-make-your-own

씨앗 기름이 없는 삶을 돕는 기술

- **Seed-Oil Scout**: 건강한 기름을 사용하는 동네 식당을 지도에 표시해주는 앱이다. 앱에 마련된 장터에서 씨앗 기름이 없는 제품을 구매할 수도 있다. www.seedoilscout.com(앱스토어와 구글플레이에서 내려받을 수 있음)

- **Seedy**: 씨앗 기름이 없는 제품과 씨앗 기름을 쓰지 않는 식당을 안내해주는 앱이다. 앱에서 편리하게 검색하며 장보기 목록을 짜고 주변 식당을 찾아보자. 음성 검색 기능을 지원한다. www.seedyapp.com(앱스토어와 구글플레이에서 내려받을 수 있음)

구독하고 팔로잉 할 만한 사람들

- **에이심 맬호트러**Asem Malhotra, MD: 영국의 심장 전문의. 스타틴의 해로움과 콜레스테롤 이론의 허위와 오류에 대해 꾸준히 의료계에 경고해왔다. https://doctoraseem.com
- **켄 베리**Ken Berry, MD: 미국 테네시주 시골에서 진료하는 가정의학과 의사로, 여러 매체를 통해 대중에게 당뇨병 개선을 위한 과학적 조언을 해주고 있다. https://drberry.com
- **필립 오버디아**Philip Ovadia, MD: 미국 일리노이주 록퍼드의 심장 전문의. 《내 수술대에 눕지 않을 방법Stay off My Operating Table》이라는 책을 썼다. 팟캐스트도 진행한다.
- **나디르 알리**Nadir Ali, MD: 미국 휴스턴의 순환기내과 의사. 콜레스테롤 수치가 높아도 걱정하지 말라는 내용의 유용한 유튜브 영상을 많이 올렸다.
- **우페 라븐스코프**Uffe Ravnskov, MD, PhD: 덴마크의 가정의학과 의사 겸 과학자다. 콜레스테롤 이론을 뒷받침하는 가짜 과학에 반대하는 목소리를 수십 년 전부터 내왔다. 과학적 주장을 편다고 도리어 학계에서 쫓아낸 과거사를 직접 경험한 전문가 가운데 아직 현역으로 활동하는 몇 안 되는 인물 중 한 명이다. '콜레스테롤 회의론'을 주창하는 웹사이트인 THINCS.org를 운영한다.
- **데이비드 다이아몬드**David Diamond, PhD: 사우스플로리다대학교의 신경과학자. 의사가 스타틴과 콜레스테롤에 관해 잘못된 교육을 받는다는 내용의 유용한 동영상을 많이 만들었다.
- **니나 타이숄스**: 뉴욕의 저널리스트로, 건강 관련 비영리단체인 뉴트리션컬리션Nutrition Coalition)을 설립했다. 영양 섭취에 관한 현행 지침의 근거가 된 과학에 결함이 있다는 사실을 흥미롭게 설명한 동영상을 많이 만들었다.

- **트로 캘레이전Tro Kalayjian, MD**: 뉴욕의 체중 감량 전문가. 미국 전역을 대상으로 원격의료 진료도 한다. 씨앗 기름을 끊고 탄수화물 섭취를 제한해서 당뇨병을 개선한다.

재생농업

생태계는 영양의 원천이요, 근원이다. 생태계 회복과 복원에 애쓰는 조직이 많다. 그 중 일부를 소개한다.

- **카본언더그라운드The Carbon Underground**: 재생농업의 빠른 전파와 대단위 시행을 사명으로 삼는 비영리단체다. https://thecarbonunderground.org
- **영속농업교육원Permaculture Education Institute**: 영속농업 강좌와 마스터클래스, 워크숍 등을 온라인으로 제공한다. 교육 과정은 전문인 대상과 일반인 대상으로 나뉜다. https://permacultureeducationinstitute.org
- **그라운스웰Groundswell**: 무경간 농법에 초점을 맞춘 대규모 야외 행사를 매년 개최한다. https://groundswellag.com
- **폴리페이스 농장Polyface Farms**: 《내가 하고픈 모든 일이 불법이라니Everything I Want to Do Is Illegal: War Stories from the Local Food Front》를 쓴 조엘 샐러틴Joel Salatin이 버지니아에 세운 재생 농장이다. 같은 신념을 지닌 농부들이 이곳에 와서 배우고 있다. https://polyfacefarms.com/education

부록 A

단백질 필요량 '계산표'
권장 섭취량, 1일당 그램

여성

신장	완경 전	완경 후
153cm 이하	55~80	50~70
153~163cm	60~85	55~75
165~173cm	65~90	60~80
178~183cm 이상	70~95	65~85

남성

신장	60세 전	60세 후
163cm 이하	65~90	60~85
165~173cm	70~95	65~90
175~183cm	75~100	70~95
185~193cm 이상	80~120	80~110

참고: 단백질 식품의 무게와 해당 식품의 단백질 함량은 다르다. 대략의 단백질 함량은 다음 쪽을 참조해서 계산하자.

부록 A-1

단백질 함량 추정치(1oz=28g)

조리하지 않은 육류 살코기나 생선 살 28g에는 약 6g의 단백질이 들었다.

소고기(신선육 무게)
- 햄버거(살코기 80%), 113g, 28g
- 스테이크, 170g, 36g
- 소고기의 대부분 부위, 28g당 6g

닭고기
- 가슴살, 170g(생것), 36g
- 넓적다리살(평균 크기), 10g
- 닭다리, 11g
- 닭날개, 6g
- 살코기(조리), 113g, 35g

생선
- 조리된 생선 필레나 스테이크는 대부분 100g당 약 22g
- 참치(캔), 142g, 29g

돼지고기
- 폭찹(보통 크기), 22g
- 등심이나 안심, 113g(생고기 무게), 25g
- 햄, 85g, 18g
- 돼지고기 다짐육, 28g(생것), 5g; 85g(조리), 22g
- 베이컨, 얇은 것 한 장, 2g; 두꺼운 것 한 장, 5g
- 캐나디안 베이컨(등심 베이컨), 한 장, 5~6g

달걀, 유제품(전지방)
- 달걀(특란), 6g
- 우유, 1컵, 8g
- 코티지치즈, ½컵, 7g
- 요구르트, 1컵, 8g; 그릭요거트, 9g
- 연성 치즈(브리, 카망베르), 28g, 6g
- 반경성 치즈(체다, 스위스, 모차렐라), 28g, 7~8g
- 경성 치즈(파르마산), 28g, 10g

콩류
- 두부, ½컵, 20g
- 두부, 28g, 2.3g
- 두유, 1컵, 6~10g
- 조리된 콩 대두분(검은콩, 핀토콩, 렌틸콩 등)은 반 컵당 약 7~10g
- 대두, ½컵(조리), 14g 쪼갠 완두콩, ½컵(조리), 8g

견과류, 씨앗
- 땅콩버터, 2큰술, 8g
- 아몬드, ¼컵, 8g
- 땅콩, ¼컵, 9g
- 캐슈너트, ¼컵, 5g
- 피칸, ¼컵, 2.5g
- 해바라기씨, ¼컵, 6g
- 호박씨, ¼컵, 8g
- 아마인(아마씨), ¼컵, 8g

부록 A-2

부록 B

간단한 탄수화물 계산법

전분질 식품: 다음 식품에는 1회 제공량당 총탄수화물이 약 15g 들었다(조리 후 측정). '소화가 느린' 탄수화물이 풍부한 식품은 굵은 글씨로 강조했다.

- 베이글, 머핀(큰 것) ¼개
- 햄버거 빵, 핫도그 빵, 피타 빵, 잉글리시머핀 ½개
- 밀가루 토르티야(25cm) ½개
- 상자 시리얼(포장의 영양 정보 확인!) ½~¾컵
- 백미, 현미, 파스타, 조(기장), 쿠스쿠스 ⅓컵
- 식빵(백밀, 통밀) 1쪽(28g)
- **사워도 빵(독일식 흑호밀빵 포함)** 1쪽(28g)
- **발아곡물 빵** 1½쪽
- 노란색 옥수수 토르티야(15cm) 1개
- 소다크래커 6조각, 그레이엄 크래커 3조각
- **스틸컷 오트밀**(steel-cut oats, 귀리 통곡물을 좁쌀 크기로 간 것), **카샤**(kasha, 동유럽 메밀죽), **그리츠**(grits, 옥수수를 거칠게 갈아서 끓인 미국 남부의 죽), **불구르**(데친 밀로 만든 중동식 시리얼), **퀴노아** ½컵
- **야생 쌀**(줄풀 열매) ½컵
- **콩(핀토콩, 강낭콩, 병아리콩, 렌틸콩 등)** ½컵
- 전분질 채소(감자, 옥수수, 고구마, 얌) ½컵
- 팝콘 3컵

반전분 채소: 다음 채소에는 **1회 제공량당 소화가 느린 탄수화물이 약 15g 들었다**(큰 채소는 다져서 측정했다. 별도의 언급이 없으면 조리 후 측정한 수치이다).

- 아티초크 1개(통째 조리)
- 양파(중) 1½개
- 비트, 호박(퓌레), 토마토 퓌레, 토마토 소스 1컵
- 완두콩 1컵
- 방울양배추, 당근, 파(리크), 순무 퓌레 2컵

저탄수화물 채소: 다음 채소에는 우리의 평소 섭취량 대비 미미한 수준으로 탄수화물이 들었다.

- 아스파라거스
- 어린순
- 피망
- 브로콜리
- 양배추
- 콜리플라워
- 셀러리
- 가지
- 히카마(jicama, 멕시코 감자)
- 콜라비
- 양상추
- 버섯
- 오크라
- 꼬투리째 먹는 완두(스노피)
- 시금치(고단백 채소)
- 여름호박(이를테면 노란 호박, 주키니 등)
- 토마토(생것)
- 순무(얇게 썬 것)

부록 B-1

견과류, 씨앗
견과류와 씨앗에는 보통 한 움큼(28g)당 **소화가 느린 탄수화물이** 5g 정도 들었다.

다음 식품에는 모두 1회 제공량당 약 15g의 탄수화물이 들었다. 소화가 느린 탄수화물이 풍부한 식품은 굵은 글씨로 강조했다.

유제품, 두유
발효 유제품에 든 당은 발효 과정에서 미생물의 작용으로 성질이 변하기에 혈당 스파이크를 불러오지 않는다. 굵은 글씨로 표시했다.

- 우유 300㎖
- 두유 1컵
- **발효 버터밀크(유청)** 300㎖
- **일반 우유(전유), 그릭요거트** 300㎖
- 코티지치즈 2컵

과일·열매류
굵은 글씨로 강조한 식품은 **섬유질이 풍부하여** 소화 과정에서 당분이 천천히 빠져나온다.

- 말린 망고 14g
- 대추야자 1알
- 건포도, 건크랜베리(가당), 건체리(가당), 건블루베리(가당) 28g
- 건살구(반쪽) 7개
- 사과, 복숭아, 배, 바나나(모두 평균 크기) ½개
- 자몽 ½개 무가당 사과 소스 ½컵
- 오렌지 주스, 사과 주스, 자몽 주스 ½컵 키위(대) 1개
- **무가당 다크초콜릿** 100g
- **무가당 코코넛 슬라이스(플레이크)** 113g
- 파인애플 생과육, 블루베리, 블랙베리, 포도 ¾컵
- 캔털루프 멜론, 허니듀 멜론, 파파야 1컵
- 딸기, 수박 1¼컵
- **아보카도**(소) 3개
- **블랙 올리브** 80알
- **그린 올리브** 100알

단 음식
- 쿠키(지름 6.5㎝)
- 아이스크림 ½컵
- 브라우니 28g
- 도넛 28g
- 밀크초콜릿, 초콜릿바 28g
- 다크초콜릿(85%) 28g

부록 B-2

더 맛있는 요리

앞서 11장에서 식단의 기본이 되는 기초 메뉴와 조리법을 소개했다. 그것을 토대로 더 맛있고 근사한 요리를 몇 가지 만들어보자. 자세한 레서피를 담았다. 처음 세 가지 메뉴는 별도로 곁들이는 요리 없이도 그 자체만으로 완성된 식사가 된다. 손이 덜 가서 나도 무척 좋아한다. 조리가 한 번에 끝난다!

일부 메뉴에는 내가 써보고 편리하다 싶은 특정 조리 기구를 사용했다.

식사 준비를 착착 진행하는 요령은 조리를 시작하기 전에 모든 재료를 준비해두는 것이다. 양을 미리 가늠하여 덜어놓고 껍질을 벗겨 자르며 손질한다. 프로들의 주방에선 이 과정을 '프렙prep'이라고 한다. 프랑스어로 더 멋지게 말하면 '미장플라스 mise en place'다. '모든 것을 제자리에 둔다'는 뜻이다. TV 요리 프로그램을 떠올려보자. 모든 재료와 도구가 조리대에 가지런히 놓여 있다. 조그만 접시에 담긴 정량의 재료를 요리사가 하나씩 냄비나 팬에 넣는다. 이렇게 하면 조리가 정말 쉬워진다. '미장플라스'는 발음만 멋스러운 게 아니다.

케일 초리소 수프(인스턴트팟Instant Pot 멀티압력쿠커를 사용하여 조리)
에스파냐식 초리소 소시지에 고추를 넣고 끓이는 매운맛 수프다. 소고기, 콩, 채소가 어우러진다. 이것 한 그릇이면 맛있고 만족스러운 식사를 할 수 있다. 조리해서 얼려놓으면 편리하다. 큰 솥에 끓여 며칠을 두고 먹어도 좋다.

준비 시간: 10분(콩을 물에 불리는 시간 제외)
조리 시간: 30분

6~8인분 재료

초리소 소시지(모듬) 450그램

소고기 다짐육 한 근

양파(중) 2개, 채 썬다.

셀러리 줄기(이파리 일부 포함) 3개, 숭덩숭덩 자른다.

마늘 4쪽, 다진다.

닭 뼈 육수나 치킨스톡 4컵

말린 카넬리니 콩이나 병아리콩 2컵, 물에 불린다(오른쪽 '참고' 확인).

고춧가루 1작은술

으깬 토마토 1캔(800g)

케일 다발(소) 1개, 숭덩숭덩 자른다.

레몬주스 1~2작은술

소금, 후추 적당량

체더치즈나 몬테레이잭 치즈를 채 썰어 토핑으로 올린다.

노란색 옥수수 토르티야를 찢어서 얹는다(선택 사항).

조리법

- 인스턴트팟의 조리 기능을 '소테'로 설정한다. 초리소와 함께 소고기 다짐육을 넣고 잘 풀어준 다음, 고기가 갈색으로 변할 때까지 약 5분간 조리한다. 양파와 셀러리를 넣고 부드러워질 때까지 3~5분간 익히는 동안, 나무 숟가락으로 냄비 바닥에 눌어붙은 고기를 긁어낸다. 조리를 마치기 1분 전쯤 마늘을 넣는다(마늘은 타기 쉬우므로 이때부터는 온도를 많이 올리지 않는다).
- 육수, 불린 콩, 고춧가루, 토마토를 넣고 저어주며 섞는다.
- 인스턴트팟의 뚜껑을 닫고 압력 손잡이를 '진공' 위치에 놓는다. 타이머를 12분으로 설정한다. 인스턴트팟은 약 10분간 예열한 후 조리를 시작한다. 12분 후 조리가 끝나면 압력 손잡이를 '증기 배출'로 바꾸어 김을 빼고 뚜껑을 연다.
- 케일과 레몬주스를 추가한다. 소금과 후추를 뿌리고 잘 섞으면서 맛이 괜찮은지 본다. 수프를 그릇에 담는다. 채 썬 치즈를 뿌린다. 노란색 옥수수 토르티야를 찢어서 얹어도 좋다.

참고: 콩은 찬물에 8~12시간(하룻밤 정도) 불린다. 볼에 담아 콩이 잠기게 물을 채운다. 조리하기 전에 물을 버리고 헹군다. 콩을 12~24시간 그대로 더 두고 발아시킬 수도 있다.

돈육 캐슈너트 볶음

돼지고기에 다양한 채소와 캐슈너트를 더한 동아시아풍 요리로, 달콤한 풍미를 자랑한다. 소스 만드는 법을 익혀두면 이국적인 음식을 굳이 포장해오지 않아도 집에서 즐길 수 있다.

준비 시간: 15분

조리 시간: 15분

2인분 재료

코코넛오일 1~3큰술, 나누어 넣는다.*

참기름 1~3큰술, 나누어 넣는다.*

땅콩기름 1~3큰술, 나누어 넣는다.*

돼지고기(안심, 등심) 340~450그램, 등그스름하게 또는 길쭉하게 썬다.

양파(소~중) 1개, 채 썬다.

흰색 버섯 170~220그램, 얇게 저민다.

당근(중) 2개, 얇게 저민다.

셀러리 줄기 1~2개, 숭덩숭덩 자른다.

고추 1개, 쫑쫑 썬다.

간장 2큰술

맛술 2큰술

맥아식초 1작은술

피시소스 ½작은술

남방개(물밤) 슬라이스 1캔(113g), 통조림 물은 버린다.

캐슈너트 30~40개

참고: * 표시는 총량을 조리 중간중간 나누어 넣는다는 뜻이다.

조리법

- 큰 프라이팬을 중불에서 예열한다. 코코넛오일 ½~1큰술을 몇 초간 녹인 다음 참기름과 땅콩기름을 각각 ½~1큰술씩 추가한다(PUFA가 많은 참기름은 열에 취약하므로 코코넛오일을 먼저 녹여서 보호한다.) 팬을 이리저리 기울이며 기름을 골고루 두른다(나무 뒤집개로 펴 발라도 된다).

- 돼지고기를 한 점씩 팬에 올린다. 팬의 공간이 부족하면 고기를 한 번에 다 넣지 말고 몇 번에 나눠 굽는다. 고기가 지글거리기 시작하면 중불로 줄인다.(너무 익으면 퍽퍽해진다.) 2분가량 익힌 고기의 가장자리가 팬에서 뜨면 하나씩 뒤집는다(이 상태가 되면 고기가 팬에서 잘 떨어진다). 고기가 익어서 단단해질 때까지 약 2분 더 조리한다. 다 익으면 고기를 팬에서 꺼내 깨끗한 접시에 따로 담는다.

- 채 썬 양파를 팬에 넣고 부드러워질 때까지 달달 볶는다. 양파에서 나온 물이 프라

이팬에 남아 있던 육즙과 함께 팬 바닥에 갈색으로 눌어붙기 시작한다. 그러면 타지 않게 나무 뒤집개로 잘 긁어준다. 요리에 풍미를 입히는 데글라세(Déglacer, 디글레이즈) 과정이다.

참고: 데글라세란 육즙과 채수가 팬 바닥에 갈색으로 눌어붙으면 긁어내어 약산성 액체(포도주, 육수 등)로 녹이는 서양요리 기법이다. 데글라세 기법을 쓰려면 일자형 나무 뒤집개나 실리콘 주걱이 꼭 필요하다. 팬을 설거지할 때도 유용하다.

- 코코넛오일 ½~1큰술을 더 넣고 녹인 다음, 참기름과 땅콩기름을 각각 다시 ½~1큰술씩 넣는다. 남방개를 제외한 나머지 채소를 넣는다.
- 채소를 가끔씩 저어주며 원하는 정도로 익힌다. 아삭한 식감이 좋으면 약 5분, 부드러운 식감이 좋으면 약 10분이다.
- 불을 끄기 1~2분 전에 간장과 맛술, 맥아식초, 피시소스를 넣고 잘 섞는다.
- 불을 끄고 남방개를 넣는다. 구워둔 돼지고기와 섞으며 잠시 고기를 데운다. 캐슈너트를 작게 한 줌 얹는다.

지중해풍 토마토 크림소스 해산물 모둠

지중해 요리에는 맛있는 채소가 많이 들어간다. 일광건조 토마토 같은 보존 채소는 주방에 오래 두고 쓸 수 있다. 나도 늘 애용한다. 신선한 허브가 없으면 말린 허브를 써도 된다. 단, 조리법에 적힌 것보다 좀 더 일찍 넣는다.

이 레서피에는 해산물 대신 닭고기를 써도 잘 어울린다. 뼈와 껍질을 제거한 닭고기를 450~680그램 준비하면 된다.

준비 시간: 15분

조리 시간: 20분

4인분 재료

버터 1~1½큰술
올리브유 1큰술(팬에 두르는 용도)
가리비(생것)와 새우(껍질 벗긴 생것) 450~680그램, 해산물 대신 닭가슴살을 썰어서 사용해도 됨

백포도주(달지 않은 맛) ¼컵, 청주 등으로 대체 가능
닭 육수 ½컵
마늘 2쪽, 다진다.
생강(엄지손톱만 한 것, 선택 사항), 다진다.

토마토(생것, 대) 1개, 또는 두툼하게 썬
　토마토 아무거나 1컵
타임(말린 것) 1작은술
붉은 피망(대) 1개, 채 썬다.
샬롯 1개, 또는 양파 ¼개, 채 썬다.
햇볕에 말린 토마토 3개, 조각조각 자른다.
아티초크하트(속심) 3개, 조각낸다.
칼라마타 올리브(씨를 빼고 반으로 가른
　것) 12알
잣 28그램
바질 잎(생것) 10개, 잘게 다진다.
이탈리안 파슬리(생것, 잎이 납작한 파슬
　리), 잘게 다진다.
크림 ½컵
파르마산 치즈(토핑용), 강판에 간다.
소금

조리법

- 큰 프라이팬에 올리브유를 두르고 중불로 예열한다. 기름이 충분히 달궈지면 피망과 양파를 넣고 불을 약간 세게 올려서 3~4분간 저으며 볶는다. 불을 다시 중불로 줄이고 버터를 넣는다. 버터가 녹기 시작하면 마늘, 생강, 토마토, 타임을 넣는다. 가끔씩 저어주며 4~5분간 익힌다.
- 올리브, 햇볕에 말린 토마토, 아티초크하트, 백포도주, 육수를 넣는다. 팬 바닥에 늘어붙으면 일자형 나무 주걱으로 긁어내며 데글라세 작업을 한다. 끓으면 약불로 줄이고 살살 졸인다(끓지 않게 한다). 육수와 포도주 국물이 줄어들어 살짝 걸쭉한 소스가 되도록 2~4분간 그대로 둔다.
- 가리비, 새우, 혹은 닭고기를 넣고 4~5분간 익힌다. 크림과 잣을 넣고 저어주며 2분간 더 뭉근하게 끓인다. 소금으로 간을 맞춘다.
- 그릇에 담는다. 취향에 따라 파스타를 넣어도 좋고, 안 넣어도 상관없다[스파게티 면보다는 콘길리에(조개 모양 파스타)나 파르팔레(나비넥타이 모양 파스타)가 더 잘 어울린다].
- 음식 위에 파슬리와 파르마산 치즈 가루를 뿌린다.

최소 탄수화물 크레이프

크레이프 반죽은 보통 밀가루와 달걀을 무게 기준 1:1 비율로 섞어서 만든다. 나는 달걀 한 알에 밀가루를 단 한 큰술만 써서 얇은 크레이프 서너 장을 굽는다. 요령을 익히면 달걀 한 알에 밀가루 ¾큰술로도 할 수 있다. 밀가루 한 큰술에는 탄수화물이

6그램뿐이다. 크레이프에 메이플시럽을 뿌리면 디저트로도 그만이다. 크레이프에 휘핑크림과 블루베리를 올려서 돌돌 말아 먹어도 좋다. 속재료로 볶은 버섯과 샬롯(양파) 채, 게살, 쪄서 물기를 짜낸 시금치 등을 넣으면 요리로도 손색없다.

준비 시간: 5분
조리 시간: 6~8분

2인분 재료

달걀 1알　　　　　　　　　　소금 한 꼬집
밀가루 1큰술　　　　　　　　버터 2~3큰술, 나누어 넣는다.
우유 1큰술

조리법

- 믹싱볼에 달걀, 밀가루, 우유, 소금을 넣고 거품기로 잘 섞는다.
- 큰 프라이팬을 중불로 예열한다. 버터 한 작은술 정도를 팬에 넣고 녹여서 두른다. 반죽의 ¼~⅓을 팬의 테두리를 따라 빙 둘린다(팬 중앙부는 비워둔다). 팬을 이리저리 기울여가며 팬 전체를 잘 덮도록 반죽을 흘리는 것이 식감 좋고 얇은 크레이프를 만드는 비결이다. 30초도 채 지나기 전에 반죽이 끓고 거품이 일면서 크레이프가 만들어지므로 서두른다. 크레이프를 뒤집어 10초간 더 익힌 다음, 주걱으로 떠서 접시에 담는다. 이 과정을 반복하며 크레이프를 2~3장 더 만든다.
- 팬에 버터를 조금 더 녹여 크레이프 위에 붓는다. 기호에 따라 속재료를 올리고 말아서 뜨거울 때 즐긴다(앞서 소개한 아이디어 참조).

껍질 있는 연어 구이와 머스터드소스

연어 구이는 껍질이 있는 연어를 써야 제격이다. 바삭한 껍질이 정말 맛있다. 너무 많이 익히지는 않는다! 포크로 살점이 떨어져 나가는 정도면 충분하다. 간단한 곁들임 소스는 다른 생선 요리에도 두루 잘 어울린다.

준비 시간: 5분
조리 시간: 10분

2인분 재료

연어 필레 680그램, 껍질이 있는 것이 하프앤드하프 ¾컵
  좋다. 디종Dijon 머스터드소스 1큰술
소금 딜(생 허브) 다져서 1큰술, 또는 타라곤
올리브유 (말린 허브) 1작은술
크림 ½컵, 또는 (우유와 크림이 반반인) 레몬 한두 쪽, 완성한 요리에 곁들인다.

조리법

- 키친타월 등으로 연어 표면의 물기를 제거하고 소금을 친다. 팬이 작다면 연어 살을 두 덩이로 잘라도 좋다.
- 큰 프라이팬을 센불로 예열한다. 팬에 올리브유를 약 3밀리미터 높이로 채우고, 기름 온도가 높아질 때까지 기다린다. 기름에서 어른어른한 아지랑이 같은 것이 올라오면 생선을 껍질이 아래로 가게 해서 넣는다. 불을 중불로 줄인다. 그대로 연어를 80퍼센트가량 익힌다(연어 살 옆면의 색깔이 불투명해지는 상태를 보면서 익은 정도를 확인한다). 연어를 뒤집어서 껍질이 없는 면을 10초간 익힌다. 포크로 살점이 떨어져 나갈 수 있으면 된다. 연어를 팬에서 꺼내 접시에 담는다. 소스를 만드는 동안 연어를 잠시 그대로 두고 '레스팅(뜸 들이기)'한다.
- 다른 팬(연어를 구운 팬을 씻어서 써도 괜찮다)에 약불로 크림이나 하프앤드하프를 데운다. 겨자를 넣고 저어가며 잘 섞는다. 소스를 더 걸쭉하게 만들고 싶으면 계속 저어주며 더 끓인다. 딜이나 타라곤을 넣고 저어준다.
- 연어 접시에 갓 다진 딜 허브를 넉넉하게 올리고 레몬 한 조각을 곁들인다.
- 마지막으로 연어의 익은 정도를 확인한다. 생선 살을 포크로 떼어낼 수 있되 촉촉함은 유지해야 한다.

감사의 말

식물성 기름의 독성에 처음 눈뜨게 됐던 2002년부터 나는 이런 책을 쓰고 싶었다. 내가 몸담은 의료계의 퇴보도 그 무렵 깨달았다. 하지만 그때 책을 썼더라면 내용과 메시지가 불완전했을 것이다. 활용할 만한 정보가 부족했을 때고, 또 솔직히 말하면 내 주장이 너무 급진적으로 들렸다. 이제는 시대가 달라졌다. 먼저, 부족했던 내용을 연구해준 과학계 영웅들에게 감사하다. 열정적인 인플루언서들에게도 감사하다. 그들이 하나둘 손을 보태준 덕분에 세상의 상식이 조금씩 바뀌었고, 이런 노력이 토대가 됐기에 이 책의 메시지가 (바라건대) 받아들여질 만한 환경이 조성됐다.

지방질 연구에 매진하는 학자들은 이 순간에도 연구비를 따내고 논문을 출판하려고 분투 중이다. 그들에게 고마울 따름이다. 특히, 내 질문에 답하려고 기꺼이 시간을 내준 에릭 데커 박사, 마틴 그루트벨드 박사, 글렌 D. 로런스 박사, 프랜시스 슬래딕 박사에게 고마움을 전한다. 고故 에프레임 랙커와 게르하르트 스피텔러에게도 빚을 졌다. 이 두 분은 씨앗 기름의 해악을 수십 년도 더 앞서 세상에 경고했다. 그분들의 연구 덕에 나도 산화스트레스를 제대로 알게 됐고, 세계관이 완전히 바뀌었다.

식물성 기름이 관심 주제가 되기 훨씬 전부터 나를 팟캐스트와 방송, 기타 프로젝트에 참여할 수 있도록 초대해준 많은 이들, 그중 일부만 꼽아보면 숀 크록스턴, 제프 헤이스, 마크 시슨, 브래드 컨스, 조상건강 심포지엄Ancestral Health Symposium의 캐멀 퍼텔과 캐서린 모리슨, 팔레오FXPaleo FX의 미셸 노리스와 키스 노리스, 그리고 웨스턴A.프라이스 재단Weston A. Price Foundation의 전 세계 지부장들에게 감사하다. X(옛 트위터)와 인스타그램, 페이스북 등등의 많은 분을 포함한 다음과 같은 분들이 문제의식을 나눠주었다. 앤드리아 돈스키, 벤 아자디, 신시아 설로, 켄 베리 박사, 필립 오버디아 박사, 데이비드 펄머터 박사, 조 머컬라 박사, 벤 그린필드, 폴 살라디노 박사, 숀 베이커 박사, 줄리엣 스태럿과 켈리 스태럿, 데이브 애스프리, 에이블 제임스, 대니얼 폼파 박사, 앤서니 거스틴 박사, 미셸 고든 박사, 브라이언 컬리 박사, 데이비드 고노스키, 드루 핀스키 박사, 트로 캘레이전 박사, 브라이언 렌즈케스 박사, 제이슨 펑 박사, 제프리 거버 박사, 비니 톨토리치, 딕시 휴이 등이다. 이 밖에도 정말 많은 분이 온오프라인에서 애쓰고 있지만 내가 미처 다 챙겨 기록하지 못했다. 심심한 사과를 전한다. 내가 앞서 쓴 책을 읽은 독자분 중에 연락을 해와서 성공담을 들려준 분들이 계셨다. 주변 사람들 사이에서 어떻게 '샘나는 변화의 사례'가 됐는지 실감 나게 묘사해주었다. 특별한 감사를 전한다. 식물성 기름을 건강 문제로 드러낸 건 언제나 풀뿌리 운동이었다. 그 풀이 깎이는 속도보다 더 빨리 자라도록 많은 사람이 각자 또 함께 노력하고 있다.

기꺼이 시간을 내어 내가 궁금해하던 전문적 문제에 답변해주고 학계와 업계의 속사정을 들려준 과학자와 의료 종사자들에게도 무척 감사하다. 제니퍼 헤이스, 마크 매틀록, 맷 도노번, 캔더스 라시어스, 클라우스 슈밋-로르 박사, 토머스 세이프리드 박사, 로이 바우마이스터 박사, 크리스 노브 박사, 셔버니 세티 박사, 조지아 이드 박사, 도미닉 다고스티노 박사, 필 오버디아 박사 등이다. 특히, 의학사의 흐름을 바꾼 1948년 거래를 밝혀낸 니나 타이숄스에게 감사하다.

의료계의 협잡을 고발한 이 책의 2부는 영양에 관한 그릇된 정보 때문에 미국 기업의 고용주와 직원들이 떠안은 재정적 부담과 더불어, 의료 산업의 배만 불리는 이른바 예방의학이라는 술수를 보고 주로 영감을 떠올렸다. 이 문제와 관련해선 ABC파인와인앤드스피리츠ABC Fine Wine and Spirits 이사회, 특히 의사 직고용이라는 선견지명을 발휘한 찰리 베일스 4세에게 감사하다.

작가 에이전시 폴리오Folio의 내 담당자인 데이도 더비스캐딕과 스티브 트로하에게 감사하다. 그들의 인내와 지원과 조언, 아울러 무에서 유를 창조하는 기술이 없었다면 이 책은 정녕 세상에 나오지 못했다. 아셰트Hachette출판사와 나의 든든한 편집자 로런 머리노에게도 한없이 감사하다. 이 책을 직접 매만진 클레어 슐츠의 탁월한 재능에도 큰 힘을 얻었다. 그의 통찰과 유려한 편집이 이 책의 가치를 몇 차원 더 높였다.

마지막으로 우리 가족에게 고맙다는 말을 꼭 전하고 싶다. 오빠 댄 섀너핸은 언제나 내게 멋진 그림을 그려준다. 동생은 내가 글쓰기를 쉴 때면 함께 놀아주었다. 문제 해결력이 뛰어난 뚝심 있는 어머니는 당신의 기량을 내게 물려주었다. 아버지는 정말로 중요한 자제심 유전자를 남겨주었다. 이 책의 팔 할은 아버지 덕분에 썼다고 생각한다.

참고문헌

서문 (12~25쪽)

그림표 0-1: 식물성 경화유는 부분경화유와 완전경화유를 다 포함한다. 미국에서 2018년에 트랜스 지방 금지 조치를 시행한 이후 식품 공급망의 경화유는 대부분 이제 완전경화유이며, 그래서 안정성이 떨어지고 독성은 더 강한 액상유의 소비가 폭증했다. 이 그림표를 작성하는 데 참고한 자료의 출처는 다음과 같다:

1909~1999년 과거 자료: Tanya L. Blasbalg, Joseph R. Hibbeln, Christopher E. Ramsden, Sharon F. Majchrzak, and Robert R. Rawlings, "Changes in Consumption of Omega-3 and Omega-6 Fatty Acids in the United States During the 20th Century," *American Journal of Clinical Nutrition* 93, no. 5 (2011): 950-962.

1909~2010년 가용 열량 및 식물성 기름 대 동물성 지방 이용률: S. Gerrior, L. Bente, and H. Hiza, *Nutrient Content of the U.S. Food Supply, 1909-2010*, Home Economics Research Report Number 56, US Department of Agriculture, Center for Nutrition Policy and Promotion (CNPP), 2004년 11월, https://grist.org/wp-content/uploads/2006/08/foodsupply1909-2000.pdf.

현재 열량 섭취량: Zhilei Shan, Colin D. Rehm, Gail Rogers, Mengyuan Ruan, Dong D. Wang, Frank B. Hu, Dariush Mozaffarian, Fang Fang Zhang, and Shilpa N. Bhupathiraju, "Trends in Dietary Carbohydrate, Protein, and Fat Intake and Diet Quality Among US Adults, 1999-2016," *JAMA* 322, no. 12 (2019): 1178-1187, https://doi.org/10.1001/jama.2019.13771.

2000~2020년 '몹쓸 여덟 가지' 기름 각각의 미국 섭취량: Statistica.com. 이를테면 다음 등을 참조, "Soybean Oil Consumption in the United States from 2000 to 2022," Statistica, 2023년 3월, www.statista.com/statistics/301037/soybean-oil-consumption-united-states.

1. 이 주제와 관련해 발표된 자료는 없다. 나는 미국의 평범한 식품 매장 온라인몰에

서 많이 팔리는 상위 100개의 상품을 검토하고, 그 상품군에 근거해 이런 수치를 산출했다. 쇼핑 경험을 돌아볼 때 식품 품목을 SKU(상품 분류 단위)에 따라 선정하면 실제 수치는 80퍼센트 이상이 될 것이다. 다음을 참고할 것. "List of 100 Top Selling Grocery Items 2023 & Tips," BusinessNES, 2023년 1월 2일, https://businessnes.com/list-of-top-selling-grocery-items-and-tips.

2. Mary Enig, *Know Your Fats: The Complete Primer for Understanding the Nutrition of Fats, Oils and Cholesterol* (Bethesda, MD: Bethesda Press, 2000), 21.

1장 (28~58쪽)

1. P. F. Fox, T. Uniacke-Lowe, P. L. H. McSweeney, and J. A. O'Mahony, "Chemistry and Biochemistry of Fermented Milk Products," in *Dairy Chemistry and Biochemistry*, 2nd ed., 547-567 (Cham: Springer, 2015), https://doi.org/10.1007/978-3-319-14892-2_13.

2. Richard D. O'Brien, Lynn A. Jones, C. Clay King, Phillip J. Wakelyn, and Peter J. Wan, "Cottonseed Oil," in *Bailey's Industrial Oil and Fat Products*, vol. 2, *Edible Oil and Fat Products: Edible Oils*, 6th ed., ed. Fereidoon Shahidi, 173-280 (Hoboken, NJ: John Wiley and Sons, 2005).

3. Gary R. List and Michael A. Jackson, "Giants of the Past: The Battle over Hydrogenation (1903-1920)," *Inform* 18, no. 6 (2007): 403-405, www.ars.usda.gov/research/publications/publication/?seqNo115=210614.

4. Susan C. Pendleton, "Man's Most Important Food Is Fat: The Use of Persuasive Techniques in Procter & Gamble's Public Relations Campaign to Introduce Crisco, 1911-1913," *Public Relations Quarterly* 44, no. 1 (1999): 6-14.

5. N. K. Fairbank Company, "Cottolene, 'The New and Popular Health Food'" (advertising card), 1880 (date questionable), in Hagley Digital Archives, accessed September 4, 2023, https://digital.hagley.org/2270394#page/2/mode/2up.

6. William Shurtleff and Akiko Aoyagi, "History of Soy Oil Shortening—Part 2," SoyInfo Center, 2004, www.soyinfocenter.com/HSS/shortening2.php.

7. William Shurtleff and Akiko Aoyagi, "History of Soy Oil Shortening—Part 1," SoyInfo Center, 2004, www.soyinfocenter.com/HSS/shortening1.php.

8. '몹쓸 여덟 가지' 전체를 종합한 통계 자료가 없어서 2020년 전 세계 연간 매출을 미국 달러로 환산해 그 수치를 합산했다: 면실유(110억 달러), 카놀라유(260억 달러), 해바라기씨유(185억 달러), 대두유(470억 달러), 옥수수기름(50억 달러), 미강유(13억

달러), 홍화유(70억 달러). 카놀라유를 제외한 나머지 씨앗 기름 각각의 매출은 매년 3~7퍼센트씩 성장할 것으로 예상한다. 카놀라유는 보합세이거나 소폭 하락할 것으로 예상한다. 2027년 예상치는 매년 평균 5퍼센트 증가로 산정한 것이다. 자료 출처는 다음과 같다:

Soybean oil: "Soybean Oil Market Size, Share & COVID-19 Impact Analysis, by Application (Cooking & Frying, Margarine & Shortening, Salad Dressings & Mayonnaise, Bakery Products, and Non-Food Applications), and Regional Forecast, 2021-2028," Fortune Business Insights, January 2022, www.fortunebusinessinsights.com/soybean-oil-market-106282.

Sunflower oil: "Sunflower Oil Market Size, Share & COVID-19 Impact Analysis, by Type (High-Oleic, Mid-Oleic, and Linoleic), End-Users (Household/Retail, Foodservice/HORECA, and Industrial) and Regional Forecast, 2021-2028," Fortune Business Insights, January 2021, www.fortunebusinessinsights.com/industry-reports/sunflower-oil-market-101480.

Canola oil: Industry Research, "Canola Oil Market Size-Share Estimation 2022 Analysis by Industry Statistics, Covid-19 Impact, Global Trends Evaluation, Business Prospect, Geographical Segmentation, Revenue, Business Challenges and Investment Opportunities till 2027," Global Newswire, March 28, 2022, www.globenewswire.com/en/news-release/2022/03/28/2410651/0/en/Canola-Oil-Market-Size-Share-Estimation-2022-Analysis-By-Industry-Statistics-Covid-19-Impact-Global-Trends-Evaluation-Business-Prospect-Geographical-Segmentation-Revenue-Business-C.html.

Cottonseed oil: "Mike," "Cotton Seed Price Index," BusinessAnalytiq, November 29, 2022, https://businessanalytiq.com/procurementanalytics/index/cotton-seed-price-index.

Corn oil: "Corn Oil Market Size, Share & COVID-19 Impact Analysis, by Type (Edible and Non-Edible), by Application (Food & Beverage, Pharmaceuticals, Cosmetics & Personal Care, Animal Feed, Industrial, and Biodiesel), and Regional Forecast, 2022-2029," Fortune Business Insights, January 2023, www.fortunebusinessinsights.com/corn-oil-market-103810.

Rice bran oil: PRWireCenter News, "2023 Global Rice Bran Oil Market Growth: Key Players and Forecast 2030 | Industry Research Biz," Barchart, August 8, 2023, www.barchart.com/story/news/19169325/2023-global-rice-bran-oil-market-growthkey-players-and-forecast-2030-by-industry-research-biz#.

Safflower oil: "Safflower Oil," Tridge, accessed September 4, 2023, www.tridge.com/intelligences/safflower-oil.

Grapeseed oil: "Grape Seed Oil Market Size, Share & Trends Analysis Report by Application(Personal Care & Cosmetics, Food), by Extraction Process (Mechanically, Chemically), by Region, and Segment Forecasts, 2022-2026," Grand View Research, August 25, 2022, www.grandviewresearch.com/industry-analysis/grape-seed-oil-market.

9. Candace Rassias, Zoom interview with author, November 15, 2022.
10. Yacoob Bayat, "What's in Crude Vegetable Oil That Makes It Need to Be Refined So Extensively," American Oil Chemists' Society, December 12, 2022, www.informconnect.org/discussion/whats-in-crude-vegetable-oil-that-makes-it-need-to-be-refined-so-intensively.
11. Martin Grootveld, Victor Ruiz Rodado, and Christopher J. L. Silwood, "Detection, Monitoring, and Deleterious Health Effects of Lipid Oxidation," *Inform* 25, no. 10 (2014): 614-624, www.aocs.org/stay-informed/inform-magazine/featured-articles/detection-monitoring-and-deleterious-health-effects-of-lipid-oxidation-november/december-2014.
12. J. Bruce German, "Food Processing and Lipid Oxidation," in *Impact of Processing on Food Safety: Advances in Experimental Medicine and Biology*, vol. 459, ed. Lauren S. Jackson, Mark G. Knize, and Jeffrey N. Morgan (Boston: Springer, 1999), https://doi.org/10.1007/978-1-4615-4853-9_3; E. Choe and D. B. Min, "Chemistry of Deep-Fat Frying Oils," *Journal of Food Science* 72, no. 5 (June/July 2007): R77-R86, https://doi.org/10.1111/j.1750-3841.2007.00352.x.
13. Haruki Okuyama, Sheriff Sultan, Naoki Ohara, Tomohito Hamazaki, Peter H. Langsjoen, Rokuro Hama, Yoichi Ogushi, et al., *Lipid Nutrition Guidelines: A Comprehensive Analysis* (Basel, Switzerland: MDPI, 2021), https://doi.org/10.3390/books978-3-03943-946-1.
14. www.informconnect.org/browse/allrecentposts에서 회원만 들어갈 수 있는 미국유지화학회의 포럼을 참고했다.
15. Grootveld et al., "Detection, Monitoring, and Deleterious Health Effects."
16. Martin Grootveld, Benita C. Percival, Sarah Moumtaz, Miles Gibson, Katy Woodason, Azeem Akhtar, Michael Wawire, Mark Edgar, and Kerry L. Grootveld, "Commentary:

Iconoclastic Reflections on the 'Safety' of Polyunsaturated Fatty Acid-Rich Culinary Frying Oils: Some Cautions Regarding the Laboratory Analysis and Dietary Ingestion of Lipid Oxidation Product Toxins," *Applied Sciences* 11, no. 5 (March 2021): 2351, https://doi.org/10.3390/app11052351; Martin Grootveld, Benita C. Percival, Justine Leenders, and Philippe B. Wilson, "Potential Adverse Public Health Effects Afforded by the Ingestion of Dietary Lipid Oxidation Product Toxins: Significance of Fried Food Sources," *Nutrients* 12, no. 4 (2020): 974, https://doi.org/10.3390/nu12040974; Sarah Moumtaz, Benita C. Percival, Devki Parmar, Kerry L. Grootveld, Pim Jansson, and Martin Grootveld, "Toxic Aldehyde Generation in and Food Uptake from Culinary Oils During Frying Practices: Peroxidative Resistance of a Monounsaturate-Rich Algae Oil," *Scientific Reports* 9 (2019): 4125, https://doi.org/10.1038/s41598-019-39767-1.

17. Martin Grootveld, "Evidence-Based Challenges to the Continued Recommendation and Use of Peroxidatively-Susceptible Polyunsaturated Fatty Acid-Rich Culinary Oils for High-Temperature Frying Practises: Experimental Revelations Focused on Toxic Aldehydic Lipid Oxidation Products," *Frontiers in Nutrition* 8 (2021): 711640, https://doi.org/10.3389/fnut.2021.711640.
18. Pierre Lambelet, André Grandgirard, Stéphane Gregoire, Pierre Juaneda, JeanLouis Sebedio, and Constantin Bertoli, "Formation of Modified Fatty Acids and Oxyphytosterols During Refining of Low Erucic Acid Rapeseed Oil," *Journal of Agricultural and Food Chemistry* 51, no. 15 (July 2003): 4284-4290, https://doi.org/10.1021/jf030091u.
19. 해당 내용을 쓴 마틴 그루트벨트와 나눈 2021년 4월 3일자 줌Zoom 인터뷰.
20. 해당 내용 주장자인 에릭 데커와 나눈 2022년 7월 8일자 줌 인터뷰; "Why Does Lipid Oxidation in Foods Continue to Be Such a Challenge?," AOCS American Oil Chemists' Society의 2021년 4월 1일자 유튜브 영상, www.youtube.com/watch?v=B_U_9vvpDWo.
21. "Why Does Lipid Oxidation in Foods Continue to Be Such a Challenge?," 유튜브.
22. 그루트벨드와 나눈 줌 인터뷰.
23. 데커와 나눈 줌 인터뷰.
24. "Aldehyde Generation in Cooking Oils; Professor Martin Grootveld," Zero Acre Farms의 2022년 3월 8일자 유튜브 영상, www.youtube.com/watch?v=HZV0nXYloh4, "Estimating Human Dietary Intake of LOPs" 제목의 슬라이드는 40분 지점,

"Aldehydes Are the Dominant Carcinogens in Cigarette Smoke" 제목의 슬라이드는 23분 지점. 주장의 근거로 그는 여러 간행물을 인용한다. Moumtaz et al., "Toxic Aldehyde Generation."도 참고할 것.

25. 2023년 12월 13일 저자와 나눈 전화 인터뷰.
26. Teicholz, *Big Fat Surprise*, 277–278.
27. Niamh Nic Daéid, Caroline Maguire, and Ailsa Walker, "An Investigation into the Causes of Laundry Fires—Spontaneous Combustion of Residual Fatty Acids," *Problems of Forensic Sciences* 46 (2001): 272–277, https://arch.ies.gov.pl/images/PDF/2001/vol_46/46_daeid4.pdf.
28. Chiung-Yu Peng, Cheng-Hang Lan, Pei-Chen Lin, and Yi-Chun Kuo, "Effects of Cooking Method, Cooking Oil, and Food Type on Aldehyde Emissions in Cooking Oil Fumes," *Journal of Hazardous Materials* 324, part B (February 2017): 160–167, https://doi.org/10.1016/j.jhazmat.2016.10.045; Ying-Chin Ko, Li Shu-Chuan Cheng, Chien-Hung Lee, Jhi-Jhu Huang, Ming-Shyan Huang, Eing-Long Kao, Hwei-Zu Wang, and Hsiang-Ju Lin, "Chinese Food Cooking and Lung Cancer in Women Nonsmokers," *American Journal of Epidemiology* 151, no. 2 (January 2000): 140–147, https://doi.org/10.1093/oxfordjournals.aje.a010181.
29. Sarah Moumtaz, Benita C. Percival, Devki Parmar, Kerry L. Grootveld, Pim Jansson, and Martin Grootveld, "Toxic Aldehyde Generation in and Food Uptake from Culinary Oils During Frying Practices: Peroxidative Resistance of a Monounsaturate… Rich Algae Oil," *Scientific Reports* 9 (2019): 4125, https:// doi.org/10.1038/s41598…019…39767…1.

2장 (59~93쪽)

1. Hippocrates, "The Oath," in *Hippocratic Writings*, ed. G. E. R. Lloyd, trans. J. Chadwick and W. N. Mann, Penguin Classics (New York: Penguin, 1983), and "The Sacred Disease" in the same work, 240.
2. C. Simon Herrington, ed., *Muir's Textbook of Pathology*, 15th ed. (Boca Raton, FL: CRC Press), 2014.
3. Ned Stafford, "Denham Harman," *BMJ* 350 (2015): h1092, https://doi.org/10.1136/bmj.h1092.
4. K. Kitani and G. O. Ivy, "'I Thought, Thought, Thought for Four Months in Vain and Suddenly the Idea Came': An Interview with Denham and Helen Harman,"

Biogerontology 4 (2003): 401-412, https://doi.org/10.1023/b:bgen.0000006561. 15498.68.

5. Denham Harman, "Aging: A Theory Based on Free Radical and Radiation Chemistry," *Science of Aging Knowledge Environment* 2002, no. 37 (2002): cp14, https://doi.org/10.1126/sageke.2002.37.cp14.
6. John M. C. Gutteridge and B. Halliwell, "Invited Review. Free Radicals in Disease Processes: A Compilation of Cause and Consequence," *Free Radical Research Communications* i19, no. 3 (1993): 141-158, https://doi.org/10.3109/10715769309 111598.
7. Tom O'Connor, "Dr. Denham Harman—Legendary Scientist—Dies at Age 98," University of Nebraska Medical Center, Newsroom, November 25, 2014, www.unmc. edu/newsroom/2014/11/25/dr-denham-harman-legendary-scientist-dies-at-age-98.
8. Josh Funk, "Denham Harman, Who Developed the 'Free-Radical Theory' of Aging, Dies at 98," *Washington Post*, November 29, 2014.
9. Margaret B. Wierman and Jeffrey S. Smith, "Yeast Sirtuins and the Regulation of Aging," *FEMS Yeast Research* 14, no. 1 (2014): 73-88, https://doi.org/10.1111/1567-1364.12115.
10. Rajindar S. Sohal and Michael J. Forster, "Caloric Restriction and the Aging Process: A Critique," *Free Radical Biology and Medicine* 73 (August 2014): 366-382, https://doi.org/10.1016/j.freeradbiomed.2014.05.015.
11. Etsuo Niki, "Role of Vitamin E as a Lipid-Soluble Peroxyl Radical Scavenger: In Vitro and In Vivo Evidence," *Free Radical Biology and Medicine* 66 (January 2014): 3-12, https://doi.org/10.1016/j.freeradbiomed.2013.03.022.
12. M. K. Horwitt, "Vitamin E and Lipid Metabolism in Man," *American Journal of Clinical Nutrition* 8, no. 4 (August 1960): 451-461, https://doi.org/10.1093/ajcn/8.4.451.
13. Maret G. Traber, "Vitamin E Inadequacy in Humans: Causes and Consequences," *Advances in Nutrition* 5, no. 5 (September 2014): 503-514, https://doi.org/10.3945/an.114.006254; Daniel Raederstorff, Adrian Wyss, Philip C. Calder, Peter Weber, and Manfred Eggersdorfer, "Vitamin E Function and Requirements in Relation to PUFA," *British Journal of Nutrition* 114, no. 8 (2015): 1113-1122, https://doi.org/10.1017/S000711451500272X; Christopher Masterjohn, "AJCN Publishes a New PUFA Study

That Should Make Us Long for the Old Days," Weston A. Price Foundation, May 17, 2012, www.westonaprice.org/ajcn-publishes-a-new-pufa-study-that-should-make-us-long-for-the-old-days.

14. 산화된 비타민 E는 측정하지 않았다. 정상 비타민 E만 측정했다. '사용한' 비타민 E, 즉 알파-토코페롤 퀴논은 '신뢰할 만한 지질과산화 지표'다. 다음을 참고할 것. Desirée Bartolini, Rita Marinelli, Danilo Giusepponi, Roberta Galarini, Carolina Barola, Anna Maria Stabile, Bartolomeo Sebastiani, et al., "Alpha-Tocopherol Metabolites (The Vitamin E Metabolome) and Their Interindividual Variability During Supplementation," *Antioxidants* (Basel) 10, no. 2 (February 2021): 173, https://doi.org/10.3390/antiox10020173.

15. 오메가-3의 산화성 때문에 오메가-6만 정확하게 분석할 수 있었다. 그의 자료는 가장 흔한 오메가-6 지방산인 리놀렌산을 반영한 것이다. 우리는 오메가-3를 그만큼 많이 먹지 않으므로 PUFA 총량의 비율에 1~3%p만 더해주면 된다. 다음을 참고할 것. Stephan J. Guyenet and Susan E. Carlson, "Increase in Adipose Tissue Linoleic Acid of US Adults in the Last Half Century," *Advances in Nutrition* 6, no. 6 (November 2015): 660-664, https://doi.org/10.3945/an.115.009944.

16. 그림표 0-1을 작성하는 데 참고한 자료에서 가져왔다. "Changes in Dietary Fat over 120 Years."

17. Stephan Guyenet, "Seed Oils and Body Fatness—A Problematic Revisit," Whole Health Source (blog), August 21, 2011, http://wholehealthsource.blogspot.com/2011/08/seed-oils-and-body-fatness-problematic.html.

18. Masterjohn, "AJCN Publishes a New PUFA Study."

19. Taylor C. Wallace, Michael McBurney, and Victor L. Fulgoni III, "Multivitamin/Mineral Supplement Contribution to Micronutrient Intakes in the United States, 2007-2010," *Journal of the American College of Nutrition* 33, no. 2 (2014): 94-102, https://doi.org/10.1080/07315724.2013.846806; Victoria J. Drake, "Micronutrient Inadequacies in the US Population: An Overview," Oregon State University Linus Pauling Institute, March 2018, https://lpi.oregonstate.edu/mic/micronutrient-inadequacies/overview.

20. Michael T. Lin and M. Flint Beal, "The Oxidative Damage Theory of Aging," *Clinical Neuroscience Research* 2, no. 5-6 (January-February 2003): 305-315, http://dx.doi.org/10.1016/S1566-2772(03)00007-0.

21. Gerhard Spiteller, "The Relation of Lipid Peroxidation Processes with Atherogenesis:

A New Theory on Atherogenesis," *Molecular Nutrition and Food Research* 49, no. 11 (November 2005): 999-1013, https://doi.org/10.1002/mnfr.200500055; Gözde Gürdeniz, Min Kim, Nicklas Brustad, Madeleine Ernst, Francesco Russo, Jakob Stokholm, Klaus Bønnelykke, et al., "Furan Fatty Acid Metabolite in Newborns Predicts Risk of Asthma," *Allergy* 78, no. 2 (February 2023): 429-438, https://doi.org/10.1111/all.15554.

22. Gerhard Spiteller and Mohammad Afzal, "The Action of Peroxyl Radicals, Powerful Deleterious Reagents, Explains Why Neither Cholesterol nor Saturated Fatty Acids Cause Atherogenesis and Age-Related Diseases," *Chemistry: A European Journal* 20 (2014): 14928-14945, https://doi.org/10.1002/chem.201404383.

23. Gerhard Spiteller, "Is Atherosclerosis a Multifactorial Disease or Is It Induced by a Sequence of Lipid Peroxidation Reactions?," *Annals of the New York Academy of Sciences* 1043, no. 1 (June 2005): 355-366, https://doi.org/10.1196/annals.1333.042; Gerhard Spiteller, "The Important Role of Lipid Peroxidation Processes in Aging and Age Dependent Diseases," *Molecular Biotechnology* 37 (2007): 5-12, https://doi.org/10.1007/s12033-007-0057-6; Gerhard Spiteller, "Peroxyl Radicals Are Essential Reagents in the Oxidation Steps of the Maillard Reaction Leading to Generation of Advanced Glycation End Products," *Annals of the New York Academy of Sciences* 1126 (April 2008): 128-133, https://doi.org/10.1196/annals.1433.031.

24. Barry Halliwell and Martin Grootveld, "The Measurement of Free Radical Reactions in Humans: Some Thoughts for Future Experimentation," *FEBS Letters* 213, no. 1 (March 9, 1987): 9-14, https://doi.org/10.1016/0014-5793(87)81455-2.

25. Antonio Ceriello and Enrico Motz, "Is Oxidative Stress the Pathogenic Mechanism Underlying Insulin Resistance, Diabetes, and Cardiovascular Disease? The Common Soil Hypothesis Revisited," *Arteriosclerosis, Thrombosis, and Vascular Biology* 24, no. 5 (May 2004): 816-823, https://doi.org/10.1161/01.ATV.0000122852.22604.78.

26. A. Koch, K. Zacharowski, O. Boehm, M. Stevens, P. Lipfert, H.-J. von Giesen, A. Wolf, and R. Freynhagen, "Nitric Oxide and Pro-inflammatory Cytokines Correlate with Pain Intensity in Chronic Pain Patients," *Inflammation Research* 56 (2007): 32-37, https://doi.org/10.1007/s00011-007-6088-4; Rebecca S. Y. Wong, "Inflammation in COVID-19: From Pathogenesis to Treatment," *International Journal of Clinical and Experimental Pathology* 14, no. 7 (2021): 831-844, www.ncbi.nlm.nih.gov/pmc/articles/PMC8339720.

27. Petra L. L. Goyens, Mary E. Spilker, Peter L. Zock, Martijn B. Katan, and Ronald P. Mensink, "Conversion of α-Linolenic Acid in Humans Is Influenced by the Absolute Amounts of α-Linolenic Acid and Linoleic Acid in the Diet and Not by Their Ratio," *American Journal of Clinical Nutrition* 84, no. 1 (July 2006): 44–53, https://doi.org/10.1093/ajcn/84.1.44.
28. Colin L. Masters and Dennis J. Selkoe, "Biochemistry of Amyloid β-Protein and Amyloid Deposits in Alzheimer Disease," *Cold Spring Harbor Perspectives in Medicine* 2, no. 6 (June 2012): a006262, https://doi.org/10.1101/cshperspect.a006262.
29. Akihiko Nunomura, George Perry, Gjumrakch Aliev, Keisuke Hirai, Atsushi Takeda, Elizabeth K. Balraj, Paul K. Jones, et al., "Oxidative Damage Is the Earliest Event in Alzheimer Disease," *Journal of Neuropathology and Experimental Neurology* 60, no. 8 (August 2001): 759–767, https://doi.org/10.1093/jnen/60.8.759; Akihiko Nunomura, Rudy J. Castellani, Xiongwei Zhu, Paula I. Moreira, George Perry, and Mark A. Smith, "Involvement of Oxidative Stress in Alzheimer Disease," *Journal of Neuropathology and Experimental Neurology* 65, no. 7 (July 2006): 631–641, https://doi.org/10.1097/01.jnen.0000228136.58062.bf.
30. Vivian W. Y. Leung, Sarah-Jeanne Pilon, Pierre O. Fiset, and Shaifali Sandal, "A Case Report on Lipofuscin Deposition in a Graft Biopsy Two Years After Kidney Transplantation: An Insignificant Bystander or a Pathogenic Benefactor?," *BMC Nephrology* 20 (2019): 376, https://doi.org/10.1186/s12882-019-1569-6; Joaquin Ponce-Zepeda, Wenchang Guo, Giorgioni Carmen, Daniel Moon Kim, Gregory C. Albers, Vishal Suresh Chandan, and Xiaodong Li, "Brown Bowel Syndrome Is a Rare and Commonly Missed Disease: A Case Report and Literature Review," *Case Reports in Gastrointestinal Medicine* 2021 (2021): 6684678, https://doi.org/10.1155/2021/6684678; Douglas A. Gray and John Woulfe, "Lipofuscin and Aging: A Matter of Toxic Waste," *Science of Aging Knowledge Environment* 2005, no. 5 (2005): re1, https://doi.org/10.1126/sageke.2005.5.re1.
31. A. Terman, "Garbage Catastrophe Theory of Aging: Imperfect Removal of Oxidative Damage?," *Redox Report* 6, no. 1 (2001): 15–26, https://doi.org/10.1179/135100001101535996.
32. R. Preston Mason, William J. Shoemaker, Lydia Shajenko, Timothy E. Chambers, and Leo G. Herbette, "Evidence for Changes in the Alzheimer's Disease Brain Cortical

Membrane Structure Mediated by Cholesterol," *Neurobiology of Aging* 13, no. 3 (May-June 1992): 413-419, https://doi.org/10.1016/0197-4580(92)90116-F.

33. David M. Wilson and Lester I. Binder, "Free Fatty Acids Stimulate the Polymerization of Tau and Amyloid f Peptides: *In Vitro* Evidence for a Common Effector of Pathogenesis in Alzheimer's Disease," *American Journal of Pathology* 150, no. 6 (June 1997): 2181-2195, www.ncbi.nlm.nih.gov/pmc/articles/PMC1858305.

34. L. Ebony Boulware, Spyridon Marinopoulos, Karran A. Phillips, Constance W. Hwang, Kenric Maynor, Dan Merenstein, Renee F. Wilson, et al., "Systematic Review: The Value of the Periodic Health Evaluation," *Annals of Internal Medicine* 146, no. 4 (February 2007): 289-300, https://doi.org/10.7326/0003-4819-146-4-200702200-00008; Lasse T. Krogsbøll, Karsten Juhl Jørgensen, Christian Grønøj Larsen, and Peter C. Gøtzsche, "General Health Checks in Adults for Reducing Morbidity and Mortality from Disease: Cochrane Systematic Review and Meta-Analysis," *BMJ* 345 (2012): e7191, https://doi.org/10.1136/bmj.e7191. 다음 두 편의 논문은 이 문제를 잘 개관하고 있으며, 수십 년간 이 분야에서 논문을 써온 웰치Welch 박사를 소개한다: Jennifer Durgin, "Are We Hunting Too Hard?," *Dartmouth Medicine* 29, no. 4 (Summer 2005): 40-47, https://dartmed.dartmouth.edu/summer05/pdf/hunting_too_hard.pdf; Ateev Mehrotra and Allan Prochazka, "Improving Value in Health Care—Against the Annual Physical," *New England Journal of Medicine* 373 (2015): 1485-1487, https://doi.org/10.1056/NEJMp1507485.

35. James F. Toole, M. René Malinow, Lloyd E. Chambless, J. David Spence, L. Creed Pettigrew, Virginia J. Howard, Elizabeth G. Sides, Chin-Hua Wang, and Meir Stampfer, "Lowering Homocysteine in Patients with Ischemic Stroke to Prevent Recurrent Stroke, Myocardial Infarction, and Death: The Vitamin Intervention for Stroke Prevention (VISP) Randomized Controlled Trial," *JAMA* 291, no. 5 (2004): 565-575, https://doi.org/10.1001/jama.291.5.565; J. L. Reay, M. A. Smith, and L. M. Riby, "B Vitamins and Cognitive Performance in Older Adults: Review," *International Scholarly Research Notices* 2013 (2013): 650983, https://doi.org/10.5402/2013/650983.

36. Roman N. Rodionov and Steven R. Lentz, "The Homocysteine Paradox," *Arteriosclerosis, Thrombosis, and Vascular Biology* 28 (2008): 1031-1033, https://doi.org/10.1161/ATVBAHA.108.164830.

3장 (94~129쪽)

그림표 3-1: Zhilei Shan, Colin D. Rehm, Gail Rogers, Mengyuan Ruan, Dong D. Wang, Frank B. Hu, Dariush Mozaffarian, Fang Fang Zhang, and Shilpa N. Bhupathiraju, "Trends in Dietary Carbohydrate, Protein, and Fat Intake and Diet Quality Among US Adults, 1999-2016," *JAMA* 322, no. 12 (2019): 1178-1187, https://doi.org/10.1001/jama.2019.13771; M. Shahbandeh, "Per Capita Consumption of Wheat Flour in the U.S., 2000-2023," Statista, May 15, 2023, www.statista.com/statistics/184084/per-capita-consumption-of-wheat-flour-in-the-us-since-2000; Gretchen Kuck and Gary Schnitkey, "An Overview of Meat Consumption in the United States," *Farmdoc Daily* 11, no. 76 (May 12, 2021), https://farmdocdaily.illinois.edu/2021/05/an-overview-of-meat-consumption-in-the-united-states.html; "How Much Sugar Do Americans Consume?," Sugar Association, accessed September 4, 2023, www.sugar.org/diet/intake; M. Shahbandeh, "Per Capita Consumption of High Fructose Corn Syrup in the U.S., 2000-2019," Statista, December 16, 2022, www.statista.com/statistics/328893/per-capita-consumption-of-high-fructose-corn-syrup-in-the-us.

그림표 3-2: Daniele Penzo, Chiara Tagliapietra, Raffaele Colonna, Valeria Petronilli, and Paolo Bernardi, "Effects of Fatty Acids on Mitochondria: Implications for Cell Death," *Biochimica et Biophysica Acta (BBA)—Bioenergetics* 1555, no. 1-3 (2002): 160-165, https://doi.org/10.1016/S0005-2728(02)00272-4.

그림표 3-4: 다음을 개작해 사용했다. Louis Monnier, Claude Colette, Gareth J. Dunseath, and David R. Owens, "The Loss of Postprandial Glycemic Control Precedes Stepwise Deterioration of Fasting with Worsening Diabetes," *Diabetes Care* 30, no. 2 (2007): 263-269, https://doi.org/10.2337/dc06-1612; Daniel Cox, "A Paradigm Shift in the Management of Type 2 Diabetes: Glycemic Excursion Minimization (GEM)," VuMedi, August 4, 2023, www.vumedi.com/video/a-paradigm-shift-in-the-management-of-type-2-diabetes-glycemic-excursion-minimization-gem.

1. Hayley Wall, "Scientists Don't Agree on What Causes Obesity, but They Know What Doesn't," *New York Times*, November 21, 2022, www.nytimes.com/2022/11/21/opinion/obesity-cause.html.
2. Weston A. Price, *Nutrition and Physical Degeneration* (Lemon Grove, CA: PricePottenger Nutrition Foundation, 2009); Catherine Shanahan, *Deep Nutrition: Why Your Genes Need Traditional Food* (New York: Flatiron Books, 2017).
3. 크리스 노브, 2023년 1월 16일 저자와 이메일을 주고받음.

4. Tanya L. Blasbalg, Joseph R. Hibbeln, Christopher E. Ramsden, Sharon F. Majchrzak, and Robert R. Rawlings, "Changes in Consumption of Omega-3 and Omega-6 Fatty Acids in the United States During the 20th Century," *American Journal of Clinical Nutrition* 93, no. 5 (2011): 950-962, https://doi.org/10.3945/ajcn.110.006643.
5. 'LA VA 연구'로 알려진 실험이다. 이 연구와 엘긴 프로젝트의 피험자들은 PUFA로 가득한 식단을 먹었는데도 정상 체중을 유지했다. 그 까닭은 연구 기간 내내 건강한 체중을 유지하도록 배식량을 통제했고, 간식이나 외부 음식도 먹지 않았기 때문일 가능성이 크다. 다음을 참고할 것. Seymour Dayton, Morton Lee Pearce, Sam Hashimoto, Wilfrid J. Dixon, and Uwamie Tomiyasu, "A Controlled Clinical Trial of a Diet High in Unsaturated Fat in Preventing Complications of Atherosclerosis," *Circulation* 40, no. 1s2 (1969), https://doi.org/10.1161/01.CIR.40.1S2.II-1.
6. John Yudkin, *The Penguin Encyclopaedia of Nutrition* (New York: Penguin, 1986), 55.
7. G. Cohen, Y. Riahi, and S. Sasson, "Lipid Peroxidation of Poly-Unsaturated Fatty Acids in Normal and Obese Adipose Tissues," *Archives of Physiology and Biochemistry* 117, no. 3 (July 2011): 131-139, https://doi.org/10.3109/13813455.2011.557387; Giuseppe Murdolo, Desirée Bartolini, Cristina Tortoioli, Marta Piroddi, Luigi Iuliano, and Francesco Galli, "Lipokines and Oxysterols: Novel Adipose-Derived Lipid Hormones Linking Adipose Dysfunction and Insulin Resistance," *Free Radical Biology and Medicine* 65 (2013): 811-820, https://doi.org/10.1016/j.freeradbiomed.2013.08.007.
8. Charalambos Antoniades and Cheerag Shirodaria, "Detecting Coronary Inflammation with Perivascular Fat Attenuation Imaging: Making Sense from Perivascular Attenuation Maps," *JACC: Cardiovascular Imaging* 12, no. 10 (October 2019): 2011-2014, https://doi.org/10.1016/j.jcmg.2018.12.024.
9. V. Van Harmelin, S. Reynisdottir, P. Eriksson, A. Thörne, J. Hoffstedt, F. Lönnqvist, and P. Arner, "Leptin Secretion from Subcutaneous and Visceral Adipose Tissue in Women," *Diabetes* 47, no. 6 (June 1998): 913-917, https://doi.org/10.2337/diabetes.47.6.913.
10. Jacek Karczewski, Aleksandra Zielińska, Rafał Staszewski, Piotr Eder, and Agnieszka Dobrowolska, "Metabolic Link Between Obesity and Autoimmune Diseases," *European Cytokine Network* 32, no. 4 (2021): 64-72, https://doi.org/10.1684/ecn.2021.0474; Victoria R. Kwiat, Gisienne Reis, Isela C. Valera, Kislay Parvatiyar,

and Michelle S. Parvatiyar, "Autoimmunity as a Sequela to Obesity and Systemic Inflammation," *Frontiers in Physiology* 13 (2022), https://doi.org/10.3389/fphys.2022.887702; Giuseppina Rosaria Umano, Carmelo Pistone, Enrico Tondina, Alice Moiraghi, Daria Lauretta, Emanuele Miraglia Del Giudice, and Ilaria Brambilla, "Pediatric Obesity and the Immune System," *Frontiers in Pediatrics* 7 (2019), https://doi.org/10.3389/fped.2019.00487.

11. Jan Frohlich, George N. Chaldakov, and Manlio Vinciguerra, "Cardio- and Neurometabolic Adipobiology: Consequences and Implications for Therapy," *International Journal of Molecular Sciences* 22, no. 8 (April 2021): 4137, https://doi.org/10.3390/ijms22084137.

12. Philip B. Maffetone, Ivan Rivera-Dominguez, and Paul B. Laursen, "Overfat Adults and Children in Developed Countries: The Public Health Importance of Identifying Excess Body Fat," *Frontiers in Public Health* 5 (2017), https://doi.org/10.3389/fpubh.2017.00190.

13. Maffetone et al., "Overfat Adults and Children in Developed Countries."

14. Kenneth F. Kiple and Kriemhild Coneè Ornelas, eds., *The Cambridge World History of Food* (Cambridge: Cambridge University Press, 2000).

15. Chris A. Knobbe and Suzanne Alexander, *The Ancestral Diet Revolution: How Vegetable Oils and Processed Foods Destroy Our Health—and How to Recover!* (Boulder, CO: Ancestral Health Foundation, 2023).

16. Jules Hirsch, John W. Farquhar, E. H. Ahrens Jr., M. L. Peterson, and Wilhelm Stoffel, "Studies of Adipose Tissue in Man: A Microtechnic for Sampling and Analysis," *American Journal of Clinical Nutrition* 8, no. 4(August 1960): 499-511, https://doi.org/10.1093/ajcn/8.4.499.

17. Dominique Langan, "In and Out: Adipose Tissue Lipid Turnover in Obesity and Dyslipidemia," *Cell Metabolism* 14, no. 5(November 2011): 569-570; S. Bernard and K. L. Spalding, "Implication of Lipid Turnover for the Control of Energy Balance," *Philosophical Transactions of the Royal Society* B 378, no. 1888(October 2023), https://doi/10.1098/rstb.2022.0202.

18. J. Luo, H. Yang, and B. L. Song, "Mechanisms and Regulation of Cholesterol Homeostasis," *Nature Reviews Molecular Cell Biology* 21(2020): 225-245, https://doi.org/10.1038/s41580-019-0190-7.

19. 미토콘드리아에는 초과산화물superoxide이라는 고에너지 형태의 산소가 들었는데, 이

것이 미토콘드리아의 인지질 이중층 안에서 유리기 연쇄반응을 일으켜 이중층을 중합하고 경화하고 파괴할 수 있다.

20. Daniele Penzo, Chiara Tagliapietra, Raffaele Colonna, Valeria Petronilli, and Paolo Bernardi, "Effects of Fatty Acids on Mitochondria: Implications for Cell Death," *Biochimica et Biophysica Acta (BBA)—Bioenergetics* 1555, no. 1-3(2002): 160-165, https://doi.org/10.1016/S0005-2728(02)00272-4.

21. Berton C. Pressman and Henry A. Lardy, "Effect of Surface Active Agents on the Latent ATPASE of Mitochondria," *Biochimica et Biophysica Acta* 21, no. 3 (September 1956): 458-466, https://doi.org/10.1016/0006-3002(56)90182-2; P. Borst, J. A. Loos, E. J. Christ, and E. C. Slater, "Uncoupling Activity of Long-Chain Fatty Acids," *Biochimica et Biophysica Acta* 62, no. 3(August 1962): 509-518, https://doi.org/10.1016/0006-3002(62)90232-9.

22. Efraim Racker, "Editorial: Calories Don't Count—If You Don't Use Them," *American Journal of Medicine* 35, no. 2(August 1963): 133-134.

23. Racker, "Editorial: Calories Don't Count."

24. Paweł Kowalczyk, D. Sulejczak, P. Kleczkowska, I. Bukowska-Ośko, M. Kucia, M. Popiel, E. Wietrak, K. Kramkowski, K. Wrzosek, and K. Kaczyńska, "Mitochondrial Oxidative Stress—A Causative Factor and Therapeutic Target in Many Diseases," *International Journal of Molecular Sciences* 22, no. 24(2021): 13384, https://doi.org/10.3390/ijms222413384.

25. 다음 논문은 세포가 체지방 연소에 어려움을 겪는다는 논의를 뒷받침한다. 저자들은 "이 과정은 인슐린 저항성이 생긴 골격근에서 세포 속 지질의 미토콘드리아 이화작용이 손상되거나 불완전해서 발생한다"라고 지적한다. 하지만 저자들은 우리 체지방에 PUFA가 많다는 사실을 알지 못하므로 이 과정의 일부 측면에 대해선 옳은 결론을 내릴 수 없다. Nishanth E. Sunny, E. J. Parks, J. D. Browning, and S. C. Burgess, "Excessive Hepatic Mitochondrial TCA Cycle and Gluconeogenesis in Humans with Nonalcoholic Fatty Liver Disease," *Cell Metabolism* 14, no. 6(December 2021): 804-810, https://doi.org/10.1016/j.cmet.2011.11.004.

26. Mitchell Roslin, "Obesity as a Mitochondrial Disease of Aging," 2022년 10월 호주-뉴질랜드 대사·비만학회Australian New Zealand Metabolic and Obesity Society 기조 발언.

27. 다음 논문은 식사 직후 기질基質 산화에 미치는 PUFA 대 포화지방의 영향을 비교한 연구와 대조된다. 이 경우에는 PUFA가 포화지방보다 더 큰 지방 산화를 일으킨다. 아마도 인슐린이 있으면 미끌미끌하고 흔들리는 지방산이 세포에 재빨리 도달해

서 미토콘드리아가 적절하게 조절할 새도 없이 미토콘드리아 속으로 미끄러져 들어갈 수 있기 때문인 듯하다. Peter J. H. Jones and Dale A. Schoeller, "Polyunsaturated: Saturated Ratio of Diet Fat Influences Energy Substrate Utilization in the Human," *Metabolism* 37, no. 2 (February 1988): 145-151, https://doi.org/10.1016/S0026-0495(98)90009-9.

28. Melania Manco, Menotti Calvani, and Geltrude Mingrone, "Effects of Dietary Fatty Acids on Insulin Sensitivity and Secretion," Diabetes, *Obesity and Metabolism* 6, no. 6 (2004): 402-413, https://doi.org/10.1111/j.1462-8902.2004.00356.x; Meghana D. Gadgil, Lawrence J. Appel, Edwina Yeung, Cheryl A. M. Anderson, Frank M. Sacks, and Edgar R. Miller III, "The Effects of Carbohydrate, Unsaturated Fat, and Protein Intake on Measures of Insulin Sensitivity: Results from the OmniHeart Trial," *Diabetes Care* 36, no. 5 (May 2013): 1132-1137, https://doi.org/10.2337/dc12-0869.

29. C. Xiao, A. Giacca, A. Carpentier, and G. F. Lewis, "Differential Effects of Monounsaturated, Polyunsaturated and Saturated Fat Ingestion on Glucose-Stimulated Insulin Secretion, Sensitivity and Clearance in Overweight and Obese, Non-diabetic Humans," *Diabetologia* 49 (2006): 1371-1379, https://doi.org/10.1007/s00125-006-0211-x.

30. Nora D. Volkow, Gene-Jack Wang, Ehsan Shokri Kojori, Joanna S. Fowler, Helene Benveniste, and Dardo Tomasi, "Alcohol Decreases Baseline Brain Glucose Metabolism More in Heavy Drinkers Than Controls but Has No Effect on Stimulation-Induced Metabolic Increases," *Journal of Neuroscience* 35, no. 7 (2015): 3248-3255, https://doi.org/10.1523/jneurosci.4877-14.2015. 뇌세포가 아세트산염을 대사할 때 당 사용을 줄인다는 사실은 우리 세포가 아세트산염을 '선호'한다는 증거로서 보통 받아들여진다.

31. "Understanding Insulin Resistance," American Diabetes Association, 2023년 9월 7일 접속, https://diabetes.org/healthy-living/medication-treatments/insulin-resistance.

32. R. Firth, P. Bell, and R. Rizza, "Insulin Action in Non-Insulin-Dependent Diabetes Mellitus: The Relationship Between Hepatic and Extrahepatic Insulin Resistance and Obesity," *Metabolism, Clinical and Experimental* 36, no. 11 (November 1987): 1091-1095, https://doi.org/10.1016/0026-0495(87)90031-X.

33. R. Reynolds, B. R. Walker, H. E. Syddall, C. B. Whorwood, P. J. Wood, and D. I. Phillips, "Elevated Plasma Cortisol in Glucose-Intolerant Men: Differences in Responses to Glucose and Habituation to Venepuncture," *Journal of Clinical*

Endocrinology and Metabolism 86, no. 3(March 2001): 1149-1153, Figs. 1, 2, and 3. "Obesity (p = 0.033) and insulin resistance (p = 0.009) were associated with elevated glucagon levels": Martin Lundqvist, Kristina Almby, Urban Wiklund, Niclas Abrahamsson, Prasad Kamble, Maria Pereira, and Jan Eriksson, "Altered Hormonal and Autonomic Nerve Responses to Hypo- and Hyperglycaemia Are Found in Overweight and Insulin-Resistant Individuals and May Contribute to the Development of Type 2 Diabetes," *Diabetologia* 64, no. 3 (March 2021): 641-655.

34. 포도당 불내증은 인슐린 저항성의 가장 이른 단계로 인정된다. 다음을 참고할 것. Robert C. Andrews, Olive Herlihy, Dawn E. W. Livingstone, Ruth Andrew, and Brian R. Walker, "Abnormal Cortisol Metabolism and Tissue Sensitivity to Cortisol in Patients with Glucose Intolerance," *Journal of Clinical Endocrinology and Metabolism* 87, no. 12(December 2002): 5587-5593, https://doi.org/10.1210/jc.2002-020048. "Glucagon increases HGP by acutely stimulating glycogenolysis and chronically promoting gluconeogenesis": Dominic Santoleri and Paul M. Titchenell, "Resolving the Paradox of Hepatic Insulin Resistance," *Cellular and Molecular Gastroenterology and Hepatology* 7, no. 2 (2019): 447-456, https://doi.org/10.1016/j.jcmgh.2018.10.016.

35. Carine Beaupere, Alexandrine Liboz, Bruno Fève, Bertrand Blondeau, and Ghislaine Guillemain, "Molecular Mechanisms of Glucocorticoid-Induced Insulin Resistance," *International Journal of Molecular Sciences* 22, no. 2(2021): 623, https://doi.org/10.3390/ijms22020623.

36. "Initially, there is a compensatory increase in insulin secretion which maintains glucose levels in normal range": Rajeev Goyal, Minhthao Nguyen, and Ishwarlal Jialal, "Glucose Intolerance," Stat Pearls, January 2023, www.ncbi.nlm.nih.gov/books/NBK499910.

37. Sunny et al., "Excessive Hepatic Mitochondrial TCA Cycle"; Santoleri and Titchenell, "Resolving the Paradox of Hepatic Insulin Resistance"; Ralph A. DeFronzo, "Pathogenesis of Type 2 Diabetes Mellitus," *Medical Clinics* 88, no. 4 (July 2024): 787-835, https://doi.org/10.1016/j.mcna.2004.04.013.

38. Evan D. Muse, Tony K. T. Lam, Philipp E. Scherer, and Luciano Rossetti, "Hypothalamic Resistin Induces Hepatic Insulin Resistance," *Journal of Clinical Investigation* 117, no. 6(2007): 1670-1678, https://doi.org/10.1172/JCI30440.

39. Nal Ae Yoon and Sabrina Diano, "Hypothalamic Glucose-Sensing Mechanisms," *Diabetologia* 64, no. 5(2021): 985-993, https://doi.org/10.1007/s00125-021-05395-6.

40. Noël Cano, "Bench-to-Bedside Review: Glucose Production from the Kidney,"

Critical Care 6, no. 4(2002): 317, https://doi.org/10.1186/cc1517.

41. Samantha Hurrle and Walter H. Hsu, "The Etiology of Oxidative Stress in Insulin Resistance," *Biomedical Journal* 40, no. 5(October 2017): 257-262, https://doi.org/10.1016/j.bj.2017.06.007.

42. "Insulin Resistance and Diabetes," Centers for Disease Control and Prevention, 2022년 6월 20일 마지막 검토, www.cdc.gov/diabetes/basics/insulin-resistance.html.

43. Poonamjot Deol, Jane R. Evans, Joseph Dhahbi, Karthikeyani Chellappa, Diana S. Han, Stephen Spindler, and Frances M. Sladek, "Soybean Oil Is More Obesogenic and Diabetogenic Than Coconut Oil and Fructose in Mouse: Potential Role for the Liver," *PLOS One* 10, no. 7(July 2015): e0132672, https://doi.org/10.1371/journal.pone.0132672.

44. 프랜시스 슬래딕, 2015년 2월 24일 저자와 나눈 전화 인터뷰.

45. "Dr Frances M. Sladek: Turning the Tables on 'Healthy' Fats," Scientia, February 18, 2017, www.scientia.global/dr-frances-m-sladek-turning-tables-healthy-fats.

46. Jean A Welsh, Andrea J. Sharma, Lisa Grellinger, and Miriam B. Vos, "Consumption of Added Sugars Is Decreasing in the United States," *American Journal of Clinical Nutrition* 94, no. 3(September 2011): 726-734; Kelsey A. Vercammen, Alyssa J. Moran, Mark J. Soto, Lee Kennedy-Shaffer, and Sara N. Bleich, "Decreasing Trends in Heavy Sugar-Sweetened Beverage Consumption in the United States, 2003 to 2016," Academy of Nutrition and Dietetics, 2020, https://doi.org/10.1016/j.jand.2020.07.012.

47. Joana Araújo, Jianwen Cai, and June Stevens, "Prevalence of Optimal Metabolic Health in American Adults: National Health and Nutrition Examination Survey, 2009-2016," *Metabolic Syndrome and Related Disorders* 17, no. 1(February 2019): 46-52, https://doi.org/10.1089/met.2018.0105; "Only 12 Percent of American Adults Are Metabolically Healthy, Carolina Study Finds," UNC Gillings School of Global Public Health, November 28, 2018, https://sph.unc.edu/sph-news/only-12-percent-of-american-adults-are-metabolically-healthy-study-finds.

48. 한 연구(Matli et al.)는 1.0~1.1을 정상치 최저선으로 본다. 논문의 일부 자료는 그보다 더 낮을 수도 있음을 암시한다. 다른 조사Kar는 3.8도 '정상' 점수일 수 있다고 본다. 다음을 참고할 것. Bassel Matli, Andreas Schulz, Thomas Koeck, Tanja Falter, Johannes Lotz, Heidi Rossmann, and Norbert Pfeiffer, et al., "Distribution of HOMA-IR in a Population-Based Cohort and Proposal for Reference Intervals," *Clinical Chemistry and Laboratory Medicine* 59, no. 11(August 2021): 1844-1851, https://doi.

org/10.1515/cclm-2021-0643; S. Kar, "Metabolic Risks of the Lean PCOS Woman," *Fertility and Sterility* 100, no. 3(September 2013): S359, https://doi.org/10.1016/j.fertnstert.2013.07.848.

49. 혈당 범위는 현재 기준으로 70~100mg/dl이다. 과거에 내가 의대에서 공부할 때는 공복 혈당 정상치가 65~85mg/dl였다.

50. D. R. Matthews, J. R. Hosker, A. S. Rudenski, B. A. Naylor, D. F. Treacher, and R. C. Turner, "Homeostasis Model Assessment: Insulin Resistance and β-Cell Function from Fasting Plasma Glucose and Insulin Concentrations in Man," *Diabetologia* 28 (1985): 412-419; Catherine Marin DeUgarte, Alfred A. Bartolucci, and Ricardo Azziz, "Prevalence of Insulin Resistance in the Polycystic Ovary Syndrome Using the Homeostasis Model Assessment," *Fertility and Sterility* 83, no. 5(May 2005): 1454-1460, https://doi.org/10.1016/j.fertnstert.2004.11.070.

51. Vibhu Parcha, Brittain Heindl, Rajat Kalra, Peng Li, Barbara Gower, Garima Arora, Pankaj Arora, "Insulin Resistance and Cardiometabolic Risk Profile Among Nondiabetic American Young Adults: Insights From NHANES," *Journal of Clinical Endocrinology and Metabolism* 107, no. 1(January 2022): e25-e37, https://doi.org/10.1210/clinem/dgab645.

52. "Type 2 Diabetes Can Be Stopped in Childhood," Diabetes in Control, June 29, 2009, www.diabetesincontrol.com/type-2-diabetes-can-be-stopped-in-childhood; Brian Bennett, D. Enette Larson-Meyer, Eric Ravussin, Julia Volaufova, Arlette Soros, William T. Cefalu, Stuart Chalew, et al., "Impaired Insulin Sensitivity and Elevated Ectopic Fat in Healthy Obese vs. Nonobese Prepubertal Children," *Obesity* 20, no. 2(February 2012): 371-375, https://doi.org/10.1038/oby.2011.264.

53. Bennett et al., "Impaired Insulin Sensitivity and Elevated Ectopic Fat."

54. Anton Holmgren, Aimon Niklasson, Andreas F. M. Nierop, Lars Gelander, A. Stefan Aronson, Agneta Sjöberg, Lauren Lissner, and Kerstin Albertsson-Wikland, "Pubertal Height Gain Is Inversely Related to Peak BMI in Childhood," *Pediatric Research* 81(2017): 448-454, https://doi.org/10.1038/pr.2016.253.

55. Ottavio Vitelli, Alessandra Tabarrini, Silvia Miano, Jole Rabasco, Nicoletta Pietropaoli, Martina Forlani, Pasquale Parisi, and Maria Pia Villa, "Impact of Obesity on Cognitive Outcome in Children with Sleep-Disordered Breathing," *Sleep Medicine* 16, no. 5(May 2015): 625-630, https://doi.org/10.1016/j.sleep.2014.12.015.

56. Ida Gillberg Andersen, Jens-Christian Holm, and Preben Homøe, "Obstructive

Sleep Apnea in Obese Children and Adolescents, Treatment Methods and Outcome of Treatment—A Systematic Review," *International Journal of Pediatric Otorhinolaryngology* 87 (August 2016): 190-197, https://doi.org/10.1016/j.ijporl.2016.06.017.

57. Coleen A. Boyle, Sheree Boulet, Laura A. Schieve, Robin A. Cohen, Stephen J. Blumberg, Marshalyn Yeargin-Allsopp, Susanna Visser, and Michael D. Kogan, "Trends in the Prevalence of Developmental Disabilities in US Children, 1997-2008," *Pediatrics* 127, no. 6 (2011): 1034-1042, https://doi.org/10.1542/peds.2010-2989.

58. "Childhood Cancer Fact Library," Coalition Against Childhood Cancer, 2022년 업데이트, https://cac2.org/interest-groups/awareness/childhood-cancer-fact-library.

59. Max D. Gehrman and Louis C. Grandizio, "Elbow Ulnar Collateral Ligament Injuries in Throwing Athletes: Diagnosis and Management," *Journal of Hand Surgery* 47, no. 3 (March 2022): 266-273, https://doi.org/10.1016/j.jhsa.2021.11.026; Chris G. Koutures, Andrew J. M. Gregory, and the Council on Sports Medicine and Fitness, "Injuries in Youth Soccer," *Pediatrics* 125, no. 2 (2010): 410-414, https://doi.org/10.1542/peds.2009-3009.

60. Moody's Analytics, "The Economic Consequences of Millennial Health," Blue Cross Blue Shield, November 6, 2019, www.bcbs.com/the-health-of-america/reports/how-millennials-current-and-future-health-could-affect-our-economy.

61. Hagai Levine, Niels Jørgensen, Anderson Martino-Andrade, Jaime Mendiola, Dan Weksler-Derri, Maya Jolles, Rachel Pinotti, and Shanna H. Swan, "Temporal Trends in Sperm Count: A Systematic Review and Meta-Regression Analysis of Samples Collected Globally in the 20th and 21st Centuries," *Human Reproduction Update* 29, no. 2 (March-April 2023): 157-176, https://doi.org/10.1093/humupd/dmac035.

4장 (130~170쪽)

1. Hana Kahleova, Jan Irene Lloren, Andrew Mashchak, Martin Hill, and Gary E. Fraser, "Meal Frequency and Timing Are Associated with Changes in Body Mass Index in Adventist Health Study 2," *Journal of Nutrition* 147, no. 9 (September 2017): 1722-1728, https://doi.org/10.3945/jn.116.244749; Physicians Committee for Responsible Medicine, "How to Optimize Your Diet to Boost Metabolism," VuMedi, March 24, 2022, www.vumedi.com/video/how-to-optimize-your-diet-to-boost-metabolism; Hana Kahleova, Lenka Belinova, Hana Malinska, Olena Oliyarnyk, Jaroslava

Trnovska, Vojtech Skop, Ludmila Kazdova, et al., "Eating Two Larger Meals a Day (Breakfast and Lunch) Is More Effective Than Six Smaller Meals in a Reduced-Energy Regimen for Patients with Type 2 Diabetes: A Randomised Crossover Study," *Diabetologia* 57, no. 8(2014): 1552-1560, https://doi.org/10.1007/s00125-014-3253-5.

2. 인슐린 저항성이 있어도 케톤을 생성할 수 있지만, 이때는 지방이 아닌 근육에서 만들어지기 쉽다. 이는 두뇌에 연료를 공급하는 정상적인 과정이 아니며, 효과도 없다. 여기에 대해선 8장에서 자세히 설명한다. 다음을 참고할 것. Philip Felig, John Wahren, Robert Sherwin, and George Palaiologos, "Amino Acid and Protein Metabolism in Diabetes Mellitus," *Archives of Internal Medicine* 137, no. 4(1977): 507-513, https://doi.org/10.1001/archinte.1977.03630160069014; Weimin Yu, Tomiko Kuhara, Yoshito Inoue, Isamu Matsumoto, Ryoji Iwasaki, and Shinpei Morimoto, "Increased Urinary Excretion of β-Hydroxyisovaleric Acid in Ketotic and Nonketotic Type II Diabetes Mellitus," *Clinica Chimica Acta* 188, no. 2(April 1990): 161-168, https://doi.org/10.1016/0009-8981(90)90160-T; Kohsuke Hayamizu, "Amino Acids and Energy Metabolism: An Overview," in *Sustained Energy for Enhanced Human Functions and Activity*, ed. Debasis Bagchi, 339-349(London: Academic Press, 2017).

3. "A single cell uses about 10 million ATP molecules per second, and recycles all of its ATP molecules about every 20-30 seconds": "2.9: Glucose and ATP," in Biology, LibreTexts.org, accessed September 8, 2023, https://k12.libretexts.org/Bookshelves/Science_and_Technology/Biology/02%3A_Cell_Biology/2.09%3A_Glucose_and_ATP.

4. Benedetta Russo, Marika Menduni, Patrizia Borboni, Fabiana Picconi, and Simona Frontoni, "Autonomic Nervous System in Obesity and Insulin-Resistance — The Complex Interplay Between Leptin and Central Nervous System," *International Journal of Molecular Sciences* 22, no. 10(2021): 5187, https://doi.org/10.3390/ijms22105187.

5. Michael M. Smith and Christopher T. Minson, "Obesity and Adipokines: Effects on Sympathetic Overactivity," *Journal of Physiology* 590, no. 8(April 2012): 1787-1801, https://doi.org/10.1113/jphysiol.2011.221036.

6. Iltan Aklan, Nilufer Sayar Atasoy, Yavuz Yavuz, Tayfun Ates, Ilknur Coban, Fulya Koksalar, Gizem Filiz, et al., "NTS Catecholamine Neurons Mediate Hypoglycemic

Hunger via Medial Hypothalamic Feeding Pathways," *Cell Metabolism* 31, no. 2 (February 4, 2020): 313-326, https://doi.org/10.1016/j.cmet.2019.11.016.

7. 끼니와 끼니 사이의 정상 GLP-1 수치는 ~10 pmol/L다. 다음을 참고할 것. M. A. Nauck, I. Vardarli, C. F. Deacon, J. J. Holst, and J. J. Meier, "Secretion of Glucagon-Like Peptide-1 (GLP-1) in Type 2 Diabetes: What Is Up, What Is Down?," *Diabetologia* 54 (2011): 10-18, https://doi.org/10.1007/s00125-010-1896-4. 이전 참조치와 비교하려면 오젬픽의 몰질량(4,133돌턴)을 변환 계수로 사용해 단위를 조정해야 한다: Tine A. Baekdal, Mette Thomsen, Viera Kupčová, Cilie W. Hansen, and Thomas W. Anderson, "Pharmacokinetics, Safety, and Tolerability of Oral Semaglutide in Subjects with Hepatic Impairment," *Journal of Clinical Pharmacology* 58, no. 10 (October 2018): 1314-1323, https://doi.org/10.1002/jcph.1131.

8. University of Guelph, "Link Between Hunger and Mood Explained," Science Daily, September 25, 2018, www.sciencedaily.com/releases/2018/09/180925115218.htm; Thomas Horman, Maria Fernanda Fernandes, Yan Zhou, Benjamin Fuller, Melissa Tigert, and Francesco Leri, "An Exploration of the Aversive Properties of 2-Deoxy-D-Glucose in Rats," *Psychopharmacology* 235 (2018): 3055-3063, https://doi.org/10.1007/s00213-018-4998-1.

9. University of Guelph, "Link Between Hunger and Mood Explained."

10. Thomas Horman, "An Exploration of the Aversive Properties of 2-Deoxy-DGlucose in the Context of Metabolic Dysfunction and Mood Disorders" (석사 논문, 겔프대학교, 2017).

11. Viren Swami, Samantha Hochstöger, Erik Kargl, and Stefan Stieger, "Hangry in the Field: An Experience Sampling Study on the Impact of Hunger on Anger, Irritability, and Affect," *PLOS One* (July 6, 2022), https://doi.org/10.1371/journal.pone.0269629.

12. Roy F. Baumeister and Joseph M. Boden, "Aggression and the Self: High SelfEsteem, Low Self-Control, and Ego Threat," in *Human Aggression: Theories, Research, and Implications for Social Policy* (Cambridge, MA: Academic Press, 1998), 111-137, https://doi.org/10.1016/B978-012278805-5/50006-7.

13. "Roy Baumeister—Willpower: Self-Control, Decision Fatigue, and Energy Depletion," TheIMHC(Institute for Human and Machine Cognition)의 2012년 11월 7일자 유튜브 영상, www.youtube.com/watch?v=KfnUicHDNM8.

14. "Roy Baumeister—Willpower: Self-Control, Decision Fatigue, and Energy Depletion," 유튜브; "Self-Control, Willpower, and Ego Depletion: Gradual

Emergence of a Theory," Wydział Psychologii i Kognitywistyki UAM의 2022년 6월 13일자 유튜브 영상, www.youtube.com/watch?v=aa9AjpJnZJA.

15. "Roy Baumeister—Willpower: Self-Control, Decision Fatigue, and Energy Depletion," 유튜브; "Self-Control, Willpower, and Ego Depletion: Gradual Emergence of a Theory," 유튜브.

16. Thomas F. Denson, William von Hippel, Richard I. Kemp, and Lydia S. Teo, "Glucose Consumption Decreases Impulsive Aggression in Response to Provocation in Aggressive Individuals," *Journal of Experimental Social Psychology* 46, no. 6 (November 2010): 1023-1028, https://doi.org/10.1016/j.jesp.2010.05.023.

17. C. Nathan DeWall, Timothy Deckman, Matthew T. Gailliot, and Brad J. Bushman, "Sweetened Blood Cools Hot Tempers: Physiological Self-Control and Aggression," Aggressive Behavior 37, no. 1 (January-February 2011): 73-80, https://doi.org/10.1002/ab.20366.

18. Leigh M. Riby, Anna S. Law, Jennifer Mclaughlin, and Jennifer Murray, "Preliminary Evidence That Glucose Ingestion Facilitates Prospective Memory Performance," *Nutrition Research* 31 (2011): 370-377, https://doi.org/10.1016/j.nutres.2011.04.003.

19. Christine Gagnon, Carol E. Greenwood, and Louis Bherer, "The Acute Effects of Glucose Ingestion on Attentional Control in Fasting Healthy Older Adults," *Psychopharmacology (Berlin)* 211, no. 3 (2010): 337-346, https://doi.org/10.1007/s00213-010-1905-9.

20. D. O. Kennedy and A. B. Scholey, "Glucose Administration, Heart Rate and Cognitive Performance: Effects of Increasing Mental Effort," *Psychopharmacology* 149 (2000): 63-71, https://doi.org/10.1007/s002139900335; Michael A. Smith, Leigh M. Riby, J. Anke M. van Eekelen, Jonathan K. Foste, "Glucose Enhancement of Human Memory: A Comprehensive Research Review of the Glucose Memory Facilitation Effect," *Neuroscience and Biobehavioral Reviews* 35 (2011): 770-783, https://doi.org/10.1016/j.neubiorev.2010.09.008.

21. Cheryl D. Fryar, Jeffery P. Hughes, Kirsten A. Herrick, and Namanjeet Ahluwalia, "Fast Food Consumption Among Adults in the United States, 2013-2016," NCHS Data Brief No. 322, October 2018, www.cdc.gov/nchs/data/databriefs/db322-h.pdf.

22. Danielle Wiener-Bronner, "How America Turned into a Nation of Snackers," KCRA, September 5, 2022, www.kcra.com/article/snacking-habits-americans/41082220.

23. "Roy Baumeister—Willpower: Self-Control, Decision Fatigue, and Energy

Depletion," 유튜브.

24. 브래드 부시먼, 2023년 5월 3일 저자와 나눈 개인 인터뷰.
25. Brad J. Bushman, C. Nathan DeWall, Richard S. Pond Jr., and Michael D. Hanus, "Low Glucose Relates to Greater Aggression in Married Couples," ed. Roy Baumeister, PNAS 111, no. 17(April 2014): 6254-6257, https://doi.org/10.1073/pnas.1400619111.
26. "Don't Get Hangry: Feed Your Brain Healthy Food | Brad Bushman | TEDxColumbus," TEDx Talks의 2014년 11월 26일자 유튜브 영상, www.youtube.com/watch?v=UOn3zOp8JPE.
27. Gisela Telis, "Unhappy Marriages Due to Low Blood Sugar? Study Suggests Low Levels of Glucose in the Blood Spur Spouses to Fight," *Science*, April 14, 2014, www.science.org/content/article/unhappy-marriages-due-low-blood-sugar.
28. Morgana Mongraw-Chaffin, Daniel P. Beavers, and Donald A. McClain, "Hypoglycemic Symptoms in the Absence of Diabetes: Pilot Evidence of Clinical Hypoglycemia in Young Women," *Journal of Clinical and Translational Endocrinology* 18(December 2019): 100202, https://doi.org/10.1016/j.jcte.2019.100202.
29. Mongraw-Chaffin et al., "Hypoglycemic Symptoms in the Absence of Diabetes"; "Erratum Regarding Missing Declaration of Competing Interest Statements in Previously Published Articles," *Journal of Clinical and Translational Endocrinology* 23(December 2020): 100242, https://doi.org/10.1016/j.jcte.2020.100242.
30. Seok Joon Won, Byung Hoon Yoo, Tiina M. Kauppinen, Bo Young Choi, Jin Hee Kim, Bong Geom Jang, Min Woo Lee, et al., "Recurrent/Moderate Hypoglycemia Induces Hippocampal Dendritic Injury, Microglial Activation, and Cognitive Impairment in Diabetic Rats," *Journal of Neuroinflammation* 9(2012): 182, https://doi.org/10.1186/1742-2094-9-182.
31. Ashish K. Rehni and Kunjan R. Dave, "Impact of Hypoglycemia on Brain Metabolism During Diabetes," *Molecular Neurobiology* 55(2018): 9075-9088, https://doi.org/10.1007%2Fs12035-018-1044-6.
32. Joel Yager and Roy T. Young, "Non-Hypoglycemia Is an Epidemic Condition," *New England Journal of Medicine* 291(October 24, 1974): 907-908, https://doi.org/10.1056/nejm197410242911713; Marianna Hall, Magdalena Walicka, Mariusz Panczyk, and Iwona Traczyk, "Metabolic Parameters in Patients with Suspected Reactive Hypoglycemia," *Journal of Personalized Medicine* 11, no. 4 (April 2021): 276, https://doi.org/10.3390/jpm11040276; Michael T. McDermott, ed., *Management*

of Patients with Pseudo-Endocrine Disorders: A Case-Based Pocket Guide (Berlin: Springer, 2019).
33. Mongraw-Chaffin et al., "Hypoglycemic Symptoms in the Absence of Diabetes."
34. Mongraw-Chaffin et al., "Hypoglycemic Symptoms in the Absence of Diabetes."
35. Ichiro Kishimoto and Akio Ohashi, "Subclinical Reactive Hypoglycemia Is Associated with Higher Eating and Snacking Frequencies in Obese or Overweight Men Without Diabetes," Endocrines 3, no. 3(2022): 530-537, https://doi.org/10.3390/endocrines3030043.
36. Kishimoto and Ohashi, "Subclinical Reactive Hypoglycemia."

5장 (173~198쪽)

1. Jennifer Shike, "Most People Think They Eat Healthier Than They Do," Dairy Herd Management, June 22, 2022, www.dairyherd.com/news/education/most-people-think-they-eat-healthier-they-do; Jessica Thomson, Alicia Landry, and Tameka Walls, "Can United States Adults Accurately Assess Their Diet Quality?," Current Developments in Nutrition 6, no. Supplement 1(June 2022): 952, https://doi.org/10.1093/cdn/nzac067.072.
2. Maria Luz Fernandez and Ana Gabriela Murillo, "Is There a Correlation Between Dietary and Blood Cholesterol? Evidence from Epidemiological Data and Clinical Interventions," Nutrients 14, no. 10(May 2014): 2168, https://doi.org/10.3390/nu14102168.
3. "Angelo Scanu, MD," University of Chicago: Medicine on the Midway, May 15, 2018, 41.
4. Marc S. Penn and Guy M. Chisolm, "Oxidized Lipoproteins, Altered Cell Function and Atherosclerosis," Atherosclerosis 108, Supplement(August 1994): S21-S29, https://doi.org/10.1016/0021-9150(94)90150-3; Dayuan Li and Jawahar L. Mehta, "Oxidized LDL, a Critical Factor in Atherogenesis," Cardiovascular Research 68, no. 3 (December 2005): 353-354, https://doi.org/10.1016/j.cardiores.2005.09.009.
5. Fumiaki Ito and Tomoyuki Ito, "High-Density Lipoprotein (HDL) Triglyceride and Oxidized HDL: New Lipid Biomarkers of Lipoprotein-Related Atherosclerotic Cardiovascular Disease," Antioxidants 9, no. 5(2020): 362, https://doi.org/10.3390/antiox9050362.
6. "A new national study has shown that nearly 75 percent of patients hospitalized for

a heart attack had cholesterol levels that would indicate they were not at high risk for a cardiovascular event, based on current national cholesterol guidelines": Amit Sachdeva, Christopher P. Cannon, Prakash C. Deedwania, Kenneth A. LaBresh, Sidney C. Smith Jr., David Dai, Adrian Hernandez, and Gregg C. Fonarow, on behalf of the GWTG [Get with the Guidelines] Steering Committee and Hospitals, "Lipid Levels in Patients Hospitalized with Coronary Artery Disease: An Analysis of 136,905 Hospitalizations in Get with the Guidelines," *American Heart Journal* 157, no. 1 (January 2009): 11-17, https://doi.org/10.1016/j.ahj.2008.08.010.

7. Sachdeva et al., "Lipid Levels in Patients Hospitalized with Coronary Artery Disease."
8. Nicholas A. Marston, Robert P. Giugliano, Jeong-Gun Park, Andrea Ruzza, Peter S. Sever, Anthony C. Keech, and Marc S. Sabatine, "Cardiovascular Benefit of Lowering Low-Density Lipoprotein Cholesterol Below 40 mg/dL," *Circulation* 144 (2021): 1732-1734, https://doi.org/10.1161/CIRCULATIONAHA.121.056536.
9. 189*mg/dl*는 2013~2014년 값이다. 다음을 참조할 것. Margaret D. Carroll, David A. Lacher, and Paul D. Sorlie, "Trends in Serum Lipids and Lipoproteins of Adults, 1960-2002," JAMA 294, no. 14 (2005): 1773-1781, https://doi.org/10.1001/jama.294.14.1773; Asher Rosinger, Margaret D. Carroll, David Lacher, and Cynthia Ogden, "Trends in Total Cholesterol, Triglycerides, and Low-Density Lipoprotein in US Adults, 1999-2014," *JAMA Cardiology* 2, no. 3 (2017): 339-341, https://doi.org/10.1001/jamacardio.2016.4396.
10. Ancel Keys, Joseph T. Anderson, and Francisco Grande, "Serum Cholesterol Response to Changes in the Diet: IV: Particular Saturated Fatty Acids in the Diet," *Metabolism* 14, no. 7 (1965): 776-787, https://doi.org/10.1016/0026-0495(65)90004-1.
11. Ivan D. Frantz Jr., Emily A. Dawson, Patricia L. Ashman, Laël C. Gatewood, Glenn E. Bartsch, Kanta Kuba, and Elizabeth R. Brewer, "Test of Effect of Lipid Lowering by Diet on Cardiovascular Risk: The Minnesota Coronary Survey," *Arteriosclerosis* 9, no. 1 (January-February 1989): 129-135, https://doi.org/10.1161/01.ATV.9.1.129.
12. Christopher E. Ramsden, Daisy Zamora, Sharon Majchrzak-Hong, Keturah R. Faurot, Steven K. Broste, Robert P. Frantz, John M. Davis, Amit Ringel, Chirayath M. Suchindran, and Joseph R. Hibbeln, "Re-evaluation of the Traditional Diet-Heart Hypothesis: Analysis of Recovered Data from Minnesota Coronary Experiment (1968-73)," *BMJ* (2016): 353, https://doi.org/10.1136/bmj.i1246.

13. Ramsden et al., "Re-evaluation of the Traditional Diet-Heart Hypothesis."
14. Staff, "Research Review: Old Data on Dietary Fats in Context with Current Recommendations," Harvard T.H. Chan School of Public Health, April 13, 2016, www.hsph.harvard.edu/nutritionsource/2016/04/13/diet-heart-ramsden-mce-bmj-comments.
15. U. Ravnskov, K. S. McCully, and P. J. Rosch, "The Statin-Low Cholesterol-Cancer Conundrum," *QJM: An International Journal of Medicine* 105, no. 4(April 2012): 383-388, https://doi.org/10.1093/qjmed/hcr243.
16. Janice Hopkins Tanne, "Meta-Analysis Says Low LDL Cholesterol May Be Associated with Greater Risk of Cancer," *BMJ* 335, no. 7612(July 28, 2007): 177, https://doi.org/10.1136/bmj.39287.415347.DB.
17. Naoki Nago, Shizukiyo Ishikawa, Tadao Goto, and Kazunori Kayaba, "Low Cholesterol Is Associated with Mortality from Stroke, Heart Disease, and Cancer: The Jichi Medical School Cohort Study," *Journal of Epidemiology* 21, no. 1(2011): 67-74, https://doi.org/10.2188/jea.JE20100065.
18. Christopher E. Ramsden, Daisy Zamora, Boonseng Leelarthaepin, Sharon F. Majchrzak-Hong, Keturah R. Faurot, Chirayath M. Suchindran, Amit Ringel, John M. Davis, and Joseph R. Hibbeln, "Use of Dietary Linoleic Acid for Secondary Prevention of Coronary Heart Disease and Death: Evaluation of Recovered Data from the Sydney Diet Heart Study and Updated Meta-Analysis," *BMJ* 346(2013), https://doi.org/10.1136/bmj.e8707.
19. Y.-B. Lv, Z. X. Yin, C.-L. Chei, M. S. Brasher, J. Zhang, V. B. Kraus, F. Qian, Xiaoming Shi, D. B. Matchar, and Y. Zeng, "Serum Cholesterol Levels Within the High Normal Range Are Associated with Better Cognitive Performance Among Chinese Elderly," *Journal of Nutrition, Health and Aging* 20, no. 3(2016): 280-287, https://doi.org/10.1007/s12603-016-0701-6.
20. Kenneth R. Feingold and Carl Grunfeld, "The Effect of Inflammation and Infection on Lipids and Lipoproteins," in *Endotext*, ed. Kenneth R. Feingold, Bradley Anawalt, Marc R. Blackman, Alison Boyce, George Chrousos, Emiliano Corpas, and Wouter W. de Herder, et al.(South Dartmouth, MA: MDText.com, 2000); Álvaro Aparisi, Carolina Iglesias-Echeverría, Cristina Ybarra-Falcón, Iván Cusácovich, Aitor Uribarri, Mario García-Gómez, Raquel Ladrón, et al., "Low-Density Lipoprotein Cholesterol Levels Are Associated with Poor Clinical Outcomes in COVID-19,"

Nutrition, Metabolism and Cardiovascular Diseases 31, no. 9(August 2021): 2619-2627, https://doi.org/10.1016/j.numecd.2021.06.016; Mengmeng Zhao, Zhen Luo, Hua He, Bo Shen, Jinjun Liang, Jishou Zhang, Jing Ye, et al., "Decreased Low-Density Lipoprotein Cholesterol Level Indicates Poor Prognosis of Severe and Critical COVID-19 Patients: A Retrospective, Single-Center Study," *Frontiers in Medicine* 8 (2021): 585851, https://doi.org/10.3389/fmed.2021.585851; Angelo Zinellu, Panagiotis Paliogiannis, Alessandro G. Fois, Paolo Solidoro, Ciriaco Carru, and Arduino A. Mangoni, "Cholesterol and Triglyceride Concentrations, COVID-19 Severity, and Mortality: A Systematic Review and Meta-Analysis with Meta-Regression," *Frontiers in Public Health* (August 18, 2021), https://doi.org/10.3389/fpubh.2021.705916; Daniel A. Hofmaenner, Anna Kleyman, Adrian Press, Michael Bauer, and Mervyn Singer, "The Many Roles of Cholesterol in Sepsis: A Review," *American Journal of Respiratory and Critical Care Medicine* 205, no. 4(February 2022): 388-396, https://doi.org/10.1164/rccm.202105-1197TR.

21. Lauriane Sèdes, Laura Thirouard, Salwan Maqdasy, Manon Garcia, Françoise Caira, Jean-Marc A. Lobaccaro, Claude Beaudoin, and David H. Volle, "Cholesterol: A Gatekeeper of Male Fertility?," *Frontiers in Endocrinology (Lausanne)* 9(2018): 369, https://doi.org/10.3389/fendo.2018.00369.

22. 수많은 사례 보고가 있다. 다음은 그중 하나일 뿐이다. Erik A. H. Knauff, Hendrika E. Westerveld, Angelique J. Goverde, Marinus J. Eijkemans, Olivier Valkenburg, Evert J. P. van Santbrink, Bart Fauser, and Yvonne T. van der Schouw, "Lipid Profile of Women with Premature Ovarian Failure," *Menopause* 15, no. 5(July 2008): 919-923, https://doi.org/10.1097/gme.0b013e31816b4509.

23. Feingold and Grunfeld, "The Effect of Inflammation and Infection on Lipids and Lipoproteins."

24. Lise Bathum, René Depont Christensen, Lars Engers Pedersen, Palle Lyngsie Pedersen, John Larsen, and Jørgen Nexøe, "Association of Lipoprotein Levels with Mortality in Subjects Aged 50 + Without Previous Diabetes or Cardiovascular Disease: A Population Based Register Study," *Scandinavian Journal of Primary Health Care* 31, no. 3(2013), https://doi.org/10.3109/02813432.2013.824157.

25. Marcos Aparecido Sarria Cabrera, Selma Maffei de Andrade, and Renata Maciulis Dip, "Lipids and All-Cause Mortality Among Older Adults: A 12-Year Follow-Up Study," *Scientific World Journal* 2012(2012): 930139, https://doi.org/10.1100/2012/930139.

26. Ya Liu, Liwen Zhang, Junxian Li, Wenjuan Kang, Mingli Cao, Fangfang Song, and Fengju Song, "Association Between Low Density Lipoprotein Cholesterol and All-Cause Mortality: Results from the NHANES 1999-2014," *Scientific Reports* 11 (2021): 22111, https://doi.org/10.1038/s41598-021-01738-w.
27. Glen D. Lawrence, "Perspective: The Saturated Fat-Unsaturated Oil Dilemma: Relations of Dietary Fatty Acids and Serum Cholesterol, Atherosclerosis, Inflammation, Cancer, and All-Cause Mortality," *Advances in Nutrition* 12, no. 3 (May 2021): 647-656, https://doi.org/10.1093/advances/nmab013.
28. Martha A. Belury, Emilio Ros, and Penny M. Kris-Etherton, "Weighing Evidence of the Role of Saturated and Unsaturated Fats and Human Health," *Advances in Nutrition* 13, no. 2(March 2022): 686-688, https://doi.org/10.1093/advances/nmab160; Jeff M. Moore, "The Dietary Guidelines Are Correct: Saturated Fat Should Be Limited and Replaced with the Proposed Alternatives to Reduce Morbidity and Mortality," *Advances in Nutrition* 13, no. 2 (March 2022): 688-690, https://doi.org/10.1093/advances/nmab159.
29. Robyn M. Lucas and Rachael M. Rodney Harris, "On the Nature of Evidence and 'Proving' Causality: Smoking and Lung Cancer vs. Sun Exposure, Vitamin D and Multiple Sclerosis," *International Journal of Environmental Research and Public Health* 15, no. 8(August 2018): 1726, https://doi.org/10.3390/ijerph15081726.
30. Carlos Zaragoza, Carmen Gomez-Guerrero, Jose Luis Martin-Ventura, Luis Blanco-Colio, Begoña Lavin, Beñat Mallavia, Carlos Tarin, Sebastian Mas, Alberto Ortiz, and Jesus Egido, "Animal Models of Cardiovascular Diseases," *Journal of Biomedicine and Biotechnology* 2011 (2011): 497841, https://doi.org/10.1155/2011/497841.
31. Zaragoza et al., "Animal Models of Cardiovascular Diseases."
32. 일반 설치류 사료는 무게 기준 4퍼센트 지방을 함유한다. 동맥경화성 사료는 지방을 무게 기준 23.5퍼센트 함유한다. 평균적인 사람이 하루에 약 1.5킬로그램 먹는다는 점을 고려해 계산하면 그것의 1.5퍼센트에 해당하는 콜레스테롤은 2만 2500밀리그램이다. 주방용 소포장 버터(버터스틱)에는 콜레스테롤이 243밀리그램 들었다. 출처는 다음을 참조할 것. Ross G. Gerrity, Herbert K. Naito, Mary Richardson, and Colin J. Schwartz, "Dietary Induced Atherogenesis in Swine," *American Journal of Pathology* 95(1979): 775-793, www.ncbi.nlm.nih.gov/pmc/articles/PMC2042303.
33. Ilona Staprans, Xian-Mang Pan, Joseph H. Rapp, and Kenneth R. Feingold, "The Role of Dietary Oxidized Cholesterol and Oxidized Fatty Acids in the Development

of Atherosclerosis," *Molecular Nutrition and Food Research* 49, no. 11 (November 2005): 1075-1082, https://doi.org/10.1002/mnfr.200500063.

34. S. Won Park and P. B. Addis, "HPLC Determination of C-7 Oxidized Cholesterol Derivatives in Foods," *Food Science* 50, no. 5 (September 1985): 1437-1441, https://doi.org/10.1111/j.1365-2621.1985.tb10494.x.

6장 (199~231쪽)

그림표 6-1: 이 차트를 작성하는 데 참고한 자료의 출처는 다음과 같다:

포화지방: S. Gerrior, L. Bente, and H. Hiza, *Nutrient Content of the U.S. Food Supply, 1909-2010*, Home Economics Research Report Number 56, US Department of Agriculture, Center for Nutrition Policy and Promotion (CNPP), November 2004, https://grist.org/wp-content/uploads/2006/08/foodsupply1909-2000.pdf.

심장질환: James E. Dalen, Joseph S. Alpert, Robert J. Goldberg, and Ronald S. Weinstein, "The Epidemic of the 20th Century: Coronary Heart Disease," *American Journal of Medicine* 127, no. 9 (September 2014): 807-812, https://doi.org/10.1016/j.amjmed.2014.04.015; Stephen Sidney, Catherine Lee, Jennifer Liu, Sadiya S. Khan, Donald M. Lloyd-Jones, and Jamal S. Rana, "Age-Adjusted Mortality Rates and Age and Risk-Associated Contributions to Change in Heart Disease and Stroke Mortality, 2011-2019 and 2019-2020," *JAMA Network Open* 5, no. 3 (2022): e223872, https://doi.org/10.1001/jamanetworkopen.2022.3872; Farida B. Ahmad, Jodi A. Cisewski, Jiaquan Xu, and Robert N. Anderson, "Provisional Mortality Data—United States, 2022," *Morbidity and Mortality Weekly Report* 72, no. 18 (May 5, 2023): 488-492.

흡연율: Richard J. Bonnie, Kathleen Stratton, and Robert B. Wallace, eds., *Ending the Tobacco Problem: A Blueprint for the Nation* (Washington, DC: National Academies Press, 2007), https://doi.org/10.17226/11795.

1. Ancel Keys, "Atherosclerosis: A Problem in Newer Public Health," *Journal of the Mount Sinai Hospital, New York* 20, no. 2 (July-August 1953): 119-139, text available from University of Minnesota School of Public Health, www.epi.umn.edu/cvdepi/wp-content/uploads/2014/03/Keys-Atherosclerosis-A-Problem-in-Newer-Public-Health.pdf.

2. J. Yerushalmy and Herman E. Hilleboe, "Fat in the Diet and Mortality from Heart Disease: A Methodologic Note," *New York State Journal of Medicine* 57, no. 14 (1957): 2343-2354, text available from CrossFit, https://library.crossfit.com/

free/pdf/1957_Yerushalmy_Hilleboe_Fat_Diet_Mortality_Heart_Disease.pdf; Zoë Harcombe, "Keys Six Countries Graph," Dr. Zoë Harcombe, PhD (blog), February 20, 2017, www.zoeharcombe.com/2017/02/keys-six-countries-graph.

3. Harcombe, "Keys Six Countries Graph"; Ancel Keys, "Epidemiologic Aspects of Coronary Artery Disease," *Journal of Chronic Disease* 6, no. 5(1957): 552-559, https://doi.org/10.1016/0021-9681(57)90043-7.
4. Nina Teicholz, *The Big Fat Surprise: Why Butter, Meat and Cheese Belong in a Healthy Diet*(New York: Simon and Schuster, 2014).
5. Teicholz, *Big Fat Surprise*, 45-46.
6. Zoë Harcombe, Julien S. Baker, Stephen Mark Cooper, Bruce Davies, Nicholas Sculthorpe, James J. DiNicolantonio, and Fergal Grace, "Evidence from Randomised Controlled Trials Did Not Support the Introduction of Dietary Fat Guidelines in 1977 and 1983: A Systematic Review and Meta-Analysis," *Open Heart* 2(2015): e000196, https://doi.org/10.1136/openhrt-2014-000196.
7. Keys, "Atherosclerosis: A Problem in Newer Public Health."
8. "Medicine: The Fat of the Land," *Time*, January 13, 1961, https://content.time.com/time/subscriber/article/0,33009,828721-1,00.html.
9. "Medicine: The Fat of the Land."
10. Ancel Keys and Flaminio Fidanza, "Serum Cholesterol and Relative Body Weight of Coronary Patients in Different Populations," *Circulation* 22, no. 6(December 1960): 1091-1106, https://doi.org/10.1161/01.CIR.22.6.1091 and www.ahajournals.org/doi/epdf/10.1161/01.CIR.22.6.1091(그의 1962년 이전 자료가 담긴 다른 논문은 찾을 수 없었다).
11. Ancel Keys, Alessandro Menotti, Christ Aravanis, Henry Blackburn, Bozidar S. Djordevič, Ratko Buzina, and A. S. Dontas, et al., "The Seven Countries Study: 2,289 Deaths in 15 Years," *Preventive Medicine* 13, no. 2(March 1984): 141-154, https://doi.org/10.1016/0091-7435(84)90047-1.
12. Sally Fallon and Mary G. Enig, "The Oiling of America," Weston A. Price Foundation, January 17, 2019, www.westonaprice.org/health-topics/the-oiling-of-america.
13. "Our Lifesaving History," American Heart Association, 2023년 9월 10일 접속, www.heart.org/en/about-us/history-of-the-american-heart-association 및 www.heart.org/-/media/Files/About-Us/History/History-of-the-American-Heart-Association.pdf; "Research Accomplishments," American Heart Association, 2023년

9월 10일 접속, https://professional.heart.org/en/research-programs/aha-research-accomplishments.

14. Richard Doll and A. Bradford Hill, "The Mortality of Doctors in Relation to Their Smoking Habits," *British Medical Journal* 1(1954): 1451, https://doi.org/10.1136/bmj.1.4877.1451.

15. David Kritchevsky, "History of Recommendations to the Public About Dietary Fat," *Journal of Nutrition* 128, no. 2(February 1998): 449S-452S, https://doi.org/10.1093/jn/128.2.449S.

16. Irvine H. Page, Edgar V. Allen, Francis L. Chamberlain, Ancel Keys, Jeremiah Stamler, Fredrick J. Stare, and the Central Committee for Medical and Community Program of the American Heart Association and Ad Hoc Committee on Dietary Fat and Atherosclerosis, "Dietary Fat and Its Relation to Heart Attacks and Strokes," *Circulation* 23(1961): 133-136, https://doi.org/10.1161/01.CIR.23.1.133 and www.ahajournals.org/doi/pdf/10.1161/01.cir.23.1.133.

17. Daan Kromhout, Alessandro Menotti, and Henry Blackburn, eds., The Seven Countries Study, *A Scientific Adventure in Cardiovascular Disease Epidemiology* (Bilthoven, Netherlands: Studio RIVM, 1984).

18. Ancel Keys, Henry Longstreet Taylor, Henry Blackburn, Josef Brozek, Joseph T. Anderson, and Ernst Simonson, "Coronary Heart Disease Among Minnesota Business and Professional Men Followed Fifteen Years," *Circulation* 23(September 1963): 381-395, https://doi.org/10.1161/01.CIR.28.3.381.

19. *The Search*, 1953년 CBS News 제작, University of Minnesota School of Public Health 내용 제공, www.epi.umn.edu/cvdepi/video/the-search-1953.

20. F. E. Kendall, W. Meyer, and M. Bevans, "Effect of Intravenous Injection of Oxidized Cholesterol Upon the Production of Atherosclerosis in Rabbits," *Federation Proceedings* 7, no. 1, part 1(1948): 273.

21. Henry E. Armstrong, "Carbonic Oxide in Tobacco Smoke," *British Medical Journal* 1, no. 3208(1922): 992.

22. Nutrition Coalition, "The Largest Promoters of High-Carb Diets Are Funded by Corporate Interests," January 19, 2018, www.nutritioncoalition.us/news/2018/1/19/the-largest-promoters-of-high-carb-diets-are-funded-by-corporate-interests.

23. 미국심장협회에서 발표한 AHA의 재무 정보. https://www.heart.org/en/about-us/aha-financial-information.

24. "Advocacy," American Heart Association, 2023년 9월 10일 접속, www.heart.org/en/get-involved/advocate.
25. Harcombe et al., "Evidence from Randomised Controlled Trials Did Not Support the Introduction of Dietary Fat Guidelines in 1977 and 1983"; Nina Teicholz, "A Short History of Saturated Fat: The Making and Unmaking of a Scientific Consensus," *Current Opinions in Endocrinology, Diabetes and Obesity* 30, no. 1 (February 1, 2023): 65-71, https://doi.org/10.1097/med.0000000000000791; Zoë Harcombe, "Dietary Fat Guidelines Have No Evidence Base: Where Next for Public Health Nutritional Advice?," *British Journal of Sports Medicine* 51 (2017): 769-774, https://doi.org/10.1136/bjsports-2016-096734.
26. "Research Programs," American Heart Association Professional Heart Daily, 2023년 8월 1일 접속, https://professional.heart.org/en/research-programs.
27. 프랜시스 슬래딕, 2015년 2월 24일 저자와 나눈 전화 인터뷰.
28. W. Bruce Fye, "A History of the American Heart Association's Council on Clinical Cardiology," *Circulation* 87 (1993): 1057-1063, https://doi.org/10.1161/01.CIR.87.3.1057.
29. 앞의 자료.
30. 앞의 자료.
31. 앞의 자료.
32. 미국심장협회 1948년 회의의 회의록.
33. Teicholz, *Big Fat Surprise*, 47; Teicholz, "The Questionable Link Between Saturated Fat and Heart Disease," *Wall Street Journal*, May 6, 2014, www.wsj.com/articles/the-questionable-link-between-saturated-fat-and-heart-disease-1399070926.
34. Fye, "A History of the American Heart Association's Council on Clinical Cardiology."
35. Edward L. Bernays, *The Engineering of Consent* (Norman: University of Oklahoma Press, 1969).
36. "Water Fluoridation Data & Statistics," Centers for Disease Control and Prevention, 2023년 6월 9일 검토, www.cdc.gov/fluoridation/statistics/index.htm.
37. Edward L. Bernays, *Propaganda* (Brooklyn, NY: Ig Publishing, 2005).
38. Christopher Bryson, *The Fluoride Deception* (New York: Seven Stories Press, 2004), 159.
39. Bryson, *Fluoride Deception*, 159.
40. Larry Tye, *The Father of Spin: Edward L. Bernays and the Birth of Public*

Relations(New York: Picador, 2002), 74.

41. Bernays, *Propaganda*, 37.
42. United States Department of Agriculture, *Yearbooks of the United States Department of Agriculture*(Washington, DC: Government Printing Office, 1904), 여기서 볼 수 있음. https://archive.org/details/yoa1903/page/n1/mode/2up.
43. Bryson, *Fluoride Deception*, 159.
44. '심장 건강' 프로그램은 이 글을 쓰는 시점에도 여전히 계속되고 있다. 한 사업자가 협회에서 요구하는 기준을 맞춘 자사 제품에 '심장 건강' 확인 마크를 달려면 SKU(Stock Keeping Unit, 개별 품목)당 수천 달러의 '등록비'를 내야 한다. 협회는 모든 품목에 포화지방 제한치를 두지만, PUFA 제한치는 없는 품목이 많다. 다음을 참고할 것. "Heart-Check Food Certification Program Fee Structure," American Heart Association, www.heart.org/-/media/files/healthy-living/company-collaboration/heart-check-certification/hc-pricing-sheet.pdf; "Heart-Check Food Certification Program Nutrition Requirements," American Heart Association, www.heart.org/en/healthy-living/company-collaboration/heart-check-certification/heart-check-in-the-grocery-store/heart-check-food-certification-program-nutritio-requirements.

7장 (232~254쪽)

그림표 7-1: Uffe Ravinskov, *The Cholesterol Myths: Exposing the Fallacy That Saturated Fat and Cholesterol Cause Heart Disease*(White Plains, MD: NewTrends Publishing, 2000), 209.

1. 미국에서 제왕절개수술의 총합은 전체 출산의 약 33~36퍼센트를 차지한다. 현재 제왕절개수술을 위한 불필요한 홍보가 많이 전개되고 있다. 하지만 내 경험상 제왕절개수술이 진행되는 대부분의 사유는 양수 이상이나 전자간증 같은 임신 합병증, 태아 기형이나 통증처럼 분만 중 발생하는 문제, 예전의 제왕절개수술이다. WHO에 따르면 제왕절개수술이 필요한 비율은 10~15퍼센트다. 하지만 이는 비만 증가를 고려하지 않은 수십 년 전 자료에 근거한 수치다. 비만은 제왕절개수술의 필요성을 높인다.
2. K. M. Venkat Narayan, James P. Boyle, Theodore J. Thompson, Stephen W. Sorensen, and David F. Williamson, "Lifetime Risk for Diabetes Mellitus in the United States," *JAMA* 290, no. 14(2003): 1884-1890, https://doi.org/10.1001/jama.290.14.1884.
3. 이후 클리시 박사는 해당 발언이 연구 자료가 아니라 소아과 의사로서 쌓은 개인적 경험에 근거한 주장이라는 비판을 받았다. 그런데도 그의 발언은 영향력을 발휘하며 *JAMA*를 비롯한 여러 의학 저널에 널리 인용됐다. 이 발언은 미국인의 건강 상태 전

반을 안일하게 바라보는 태도에 경종을 울리는 중요한 역할을 했다.

4. Dariush Mozaffarian, Renata Micha, and Sarah Wallace, "Effects on Coronary Heart Disease of Increasing Polyunsaturated Fat in Place of Saturated Fat: A Systematic Review and Meta-Analysis of Randomized Controlled Trials," *PLOS Medicine* 7, no. 3(2010): e1000252, https://doi.org/10.1371/journal.pmed.1000252.
5. Suzanne White Junod, "Statins: A Success Story Involving FDA, Academia and Industry," *Update*, March-April 2017, www.fda.gov/media/110452/download.
6. "WHO Cooperative Trial on Primary Prevention of Ischaemic Heart Disease with Clofibrate to Lower Serum Cholesterol: Final Mortality Follow-up: Report of the Committee of Principal Investigators," *Lancet* 2, no. 8403(September 15, 1984): 600-604, https://pubmed.ncbi.nlm.nih.gov/6147641.
7. Marco Studer, Matthias Briel, Bernd Leimenstoll, Tracy R. Glass, and Heiner C. Bucher, "Effect of Different Antilipidemic Agents and Diets on Mortality: A Systematic Review," *Archives of Internal Medicine* 165, no. 7(2005): 725-730, https://doi.org/10.1001/archinte.165.7.725.
8. Stephen J. Nicholls and Kristen Bubb, "The Mystery of Evacetrapib—Why Are CETP Inhibitors Failing?," *Expert Review of Cardiovascular Therapy* 18, no. 3 (2020), https://doi.org/10.1080/14779072.2020.1745633.
9. Nicholls and Bubb, "The Mystery of Evacetrapib."
10. Robert duBroff, "Cholesterol Paradox: A Correlate Does Not a Surrogate Make," *BMJ Evidence-Based Medicine* 22, no. 1(2017): 15-19, http://dx.doi.org/10.1136/ebmed-2016-110602.
11. Ihab Suliman, Abdulaziz Batarfi, Hassan Almohammadi, Hisham Aljeraisi, Hassan Alnaserallah, and Ali Alghamdi, "Prevalence of Self-Reported Muscle Pain Among Statin Users from National Guard Hospital, Riyadh," *Cureus* 14, no. 3 (March 2022): e23463, https://doi.org/10.7759/cureus.23463.
12. Sarah Zhang, "America's Most Popular Drug Has a Puzzling Side Effect. We Finally Know Why," *Atlantic*, June 27, 2023, www.theatlantic.com/health/archive/2023/06/the-gene-that-explains-statins-most-puzzling-side-effect/674542.
13. Zhang, "America's Most Popular Drug Has a Puzzling Side Effect."
14. Peter H. Langsjoen, Jens O. Langsjoen, Alena M. Langsjoen, and Franklin Rosenfeldt, "Statin-Associated Cardiomyopathy Responds to Statin Withdrawal and Administration of Coenzyme Q10," *Permanente Journal* 23(2019): 18-257, https://

doi.org/10.7812/TPP/18.257.

15. Langsjoen et al., "Statin-Associated Cardiomyopathy Responds to Statin Withdrawal and Administration of Coenzyme Q10."

16. 논문에 있는 "Acute treatment of wild-type hippocampal slices with an inhibitor of the mevalonate pathway (a statin) also impairs LTP,"라는 문장은 쥐의 유전자를 조작해서 치매를 유발하는 것과 똑같은 기억장애성 신경이상을 스타틴을 사용해서 일으킬 수 있다는 뜻이다. Tiina J. Kotti, Denise M.O. Ramirez, Brad E. Pfeiffer, and David W. Russell, "Brain Cholesterol Turnover Required for Geranylgeraniol Production and Learning in Mice," *PNAS* 103, no. 10(March 2006): 3869-3874, https://doi.org/10.1073/pnas.0600316103.

17. Anamaria Jurcau and Aurel Simion, "Cognition, Statins, and Cholesterol in Elderly Ischemic Stroke Patients: A Neurologist's Perspective," *Medicina (Kaunas)* 57, no. 6(June 13, 2021): 616, https://doi.org/10.3390/medicina57060616.

18. Fan Nils Yang, Macdonell Stanford, and Xiong Jiang, "Low Cholesterol Level Linked to Reduced Semantic Fluency Performance and Reduced Gray Matter Volume in the Medial Temporal Lobe," *Frontiers in Aging Neuroscience* (March 31, 2020), https://doi.org/10.3389/fnagi.2020.00057.

19. Beatrice Alexandra Golomb, Michael H. Criqui, Halbert White, and Joel E. Dimsdale, "Conceptual Foundations of the UCSD Statin Study," *Archives of Internal Medicine* 164, no. 2(2004): 153-162, https://doi.org/10.1001/archinte.164.2.153.

20. "How Statins Made Me Stupid | EpicReviewGuys in 4k CC," EpicReviewGuys의 2014년 10월 31일자 유튜브 영상, www.youtube.com/watch?v=MKYBp5aukQA.

21. "Psychiatric Side Effects of Statins | An Interview with Beatrice Golomb," Witt-Doering Psychiatry의 2023년 6월 28일자 유튜브 영상, www.youtube.com/watch?v=F7NizS-piiI; Golomb et al., "Conceptual Foundations of the UCSD Statin Study".

22. "Psychiatric Side Effects of Statins," 유튜브.

23. Samaneh Asgari, Hengameh Abdi, Alireza Mahdavi Hezaveh, Alireza Moghisi, Koorosh Etemad, Hassan Riahi Beni, and Davood Khalili, "The Burden of Statin Therapy Based on ACC/AHA and NCEP ATP-III Guidelines: An Iranian Survey of NonCommunicable Diseases Risk Factors," *Scientific Reports* 8(2018): 4928, https://doi.org/10.1038/s41598-018-23364-9; Martin Bødtker Mortensen and Børge Grønne Nordestgaard, "Comparison of Five Major Guidelines for Statin Use in Primary Prevention in a Contemporary General Population," *Annals of Internal*

Medicine 168, no. 2 (January 16, 2018): 85-92, https://doi.org/10.7326/M17-0681.
24. Peter Ueda, Thomas Wai-Chun Lung, Philip Clarke, and Goodarz Danaei, "Application of the 2014 NICE Cholesterol Guidelines in the English Population: A Cross-Sectional Analysis," *British Journal of General Practice* 67, no. 662 (September 2017): e598-e608, https://doi.org/10.3399/bjgp17x692141 (2023년도 지침도 엇비슷함).
25. Andrew Paul DeFilippis, Rebekah Young, John W. McEvoy, Erin D. Michos, Veit Sandfort, Richard A. Kronmal, Robyn L. McClelland, and Michael J. Blah, "Risk Score Overestimation: The Impact of Individual Cardiovascular Risk Factors and Preventive Therapies on the Performance of the American Heart Association-American College of CardiologyAtherosclerotic Cardiovascular Disease Risk Score in a Modern Multi-Ethnic Cohort," *European Heart Journal* 38, no. 8 (February 21, 2017): 598-608, https://doi.org/10.1093/eurheartj/ehw301.
26. Jacqui Wise, "Long Term Study Backs Statins for Patients with High LDL and No Other Risk Factors," *BMJ* 358 (2017), https://doi.org/10.1136/bmj.j4171.
27. David M. Diamond, "Misleading Communication of Benefits of Long-Term Statin Treatment," *BMJ* 358 (2017): j4171, https://doi.org/10.1136/bmj.j4171.
28. "Dr. Aseem Malhotra—'Evidence Based Medicine Has Been Hijacked,'" Low Carb Down Under의 2022년 8월 20일자 유튜브 영상, https://youtu.be/qwovXFzUvfg?si=zryK-7o21scLNW3A&t=1560; M. L. Kristensen, P. M. Christensen, J. Hallas, "The Effect of Statins on Average Survival in Randomised Trials, an Analysis of End Point Postponement," *BMJ Open* 5 (2015): e007118, https://doi.org/10.1136/bmjopen-2014-007118.
29. "Healthcare Spending in the United States Remains High," Peter G. Peterson Foundation, April 5, 2023, www.pgpf.org/blog/2023/04/healthcare-spending-in-the-united-states-remains-high; Steven Zahniser and Kathleen Kassel, "What Is Agriculture's Share of the Overall US Economy?," US Department of Agriculture Economic Research Service, 2023년 1월 6일 업데이트, www.ers.usda.gov/data-products/chart-gallery/gallery/chart-detail/?chartId=58270; "The United States Spends More on Defense Than the Next 10 Countries Combined," Peter G. Peterson Foundation, April 24, 2023, www.pgpf.org/blog/2023/04/the-united-states-spends-more-on-defense-than-the-next-10-countries-combined; Statista Research Department, "Tech GDP as a Percent of Total GDP in the U.S. 2017-2022," Statista, 2023년 7월 11일, www.statista.com/statistics/1239480/united-states-leading-states-

by-tech-contribution-to-gross-product.

30. "Food Prices and Spending," US Department of Agriculture, Economic Research Service, 2023년 9월 26일 업데이트, www.ers.usda.gov/data-products/ag-and-food-statistics-charting-the-essentials/food-prices-and-spending; "Healthcare Spending Will Be One-Fifth of the Economy Within a Decade," Peter G. Peterson Foundation, 2023년 7월 27일, www.pgpf.org/blog/2023/07/healthcare-spending-will-be-one-fifth-of-the-economy-within-a-decade.

31. John Abramson, *Overdosed America: The Broken Promise of American Medicine* (New York: Harper Perennial, 2008).

32. John Abramson, *Sickening: How Big Pharma Broke American Health Care and How We Can Repair It* (New York: Mariner Books, 2022).

33. Abramson, *Overdosed America*.

34. Matti Marklund, Jason H. Y. Wu, Fumiaki Imamura, Liana C. Del Gobbo, Amanda Fretts, Janette de Goede, Peilin Shi, et al., "Biomarkers of Dietary Omega-6 Fatty Acids and Incident Cardiovascular Disease and Mortality," *Circulation* 139, no. 21 (May 21, 2019): 2422-2436, https://doi.org/10.1161/CIRCULATIONAHA.118.038908; Jason H. Y. Wu, Matti Marklund, Fumiaki Imamura, Nathan Tintle, Andres V. Ardisson Korat, Janette de Goede, Xia Zhou, et al., "Omega-6 Fatty Acid Biomarkers and Incident Type 2 Diabetes: Pooled Analysis of Individual-Level Data for 39 740 Adults from 20 Prospective Cohort Studies," *Lancet Diabetes and Endocrinology* 5, no. 12 (2017): 965-974, http://doi.org/10.1016/S2213-8587(17)30307-8.

35. Q. Qi, A. Y. Chu, J. H. Kang, J. Huang, L. M. Rose, M. K. Jensen, et al. "Fried Food Consumption, Genetic Risk, and Body Mass Index: Gene-Diet Interaction Analysis in Three US Cohort Studies," *BMJ* 348 (2014): g1610, doi:10.1136/bmj.g1610.

8장 (255~292쪽)

1. Kana Miyahara, Naoharu Takano, Yumiko Yamada, Hiromi Kazama, Mayumi Tokuhisa, Hirotsugu Hino, Koji Fujita, et al., "BRCA1 Degradation in Response to Mitochondrial Damage in Breast Cancer Cells," *Scientific Reports* 11 (2021): 8735, https://doi.org/10.1038/s41598-021-87698-7; Minsoo Kim, Mahnoor Mahmood, Ed Reznik, and Payam A. Gammage, "Mitochondrial DNA Is a Major Source of Driver Mutations in Cancer," *Trends in Cancer* 8, no. 12 (December 2022): 1046-1059, https://doi.org/10.1016/j.trecan.2022.08.001.

2. "Compared with nuclear DNA, the mitochondrial DNA (mtDNA) is more prone to be affected by DNA damaging agents, and accumulated DNA damages may cause mitochondrial dysfunction and drive the pathogenesis of a variety of human diseases, including neurodegenerative disorders and cancer": Ziye Rong, Peipei Tu, Peiqi Xu, Yan Sun, Fangfang Yu, Na Tu, Lixia Guo, and Yanan Yang, "The Mitochondrial Response to DNA Damage," *Frontiers in Cell and Developmental Biology*, Sec. Cell Death and Survival 9(May 2021), https://doi.org/10.3389/fcell.2021.669379.

3. Takako Yoshida, Shinji Goto, Miho Kawakatsu, Yoshishige Urata, and Tao-sheng Li, "Mitochondrial Dysfunction, a Probable Cause of Persistent Oxidative Stress After Exposure to Ionizing Radiation," *Free Radical Research* 46, no. 2(2012): 147-153, https://doi.org/10.3109/10715762.2011.645207.

4. "Clonal Evolution in Cancer," Mission Bio, 2023년 9월 9일 접속, https://missionbio.com/resources/learning-center/clonal-evolution-in-cancer.

5. Lawrence A. Loeb, Keith R. Loeb, and Jon P. Anderson, "Multiple Mutations and Cancer," *PNAS* 100, no. 3(February 2003): 776-781, https://doi.org/10.1073/pnas.0334858100.

6. Douglas E. Brash, "Melanoma: Accelerating Cancer Without Mutations," *Cancer Biology*(March 21, 2019), https://doi.org/10.7554/eLife.45809.

7. 토머스 세이프리드, 2022년 12월 1일 저자와 나눈 줌 인터뷰.

8. Purna Mukherjee, Zachary M. Augur, Mingyi Li, Collin Hill, Bennett Greenwood, Marek A. Domin, Gramoz Kondakci, et al., "Therapeutic Benefit of Combining CalorieRestricted Ketogenic Diet and Glutamine Targeting in Late-Stage Experimental Glioblastoma," *Communications Biology* 2(2019): 200, https://doi.org/10.1038/s42003-019-0455-x.

9. "Top Cancer Expert: This Is the WORST Food to Feed Cancer" (앤서니 채피 박사가 토머스 세이프리드 박사와 나눈 인터뷰), 앤서니 채피 박사의 2022년 7월 22일자 유튜브 영상, www.youtube.com/watch?v=1ebPZP9hBPA.

10. 세이프리드, 저자와 나눈 줌 인터뷰.

11. 앞의 자료.

12. Terence A. Ketter, Tim A. Kimbrell, Mark S. George, Robert T. Dunn, Andrew M. Speer, Brenda E. Benson, Mark W. Willis, et al., "Effects of Mood and Subtype on Cerebral Glucose Metabolism in Treatment-Resistant Bipolar Disorder," *Biological Psychiatry* 49, no. 2(January 2001): 97-109, https://doi.org/10.1016/s0006-

3223(00)00975-6.

13. Ling Shao, Maureen V. Martin, Stanley J. Watson, Alan Schatzberg, Huda Akil, Richard M. Myers, Edward G. Jones, William E. Bunney, and Marquis P. Vawter, "Mitochondrial Involvement in Psychiatric Disorders," *Annals of Medicine* 40, no. 4 (2008): 281-295, https://doi.org/10.1080/07853890801923753.

14. Benjamin Ang, Mark Horowitz, and Joanna Moncrieff, "Is the Chemical Imbalance an 'Urban Legend'? An Exploration of the Status of the Serotonin Theory of Depression in the Scientific Literature," *SSM—Mental Health* 2(December 2022): 100098, https://doi.org/10.1016/j.ssmmh.2022.100098.

15. Albert Danan, Eric C. Westman, Laura R. Saslow, and Georgia Ede, "The Ketogenic Diet for Refractory Mental Illness: A Retrospective Analysis of 31 Inpatients," *Frontiers in Psychiatry*, Sec. Public Mental Health 13(July 6, 2022), https://doi.org/10.3389/fpsyt.2022.951376.

16. 조지아 이드, 2022년 11월 29일 저자와 나눈 줌 인터뷰.

17. James W. Wheless, "History of the Ketogenic Diet," *Epilepsia* 49, no. s8 (November 2008): 3-5, https://doi.org/10.1111/j.1528-1167.2008.01821.x.

18. Emanuele Bartolini, Anna Rita Ferrari, Simona Fiori, and Stefania Della Vecchia, "Glycaemic Imbalances in Seizures and Epilepsy of Paediatric Age: A Literature Review," *Journal of Clinical Medicine* 12, no. 7(2023): 2580, https://doi.org/10.3390/jcm12072580.

19. Prathama Guha, Piyanku Mazumder, Malay Ghosal, Indranil Chakraborty, and Prabir Burman, "Assessment of Insulin Resistance and Metabolic Syndrome in Drug Naive Patients of Bipolar Disorder," *Indian Journal of Clinical Biochemistry* 29 (2014): 51-56, https://doi.org/10.1007/s12291-012-0292-x.

20. US Department of Health and Human Services, "More Americans Have Epilepsy Than Ever Before," CDC.gov, 2017년 8월 10일, www.cdc.gov/media/releases/2017/p0810-epilepsy-prevalence.html; Laura Blakeslee, Megan Rabe, Zoe Caplan, and Andrew Roberts, "An Aging U.S. Population with Fewer Children in 2020," Census.gov, 2023년 5월 25일, www.census.gov/library/stories/2023/05/aging-united-states-population-fewer-children-in-2020.html; Stella U. Ogunwole, Megan A. Rabe, Andrew W. Roberts, and Zoe Caplan, "Population Under Age 18 Declined Last Decade," United States Census Bureau, 2021년 8월 12일, www.census.gov/library/stories/2021/08/united-states-adult-population-grew-faster-than-nations-total-

population-from-2010-to-2020.html.

21. J. Peplies, D. Jiménez-Pavón, S. C. Savva, C. Buck, K. Günther, A. Fraterman, and P. Russo, "Percentiles of Fasting Serum Insulin, Glucose, HbA1c and HOMA-IR in Prepubertal Normal Weight European Children from the IDEFICS Cohort," *International Journal of Obesity* 38(2014): S39-S47, https://doi.org/10.1038/ijo.2014.134.

22. Ameer Y. Taha, "Role and Metabolism of Omega-6 Linoleic Acid in the Brain," *Clinical Neurophysiology* 130, no. 8(August 2019): e117-e118, https://doi.org/10.1016/j.clinph.2019.03.020; Christopher E. Ramsden, Marie Hennebelle, Susanne Schuster, Gregory S. Keyes, Casey D. Johnson, Irina A. Kirpich, Jeff E. Dahlen, et al., "Effects of Diets Enriched in Linoleic Acid and Its Peroxidation Products on Brain Fatty Acids, Oxylipins, and Aldehydes in Mice," *Biochimica et Biophysica Acta (BBA) — Molecular and Cell Biology of Lipids* 1863, no. 10(October 2018): 1206-1213, https://doi.org/10.1016/j.bbalip.2018.07.007; Ameer Y. Taha, "Linoleic Acid — Good or Bad for the Brain?," *npj Science of Food* 4, no. 1 (2020): 1, https://doi.org/10.1038/s41538-019-0061-9; Zhichao Zhang, Shiva Emami, Marie Hennebelle, Rhianna K. Morgan, Larry A. Lerno, Carolyn M. Slupsky, Pamela J. Lein, and Ameer Y. Taha, "Linoleic Acid-Derived 13-Hydroxyoctadecadienoic Acid Is Absorbed and Incorporated into Rat Tissues," *Biochimica et Biophysica Acta (BBA) — Molecular and Cell Biology of Lipids* 1866, no. 3(March 2021): 158870, https://doi.org/10.1016/j.bbalip.2020.158870.

23. "What Can I Eat?," American Diabetes Association, 2019년 7월 18일, https://diabetes.org/blog/what-can-i-eat.

24. "It is the position of the American Diabetes Association (ADA) that there is not a 'one-size-fits-all' eating pattern for individuals with diabetes": Alison B. Evert, Jackie L. Boucher, Marjorie Cypress, Stephanie A. Dunbar, Marion J. Franz, Elizabeth J. MayerDavis, Joshua J. Neumiller, et al., "Nutrition Therapy Recommendations for the Management of Adults with Diabetes," *Diabetes Care* 37, Supplement 1(2014): S120-S143, https://doi.org/10.2337/dc14-S120.

25. Neal D. Barnard, Joshua Cohen, David J. A. Jenkins, Gabrielle Turner-McGrievy, Lise Gloede, Amber Green, and Hope Ferdowsian, "A Low-Fat Vegan Diet and a Conventional Diabetes Diet in the Treatment of Type 2 Diabetes: A Randomized, Controlled, 74-wk Clinical Trial," *American Journal of Clinical Nutrition* 89, no.

5 (2009): 1588S-1596S, https://doi.org/10.3945/ajcn.2009.26736H; Gunadhar Panigrahi, Sally M. Goodwin, Kara Livingston Staffier, and Micaela Karlsen, "Remission of Type 2 Diabetes After Treatment with a High-Fiber, Low-Fat, Plant-Predominant Diet Intervention: A Case Series," *American Journal of Lifestyle Medicine* (June 15, 2023), https://doi.org/10.1177/15598276231181574.

26. Irene Roncero-Ramos, Francisco M. Gutierrez-Mariscal, Francisco GomezDelgado, Alejandro Villasanta-Gonzalez, Jose D. Torres-Peña, Silvia De La Cruz-Ares, Oriol A. Rangel-Zuñiga, et al., "Beta Cell Functionality and Hepatic Insulin Resistance Are Major Contributors to Type 2 Diabetes Remission and Starting Pharmacological Therapy: From CORDIOPREV Randomized Controlled Trial," *Translational Research* 238 (December 2021): 12-24, https://doi.org/10.1016/j.trsl.2021.07.001.

27. Sarah Hallberg, "A Comprehensive List of Low Carb Research," Virta Health, 2018년 1월 31일, www.virtahealth.com/blog/low-carb-research-comprehensive-list. 이 목록은 저탄수화물 식단이 고탄수화물인 마이플레이트 유형의 식단보다 우수하지 않다는 다섯 편의 연구를 포함한다.

28. Hallberg, "Comprehensive List of Low Carb Research"; Matthew J. Landry, Anthony Crimarco, Dalia Perelman, Lindsay R. Durand, Christina Petlura, Lucia Aronica, Jennifer L. Robinson, Sun H. Kim, and Christopher D. Gardner, "Adherence to Ketogenic and Mediterranean Study Diets in a Crossover Trial: The Keto-Med Randomized Trial," *Nutrients* 13, no. 3 (2021): 967, https://doi.org/10.3390/nu13030967.

29. Megan Molteni, "The Struggles of a $40 Million Nutrition Science Crusade," *Wired*, June 18, 2018, www.wired.com/story/how-a-dollar40-million-nutrition-science-crusade-fell-apart.

30. Kohsuke Hayamizu, "Amino Acids and Energy Metabolism: An Overview," *Sustained Energy for Enhanced Human Functions and Activity*, ed. Debasis Bagchi, 339-349 (London: Academic Press, 2017) 참조.

31. W. R. Beisel, "Alterations in Hormone Production and Utilization During Infection," *Infection: The Physiologic and Metabolic Responses of the Host*, ed. M. C. Powanda and P. G. Canonico, 147-172 (Amsterdam: Elsevier North Holland Biomedical Press, 1981) 참조.

32. Brian S. Fuehrlein, Michael S. Rutenberg, Jared N. Silver, Matthew W. Warren, Douglas W. Theriaque, Glen E. Duncan, Peter W. Stacpoole, and Mark L. Brantly, "Differential Metabolic Effects of Saturated Versus Polyunsaturated Fats in Ketogenic

Diets," *Journal of Clinical Endocrinology and Metabolism* 89, no. 4(2004): 1641–1645, https://doi.org/10.1210/jc.2003-031796.

33. 대두유를 먹인 쥐의 14주차 케톤 생성량이 코코넛오일을 먹인 쥐보다 50퍼센트 더 높은 수치는 다음을 참조한다. Poonamjot Deol, Jane R. Evans, Joseph Dhahbi, Karthikeyani Chellappa, Diana S. Han, Stephen Spindler, and Frances M. Sladek, "Soybean Oil Is More Obesogenic and Diabetogenic Than Coconut Oil and Fructose in Mouse: Potential Role for the Liver," *PLOS One* (July 22, 2015), https://doi.org/10.1371/journal.pone.0132672.

34. Gerald Grandl, Leon Straub, Carla Rudigier, Myrtha Arnold, Stephan Wueest, Daniel Konrad, and Christian Wolfrum, "Short-Term Feeding of a Ketogenic Diet Induces More Severe Hepatic Insulin Resistance Than an Obesogenic High-Fat Diet," *Journal of Physiology* 596, no. 19(2018): 4597–4609, https://doi.org/10.1113/JP275173.

35. Tanya J. W. McDonald and Mackenzie C. Cervenka, "Lessons Learned from Recent Clinical Trials of Ketogenic Diet Therapies in Adults," *Current Opinion in Clinical Nutrition and Metabolic Care* 22, no. 6(November 2019): 418–424, https://doi.org/10.1097/MCO.0000000000000596.

36. André Lefèvre, Howard Adler, and Charles S. Lieber, "Effect of Ethanol on Ketone Metabolism," *Journal of Clinical Investigation* 49, no. 10(October 1970): 1775–1782, https://doi.org/10.1172/jci106395.

37. Y. Kashiwaya, K. Sato, N. Tsuchiya, S. Thomas, D. A. Fell, R. L. Veech, and J. V. Passonneau, "Control of Glucose Utilization in Working Perfused Rat Heart," *Journal of Biological Chemistry* 269, no. 41(1994): 25502–25514; 2012년 12월 3일 가시와야 박사와 저자의 이메일 인터뷰.

38. Bret H. Goodpaster and Lauren M. Sparks, "Metabolic Flexibility in Health and Disease," *Cell Metabolism* 25, no. 5(May 2, 2017): 1027–1036, http://doi.org/10.1016/j.cmet.2017.04.015.

39. Kevin D. Hall, Thomas Bemis, Robert Brychta, Kong Y. Chen, Amber Courville, Emma J. Crayner, Stephanie Goodwin, et al., "Calorie for Calorie, Dietary Fat Restriction Results in More Body Fat Loss Than Carbohydrate Restriction in People with Obesity," *Cell Metabolism* 22, no. 3(2015): 427–436, https://doi.org/10.1016/j.cmet.2015.07.021; Kevin D. Hall, Kong Y. Chen, Juen Guo, Yan Y. Lam, Rudolph L. Leibel, Laurel E. S. Mayer, Marc L. Reitman, et al., "Energy Expenditure and Body Composition Changes After an Isocaloric Ketogenic Diet in Overweight and Obese

Men," *American Journal of Clinical Nutrition* 104, no. 2(2016): 324-333, https://doi.org/10.3945/ajcn.116.133561; Kevin D. Hall, Juen Guo, Amber B. Courville, James Boring, Robert Brychta, Kong Y. Chen, Valerie Darcey, et al., "Effect of a Plant-Based, Low-Fat Diet Versus an Animal-Based, Ketogenic Diet on Ad Libitum Energy Intake," *Nature Medicine* 27, no. 2(2021): 344-353, https://doi.org/10.1038/s41591-020-01209-1.

40. Philip Felig, John Wahren, Robert Sherwin, and George Palaiologos, "Amino Acid and Protein Metabolism in Diabetes Mellitus," *Archives of Internal Medicine* 137(1977): 507-513, https://doi.org/ 10.1001/archinte.1977.03630160069014; Weimin Yu, Tomiko Kuhara, Yoshito Inoue, Isamu Matsumoto, Ryoji Iwasaki, and Shinpei Morimoto, "Increased Urinary Excretion of β-Hydroxyisovaleric Acid in Ketotic and Nonketotic Type II Diabetes Mellitus," *Clinica Chimica Acta* 188, no. 2(April 1990): 161-168, https://doi.org/10.1016/0009-8981(90)90160-T; Kohsuke Hayamizu, "Amino Acids and Energy Metabolism."

41. Christopher D. Gardner, Matthew J. Landry, Dalia Perelman, Christina Petlura, Lindsay R. Durand, Lucia Aronica, Anthony Crimarco, et al., "Effect of a Ketogenic Diet Versus Mediterranean Diet on Glycated Hemoglobin in Individuals with Prediabetes and Type 2 Diabetes Mellitus: The Interventional Keto-Med Randomized Crossover Trial," *American Journal of Clinical Nutrition* 116, no. 3(September 2022): 640-652, https://doi.org/10.1093/ajcn/nqac154.

42. 해당 연구에는 참여자들이 다시 기준치 상태로 돌아갈 수 있는 휴지 기간이 부족했다는 비판이 있다. 결국 기준치가 정상에서 벗어났다는 비판이다. 하지만 그 덕에 케토 식단을 준비하는 효과를 볼 수 있는 특별한 기회를 선사했다.

9장 (295~339쪽)

그림표 9-1: 내 계산은 다음과 같다:

 1800년 이후 추세를 보면 Walrabenstein et al. 평균적인 사람은 하루 2500칼로리를 섭취한다.(참고: 다음의 수치는 맞지 않는다. 다른 출처들보다 첨가 지방의 양은 적고 첨가당의 양은 많다. 월라벤스타인과 동료들의 연구에는 저탄수화물 이슈가 있었던 듯싶다.):

 밀가루와 시리얼(=정제 곡물): 600.

 추가 당분: 350.

 추가 지방: 350.

 육류, 달걀, 견과류: 530(해당 식품의 지방 포함).

유제품: 250.

채소: 130.

과일: 80.

다음 자료에 따르면 1인당 하루 가용 총열량은 3540칼로리다(UN News 기준). 이 수치는 연간 1인당 '가용량'을 반영한 것이나 언론은 항상 '소비량'으로 보도한다는 점에 유의한다:

밀가루·당분에서 나오는 1인당 하루 열량:

옥수수분: 1인당 연간 35.5파운드, 파운드당 1729칼로리 = 1인당 하루 168칼로리.

밀가루: 1인당 연간 129.3파운드, 파운드당 1651칼로리 = 1인당 하루 583칼로리.

기타 곡분: 1인당 연간 5.2파운드(밀 칼로리 사용) = 하루 24칼로리.

감미료 총열량: 1인당 연간 127.3파운드(설탕 칼로리 사용), 파운드당 1775칼로리 = 하루 619칼로리.

지방·기름에서 나오는 1인당 하루 열량:

씨앗 기름 섭취: 1인당 하루 62파운드, 2파운드당 4000칼로리 = 하루 679칼로리.

비정제 지방: 다음 수치 기준 1인당 하루 107칼로리.

버터: 1인당 연간 6.3파운드, 파운드당 3258칼로리 = 1인당 하루 56칼로리.

올리브유: 1인당 연간 1리터(2파운드에 해당, 파운드당 4000칼로리) = 1인당 하루 22칼로리.

텔로: 1인당 연간 1파운드 = 1인당 하루 11칼로리.

라드: 1인당 연간 1.5파운드 = 1인당 하루 18칼로리.

기타 식품에서 나오는 1인당 하루 열량:

신선식품: 전체 = 1인당 하루 695칼로리(참고: 견과류 포함, 견과류 버터와 아몬드 음료는 신선식품이 아니지만 포함될 수 있음).

과일 = 1인당 하루 81칼로리.

채소 = 1인당 하루 126칼로리.

견과류 = 1인당 하루 72칼로리.

육류·가금류·생선 = 1인당 하루 416칼로리.

유제품 = 1인당 하루 234칼로리.

달걀 = 1인당 하루 37칼로리.

출처: US Department of Agriculture (USDA), "Food Availability (Per Capita) Data System," 2023년 4월 14일 업데이트, www.ers.usda.gov/data-products/food-availability-per-capita-data-system; Wendy Walrabenstein, Catharina S. de Jonge, Anna M. Kretova, Marieke van de Put, Carlijn A. Wagenaar, Franktien Turkstra, Hana

Kahleova, Simon J. Hill, and Dirkjan van Schaardenburg, "Commentary: United States Dietary Trends Since 1800: Lack of Association Between Saturated Fatty Acid Consumption and Non-communicable Diseases," *Frontiers in Nutrition* 9 (April 28, 2022), https://doi.org/10.3389/fnut.2022.891792; UN News, "Once Again, US and Europe Way Ahead on Daily Calorie Intake," United Nations, 2022년 12월 12일, https://news.un.org/en/story/2022/12/1131637; S. Gerrior, L. Bente, and H. Hiza, *Nutrient Content of the U.S. Food Supply, 1909-2010*, Home Economics Research Report Number 56, US Department of Agriculture, Center for Nutrition Policy and Promotion (CNPP), 2004년 11월, https://grist.org/wp-content/uploads/2006/08/foodsupply1909-2000.pdf; Tanya L. Blasbalg, Joseph R. Hibbeln, Christopher E. Ramsden, Sharon F. Majchrzak, and Robert R. Rawlings, "Changes in Consumption of Omega-3 and Omega-6 Fatty Acids in the United States During the 20th Century," American Journal of Clinical Nutrition 93, no. 5 (2011): 950-962, https://doi.org/10.3945/ajcn.110.006643; Andrzej Blazejczyk and Linda Kantor, "Food Availability and Consumption," US Department of Agriculture Economic Research Service, 2023년 5월 5일 업데이트, www.ers.usda.gov/data-products/ag-and-food-statistics-charting-the-essentials/food-availability-and-consumption; M. Shahbandeh, "Corn Oil Consumption in the U.S., 2004/05-2022/23," Statista, 2023년 8월 24일, www.statista.com/statistics/1022603/corn-oil-consumption-in-the-us; Nils-Gerrit Wunsch, "U.S. Canola Oil Consumption, 2000-2022," Statista, June 13, 2023, www.statista.com/statistics/301036/canola-oil-consumption-united-states; Nils-Gerrit Wunsch, "U.S. Soybean Oil Consumption, 2000-2022," Statista, 2023년 6월 13일, www.statista.com/statistics/301037/soybean-oil-consumption-united-states; Nils-Gerrit Wunsch, "U.S. Palm Oil Consumption, 2000-2022," Statista, 2023년 6월 13일, www.statista.com/statistics/301032/palm-oil-consumption-united-states; Nils-Gerrit Wunsch, "U.S. Sunflowerseed Oil Consumption, 2000-2022," Statista, 2023년 6월 13일, www.statista.com/statistics/301040/sunflowerseed-oil-consumption-united-states; M. Shahbandeh, "Per Capita Consumption of Butter in the U.S., 2000-2021," Statista, 2022년 11월 16일, www.statista.com/statistics/184011/per-capita-consumption-of-butter-in-the-us-since-2000; "Olive Oil Consumption," North American Olive Oil Association, accessed September 10, 2023, www.aboutoliveoil.org/olive-oil-consumption; Statista Research Department, "Per Capita Consumption of Edible Beef Tallow in the U.S., 2000-2009," Statista,

2011년 9월 30일, www.statista.com/statistics/184042/per-capita-consumption-of-edible-beef-tallow-in-the-us-since-2000; Statista Research Department, "Per Capita Consumption of Lard in the U.S., 2000-2009," Statista, 2011년 9월 30일, www.statista.com/statistics/184032/per-capita-consumption-of-lard-in-the-us-since-2000; Sarah Rehkamp, "A Look at Calorie Sources in the American Diet," US Department of Agriculture Economic Research Department, 2016년 12월 5일, www.ers.usda.gov/amber-waves/2016/december/a-look-at-calorie-sources-in-the-american-diet. 서문의 그림표 0-1의 자료 출처도 참조할 것.

1. Hilary S. Green and Selina C. Wang, "Purity and Quality of Private Labelled Avocado Oil," *Food Control* 152(October 2023): 109837, https://doi.org/10.1016/j.foodcont.2023.109837.

2. "Why EVERYONE Should Learn to Fry at Home (... and How to Do It Easily)," Pasta Grammar의 2023년 7월 30일자 유튜브 영상, www.youtube.com/watch?v=wzExs5wHYs4.

3. 다큐멘터리 시리즈 《The Real Skinny on Fat》에 관해 2017년 11월 4일 맨해튼에서 나눈 대화의 녹음에서 발췌했다. Jeff Hays Films 제작, 나오미 위텔 진행으로 2018년 3월 15일 공개됐다. 사용 허가를 받았다.

4. Zhifei Chen, Fabian Leinisch, Ines Greco, Wei Zhang, Nan Shu, Christine Y. Chuang, Marianne N. Lund, and Michael J. Davies, "Characterisation and Quantification of Protein Oxidative Modifications and Amino Acid Racemisation in Powdered Infant Milk Formula," *Free Radical Research* 53, no. 1(2019): 68-81, https://doi.org/10.1080/10715762.2018.1554250.

5. Hong-xin Jia, Wen-Liang Chen, Xiao-Yan Qi, and Mi-Ya Su, "The Stability of Milk-Based Infant Formulas During Accelerated Storage," *CyTA —Journal of Food* 17, no. 1(2019): 96-104, https://doi.org/10.1080/19476337.2018.1561519.

6. "Proteins present in infant formulas are modified by oxidation and glycation during processing": Zhifei Chen, Alina Kondrashina, Ines Greco, Luke F. Gamon, Marianne N. Lund, Linda Giblin, and Michael J. Davies, "Effects of Protein-Derived Amino Acid Modification Products Present in Infant Formula on Metabolic Function, Oxidative Stress, and Intestinal Permeability in Cell Models," *Journal of Agricultural and Food Chemistry* 67, no. 19(May 15, 2019): 5634-5646, https://doi.org/10.1021/acs.jafc.9b01324.

7. Cheryl Rothwell, "AAP's Relationship with Formula Companies," United States

Lactation Consultant Association, 2019년 8월 14일, https://uslca.org/clinical-pearl/aap-and-formula-companies.
8. K. Naidoo, R. Naidoo, and V. Bangalee, "Understanding the Amino Acid Profile of Whey Protein Products," *Global Journal of Health Science* 10, no. 9(2018), https://doi.org/10.5539/gjhs.v10n9p45.
9. Naidoo et al., "Understanding the Amino Acid Profile of Whey Protein Products."
10. "Defining the Quality of Plant-Based Proteins: Challenges and Opportunities for Pulses," AOCS American Oil Chemists' Society의 2019년 4월 28일자 유튜브 영상, www.youtube.com/watch?v=GPHnOTBVRQY.
11. "U.S. Protein Supplements Market Size, Share & COVID-19 Impact Analysis, by Product (Protein Powder, RTD, Protein Bars, and Others), by Source (Plant-Based and Animal-Based), by Distribution Channel (Specialty Retailers, Online Stores, and Others), and Country Forecast, 2022-2029," Fortune Business Insights, Food Supplements, US Protein Supplements Market, 2023년 2월, www.fortunebusinessinsights.com/u-s-protein-supplements-market-107171.
12. Aaron O'Neill, "Average Prices for Soybean Oil Worldwide from 2014 to 2024," Statista, 2023년 8월 3일, www.statista.com/statistics/675815/average-prices-soybean-oil-worldwide.
13. Linda Giblin, A. Süha Yalçın, Gökhan Biçim, Anna C. Krämer, Zhifei Chen, Michael J. Callanan, Elena Arranz, and Michael J. Davies, "Whey Proteins: Targets of Oxidation, or Mediators of Redox Protection," *Free Radical Research* 53, Sup. 1 (2019): 1136-1152, https://doi.org/10.1080/10715762.2019.1632445.
14. Megyn Kelly, "Brutal Inflation, 1/6 Manipulation, and Motherhood, w/ Eric Bolling, Michael Knowles, & Christina P.," 메긴 켈리의 2022년 6월 10일자 유튜브 영상, https://youtu.be/tv4GzFsvl1M?t=3343.

10장 (340~380쪽)

1. 댄 뷰트너의 책 《블루존》이 이런 생각을 잘 뒷받침한다. 저자는 전 세계에 있는 장수 마을 네 곳을 방문해 70대 후반에서 80대 초반까지도 건강하게 사는 노인들을 인터뷰했다. 안타깝게도 취재비 일부를 제칠일안식일예수재림교회 측이 댔다. 이 교단은 채식 위주의 건강한 식단을 향한 신념이 굳건하다. 그는 마을 사람들이 동물성 식품에 크게 의존하는 모습, 이를테면 액화 라드를 매주 2리터들이 플라스틱병 하나씩 소비하는 광경도 목격했건만, 책의 하이라이트와 결론 부분을 쓰면서는 프로젝트 후원자

의 뜻을 많이 반영한 것으로 보인다.

2. Maria Luz Fernandez and Ana Gabriela Murillo, "Is There a Correlation Between Dietary and Blood Cholesterol? Evidence from Epidemiological Data and Clinical Interventions," *Nutrients* 14, no. 10(May 2014): 2168, https://doi.org/10.3390/nu14102168.

3. Thomas M. Devlin, ed., *Textbook of Biochemistry* (Hoboken, NJ: Wiley-Liss, 2002), 722.

4. Y. Kashiwaya, K. Sato, N. Tsuchiya, S. Thomas, D. A. Fell, R. L. Veech, and J. V. Passonneau, "Control of Glucose Utilization in Working Perfused Rat Heart," *Journal of Biological Chemistry* 269, no. 41(1994): 25502-25514.

5. Stephanie M. Fanelli, Owen J. Kelly, Jessica L. Krok-Schoen, and Christopher A. Taylor, "Low Protein Intakes and Poor Diet Quality Associate with Functional Limitations in US Adults with Diabetes: A 2005-2016 NHANES Analysis," *Nutrients* 13, no. 8(July 2021): 2582, https://doi.org/10.3390/nu13082582.

6. P. Grasgruber, M. Sebera, E. Hrazdíra, J. Cacek, and T. Kalina, "Major Correlates of Male Height: A Study of 105 Countries," *Economics and Human Biology* 21(May 2016): 172-195, https://doi.org/10.1016/j.ehb.2016.01.005.

7. Takuya Yamaoko, Atsushi Araki, Yoshiaki Tamura, Shiro Tanaka, Kazuya Fujihara, Chika Horikawa, Rei Aida, et al., "Association Between Low Protein Intake and Mortality in Patients with Type 2 Diabetes," *Nutrients* 12, no. 6(2020): 1629, https://doi.org/10.3390/nu12061629.

8. Rajavel Elango, Mohammad A. Humayun, Ronald O. Ball, and Paul B. Pencharz, "Evidence That Protein Requirements Have Been Significantly Underestimated," *Current Opinion in Clinical Nutrition and Metabolic Care* 13, no. 1(January 2010): 52-57, https://doi.org/10.1097/mco.0b013e328332f9b7.

9. 다음을 참고할 것. Bobby Gill, "Soil Carbon Sequestration with Holistic Planned Grazing: A Map of Published Rates," Savory, 2023년 3월 8일, https://savory.global/soil-carbon-sequestration-with-holistic-planned-grazing-a-map-of-published-rates.

10. "Cancer: Carcinogenicity of the Consumption of Red Meat and Processed Meat," World Health Organization, 2015년 10월 26일, www.who.int/news-room/questions-and-answers/item/cancer-carcinogenicity-of-the-consumption-of-red-meat-and-processed-meat.

11. IARC Working Group on the Evaluation of Carcinogenic Risks to Humans, *Red Meat and Processed Meats*, vol. 114, IARC Monographs on the Evaluation of Carcinogenic Risks to Humans (Lyon, France: International Agency for Research on Cancer, 2015), 385.
12. IARC Working Group, *Red Meat and Processed Meats*, 388–393.
13. "Chemicals in Meat Cooked at High Temperatures and Cancer Risk," National Cancer Institute, 2017년 7월 11일 검토, www.cancer.gov/about-cancer/causes-prevention/risk/diet/cooked-meats-fact-sheet; David Forman, "Meat and Cancer: A Relation in Search of a Mechanism," *Lancet* 353, no. 9154 (February 27, 1999): 686–687, https://doi.org/10.1016/S0140-6736(98)00377-8.
14. "RR for every 50 g/day increase in processed meat was 1.18" (50 grams is roughly the amount of one hot dog): Doris S. M. Chan, Rosa Lau, Dagfinn Aune, Rui Vieira, Darren C. Greenwood, Ellen Kampman, and Teresa Norat, "Red and Processed Meat and Colorectal Cancer Incidence: Meta-Analysis of Prospective Studies," *PLOS One* 6, no. 6 (2011): e20456, https://doi.org/10.1371/journal.pone.0020456.
15. Loïc Le Marchand, Jean H. Hankin, Lisa M. Pierce, Rashmi Sinha, Pratibha V. Nerurkar, Adrian A. Franke, and Lynne R. Wilkens, et al., "Well-Done Red Meat, Metabolic Phenotypes and Colorectal Cancer in Hawaii," *Mutation Research / Fundamental and Molecular Mechanisms of Mutagenesis* 506–507 (September 30, 2002): 205–214, https://doi.org/10.1016/S0027-5107(02)00167-7.
16. Naomi Fliss-Isakov, Shira Zelber-Sagi, Dana Ivancovsky-Wajcman, Oren Shibolet, and Revital Kariv, "Ultra-Processed Food Intake and Smoking Interact in Relation with Colorectal Adenomas," *Nutrients* 12, no. 11 (November 2020): 3507, https://doi.org/10.3390/nu12113507.
17. H.-K. Biesalski, "Meat as a Component of a Healthy Diet—Are There Any Risks or Benefits If Meat Is Avoided in the Diet?," *Meat Science* 70, no. 3 (July 2005): 509–524, https://doi.org/10.1016/j.meatsci.2004.07.017; Keli M. Hawthorne, Jill Castle, and Sharon M. Donovan, "Meat Helps Make Every Bite Count: An Ideal First Food for Infants," *Nutrition Today* 51, no. 1 (January/February 2022): 8–13, https://doi.org/10.1097/NT.0000000000000523.
18. Hawthorne et al., "Meat Helps Make Every Bite Count."
19. Audra Boscoe, Clark Paramore, and Joseph G. Verbalis, "Cost of Illness of Hyponatremia in the United States," *Cost Effectiveness and Research Allocation* 4

(2006): 10, https://doi.org/10.1186/1478-7547-4-10.
20. Alyssa J. Moran, Maricelle Ramirez, and Jason P. Block, "Consumer Underestimation of Sodium in Fast Food Restaurant Meals: Results from a Cross-Sectional Observational Study," *Appetite* 113(June 2017): 155-161, https://doi.org/10.1016/j.appet.2017.02.028.
21. China Salt Substitute Study Collaborative Group, "Salt Substitution: A LowCost Strategy for Blood Pressure Control Among Rural Chinese. A Randomized, Controlled Trial," *Journal of Hypertension* 25, no. 10(October 2007): 2011-2018, https://doi.org/10.1097/hjh.0b013e3282b9714b; Li Che, Wei Song, Ying Zhang, Yan Lu, Yunpeng Cheng, Yinong Jiang, "A Randomized, Double-Blind Clinical Trial to Evaluate the Blood Pressure Lowing Effect of Low-Sodium Salt Substitution on Middle-Aged and Elderly Hypertensive Patients with Different Plasma Renin Concentrations," *Journal of Clinical Hypertension* (Greenwich) 24, no. 2(February 2022): 140-147, https://doi.org/10.1111/jch.14396.

유영훈 옮김

대학에서 철학과 한국어교육을 전공했다. 종교 전문지와 종합 출판사에서 일했다. 해외 비소설을 주로 기획했고, 와인 책을 많이 만들었다. 영미권 출판 번역가이자 편집자, 외국인에게 한국어를 가르치는 한국어 교원이다.
felina@naver.com

식물성 기름의 배신

1판 1쇄 인쇄 2025년 7월 15일
1판 1쇄 발행 2025년 7월 25일

지은이. 캐서린 섀너핸
옮긴이. 유영훈
펴낸이. 최태선

펴낸곳. (주)솜씨컴퍼니
브랜드. 정말중요한
등록. 제2015-000025호
주소. 14056 경기도 안양시 동안구 벌말로 123 A동 2106호
전화. 070. 8633. 1268
팩스. 02. 6442. 4364
이메일. love@somssi.me

제작. 타라티피에스
용지. 표지 : 아르떼 190g + 본문 : 마카롱 80g

©솜씨컴퍼니, 2025
ISBN 979-11-86745-90-8 03510

정말중요한은 (주)솜씨컴퍼니의 건강 출판 브랜드입니다.
값은 책표지에 표시되어 있습니다. 잘못 만들어진 책은 구입한 서점에서 바꾸어 드립니다.